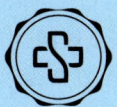

高等医学教育课程创新
纸数融合系列教材

供临床、预防、基础、急救、全科医学、口腔、麻醉、影像、药学、检验、护理、法医、生物工程等专业使用

病 理 学

主　编　姜文霞　张　忠
副主编　刘立新　赵建龙　吕小元　张　煦
编　者　（以姓氏笔画排序）
马　骏　复旦大学附属静安区中心医院
吉巧红　河南科技大学
吕小元　邵阳学院
刘立新　首都医科大学燕京医学院
刘献军　邵阳学院
佘　颜　湖南中医药大学
张　忠　沈阳医学院
张　玲　沈阳医学院
张　珉　沈阳医学院
张　煦　兰州大学
张朝晖　河南科技大学
林　瑶　福建中医药大学
赵建龙　河南科技大学
姜文霞　同济大学
唐　群　湖南中医药大学
黄　丽　邵阳学院
黄器伟　黄河科技学院
舒　旭　湖南医药学院

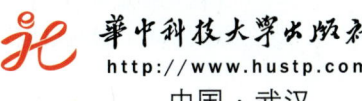

华中科技大学出版社
http://www.hustp.com
中国·武汉

内 容 简 介

本书是高等医学教育课程创新纸数融合系列教材。

本书除绪论外共十七章,第一至五章为总论,包括组织、细胞的适应和损伤,损伤的修复,局部血液循环障碍、炎症、肿瘤;第六至十六章为各论,包括心血管、呼吸、消化、泌尿、淋巴造血、内分泌、神经系统疾病等;第十七章介绍病理学研究技术。

本书适用于国内高等医学院校的临床医学(包括"5+3"和贯通班)、基础医学、口腔医学、预防医学、护理学等专业,同时也可作为参考书供病理科住院医师规范化培训时使用。

图书在版编目(CIP)数据

病理学/姜文霞,张忠主编. —武汉:华中科技大学出版社,2020.7(2021.7 重印)
ISBN 978-7-5680-6177-3

Ⅰ.①病… Ⅱ.①姜… ②张… Ⅲ.①病理学-医学院校-教材 Ⅳ.①R36

中国版本图书馆 CIP 数据核字(2020)第 123997 号

病理学   姜文霞 张 忠 主编
Binglixue

策划编辑:周 琳
责任编辑:余 琼
封面设计:原色设计
责任校对:李 弋
责任监印:周治超
出版发行:华中科技大学出版社(中国·武汉)   电话:(027)81321913
　　　　　武汉市东湖新技术开发区华工科技园   邮编:430223
录　　排:华中科技大学惠友文印中心
印　　刷:武汉科源印刷设计有限公司
开　　本:880mm×1230mm　1/16
印　　张:22.5
字　　数:676 千字
版　　次:2021 年 7 月第 1 版第 2 次印刷
定　　价:89.00 元

高等医学教育课程创新纸数融合系列教材
编委会

网络增值服务使用说明

欢迎使用华中科技大学出版社医学资源网yixue.hustp.com

1.教师使用流程

（1）登录网址：http://yixue.hustp.com（注册时请选择教师用户）

注册 ▷ 登录 ▷ 完善个人信息 ▷ 等待审核

（2）审核通过后，您可以在网站使用以下功能：

管理学生

建立课程　　　　　　布置作业

下载教学资源　　　**教师**　　　查询学生学习记录等

2.学员使用流程

建议学员在PC端完成注册、登录、完善个人信息的操作。

（1）PC端学员操作步骤

①登录网址：http://yixue.hustp.com（注册时请选择普通用户）

注册 ▷ 登录 ▷ 完善个人信息

② 查看课程资源

如有学习码，请在个人中心-学习码验证中先验证，再进行操作。

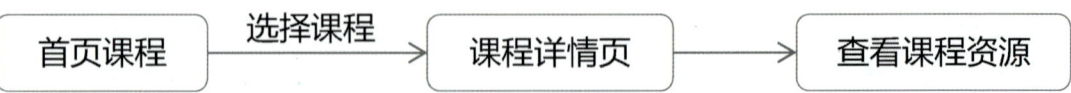

首页课程 →（选择课程）→ 课程详情页 → 查看课程资源

（2）手机端扫码操作步骤

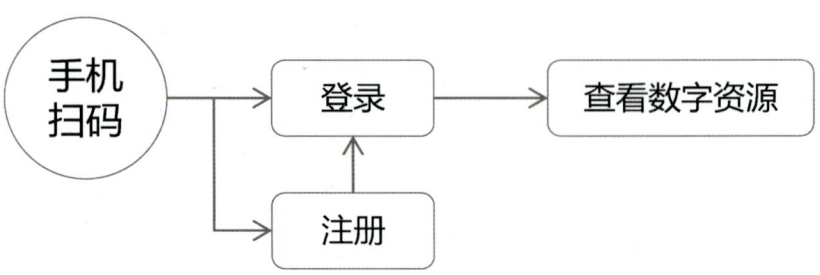

手机扫码 → 登录 → 查看数字资源

注册 → 登录

总序

Zongxu

《国务院办公厅关于深化医教协同进一步推进医学教育改革与发展的意见》指出："医教协同推进医学教育改革与发展，加强医学人才培养，是提高医疗卫生服务水平的基础工程，是深化医药卫生体制改革的重要任务，是推进健康中国建设的重要保障""始终坚持把医学教育和人才培养摆在卫生与健康事业优先发展的战略地位"。我国把质量提升作为本科教育改革发展的核心任务，发布落实了一系列政策，有效促进了本科教育质量的持续提升。而随着健康中国战略的不断推进，加大了对卫生人才培养支持力度。尤其在遵循医学人才成长规律的基础上，要求不断提高医学青年人才的创新能力和实践能力。

为了更好地适应新形势下人才培养的需求，按照《国务院办公厅关于深化医教协同进一步推进医学教育改革与发展的意见》《国家中长期教育改革和发展规划纲要（2010—2020 年）》《国家中长期人才发展规划纲要（2010—2020 年）》等文件精神要求，进一步出版高质量教材，加强教材建设，充分发挥教材在提高人才培养质量中的基础性作用，培养医学人才。在认真、细致调研的基础上，在教育部相关医学专业专家和部分示范院校领导的指导下，我们组织了全国 50 多所高等医药院校的近 200 位老师编写了这套纸数融合系列高等医学教育课程创新纸数融合系列教材，并得到了参编院校的大力支持。

本套教材充分反映了各院校的教学改革成果和研究成果，教材编写体系和内容均有所创新，在编写过程中重点突出以下特点：

（1）教材定位准确，突出实用、适用、够用和创新的"三用一新"的特点。

（2）教材内容反映最新教学和临床要求，紧密联系最新的教学大纲、临床执业医师资格考试的要求，整合和优化课程体系和内容，贴近岗位的实际需要。

（3）以强化医学生职业道德、医学人文素养教育和临床实践能力培养为核心，推进医学基础课程与临床课程相结合，转变重理论而轻临床实践，重医学而轻职业道德、人文素养的传统观念，注重培养学生临床思维能力和临床实践操作能力。

（4）问题式学习（PBL）与临床案例进行结合，通过案例与提问激发学生学习的热情，以学生为中心，利于学生主动学习。

本套教材得到了专家和领导的大力支持与高度关注，我们衷心希望这套教材能在相关课程的教学中发挥积极作用，并得到读者的青睐。我们也相信这套教材在使用过程中，通过教学实践的检验和实际问题的解决，能不断得到改进、完善和提高。

高等医学教育课程创新纸数融合系列教材

编委会

前言

Qianyan

  培养国家医药卫生优秀人才是推进健康中国建设的重要前提。根据《国务院办公厅关于深化医教协同进一步推进医学教育改革与发展的意见》(国发办〔2017〕63 号)和《教育部关于加快建设高水平本科教育全面提高人才培养能力的意见》(教高〔2018〕2 号),为加快出版高质量教材,充分发挥教材在提高人才培养质量以及培养应用型人才中的基础作用,华中科技大学出版社组织编写高等医学教育课程创新纸数融合系列教材,来自 11 所单位的 18 位编者编写了这本《病理学》教材。

  本次教材编写,定位在本科的培养层次,突出了"实用、适用、够用和创新"的"三用一新"特点;教材内容紧密联系本科专业类教学质量国家标准和执业医师资格考试要求;同时配有网络学习资源。本教材除绪论外共十七章,每章末有"小结""能力检测"等,帮助学生更好地理解各章节知识点,提高理论联系实践的能力。本教材第一至五章为总论,第六至十六章为各论,第十七章介绍病理学研究技术。本教材内容具有深入浅出、实用性强、重点突出等特点,并增加了很多临床诊断新应用和新进展。

  本教材的重心紧扣本科医学教育,适用于国内高等医学院校的临床医学(包括"5+3"和贯通班)、基础医学、口腔医学、预防医学、护理学等专业,同时也可作为参考书供病理科住院医师规范化培训时使用。

  在本教材编写过程中,所有编者认真负责,团结协作,精益求精。虽然尽了最大的努力,但由于学术水平和时间等的限制,难免有纰缪之处,恳请使用本教材的师生及其他读者批评和指正,以利于本教材今后进一步修订和完善。

编者

目录

Mulu

绪论 / 1
　第一节　病理学的核心 / 1
　第二节　如何学习病理学 / 1
　第三节　病理学的诊断与研究方法 / 3
　第四节　临床病理医师的任务 / 5
　第五节　病理学的历史与发展 / 5

第一章　细胞、组织的适应和损伤 / 8
　第一节　细胞和组织的适应 / 8
　第二节　细胞和组织损伤的原因和机制 / 13
　第三节　细胞的可逆性损伤 / 16
　第四节　细胞死亡 / 22
　第五节　细胞老化 / 28

第二章　损伤的修复 / 30
　第一节　再生 / 30
　第二节　瘢痕性修复 / 34
　第三节　创伤愈合 / 36

第三章　局部血液循环障碍 / 41
　第一节　充血 / 41
　第二节　出血 / 43
　第三节　血栓形成 / 45
　第四节　栓塞 / 48
　第五节　梗死 / 50
　第六节　水肿 / 53

第四章　炎症 / 57
　第一节　概述 / 57
　第二节　急性炎症 / 59
　第三节　慢性炎症 / 74
　第四节　炎症的局部表现和全身反应 / 77
　第五节　炎症的经过和结局 / 78

第五章　肿瘤 / 81
　第一节　概述 / 81

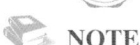

第二节　肿瘤的异型性　　　　　　　　　　　　　/ 83
第三节　肿瘤的生长和扩散　　　　　　　　　　　/ 85
第四节　肿瘤对机体的影响　　　　　　　　　　　/ 90
第五节　良性肿瘤与恶性肿瘤的区别　　　　　　　/ 92
第六节　肿瘤的命名和分类　　　　　　　　　　　/ 93
第七节　常见的肿瘤举例　　　　　　　　　　　　/ 95
第八节　肿瘤的病因学与发病机制　　　　　　　　/ 103

第六章　心血管系统疾病　　　　　　　　　　　/ 112
第一节　动脉粥样硬化　　　　　　　　　　　　　/ 112
第二节　冠状动脉粥样硬化及冠状动脉性心脏病　　/ 119
第三节　高血压　　　　　　　　　　　　　　　　/ 122
第四节　风湿病　　　　　　　　　　　　　　　　/ 128
第五节　感染性心内膜炎　　　　　　　　　　　　/ 132
第六节　心瓣膜病　　　　　　　　　　　　　　　/ 135
第七节　心肌病　　　　　　　　　　　　　　　　/ 137
第八节　心肌炎　　　　　　　　　　　　　　　　/ 141

第七章　呼吸系统疾病　　　　　　　　　　　　/ 144
第一节　慢性阻塞性肺疾病　　　　　　　　　　　/ 144
第二节　慢性肺源性心脏病　　　　　　　　　　　/ 149
第三节　肺炎　　　　　　　　　　　　　　　　　/ 150
第四节　肺尘埃沉着病　　　　　　　　　　　　　/ 157
第五节　呼吸系统常见肿瘤　　　　　　　　　　　/ 159

第八章　消化系统疾病　　　　　　　　　　　　/ 166
第一节　慢性胃炎　　　　　　　　　　　　　　　/ 166
第二节　消化性溃疡　　　　　　　　　　　　　　/ 168
第三节　阑尾炎　　　　　　　　　　　　　　　　/ 171
第四节　炎症性肠病　　　　　　　　　　　　　　/ 172
第五节　胰腺炎　　　　　　　　　　　　　　　　/ 173
第六节　病毒性肝炎　　　　　　　　　　　　　　/ 174
第七节　肝硬化　　　　　　　　　　　　　　　　/ 180
第八节　消化系统常见肿瘤　　　　　　　　　　　/ 184

第九章　泌尿系统疾病　　　　　　　　　　　　/ 196
第一节　肾小球肾炎　　　　　　　　　　　　　　/ 197
第二节　肾盂肾炎　　　　　　　　　　　　　　　/ 207
第三节　泌尿系统常见肿瘤　　　　　　　　　　　/ 209

第十章　生殖系统和乳腺疾病　　　　　　　　　/ 215
第一节　子宫颈疾病　　　　　　　　　　　　　　/ 215
第二节　子宫体疾病　　　　　　　　　　　　　　/ 218
第三节　滋养层细胞疾病　　　　　　　　　　　　/ 221
第四节　卵巢肿瘤　　　　　　　　　　　　　　　/ 224
第五节　乳腺疾病　　　　　　　　　　　　　　　/ 229
第六节　前列腺疾病　　　　　　　　　　　　　　/ 232
第七节　睾丸和阴茎肿瘤　　　　　　　　　　　　/ 234

第十一章　淋巴造血系统疾病　　　　　　　　　　/ 236
　　第一节　淋巴结的良性病变　　　　　　　　　/ 236
　　第二节　淋巴组织肿瘤　　　　　　　　　　　/ 238
　　第三节　髓系肿瘤　　　　　　　　　　　　　/ 244

第十二章　免疫性疾病　　　　　　　　　　　　　/ 247
　　第一节　超敏反应　　　　　　　　　　　　　/ 247
　　第二节　自身免疫性疾病　　　　　　　　　　/ 251
　　第三节　免疫缺陷病　　　　　　　　　　　　/ 253
　　第四节　移植免疫　　　　　　　　　　　　　/ 253

第十三章　内分泌系统疾病　　　　　　　　　　　/ 256
　　第一节　垂体疾病　　　　　　　　　　　　　/ 256
　　第二节　甲状腺疾病　　　　　　　　　　　　/ 258
　　第三节　肾上腺疾病　　　　　　　　　　　　/ 263
　　第四节　胰岛疾病　　　　　　　　　　　　　/ 264

第十四章　神经系统疾病　　　　　　　　　　　　/ 267
　　第一节　神经系统疾病的基本病变　　　　　　/ 267
　　第二节　中枢神经系统感染性疾病　　　　　　/ 270
　　第三节　缺氧与脑血管病　　　　　　　　　　/ 274
　　第四节　神经系统肿瘤　　　　　　　　　　　/ 276
　　第五节　神经系统变性疾病　　　　　　　　　/ 281
　　第六节　脱髓鞘疾病　　　　　　　　　　　　/ 282
　　第七节　中枢神经系统疾病常见并发症　　　　/ 284

第十五章　传染病与性病　　　　　　　　　　　　/ 287
　　第一节　结核病　　　　　　　　　　　　　　/ 287
　　第二节　肺结核病　　　　　　　　　　　　　/ 289
　　第三节　肺外器官结核病　　　　　　　　　　/ 292
　　第四节　伤寒　　　　　　　　　　　　　　　/ 294
　　第五节　细菌性痢疾　　　　　　　　　　　　/ 296
　　第六节　尖锐湿疣　　　　　　　　　　　　　/ 298
　　第七节　梅毒　　　　　　　　　　　　　　　/ 299
　　第八节　艾滋病　　　　　　　　　　　　　　/ 301

第十六章　寄生虫病　　　　　　　　　　　　　　/ 304
　　第一节　阿米巴病　　　　　　　　　　　　　/ 305
　　第二节　血吸虫病　　　　　　　　　　　　　/ 307
　　第三节　肺吸虫病　　　　　　　　　　　　　/ 310
　　第四节　丝虫病　　　　　　　　　　　　　　/ 311
　　第五节　棘球蚴病　　　　　　　　　　　　　/ 313

第十七章　病理学研究技术　　　　　　　　　　　/ 316
　　第一节　动物实验　　　　　　　　　　　　　/ 316
　　第二节　细胞和组织的培养　　　　　　　　　/ 318
　　第三节　电子显微镜技术　　　　　　　　　　/ 320
　　第四节　免疫组织（细胞）化学技术　　　　　/ 321
　　第五节　显微切割术　　　　　　　　　　　　/ 324

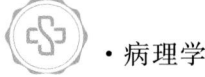

第六节　流式细胞术　　　　　　　　　　　　　　　/ 326

第七节　生物芯片技术　　　　　　　　　　　　　　/ 327

第八节　动物活体成像技术　　　　　　　　　　　　/ 329

第九节　PCR 和 Western Blot 技术　　　　　　　　 / 330

中英文对照　　　　　　　　　　　　　　　　　　/ 334

推荐阅读文献　　　　　　　　　　　　　　　　　/ 346

参考文献　　　　　　　　　　　　　　　　　　　/ 348

绪　　论

病理学(pathology)是用科学的方法研究疾病的病因、发生机制、病理改变、临床病理联系和转归的医学学科。其目的是认识与掌握疾病的本质和发生发展的规律，同时为疾病的诊断、治疗及预防提供理论基础和实践依据。病理学是连接基础医学与临床医学的桥梁专业基础课程，掌握病理学知识对临床课程的学习以及临床问题的科学研究都非常重要。

第一节　病理学的核心

病理学的核心，涵盖疾病的病因学(etiology)、发病机制(pathogenesis)、病理形态结构变化和功能改变，以及疾病的临床病理联系、转归和预后(prognosis)。

在普通医学高等教育课程教授中，病理学通常分为病理学总论(general pathology)和病理学各论(systematic pathology)。总论与各论有着非常紧密的联系，总论着重于研究细胞和组织对病理性刺激的基本的、共同的病变特征，如细胞和组织的适应与损伤，损伤后的修复，局部血液循环障碍，炎症和肿瘤等；各论着重于在病理学总论的基础上阐述各器官系统不同疾病的特异性病变特征及规律。如各系统的炎症性病变(肺炎、肝炎、肠炎、肾炎等)，其基本病理改变均为炎症，是疾病发生过程的共同规律；同时结合各器官系统本身在形态学、生理学/病理生理学上的不同，对其病因、发病机制、病变特征、临床病理联系、转归以及有关的防治措施又各有侧重，是器官系统疾病的特殊规律。再如各系统器官的肿瘤性病变(食管癌、肺癌、胃癌、肝癌、淋巴瘤等)，其基本病理改变均为恶性肿瘤细胞与结构的多形性与生物学行为，是肿瘤发生过程的共同规律；同时结合各器官系统本身的结构特点与功能的不同，对各器官肿瘤的病因、发病机制、病变特征、临床病理联系、转归以及有关的诊断治疗又各有侧重，是各器官系统肿瘤的特殊规律。认识疾病的普遍规律有利于认识疾病的特殊规律，反之亦然。因此，病理学总论与各论之间有着十分密切的内在联系，应互相参考，不可以偏概全。

病理学一般分为解剖病理学(anatomic pathology)和临床病理学(clinical pathology)。我国高等院校的病理学教学，以及医疗机构的临床病理科，主要以解剖病理学的范畴为主。包括外科病理诊断、脱落细胞学诊断、免疫组织化学染色和分子病理诊断，以及尸体解剖检验。有条件的高校或地方医疗机构，设有法医系或法医检验中心。国际上所指的临床病理学，按照大多欧美国家的医疗机构设置，将微生物学检验、生化检验、血液病检验、血库等归属于临床病理学范畴。后者即相对应于我国医疗机构设置的检验科，包括实验室体液、血液分析，如血、尿液等，使用生物化学、微生物学、血液学和分子生物学的方法来诊断疾病。

一般病理学统指医学意义上的人体病理学，除此之外，还包括动物病理学(animal pathology)和植物病理学(phytopathology)。

第二节　如何学习病理学

学好病理学，必须遵循疾病的本质和发生发展的规律，围绕病理学的核心内容(总论与各论)，从疾病的病因学、发生机制、病理改变、临床病理联系、转归、防治及预后着手系统学习。

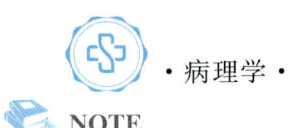

一、病因学

在古代就有疾病发生的原因记载。例如,公元前,Areadians 认为,人体生病是由自己的错误或罪恶导致。多少世纪以来,人们一直孜孜不倦地寻求疾病发生的原因,在 19 世纪,Rudolf Virchow 首先提出,所有形式的器官损伤均起源于细胞的分子或结构改变。因此才有了研究细胞损伤的起源、分子机制和结构变化。随后逐渐发现,组织中的不同细胞之间相互作用,常依赖于细胞外精细的系统来维护器官的完整性。因此,细胞与细胞之间、细胞与基质之间的相互作用,对于损伤的应答反应非常重要,同时决定了疾病的形态学改变和临床类型。现代认为,致病因子分为两类:一类为内在或遗传性的;另一类为后天获得性的致病因子,如生物性(感染)、营养性、化学性和物理性等致病因子。人类对病因学的不断探索,不仅加深对疾病的认知,更促进疾病防治的进展。研究发现,遗传性因子在一些环境性诱因致病过程中起显著作用,如动脉粥样硬化、癌症等,同时环境也对遗传因子产生作用。

同时,存在影响疾病发生发展的因素,即致病条件,包括外界环境因素和机体内部因素。其中促进疾病发生或加强病因作用的因素为诱因。这些因素本身并不直接引发疾病,但可影响病因,成为疾病是否发生的重要因素。

二、发病机制

发病机制是指组织对病原刺激物的应答反应,从细胞内到最终疾病表现的一系列事件。研究发病机制是病理学的主要内容。现代认为,细胞和分子水平以及神经和体液的调节是存在于所有疾病发生发展过程中的共同的基本机制。从分子水平研究疾病发生的机制,如由蛋白质的量与质异常导致的酶缺陷所致的疾病、膜转运障碍所致的疾病、受体或配体异常所致的疾病和结构蛋白缺陷所致的疾病等。神经与体液调节机制往往影响神经递质和体液性因子的合成、释放和分解,引起相应组织器官的功能与代谢的失衡,导致形态学改变及相应的临床特征。

随着生命科学与医学的飞速发展,分子生物学革命已经揭示了基因突变导致大量疾病。但是,编码蛋白质的功能和基因突变如何诱导疾病还不明了。有时即使知道最初感染源或疾病分子机制,也需经过多步骤演变,形成疾病。例如,囊肿性纤维化是遗传性疾病,已知是由细胞膜相关蛋白——囊性纤维化穿膜传导调节蛋白(CFTR)的基因突变所致,肺和消化道为主要的受累脏器。临床上经常表现为黏稠分泌物堵塞支气管导致继发感染,是呼吸系统的主要病理基础。支气管堵塞引起肺不张和继发感染;反复发作,引起广泛支气管炎、肺炎、支气管扩张、肺脓肿,逐渐引发肺部广泛纤维化和阻塞性肺气肿;黏稠分泌物阻塞胰腺外分泌管,早期出现胰管扩张、腺泡扩大形成囊肿,继以广泛纤维化伴细胞浸润、萎缩,引起糖尿病;外胰腺管阻塞,胰腺酶包括胰蛋白酶、脂肪酶和淀粉酶的分泌不足或缺乏,导致消化(特别是脂肪)吸收不良;肝脏内小胆管被黏液堵塞,引起多小叶性肝硬化、门静脉高压和肝功能损害,并可并发脾功能亢进;胆道阻塞可引起黄疸;输精管发生纤维化阻塞,失去生育能力;女性生殖能力减退等。而目前对于囊性纤维化,仅能对症治疗。例如,反复慢性呼吸道感染和呼吸功能衰竭是囊性纤维化患儿死亡的主要原因。控制呼吸道感染、用蒸汽或黏液溶解剂雾化吸入、氧疗、使用糖皮质激素等后,仍然有约半数儿童因感染或心肺功能衰竭等严重并发症于 10 岁前死亡,或经肺移植后 1 年的生存率达 70%～80%。目前有相当数量的疾病的现状亦如此。

因此,虽然对许多疾病的发生机制的研究取得了令人瞩目的成就,但治愈疾病,与新的治疗技术发展依然是息息相关的。

三、病理变化

病理学着重疾病状态下,细胞和组织结构的病理形态学改变,一般指细胞或组织在病因致病过程中或作为疾病特征性诊断的组织结构改变或细胞形态改变等。通过对组织和细胞所表现的病理性形态学变化,来诊断器官及机体的疾病。例如,鼻腔内肉眼查见一突出的、直径约为 1 cm 的息肉,经过

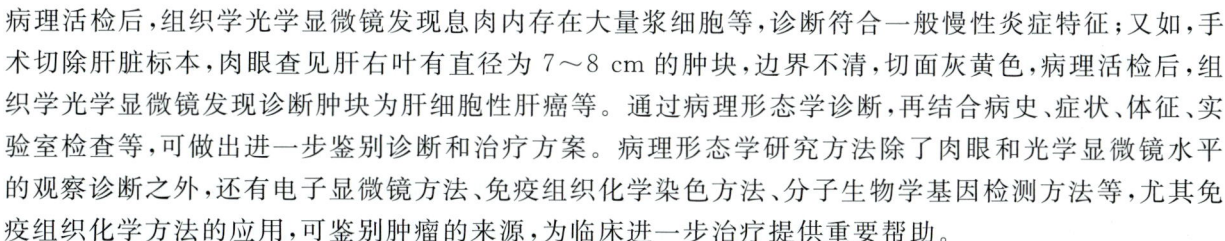

病理活检后,组织学光学显微镜发现息肉内存在大量浆细胞等,诊断符合一般慢性炎症特征;又如,手术切除肝脏标本,肉眼查见肝右叶有直径为 7～8 cm 的肿块,边界不清,切面灰黄色,病理活检后,组织学光学显微镜发现诊断肿块为肝细胞性肝癌等。通过病理形态学诊断,再结合病史、症状、体征、实验室检查等,可做出进一步鉴别诊断和治疗方案。病理形态学研究方法除了肉眼和光学显微镜水平的观察诊断之外,还有电子显微镜方法、免疫组织化学染色方法、分子生物学基因检测方法等,尤其免疫组织化学方法的应用,可鉴别肿瘤的来源,为临床进一步治疗提供重要帮助。

四、功能紊乱和临床症状

病理形态学变化的本质及其在不同器官组织的分布特点,也影响着器官的正常功能,更决定着疾病的临床特征(如症状和体征)、病程和预后。掌握临床病理联系是学好病理形态学改变与临床症状联系的关键,可为进一步学习临床专业课及临床思维和技能打下坚实基础。

综上所述,除了学好病理学的核心内容以外,同时,必须掌握前期基础医学课程内容,如人体解剖学、组织学与胚胎学、生理学、生物化学、分子生物学、微生物学和免疫学等。学习病理学课程的必要环节包括:理论课、实验课、临床病理讨论会(clinical pathological conferences)、观察尸检。理解与掌握病理学知识,对医学生的未来临床医疗职业生涯的发展具有重要作用。

第三节 病理学的诊断与研究方法

一、人体病理学(human pathology)

(一)人体病理学的诊断应用

1. 尸体解剖 简称尸检(autopsy),是指对死亡者遗体进行系统的病理剖检的过程。主要目的是通过对尸体的检验判定死亡原因,一般有两种情况:一种是为了核实死亡原因,了解生前的诊断和治疗是否正确,帮助临床总结在诊断和治疗过程中的经验与教训,提高诊疗水平,为医疗纠纷和医疗事故的正确解决提供客观依据;另一种通常是用于某些刑事案件或民事案件的调查。后者属于法医学范畴,法医病理学是刑事侦查中的一个重要组成部分。此外,尸检有助于及时发现和确诊某些传染病、流行病和新发现、发生的疾病,为防疫卫生部门制订、采取防治措施提供依据。同时,积累和收集各种疾病的人体病理材料,不仅作为深入研究和防治疾病的基础,也为病理学教学和研究发展提供客观基础。

2. 活组织检查 简称活检(biopsy),从体内取出患病的组织,通过病理检查来判定是炎症还是肿瘤。活检可以是细针吸取小块组织,也可以是外科手术切除大块组织进行病理诊断。通常指使用局部钳取、切取、摘取,或穿刺、刮取等手术探查方法,从患者活体获取病变组织进行病理查验与诊断,也可作为预估病变预后或指导治疗预防进一步恶化的依据。

3. 切除标本或外科病理检查(surgical pathology) 简称外检,通常指诊断明确或高度怀疑的外科择期手术的标本。所有临床外科手术切除的病变标本送至病理科进行查验诊断,其目的有:①确诊前期诊断是否正确;②查找是否有其他未被怀疑的疾病;③判定病变区域是否全部切除。特别对于恶性肿瘤的根治切除,即使有一点点未切除干净,将来都必须再行手术。例如,乳腺癌根治术须切除整个乳房,覆盖皮肤和腋窝淋巴结。

4. 术中诊断(intraoperative diagnosis)或冰冻切片(frozen section) 在临床外科手术过程中,为了确诊病变组织的良、恶性,或确定恶性病变组织边缘是否切干净,往往需要快速做出病理诊断,以期当即确定是否需要扩大手术范围或改变术式,避免患者再次遭受手术。一般将切除取下的组织放到冷冻机里-20℃左右进行冷冻制成切片,用于快速诊断,可在 20～30 min 给予指导性病理诊断,为外科手

术医师下一步的手术及治疗方案提供参考。

5. 细胞病理学（cytopathology） 细胞病理学是指基于单个细胞的疾病诊断,通常采集口腔、鼻咽部、生殖道等部位病变的脱落细胞,如宫颈刮片或体液涂片的诊断。也可以将分泌物,如痰液、乳腺溢液、前列腺液、尿液等中的细胞,进行涂片。还可将内窥镜采集或者刷取的细胞,或采用细针穿刺所吸取的细胞,如肝、肾、胰、甲状腺、乳腺、前列腺、淋巴结等的穿刺,或如胸水、心包积液和脑脊液的穿刺所吸取的细胞,进行涂片。细胞病理学比组织学诊断快,但具有一定的局限性。一般细胞学用于快速筛检疾病性质,还用于肿瘤的普查。细胞病理学操作及设备较为简便,患者痛苦少而易于接受。目前,细胞病理学还可为细胞培养及 DNA 提取等提供标本。

大多数用于临床病理学的诊断方法有活检、外检、术中诊断或冰冻切片和细胞病理学。前三者由于组织新鲜,及时固定后能够基本保存病变的真相,有利于准确地做出病理诊断;后者简便、患者痛苦少,适用于筛检,一旦细胞病理学确定或怀疑恶性病变,需进一步做活检证实。

（二）用于病理诊断的基本技术

肉眼和显微镜的形态学观察,不仅是病理学的传统方法,更重要的是最有效、最直接的病理诊断方法。随着日新月异的高科技的发展与应用,越来越多的诊疗方法给予人们选择,但病理形态学观察方法仍为最有效的基本诊断方法,且是新技术的应用开发的基础。另外,病理学的新技术可参见本书第十七章内容。

1. 大体观察（gross observation） 大体观察是处理标本最重要的第一步。主要利用肉眼或需要时辅以放大镜、尺子和天平等工具,来描述和记录病变器官或病灶的形状、大小、重量、颜色、质地、表面和切面情况,以及和周围组织或器官的关系等。由于疾病标本都是不可复制的,只有经过病理医师培训的专业诊断方法,才能对大体观察有正确的诊断。

2. 组织病理学（histopathology） 组织病理诊断是基于组织标本的镜下诊断。这些组织标本可以取自极小的活检组织（如胃镜取材标本）,也可以是手术切除标本（如结肠癌切除标本）。经过大体观察初步诊断描述后,从病变处取材,一般用福尔马林（formalin）（即甲醛溶液）固定,经过一系列组织制片和染色过程,一般进行石蜡包埋和苏木精-伊红染色,即 HE 染色（hematoxylin-eosin staining）,最终进行显微镜下检查诊断。它是临床上最常用的诊断方法。如为了进一步鉴别诊断或研究,可进行免疫组织化学诊断或特殊染色或新技术辅助诊断。

3. 特殊染色（special staining） 也称组织化学（histochemistry）和细胞化学（cytochemistry）方法,是应用某些能够与组织或细胞内的化学成分特异性结合的显色剂来显示病变组织或细胞内的化学成分,如糖类、脂类、酶类、蛋白质和核酸等的改变,通过观察和认识病变细胞或组织的形态结构与代谢改变,来诊断一些代谢性疾病。如苏丹Ⅲ（Sudan Ⅲ）染色可将脂滴染成橘红色,锇酸（Osmic acid）染色可将脂滴染成黑色,而过碘酸希夫反应（periodic acid-Schiff reaction；PAS 染色）可将糖原染成紫红色。当细胞质内出现空泡状时,可应用苏丹Ⅲ、锇酸或 PAS 染色来鉴别是脂代谢异常还是糖原代谢异常。

4. 免疫组织化学（immunohistochemistry） 简称免疫组化,免疫组化是利用生物组织内抗原抗体特异性结合的原理,在组织切片中定位细胞中特异性蛋白。免疫组化染色被广泛应用于异常细胞的诊断如癌细胞的诊断过程中,观察抗原抗体反应还有其他方法如免疫过氧化物酶法或荧光免疫检验法。免疫组化技术于 20 世纪 40 年代开始,不仅对外检的诊断起到重要和必要的作用,而且对患者的预后和化学药物治疗效果的预测也极为重要。

5. 分子病理学（molecular pathology） 分子病理学是一门新兴科学,是通过检测器官、组织或体液内的分子成分来诊断疾病的一种技术。分子病理学融合了解剖病理学、临床病理学、分子生物学、生物化学和蛋白质组学、基因组学的实践成果。分子病理学涉及多学科方法,包括肿瘤诊断与分类的分子和基因技术发展;对治疗反应和疾病进程的生物预测标记设计与验证;发展成癌的不同基因体质的可疑性;以及牵连致癌作用的环境与生活方式等因素。

6. 个性化病理学(personalized pathology) 个性化病理学是一个新的概念。传统意义上,病理医师应用一系列病理形态学技术,根据被切除组织的显微镜下表现来判定病理诊断;可以根据肿瘤病变,预测潜在的临床生物学行为。随着分子生物学在医学上的应用,病理医师的角色发生改变,鉴于病理医师对疾病进展的独特视角和直接在手术室接触组织标本,病理医师能够对个性化诊断和治疗提供新的方法和医学转化研究。个性化病理学能够帮助患者找出适合其自身的治疗方案,得到最好的医疗效果。

二、实验病理学(experimental pathology)

(一)动物实验(animal experiment)

动物实验是通过模仿人类疾病制成动物模型来研究疾病的病因、发生机制和生物学行为。主要优点在于可以根据不同需要,在动物身上设计研究。例如,通过动物实验,研究某些物质的致癌作用等。动物实验还可以用来做药理实验,例如,为临床试验做前期的药效动力学和剂量集聚试验积累数据等。需要注意的是,从动物实验得出的数据不能简单地应用于患者身上。因此,详尽的转化研究评估对于临床试验前期的设计是至关重要的。

(二)组织和细胞培养(tissue and cell culture)

目前,在生物科学领域,组织培养的应用发展呈指数增长。组织培养是在体外富含必需氨基酸、维生素和多肽的培养基中保持组织生长的方法,能够复制动物或人在正常情况下组织的生长条件。这种研究方法的优点是周期短、见效快、节省开支。体外因素单纯,容易控制,可以避免体内复杂因素的干扰,常用于医学科研实验。缺点是孤立的体外环境与复杂的体内整体环境毕竟有很大的不同,故不能将体外研究结果与体内过程等同看待。后期往往需要动物实验、临床试验等一系列方法加以证实和完善。

第四节 临床病理医师的任务

成为一位临床病理医师需要完成医学院校的培养和住院医师规范化培训,并获得行医执照,才能成为一名合格的临床病理医师。在医院工作的临床病理医师通常不直接接触患者,而是通过临床医师提供患者的组织来诊断疾病。临床病理医师通过活检、手术切除标本或体液细胞学给予患者疾病诊断。几乎所有的癌症诊断都离不开病理医师。具有法医系或法医检验中心的医学院校或医院,其中某些临床病理医师通过法医专业的进一步培训,可进行法医学尸体解剖。

病理学是医学院校开设的专业基础课程,因此,许多临床病理医师也具备医学院校的教师资格,担任医学院医学生的培养工作。同时,临床病理医师指导临床实验室工作和开展病理科学研究工作。

第五节 病理学的历史与发展

一、病理学的历史与发展

病理学的历史可以追溯到科学方法最初应用于医学领域的时期。希腊医师 Hippocrates 是医学科学的创始人,也是第一位研究人类脊柱的解剖与病理的医师。Galen 从希腊医师 Herophilus 和 Erasistratus(公元前 3 世纪的一位希腊医师)的研究上发展了解剖学。通过医学解剖检验病变的组织、器官或尸体,在今天看来是很常见的,但在 1000 多年前是很少见的。自从医学家 Avicenna 对传染病的病理学在《医典》中描述之后,第一位众所周知做尸体解剖的阿拉伯医师 Avenzoar 证实皮肤疥疮疾病是由寄生虫引起,随后 1242 年 Ibnal-Nafis(大马士革的医学家)运用解剖学发现了肺循环。在 15 世纪,意大利医师 Antonio Benivieni 重复尸体解剖来证实死亡原因。Antonio Benivieni 相信把尸体剖检应用于医学领域是正确的。最著名的早期大体病理学家是 18 世纪意大利解剖学家 Giovanni Morgagni,他的巨著《De Sedibus et Causis Morborum per Anatomen Indagatis》描述了 600 多例从解剖学和方法学上与患者症状相关死亡的局部和全体尸体解剖发现。这本巨著是第一本把临床病症和相对应人体解剖联系起来的专著。到 19 世纪晚期,已经汇聚了有关疾病大体解剖学发现的详尽文献资料。这一时期的代表人物为捷克的 Hradec Kralove 大体病理学家。此外,有德国医学家 Carl Rokitansky 做了约 20000 例尸解,并且由他指导做的尸解有 60000 多例。这段时期,大体解剖学发展迅速。

具有划时代意义的是 19 世纪的德国病理学家 Rudolf Virchow,被普遍认为是显微病理学之父。Virchow 是第一位把疾病的研究聚焦在细胞水平的著名医师。1854 年,Virchow 创立了细胞病理学,因此对整个医学科学的发展做出了史无前例的重大突破贡献。Virchow 的学生 Julius Cohnheim 把组织学技术和实验室操作结合在一起来研究炎症,成为实验病理学家之一。Cohnheim 也是开拓冰冻切片的先锋,这种诊断技术被广泛应用于现代病理学,能够在手术期间做出疾病诊断,为临床提供信息。

后期随着新兴研究技术的发展,如电镜、免疫组化技术等,分子生物学等已大大拓展了生物科学家研究疾病的手段,使得研究病理学的界限和定义不再局限了。因此,坚实的病理学基础是现代医学和医疗的关键。

二、病理学在中国的现状

在古代中国,我们的祖先就对人类疾病形成了一定的认识。例如,秦汉时期的《黄帝内经》,隋唐时代巢元方的《诸病源候论》等,对疾病发生的原因和表现提出了一整套祖国医学的理论。尤其南宋时期宋慈的《洗冤集录》中,详细记述了尸体剖验,以及伤痕病变和中毒鉴定的方法。这些文献都反映了我国医学在病理学发展中的贡献。

我国现代病理学的建立始于 20 世纪初,我国病理学的先驱和老一代的病理学家做出了巨大贡献。他们的显著成就表现在教学、疾病诊断和科学研究上,在教学方面,老一代病理学家从无到有编著了具有我国特色的病理学教科书和参考书,并不断修订和完善,从而使病理学教学有所依据和更加规范化;在病理诊断方面,老一代病理学家大力推进了我国尸体剖验、活检和细胞学检查的发展,加强了病理学和临床医学的密切联系,使病理学更好地为临床服务;在科研方面,结合我国的实际,对长期危害我国人民健康和生命的传染病(如克山病、大骨节病)、肿瘤(如肝癌、食管癌、鼻咽癌)以及心血管疾病(如动脉粥样硬化、冠心病)等进行了广泛深入的研究,取得了丰硕的成果;在人才培养方面,通过办班和进修等形式,为我国培养造就了一大批病理学工作者,使病理学后继有人,老一代病理学家呕心沥血、艰辛创业,奠定了中国现代病理学的基石。

但是,中国病理学的发展还有很长的路要走。我国幅员辽阔,人口众多,并具有民族多样化特征,在疾病谱和疾病的种类上都具有自己的特点。随着医学与生物科学在技术上的进展,病理学变得越来越深奥,如从基于器官研究到细胞水平,到蛋白质表达、细胞器和分子水平。随着时间的推移,在个性化医学中,病理学的重要性更加凸显。随着中国病理学与世界接轨,中国病理学界越来越受到重视,对世界病理学取得的成就也做出越来越大的贡献。

小结

病理学是基础医学与临床医学的桥梁学科。学习病理学,应研究疾病的病因学、发生机制、病理

NOTE

变化、临床特征以及疾病的转归和预后。医学院校的病理学课程包括总论和各论。毕业后住院医师规范化培训临床病理内容包括外科病理诊断、细胞病理学以及特殊的法医学内容等。学好病理学是成为医学研究者和临床医师的关键。

（同济大学　姜文霞）

能力检测

第一章　细胞、组织的适应和损伤

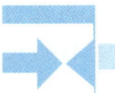

　　自 1665 年英国科学家 R. Hooke 发现细胞以来，一直认为细胞是人体活动的基本结构单位和功能单位，其正常生命活动的进行，依赖于细胞内外环境的稳定。然而内外环境在不断变化中，影响着细胞和组织的正常生命活动。当遇到轻度持续性刺激时，细胞表现为适应性反应。刺激强度继续增强，超过细胞的适应能力时，会引起细胞的代谢、功能和形态结构的改变，呈现损伤性反应。轻度的细胞损伤可随着刺激因子的消除恢复到正常状态，为可逆性损伤；损伤比较重时，即使消除刺激因子，细胞仍然不能恢复到正常，发生不可逆性损伤，即细胞死亡，包括坏死和凋亡。正常、适应、可逆性损伤及不可逆性损伤这一系列的形态学改变，在适当条件下也可互相转换，但目前研究尚无明显界限（图1-1）。另外，适应和损伤属于疾病的基础性病变，伴随着疾病发生发展。

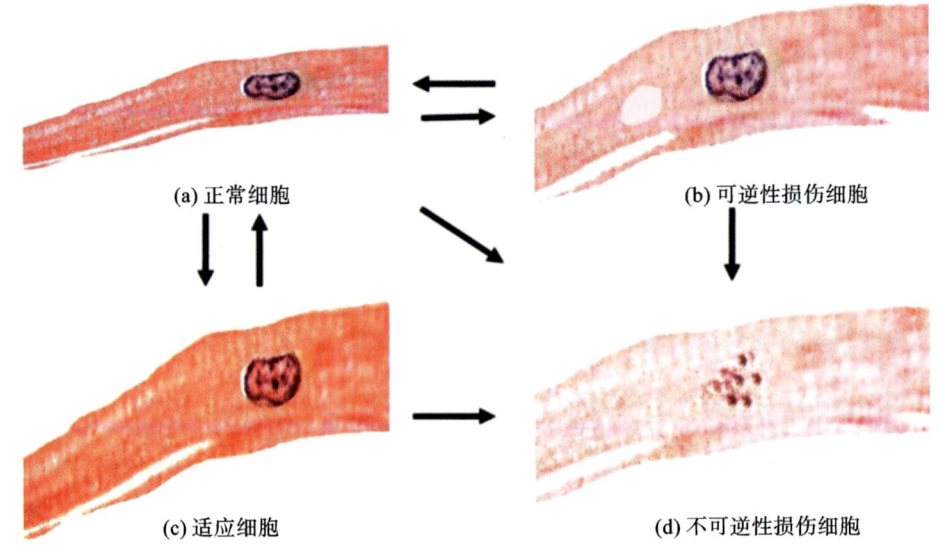

图 1-1　细胞正常、适应及损伤之间的关系

(a)为正常心肌细胞；(b)为细胞水肿(细胞体积增大，胞质淡染)；
(c)为肥大(体积增大，胞质染色深，细胞核增大)；(d)为坏死(细胞和细胞核已崩解)

第一节　细胞和组织的适应

　　适应(adaptation)指细胞、组织、器官和机体对于持续性的内外环境刺激或者各种有害因子做出的非损伤性的应答反应。这种适应性反应中机体通过对自身的功能代谢及其形态结构的重新调整，保护自身，避免自身的损伤，提高适应环境的能力，体现了机体对环境改变的调整应答能力。可以表现为代谢的改变，如缺氧严重时，ATP 生成减少，糖酵解限速酶磷酸果糖激酶活性增强，增强细胞糖酵解代谢；也可表现为肥大、增生、萎缩及化生等形态上的改变，出现细胞数目、体积及细胞分化的变化，同时伴有不同程度的功能代谢增强或减弱。病因消除后，大多数细胞适应性反应可恢复正常。

一、肥大

细胞、组织和器官体积的增大称为肥大(hypertrophy)。肥大的细胞一般功能增强,合成代谢旺盛。组织器官的肥大一般是由实质细胞体积增大引起,但也可伴随实质细胞数量增加。

(一)肥大的类型

从原因上,肥大可分为代偿性肥大(compensatory hypertrophy)与内分泌性肥大(endocrine hypertrophy)两类。通常由相应器官的功能负荷加重引起的肥大,称为代偿性肥大,如经常锻炼后的骨骼肌肥大、高血压引起的心肌肥大以及一侧肾摘除后另一侧肾的代偿性肥大等;由于内分泌作用引起的肥大称为内分泌性肥大,如雌激素影响下的妊娠子宫的肥大等。

从性质上,肥大也可分为生理性肥大和病理性肥大。

1. 生理性肥大 生理性肥大一般是由于体内激素分泌刺激和需求、负荷增高引起。如体操运动员由于锻炼负荷增加,引起四肢骨骼肌的增粗肥大,另外,妊娠期子宫在体内雌激素和孕激素刺激下,引起子宫平滑肌细胞内蛋白质的合成增强,引起细胞体积增大。机体内永久性细胞(骨骼肌和心肌)适应内外负荷增加,由于不能进行细胞分裂,只能以肥大适应环境的变化。

2. 病理性肥大 高血压时后负荷增加,引起左心室代偿性的肥大(图 1-2);一侧肾切除或肾功能丧失,对侧肾脏会代偿性地体积增大,镜下可见肾小球肥大。

(二)细胞肥大的病理特征

肥大的细胞体积均匀增大,细胞质丰富,细胞核增大且染色深(图 1-3)。最显著的改变为亚细胞结构增多,蛋白质合成代谢增强等。如在骨骼肌生理负荷加重时,细胞内的线粒体、粗面内质网等细胞器明显增多,肌丝肌蛋白也相应增多,细胞核的核酸合成增加,导致细胞核体积的增大,甚至出现形态的不规则。目前对于肥大的分子机制研究不清。

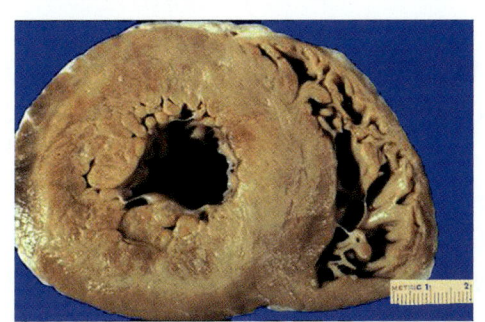

图 1-2 左心室肥大
左心室壁及室间壁明显增厚,乳头肌明显增粗,
心室腔明显缩小

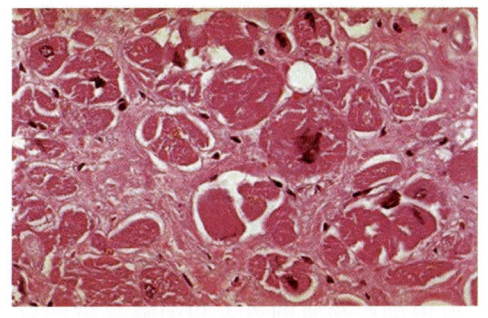

图 1-3 心肌肥大
部分心肌细胞体积增大,胞质深染,核不规则深染

(三)肥大的意义

肥大是为满足生理负荷或适应外界环境而改善自身功能从而发生的反应,但是这种适应是有限度的,过度的肥大会引起器官功能衰竭而发生失代偿。如高血压引起心肌肥大,早期是向心性的代偿性肥大,晚期就出现离心性的失代偿性肥大。

二、增生

由于实质细胞有丝分裂活跃,引起细胞数量增多而造成的组织、器官的体积增大称为增生(hyperplasia)。细胞的增生会引起组织或器官体积增大、功能增强。一般增生与肥大可并存相伴发生,但永久性细胞仅见细胞的肥大。增生病因多为接受持续的刺激及机体内一些生长因子受体表达上调,也与增殖基因、凋亡基因调控有关。

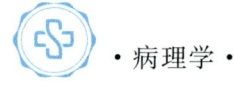
（一）增生的类型

增生根据其性质可分为生理性增生和病理性增生两种，根据其原因可分为代偿性增生（compensatory hyperplasia）和内分泌性增生（endocrinic hyperplasia）两种。

1. 生理性增生

1）代偿性增生　组织器官的轻微损伤或者手术切除器官部分组织细胞后，会引起剩余健康组织细胞的增生，如肝大部分切除后引起残余肝细胞的增生。

2）内分泌性增生　如青春期乳腺小叶腺上皮细胞的增生。

2. 病理性增生

1）代偿性增生　具有再生能力的组织创伤愈合时，可通过同种细胞再生而修复，也可伴有成纤维细胞和新生的毛细血管的增生修复。如慢性胃溃疡的腺上皮细胞增生、子宫颈糜烂时的子宫颈上皮增生、慢性肝炎时肝细胞增生，以及皮肤创伤时被覆上皮细胞增生，伴肉芽组织的增生。

2）内分泌性增生　大多由激素分泌过多或内分泌障碍及生长因子释放过多引起。常见的有雄性激素的代谢产物（双氢睾酮）刺激前列腺引起腺体及间质增生及肥大；缺碘引起甲状腺激素分泌减少，通过反馈机制刺激腺垂体释放促甲状腺激素分泌增多，引起甲状腺滤泡上皮的增生。

（二）增生的意义

细胞的增生一般引起组织器官的体积弥漫均匀性增大，其中包括实质细胞和（或）间质细胞的增生。但也可呈现不对称性结节性增生，如前列腺、甲状腺和乳腺等的增生均呈现结节状。需要注意前列腺肥大，实际上是由于前列腺的腺体以及其间质增生引起的体积增大，并不属于肥大范畴，因此应该称为前列腺增生。需注意，增生属于适应性反应，即刺激因子消除后，增生就会停止，必须与肿瘤性增生区别，同时持续性的病理性增生可以向肿瘤性增生进行转换，如：慢性萎缩性胃炎时引起单纯性增生，可向异型性增生转换而引发胃腺癌；持久的子宫内膜增生引发子宫内膜癌；乳腺导管上皮细胞增生活跃可引起异型增生而发展为乳腺癌。

组织和器官体积的增大可由增生和肥大实现，两者可相互存在发生，而且发生的原因基本类似。但是否肥大伴有增生关键看细胞是否有增生分裂特性，如心肌细胞和骨骼肌细胞仅表现单纯肥大，而乳腺、子宫等就可以两者相伴发生。

三、萎缩

已发育成熟的正常细胞、组织和器官的体积缩小称为萎缩（atrophy）。其显著的改变为体积缩小，一般由细胞物质的丢失和细胞数量的减少造成。也不是所有的器官组织细胞体积缩小都可称为萎缩。前提必须是已发育成熟的，所以应与发育不全、未发育及未发生的器官组织相区别。萎缩最常累及的组织器官是肌肉、骨骼、中枢神经及生殖器官等。

（一）萎缩的类型

组织和器官发生萎缩的原因多种多样，大多由于环境不利因素，引起细胞和器官的体积缩小及功能下降。常见的原因是细胞的功能活动减少、血液供应不全、营养物质供给不足以及神经和（或）体液因子刺激减少等，根据性质，可将萎缩分为两大类：生理性萎缩和病理性萎缩。

1. 生理性萎缩　生理性萎缩属于正常的生命现象。机体内许多组织和器官发育到成熟阶段后就逐渐萎缩，这种现象称为退化，如青春期后的胸腺萎缩，老年期出现以脑、心、肝、皮肤、骨骼及生殖器官等为主的全身性萎缩。这种全身性萎缩常以脂肪和骨骼肌的萎缩发生最早且最明显。

2. 病理性萎缩　根据引起萎缩的原因不同分为以下几类。

1）营养不良性萎缩（malnutrition atrophy）　人体代谢所需营养物质和血液供应长期不足，组织器官通过缩小细胞体积、减少细胞数量和降低细胞功能，来适应低营养物质的环境。根据累及的范围分为：①全身营养不良性萎缩，大多由于长期营养物质摄入不足或缺乏，或分解代谢过强引起消耗过度,造成全身性的脂肪肌肉等组织器官发生萎缩,如糖尿病、甲亢以及恶性肿瘤等疾病。如果长期营养不良引起全身脂肪肌肉等组织器官进行性萎缩,称为恶病质。②局部营养不良性萎缩,常见于供应组织器官血液的动脉发生病变,长期供血不足引起的萎缩,如脑动脉粥样硬化引起的脑萎缩及良性高血压引起肾细小动脉硬化发生的原发性颗粒性固缩肾。

2)失用性萎缩(disuse atrophy) 通常因组织器官长期工作负荷减少所引起。因器官组织自身活动减少,分解代谢降低,通过反馈机制引起合成代谢降低,从而细胞内物质减少,造成细胞体积缩小。如长骨骨折,因石膏等固定,活动受限,可引起患肢肌肉萎缩和骨质疏松。

3)去神经性萎缩(denervation atrophy) 由于运动神经元或轴突损伤引起相应效应器萎缩。如截瘫患者瘫痪的肢体肌肉会出现萎缩,主要由于肌肉失去了相应运动神经对其的调节支配,导致肌肉的功能活动下降,骨骼肌自身的分解代谢增加,引起骨骼肌的萎缩。

4)压迫性萎缩(pressure atrophy) 因机械压力长期作用组织器官导致组织细胞缺血缺氧引起。此类型的萎缩,是由压力和营养等多方面的因素综合引起,机械压力是始动因素,营养性因素是直接因素。而引起器官萎缩的压力有时不需很强,只需时间的积累便可引起萎缩,如肾结石引起肾盂积水压迫肾组织,引起肾皮质髓质萎缩(图1-4);脑积水压迫脑组织引起脑萎缩(图1-5)。巨块型肝癌会挤压周围肝细胞,引起周围肝细胞的萎缩。转移性肺癌周围肺泡会塌陷,引起肺泡上皮细胞萎缩等。

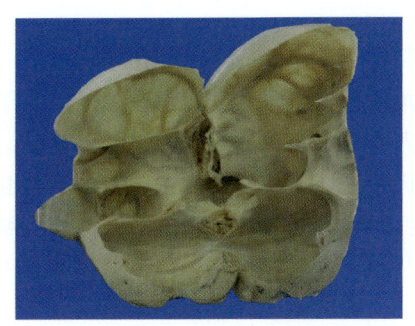

图 1-4 肾压迫性萎缩

肾盂及肾盏明显扩张呈现囊性改变,
肾实质萎缩变薄,皮质髓质分界不清

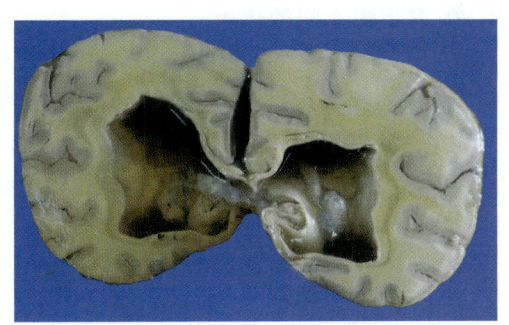

图 1-5 脑积水压迫性萎缩

脑室明显扩张,实质受压迫

5)内分泌性萎缩(endocrine atrophy) 内分泌组织器官功能低下引起靶器官发生萎缩。如甲状腺功能低下引起男性睾丸萎缩以及皮肤毛囊和皮脂腺等萎缩。弥漫型毒性甲状腺肿时,释放的甲状腺激素过多,机体分解代谢增强,会出现全身进行性消瘦。垂体功能低下(如 Simmond 综合征)患者可出现靶器官(甲状腺、肾上腺和性腺)萎缩。

(二)萎缩的特征及后果

萎缩的组织器官,肉眼下一般体积缩小,重量减轻,萎缩细胞内细胞器减少甚至消失;镜下实质细胞缩小,细胞器数目减少,如长期不活动的骨骼肌,其肌原纤维常大量消失,仅留下互相靠近的细胞核,貌似肌细胞核增多。肌细胞及其他实质细胞的细胞器解体大多在自噬溶酶体内进行,因而在长期活动减少和变小的肌细胞及某些其他实质细胞内,常可见到许多溶酶体性的残存小体,即脂褐素颗粒(图1-6)。器官除体积变小外,质地常变得较坚韧,边缘变锐,色泽变深(如心和肝的褐色萎缩)。

萎缩的后果:萎缩一般是可逆性的。只要萎缩不

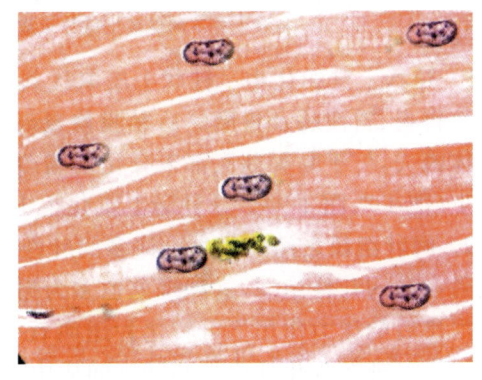

图 1-6 脂褐素

心肌细胞核的一端可见黄色颗粒状色素沉积

十分严重,原因消除后,萎缩的器官、组织、细胞仍可逐渐恢复原状。但病变如继续进展,则萎缩的细胞可最后死亡消失。

另外,在器官实质发生萎缩时,会伴随着间质的纤维组织和脂肪组织的增生,出现原有器官体积形状未发生改变,或者体积增大,这种现象称为假性肥大,多见于萎缩的胸腺和肌肉。

四、化生

传统观念上,一种分化成熟的细胞类型因受刺激因子的作用被另一种分化成熟的细胞类型取代的过程称为化生(metaplasia)。这种取代并不是两种分化成熟的细胞之间的直接转变。在机体上皮和间质中,存在着一些未分化的干细胞,它们一般处于不分裂、不分化的静止状态,但在特殊的内外环境因素的刺激之下,它们开始增生分化,可取代那些已分化发育成熟的组织,并且在疾病的发生发展中只有同源细胞之间可发生转化,即上皮细胞与上皮细胞之间,间叶组织与间叶组织之间等才可发生转化。而现代观念对化生的理解拓展到了把细胞的化学成分发生了转变(细胞出现了原来不具有的成分如黏液、神经内分泌成分等)也归入化生范畴。总之,化生的这种转化需要一定的外界因素的刺激诱导发生,但是一般原因消除后,上皮的化生可逆转,但间叶之间的化生则大多不可逆转。

化生只是在同源性细胞之间进行,主要分为以下两大类。

1. 上皮组织之间的化生

1) 鳞状上皮的化生　鳞状上皮取代其他成熟上皮的现象,常见于气管和支气管黏膜。由于一些有害刺激物(如烟草)对支气管黏膜的假复层纤毛柱状上皮刺激而可被鳞状上皮取代(图 1-7),属于适应性反应,一般是可逆的。但刺激因子若持续存在,则有可能成为支气管鳞状细胞癌的病变基础。鳞状上皮化生也可见于其他器官,如:结节性甲状腺肿中也可见甲状腺滤泡上皮由单层立方上皮转化为鳞状上皮;慢性胆囊炎及胆石症时胆囊黏膜上皮的鳞状上皮化生;慢性子宫颈炎时子宫颈黏膜的鳞状上皮-柱状上皮交界之间移行带的鳞状上皮化生等。

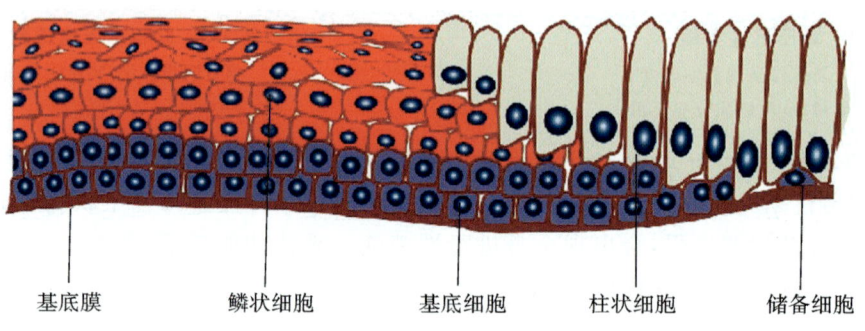

基底膜　　　鳞状细胞　　　基底细胞　　　柱状细胞　　　储备细胞

图 1-7　鳞状细胞化生

柱状上皮下的储备细胞分化成鳞状细胞,逐渐取代柱状细胞而发生鳞状上皮化生

2) 柱状上皮的化生　柱状上皮取代其他分化成熟的上皮结构的现象,常发生于腺上皮。如慢性萎缩性胃炎、胃溃疡及胃糜烂后黏膜修复时,由于长期炎症因子的氧化刺激,胃体和(或)胃窦部的黏膜腺体消失,位于黏膜基底部未分化细胞改变其分化方向而分化成小肠或大肠型黏膜上皮,称为肠上皮化生(图 1-8、图 1-9)。这种肠上皮化生也可成为肠型胃腺癌的发生基础。

2. 间叶组织之间的化生　许多间叶性细胞常无严格固定的分化方向,常可由一种间叶性组织分化成另一种间叶性组织,这种现象也多为组织器官适应环境改变的结果。例如,间叶组织中成纤维细胞在损伤后的压力作用下可转化为透明软骨组织,如骑士的缝匠肌反复外伤后也可在肌组织内形成骨组织。另外在骨化性肌炎和肿瘤间质中也可见肌组织骨化生。

综上所述,机体各种细胞对各种环境的刺激做出的适应性反应各不同,它们的特征和区别如表1-1所示。

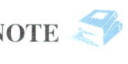

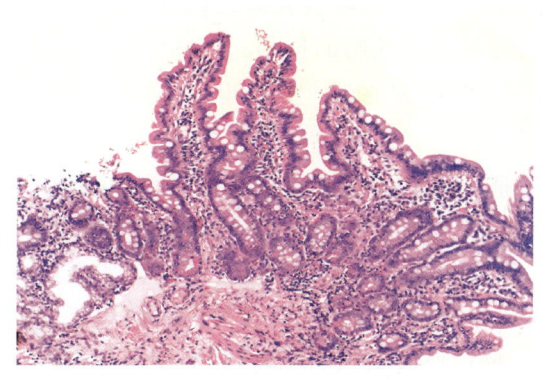

图 1-8　胃黏膜肠上皮化生
慢性萎缩性胃炎时,胃黏膜下腺体萎缩,
胃黏膜上皮出现肠上皮的特点(大量杯状细胞)

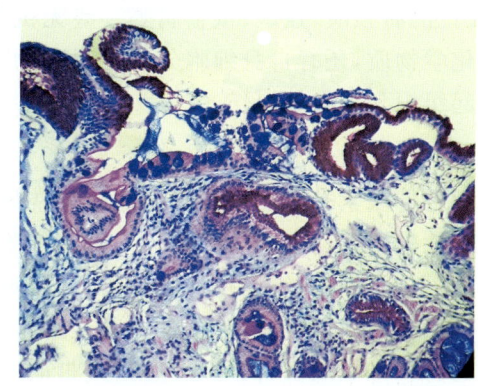

图 1-9　胃黏膜肠上皮化生(爱显蓝-雪夫染色)
慢性萎缩性胃炎黏膜上皮有大量被染为蓝色的杯状细胞

表 1-1　适应的特征

适应类型	细胞或器官体积	细胞数目	细胞功能
肥大	增大	不变	增强
增生	器官增大	增多	增强
萎缩	缩小	减少	降低
化生	—	—	改变(细胞类型)

第二节　细胞和组织损伤的原因和机制

随着内外刺激因子的作用增强,超过适应强度范围,细胞和组织就会出现损伤。其表现形式和轻重程度不一,轻者,损伤的原因消除后仍可恢复正常,为可逆性损伤;重者则可引起细胞和组织的死亡,为不可逆性损伤。细胞和组织损伤是疾病发生发展过程中的基础病变。

一、细胞和组织损伤的原因

引起细胞和组织损伤的原因非常多,一般来说,凡是引起疾病发生的原因都可以引起细胞和组织损伤,可以分为以下几类。

(一)缺氧

缺氧是引起组织和细胞损伤比较常见的原因之一,多由组织和细胞对于氧气供应不足或者用氧障碍等引起,大致分为三种:①吸入气体氧分压过低、肺功能衰竭和静脉血掺杂入动脉血引起的缺氧;②血液中血红蛋白发生改变,对氧气的结合和释放的能力下降引起,如贫血、CO 中毒和高铁血红蛋白血症者;③心血管系统疾病引起血供不足,导致组织器官缺氧,如心力衰竭、动脉粥样硬化和休克等。

(二)物理性因素

常见的病因有机械力(如切伤、割伤、刺伤、挫伤等)、温度(如高温烧伤、低温冻伤等)、气压、噪声、电离辐射(电流冲击引起电击伤等)。

(三)化学性因素

机体内外的一些化学物质(包括药物)及其代谢产物超出机体耐受程度都可以引起组织细胞损

伤,常见的有强酸、强碱、重金属等一些无机类的化学物质,甲醛、苯、四氯化碳、有机磷及氰化物等有机类化学物质,还有自身细胞分解代谢产物堆积也可引起组织和细胞的损伤。药物的摄入同样也可以引起组织和细胞的损伤。

（四）生物性因素

生物性因素是组织和细胞损伤最为常见的原因,也是疾病产生的最常见原因,在自然界中,生物性因素比较繁杂,大体包括病毒(寄生在细胞内,干扰细胞的代谢过程,或产生毒性蛋白质,或通过变态反应,引起细胞和组织损伤)、细菌(如白喉杆菌外毒素能抑制细胞的氧化过程和蛋白质合成,链球菌溶血素能破坏细胞膜,结核杆菌通过引起变态反应造成组织损伤等)、立克次体、衣原体、支原体、螺旋体、真菌(如放线菌、白色念珠菌、黄曲霉菌等均可以其毒素损伤组织)、原虫(如疟原虫、溶组织内阿米巴等)及蠕虫等,一旦侵入机体,对机体组织和细胞造成不同程度损伤。

（五）自身免疫因素

来自机体内外的抗原,可刺激机体产生相应的抗体,发生免疫反应,及时清除有害刺激物,为机体的自我防御保护。但如果机体反应过度或过弱,同样也会引起细胞和组织的损伤。其中包括针对异体蛋白质及其他抗原而发生的变态反应(如风湿热、弥漫性肾小球肾炎及器官移植后的排斥反应),以及针对自身组织发生的自身免疫反应(如系统性红斑狼疮、类风湿关节炎等),还有由于免疫缺陷而攻击免疫系统引起的损伤反应(如 HIV 病毒感染)。

（六）营养不良因素

营养不良因素包括营养摄入过多或摄入不足两个方面,都可以引起机体产生相应病变。如热量摄入多于消耗时,会引起机体肥胖,肝脏细胞发生脂肪变性。婴儿用单一米粉喂养时,因缺乏蛋白质,会出现营养不良性水肿、贫血以及消化道黏膜的萎缩等病变。碘摄入不足会引起地方性甲状腺肿大。

（七）遗传缺陷性因素

常见的遗传缺陷性因素有染色体异常和基因突变两种。染色体异常主要表现为染色体数目和结构的改变,如 21-三体综合征、先天性睾丸发育不全综合征等;基因突变包括单基因突变和多基因突变,如亨廷顿舞蹈症、先天性聋哑、血友病及白化病等。

（八）其他

内分泌紊乱、神经调节异常、社会心理应激和衰老这些因素均可以引起组织和细胞的损伤,随着生物医学模式向生物-心理-社会医学模式的转变,不良的精神、心理、社会因素都可以引起一些疾病产生,如应激性疾病(应激性溃疡)、高血压、冠心病以及自主神经功能紊乱等,并且也作为目前发病率和死亡率居高不下的肿瘤发生危险因素的研究方向。因此现代社会医疗中也将不良的社会-心理-精神因素作为致病因素逐渐重视起来。

二、细胞和组织损伤的机制

细胞的损伤原因种类繁多,其损伤的分子机制也各有不同,同时细胞对损伤因子刺激的耐受程度不一,因此受损伤的程度需根据细胞类型、细胞的状态和其适应性来判断,虽然其发生的分子机制不甚清楚,但可从形态结构和损伤因子刺激两个方面阐述其机制。

（一）细胞结构的损伤

1. 细胞膜的损伤　细胞膜是由脂质双分子层和与其结合的不同功能的蛋白质构成的,是将细胞中的生命物质与外界环境分开的一个机械屏障,这个屏障具有选择性的通透性(半屏障作用),对物质转运有选择和调节作用,还有参与细胞内外环境的物质信号传递及细胞识别等功能,是维持细胞内环境稳定,进行多种生命活动和保持与环境协调的重要结构,然而来自内外环境的一些损伤刺激因子,如机械力、化学毒性物质、缺血缺氧、补体成分、活性氧类物质、酶类溶解及膜物质转运通道障碍等,会打破这种稳定,引起细胞膜的基本功能活动和膜结构成分的改变和功能异常,如膜通透性异常,膜载体蛋白、受体蛋白及离子通道蛋白异常等,造成细胞膜完整性改变,细胞内液体、离子外流,重要物质(如糖类、蛋白质、核酸及辅酶等)流失,溶酶体酶(如糖苷酶、蛋白酶和核酸酶等)激活,导致细胞自身酶的溶解性破坏,引起细胞不可逆性损伤(细胞死亡)。

一般来讲,细胞膜损伤早期最明显的改变特征是细胞膜选择性通透性功能障碍,然后进一步引起细胞膜结构损伤,最终细胞膜功能紊乱和亚细胞结构功能丧失,这也是细胞死亡的典型特征。

2. 线粒体的损伤 线粒体作为细胞一个双层单位膜构成的亚细胞结构,是细胞进行生物氧化和能量转换的主要场所,被喻为细胞的"能量工厂"和"动力工厂",其还调节细胞的氧化还原状态,为细胞提供氧自由基,对于细胞的生命活动至关重要。而线粒体的功能和结构对外界环境变化极为敏感,即使不同类型或不同生理状态下的细胞,线粒体的形态结构、大小、数量等都不同,同时也受渗透压、pH、缺血缺氧和化学毒性物质和 Ca^{2+} 增多等影响,极易造成线粒体功能的异常和结构的损伤,引起线粒体发生肿胀、嵴变短、数目减少,甚至消失变成液泡状线粒体。线粒体作为生物氧化的主要场所,一旦受损伤,将会出现一系列损伤变化:①生物氧化会发生障碍,呼吸链受损,ATP 合成下降,影响到细胞膜物质(钠泵及钙泵等)跨膜转运,引起细胞损伤;②线粒体是细胞产生活性氧的主要场所,一旦受损,释放大量活性氧类毒性化学物质,造成细胞严重的氧化损伤;③损伤的线粒体一般通透性会增高,促进线粒体细胞色素 C(生物呼吸链中电子传递链重要成分)向胞质中转移,它是细胞凋亡必需的胱天蛋白酶家族的激活物,可启动细胞质中细胞凋亡程序级联反应,引起细胞损伤。因此线粒体的损伤也可作为细胞死亡比较重要的早期判断标志。

(二)损伤因子刺激的损伤

损伤因子(包括细胞内外的正常物质或异常物质)增多或减少都可以引起细胞发生不可逆性损伤。

1. ATP 耗竭 ATP 是物质代谢的产物,主要在线粒体生物呼吸作用中产生,是细胞进行生命活动的主要能量来源,可因缺血缺氧、化学毒性物质等引起 ATP 合成障碍,引起细胞发生损伤:①物质代谢障碍:细胞内进行物质代谢过程中,如糖类、脂类和蛋白质代谢均需要 ATP 的参与,否则会引起物质代谢中间产物和终产物的堆积,对细胞造成不同程度的毒性作用而引起损伤。②离子泵障碍:细胞膜上存在着一些依赖 ATP 而进行物质转运的离子通道,如 Na^+ 泵和 Ca^{2+} 泵,Na^+ 泵障碍必将引起细胞内 Na^+ 的潴留和 K^+ 向细胞外转移,影响细胞膜电位活动等功能和细胞内水潴留,发生细胞器结构肿胀及细胞水肿。而组织并不因 ATP 供给减少,立即引起损伤,这取决于组织细胞对 ATP 减少的耐受能力,如肝组织因有较强的糖酵解能力,虽然氧化代谢受到抑制,但仍能同过糖酵解进行供能。

2. 活性氧的氧化损伤 氧是机体不可缺少的物质,参与细胞能力代谢,与细胞物质代谢相结合,在新陈代谢过程中发挥着不同作用,但同时也会产生极其少量的含氧且性质特别活泼的活性氧(reactive oxygen species,ROS),具有较强的氧化活性,习惯称为氧自由基,包括羟自由基(—OH)、超氧阴离子(O_2^-)、单线态氧和过氧化氢等,ROS 能够和机体各种物质发生反应,但一般会被机体的抗氧化系统所清除,如超氧化物歧化酶、谷胱甘肽过氧化物酶、过氧化氢酶以及脂溶性维生素 E、维生素 A 等。正常人体中氧化系统和抗氧化系统是处在一个平衡状态中,但在缺血缺氧、炎症、电离辐射、化学性物质及老化等因素下,氧化系统会比抗氧化系统强。由于自由基是一类非常活泼的分子,基本可与机体大部分物质反应,对机体细胞会造成不同影响:①细胞膜损伤:细胞膜含有丰富的脂质,可以通过将质膜中不饱和脂肪酸氧化、膜蛋白变性、膜内酶活性失活及膜转运功能丧失等方法改变膜通透性和膜结构,引起细胞发生损伤。②DNA 氧化损伤:氧自由基可以使 DNA 链断裂、交联、碱基羟基化及羟基切除等,引起 DNA 损伤。③蛋白质氧化修饰:将蛋白质巯基氧化而造成蛋白质发生交联、变性,从而使酶失活。另外,活性氧在许多疾病的发生发展过程中扮演了非常重要的角色,如凋亡、老化、炎性损伤、巨噬细胞杀伤肿瘤细胞及缺血再灌注等。

3. 细胞内 Ca²⁺ 超载　正常生理情况下,机体细胞内含有极低浓度的 Ca^{2+},而细胞外 Ca^{2+} 浓度非常高,这种浓度差主要依赖细胞膜 Ca^{2+} 通道和依赖 ATP 的 Ca^{2+} 泵维持,对维持细胞正常生命活动非常重要,当细胞受到一些特异性信号分子刺激,Ca^{2+} 作为第二信号分子,可大量进入细胞质,调节细胞内的酶活性和蛋白质功能,产生不同的细胞生物效应。但是胞内的 Ca^{2+} 长久处于高浓度环境中,细胞内外这种浓度差被打破后,细胞会出现损伤。常见原因为缺血缺氧、中毒及炎症等,主要是通过激活细胞内各种酶活性而引起细胞质膜、线粒体和内质网的损伤:① Ca^{2+} 升高可激活线粒体内酶,产生大量自由基,引起细胞氧化损伤,也可造成线粒体生化氧化作用障碍,ATP 生成减少和消耗增加;② 可激活内质网内酶,降解内质网膜;③ 可激活核酸内切酶引起 DNA 和染色体的碎裂等,最终造成细胞损伤。因此,也有人提出细胞内 Ca^{2+} 浓度与细胞损伤(尤其线粒体损伤)程度呈现正相关,可作为细胞损伤的生物化学和形态学变化的介导者。

4. 化学毒性物质的损伤　化学因子许多物质能与细胞或组织发生化学反应,从而引起细胞的功能障碍或破坏,这些物质称为毒物。其毒性作用的前提条件是毒物的可吸收性(经皮、经口或经呼吸道),其损害作用则决定于其浓度和作用持续时间。毒物的作用点或为其接触部位(如皮肤),或为其富集部位(如肺),或为其代谢部位(如肝),或为其排泄部位(如肾)。毒物进入机体的方式是借助于载体分子经主动运输过程进入细胞,或被动地被机体吸收。这一过程与毒物的亲水性高低呈正相关,而与其分子大小则呈负相关。进入机体后,亲水性毒物主要通过与细胞的受体相结合而损害细胞,而亲脂性毒物则主要富集于脂肪组织。毒物的作用机制多种多样,其中最常见的是通过影响酶系统发挥其毒性作用,主要是以各种方式抑制酶的活性。此外,有些毒物则能改变血红蛋白,阻抑其运输氧的能力。还有许多毒物以及药物则抑制神经体液性刺激传导过程,或破坏遗传物质,或破坏蛋白质合成,或影响免疫机制,引起过敏反应。还有许多毒物则能在其接触部位(如皮肤、黏膜、肺)直接造成组织损伤。有些毒物则在机体内经过代谢才成为细胞毒性物质,例如,CCl_4 在肝细胞光面内质网的酶作用后才转化为具有强毒力的自由基 $CCl_3 \cdot$ 及 $Cl \cdot$,能破坏细胞的膜性结构。

第三节　细胞的可逆性损伤

　　细胞的可逆性损伤是指细胞内外受到外界强烈的刺激因子作用下,细胞功能代谢障碍,造成物质代谢在细胞内外停止,从而在细胞内外出现异常物质或正常物质显著增多的现象,传统的形态学称之为变性(degeneration)。直接原因就是不能够对物质进行正常的代谢、分解、利用及转运,从而在细胞内外堆积。变性是一种病理改变,但有时部分物质的蓄积可能是由生理现象引起,不能归为变性。一般变性都为可逆性的损伤,严重时也可转化为不可逆性损伤,发生细胞死亡。

　　来自机体内外的各种物质都可以引起相应的变性,如细胞水肿(水代谢障碍)、脂肪变性(脂类代谢障碍)、玻璃样变性(蛋白质代谢障碍)、黏液样变性(糖和蛋白质代谢障碍)及钙化(钙代谢障碍)等。

(一)细胞水肿

　　细胞水肿即为细胞内水分增多的现象,也称为水变性(hydropic degeneration),为细胞损伤中最早和最常见的损伤。

1. 细胞水肿的原因和机制　在正常情况下,成年人体内水分含量占体重的 60%,其中约 2/3 存在于细胞内,约 1/3 存在于细胞外,细胞内外的这种水平衡维持着机体内环境的稳定。当细胞受缺氧、缺血、感染、电离辐射以及冷、热、微生物毒素等影响或刺激时,线粒体受损,细胞的能量供应不足,细胞膜上的 Na^+-K^+-ATP 泵受损,使细胞膜对电解质的主动运输功能发生障碍,造成细胞内 Na^+ 积聚,渗透压升高引起大量水分子向细胞内转移;或细胞膜直接受损,导致细胞内水分增多,形成细胞水肿。

2. 细胞水肿的病理变化 细胞水肿多发生在心、肝及肾等实质性器官。肉眼观,受累器官体积增大,重量增加,包膜紧张,颜色变淡无光泽,似开水烫过一样。镜下水肿的细胞体积增大,细胞质内因水分含量增多,呈现淡染颗粒状,或疏松呈网状。如果细胞水肿严重,体积显著增大,胞质透亮,似被吹大的气球一样,称为气球样变性(图1-10)。电镜下,细胞之间连接松散,细胞膜出现空泡,胞质基质疏松变淡,线粒体肿胀,嵴变短、变少甚至消失;内质网广泛解体、离断,发生空泡变性,细胞核亦可见染色质凝聚。

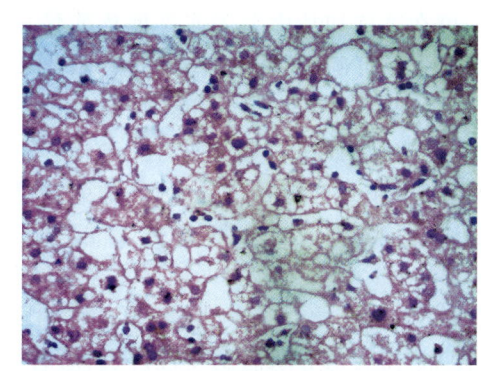

图 1-10 肝细胞水肿

肝细胞肿大,胞质淡染呈颗粒状,
部分细胞似气球样肿大,呈现气球样改变

3. 细胞水肿的结果 细胞水肿通常为细胞的轻度或中度损伤的表现,当原因消除后仍可恢复正常。如继续发展,则可导致细胞坏死。

(二)脂肪变性

中性脂肪(甘油三酯)在非脂肪细胞胞质内异常蓄积的现象称为脂肪变性(fatty degeneration)。常发生于心肌细胞、肝细胞和肾小管上皮细胞等。

1. 肝脂肪变性 脂肪变性最常见于肝脏,肝细胞能吸收血液中脂肪酸并酯化,又能由碳水化合物新合成脂肪酸。这种吸收或新合成的脂肪酸仅少部分被肝细胞利用;大部分以酯的形式与蛋白质相结合,形成前β脂蛋白,输入血液;或在脂库中储存,供其他组织利用;还有一小部分磷脂及其他类脂则与蛋白质、碳水化合物等结合,形成细胞的结构成分,即成为结构脂肪。

因此,上述过程中的任何一个环节发生障碍都能导致肝细胞的脂肪变性。①脂蛋白合成障碍,不能将脂肪运输出去,造成脂肪在肝细胞内堆积。这常由合成脂蛋白的原料如磷脂或组成磷脂的胆碱等物质缺乏,或由化学毒物(如酒精、四氯化碳)或其他毒素(如霉菌毒素)破坏内质网结构,抑制某些酶的活性,使脂蛋白及组成脂蛋白的磷脂、蛋白质等的合成发生障碍所致。②中性脂肪合成过多,往往是由于饥饿或某些疾病(如消化道疾病)造成饥饿状态,或糖尿病患者对糖的利用障碍,从脂库动员出大量脂肪,其中大部分以脂肪酸的形式进入肝,致肝合成脂肪增多,超过了肝将其氧化利用和合成脂蛋白输送出去的能力,于是导致脂肪在肝内蓄积。③脂肪酸的氧化障碍,使细胞对脂肪的利用能力下降。例如,白喉外毒素等能干扰脂肪酸的氧化过程,而缺氧既影响脂蛋白的合成,又影响脂肪酸的氧化。总之,肝细胞的脂肪变性为上述某一因素或几种因素综合利用的结果。

轻度肝脂肪变性时,肉眼观察无明显改变,或者可见到呈轻微黄色改变。如脂肪变性比较严重时,则肝脏体积增大,颜色变黄,切面触之有油腻感。镜下,脂肪变性肝细胞体积增大,可见多个较小的脂肪空泡,较密集散布于整个胞质中,严重时可融合为一个大空泡,将细胞核挤向周边胞膜下,状似脂肪细胞(图1-11)。脂肪变性在肝小叶中的分布与其病因有一定的关系,例如肝淤血时,小叶中央区缺氧较重,常发生脂肪变性。但长期淤血后,小叶中央区的肝细胞大多萎缩、变性或消失,于是小叶周边区肝细胞也因缺氧而发生脂肪变性。磷中毒时,肝细胞脂肪变性则主要发生于小叶周边区,这可能是由于此区肝细胞对磷中毒更为敏感。

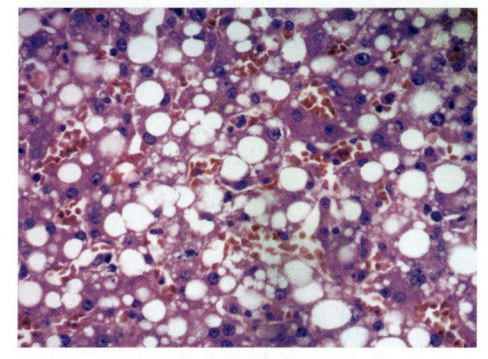

图 1-11 肝脂肪变性

肝细胞体积增大,胞内见大小不等的空泡,
细胞核偏向一侧

在常规石蜡切片 HE 染色下,因染色过程需要经过有机溶剂的处理,脂肪变性细胞中的脂滴被溶解,留下空泡,有时不易与其他变性鉴别,如需要确定是否为脂肪,可在冰冻切片中采用苏丹Ⅲ及苏丹Ⅳ特殊染色,脂肪呈现橘红色;锇酸染色脂肪呈现黑色。采用 PAS 染色可确认是否为糖原沉积(阳性呈红色),如果两者都不是,即为水分的蓄积。

2. 心肌脂肪变性 心肌脂肪变性,常因缺氧或者慢性酒精中毒引起,多发生在左心室心内膜下和乳头肌部位。肉眼观,心肌均匀变浊,略呈黄白色。镜下,脂肪空泡较细小,呈串珠状排列,主要位于肌纤维 Z 带附近和线粒体分布区,常为贫血和中毒的结果。严重贫血时,呈现红(正常心肌)黄(脂肪变性的心肌)相间斑纹改变,称之为虎斑心。这种花纹的改变,可能与心肌血管分布供血有关。但通常心功能并不受明显影响。显著的心肌脂肪变性如今并不常见。另外需注意的是,严重感染、白喉外毒素以及其他毒物(如磷、砷、氯仿等)能引起在心外膜增生的脂肪组织浸润到心肌细胞间,称为心肌脂肪浸润,需要与心肌脂肪变性辨别,后者可引起心脏破裂而发生猝死。

3. 肾脂肪变性 严重贫血、缺氧、中毒或肾小球滤过率升高时,肾近曲小管的上皮细胞重吸收漏出的脂蛋白,沉积于上皮细胞基底部而发生脂肪变性,也可累及远曲小管。肉眼观,肾体积不变或稍肿大,切面见皮质增厚,略呈浅黄色。

(三)玻璃样变性

细胞内或细胞间质中出现 HE 染色呈均质半透明似毛玻璃样改变的红染物质,称为玻璃样变性,又称透明变性(hyaline degeneration),较为常见,值得注意的是,玻璃样变性不只是一种在 HE 染色中形态学上的改变,其化学成分、发生机制及沉积物等均有不同的病变。

玻璃样变性主要见于结缔组织、血管壁,有时也可见于细胞内。根据部位的不同可将玻璃样变性分为以下几种。

1. 纤维结缔组织玻璃样变性 多见于纤维瘢痕组织、纤维化的肾小球,乳腺间质以及动脉粥样硬化的纤维性斑块等。发生机制目前尚不甚清楚,有学者研究认为可能是纤维瘢痕组织老化的结果,如原胶原蛋白分子的相互交联增多,胶原原纤维也互相融合,伴随糖蛋白大量的积聚,形成形似毛玻璃样的物质;另一种说法则是在一些细胞内外环境(缺氧、炎症等原因,造成局部 pH 增大或温度升高)的影响下,原胶原蛋白分子变性成明胶并互相融合所致。肉眼观察呈灰白色,质地坚韧,缺乏弹性,呈半透明状(图 1-12)。镜下为纤维细胞和血管明显变少,胶原纤维增粗,并互相融合成为带状或片状的半透明均质状物质,失去纤维性结构(图 1-13)。

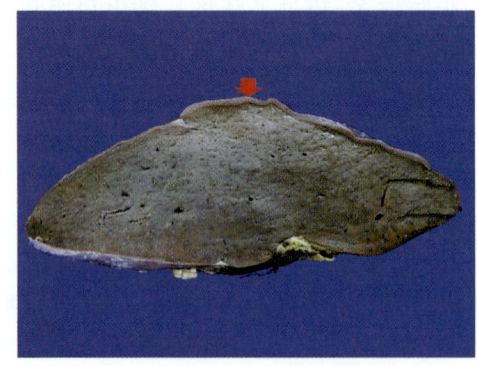

图 1-12　脾被膜玻璃样变性

脾脏部分被膜明显增厚(红色箭头)、呈灰白色。切面显示增厚的被膜呈半透明毛玻璃样(俗称"糖衣脾")

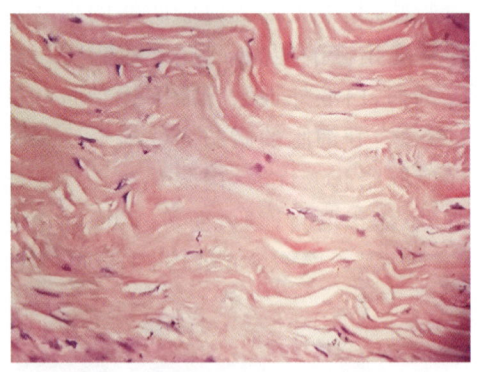

图 1-13　纤维结缔组织玻璃样变性

由大量增生的胶原纤维互相融合构成,呈均质红染无结构的毛玻璃样改变,可见极少量纤维细胞残存

2. 血管壁玻璃样变性 一般发生在细动脉,所以也称细动脉玻璃样变性或细动脉硬化。这种改变常见于高血压病时的肾、脑、脾及视网膜细动脉。发生机制可能与血管在长期高压或神经体液调节因素下,细动脉持续性痉挛,引起血管内膜通透性增高,血浆蛋白渗入内膜下蓄积凝固而形成无结构均匀红染物质有关(图 1-14);另外,血管内膜下的基底膜样物质也可增多。这些因素改变可使细动脉的管壁增厚、变硬,弹性下降,管腔变狭窄,引起血压升高,甚至血管闭塞,可导致受累器官(如肾及脑)缺血或血管破裂引起出血。

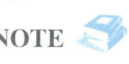

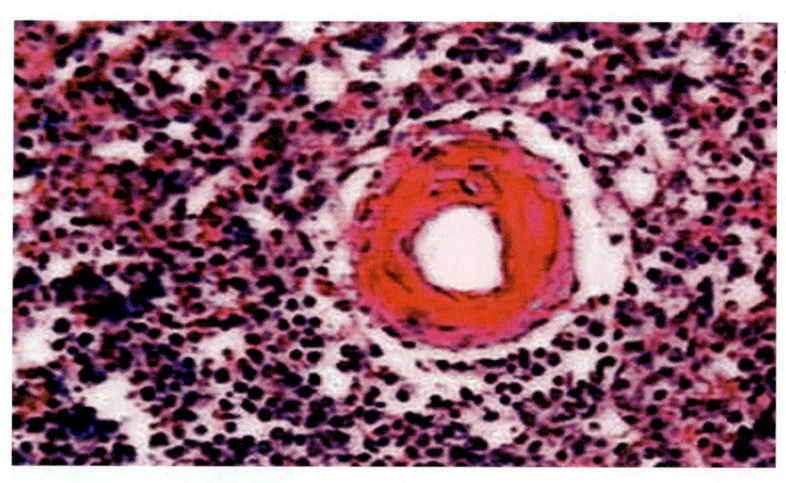

图 1-14 脾动脉玻璃样变性

脾细动脉管壁明显增厚,呈现均质红染改变,管腔狭窄

3. 细胞内玻璃样变性 也称为细胞内玻璃样小滴变性。常见于肾小球肾炎或其他疾病而伴有明显蛋白尿时,血浆蛋白经肾小球滤出被肾小管上皮细胞吞饮,并在胞质内融合成玻璃样小滴,在肾近曲小管上皮细胞的胞质内可出现许多大小不等的圆形红染小滴,以后可被溶酶体所消化。在酒精中毒时肝细胞核周胞质内亦可出现不甚规则的红染玻璃样物质。电镜下,这种物质由密集的细丝(中间丝前角蛋白变性)构成,称为马洛里(Mallory)小体。此外,浆细胞胞质粗面内质网中免疫球蛋白蓄积,形成红染玻璃样物质,称为 Rusell 小体。

(四)黏液样变性

组织细胞间质内出现类黏液(黏多糖和蛋白质)的积聚称为黏液样变性(mucoid degeneration)。镜下,可见病变处的疏松组织中充满染成淡蓝色的胶状黏液,其中散在分布一些多角形、星芒状纤维细胞,并以突起互相连缀(图 1-15)。结缔组织黏液样变性常见于间叶性肿瘤,或急性风湿病时的心血管壁、动脉粥样硬化的血管壁。甲状腺功能低下时,全身皮肤的真皮及皮下组织基质中出现较多类黏液及水分潴留,形成黏液水肿(myxedema),其机制可能是甲状腺功能低下时,能促进透明质酸酶活性的甲状腺素分泌减少,透明质酸分解代谢下降,致透明质酸(类黏液的主要成分之一)大量潴积于组织内。滑膜肉瘤可见疏松间质中散在分布一些星芒状纤维细胞,发生黏液样变性。黏液样变性为一种可逆反应,当病因消除后可以逐渐消退,如持续存在便可引起纤维组织增生,导致组织硬化。

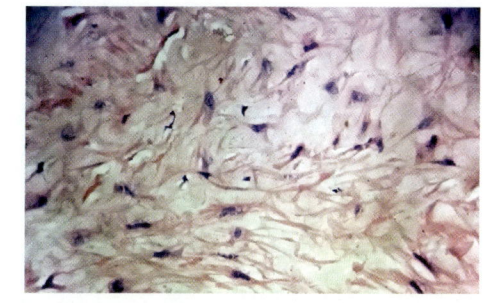

图 1-15 黏液样变性

组织结构疏松,淡蓝色黏液基质中可见散在分布的星芒状纤维细胞

(五)淀粉样变性

组织细胞间质内有淀粉染色特征的淀粉样物质沉积称为淀粉样变性(amyloid degeneration, amyloidosis)。这种变性中的淀粉样物质实际为一种结合黏多糖的蛋白质,遇碘时被染成赤褐色,再加硫酸则呈蓝色,与淀粉遇碘时的反应相似,故称之为淀粉样物质,在 HE 染色切片中呈淡红色均质状(图 1-16),刚果红染色呈橘红色,碘试剂染色呈棕褐色,再遇酸(稀硫酸)便呈蓝色。电镜下为纤细的无分支丝状原纤维网,还包含血清球蛋白构成的非纤维性无结构物质和硫酸肝素等物质。这些物质常沉积于细胞间或小血管的基底膜下,或沿网状纤维支架分布。目前淀粉样变性发生机制不清,一般淀粉样物质中常有丙种球蛋白和血清中球蛋白增多的现象,这也许为抗原抗体反应在血中形成的

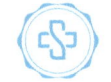

蛋白复合物,或者浆细胞产生的免疫球蛋白与成纤维细胞、内皮细胞所产生的含硫黏多糖相结合而形成的复合物。

根据其累及的范围可将淀粉样变性分为全身性和局部性两种。前者在我国非常少见,可见于结核病或肿瘤患者的组织间质中等。局部性淀粉样变性则较常见,好发于睑结膜及上呼吸道等处的慢性炎症而伴有大量浆细胞浸润时,也可见于肿瘤间质中,如甲状腺髓样癌间质中。

(六)病理性色素沉积

人体中的色素种类非常多,根据其来源不同可分为两种,来源于机体自身的色素称为内源性色素,如含铁血黄素、胆色素、脂褐素、黑色素等;来自机体之外的色素为外源性色素,如炭末(图1-17)、尘埃及文身所用的色素等。如果这些色素在机体组织细胞内或细胞外含量增多则称为病理性色素沉积(pathological pigmentation)。根据色素沉积的种类,病理性色素沉积可分为以下几种。

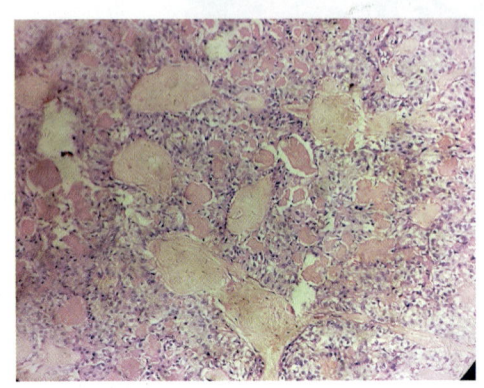

图 1-16　淀粉样变性
甲状腺髓样癌间质中出现淡红色无结构的改变

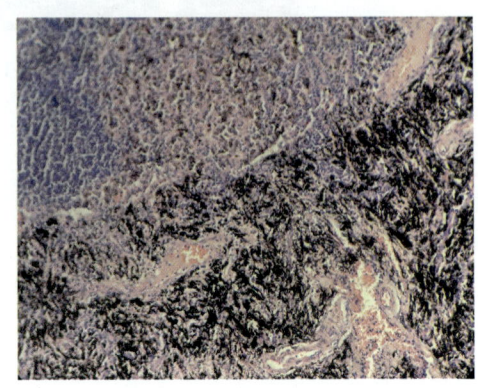

图 1-17　淋巴结炭末沉积
肺门周围淋巴结常见大量黑色炭末沉积

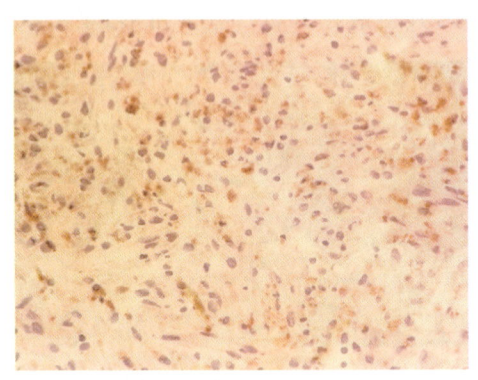

图 1-18　含铁血黄素沉积
卵巢巧克力囊肿壁可见大量大小不一、
形态各异的金黄色颗粒

1. 含铁血黄素　含铁血黄素(hemosiderin)是血红蛋白代谢产物铁蛋白微粒集结而成的色素颗粒,是金黄色或棕黄色的具有折光性的颗粒,大小不一。当巨噬细胞吞噬红细胞后,血红蛋白被巨噬细胞溶酶体分解为铁蛋白,由于铁蛋白分子中含有高价铁(Fe^{3+}),与铁氰化钾及盐酸反应后呈现蓝色,称为普鲁士蓝反应。巨噬细胞破裂后,此色素亦可散布于组织间质中。一般组织中含铁血黄素的存在,提示有红细胞的破坏和铁代谢障碍。左心衰竭时肺淤血部位可有红细胞漏出到肺泡腔中,被巨噬细胞吞噬后形成含铁血黄素,称为心衰细胞。当溶血性贫血时有大量红细胞被破坏,可出现全身性含铁血黄素沉积,主要见于肝、脾、淋巴结、骨髓等器官。另外也可见于陈旧性出血时,如卵巢

巧克力囊肿壁也可见含铁血黄素的沉积(图1-18)。

2. 胆红素　在生理情况下,衰老的红细胞被单核吞噬细胞发现并吞噬,其血红蛋白被分解为胆绿素等物质,胆绿素再被分解为胆红素(bilirubin),进入血液。胆红素一般呈溶解状态,也可为深黄色折光性小颗粒或团块状。如血中胆红素过多,则可将组织染成黄色,称为黄疸。黄疸明显时,胆红素颗粒亦可见于肝脏中的Kupffer细胞,也可见于肾小管上皮细胞内,呈胆汁管型。在胆道阻塞及一些肝病时,肝细胞、毛细胆管及小胆管内也可见许多胆红素。脑和脊髓因血脑屏障的保护导致胆红素通常不能进入,但发生新生儿高胆红素血症(hyperbilirubinemia)时,由于新生儿血脑屏障尚不完善,大量胆红素进入脑细胞内,引起神经细胞发生变性,肉眼观可见多处神经核(豆状核、下丘脑、海马回等)明

显黄染,称之为核黄疸。

3. 脂褐素 一般正常人的附睾上皮细胞、睾丸间质细胞以及某些神经细胞的胞质中可含有少量脂褐素(lipofuscin)。其镜下为一种黄褐色细颗粒状色素,位于核周围或两端(图1-6),其主要成分为脂质。电镜下呈典型的残存小体(residual bodies),一般是细胞内自噬溶酶体中的细胞器碎片,不能被溶酶体酶所分解而形成的不溶性结构。脂褐素也可见于萎缩细胞、老化细胞及一些慢性消耗性疾病患者的肝细胞、肾上腺皮质网状带细胞的胞质,以及心肌细胞核两端的胞质中,故此色素又有消耗性色素之称。老年人体内较常见,故也有老年色素之称。如老年人心脏发生萎缩时伴大量脂褐素沉积,呈现褐色改变,称为褐色萎缩。脂褐素对细胞一般无损伤作用,只是细胞被氧化损伤的结果。

4. 黑色素 黑色素(melanin)可存在于正常人皮肤基底层及棘层、毛发、虹膜及脉络膜等处,由黑色素细胞合成。镜下为大小和形状不一的棕褐色或深褐色色素颗粒(图1-19)。黑色素细胞中的酪氨酸在酪氨酸酶的作用下氧化经左旋多巴进一步聚合成一种不溶性的聚合物(黑色素),再与蛋白质结合为黑色素蛋白。黑色素也可见于一些病理情况下,如肾上腺功能低下时(如 Addison 病时)全身皮肤黑色素增多,主要是因为人的垂体所分泌的促肾上腺皮质激素(ACTH)能刺激黑色素细胞,促进黑色素形成,而肾上腺皮质功能低下,激素分泌减少,对垂体的反馈抑制作用减弱,可致 ACTH 分泌增多,促进黑色素细胞产生过多的黑色素。还可见于色素痣及黑色素瘤等疾病。

(七)病理性钙化

正常人体内,钙盐一般只以固态形式存在于骨和牙齿中,如果在骨和牙齿之外的其他部位组织内有固态的钙盐沉积,则称为病理性钙化(pathologic calcification),归因于人体内钙离子代谢发生障碍。沉积的钙盐主要成分是磷酸钙,其次为碳酸钙以及其他矿物质。在 HE 染色时,钙盐呈蓝色颗粒状,开始时颗粒微细,以后聚集成较大颗粒或片块,量多时肉眼可见为白色石灰样质块,难以完全吸收而成为机体内长期存在的异物,并刺激周围结缔组织增生而将其包裹。根据其发生机制的不同,可分为以下两种类型。

1. 营养不良性钙化 变性坏死组织或异物中钙盐的沉积称为营养不良性钙化(dystrophic calcification)。常见于结核坏死病灶、脂肪坏死灶、动脉粥样硬化斑块内的变性坏死区、瘢痕组织区、坏死的寄生虫虫体、虫卵结节(图1-20)以及其他异物等。营养不良性钙化的机制尚未阐明,钙化发生时,机体的钙磷代谢正常,血钙不升高,所以有人提出其可能与局部碱性磷酸酶升高有关,坏死细胞中的溶酶体崩解释放和坏死区周围组织液中的磷酸酶积聚坏死病变区,碱性磷酸酶水解有机磷酸酶,使局部磷酸增多,与钙离子结合形成磷酸钙沉淀。此外,变性坏死组织的酸性环境造成 pH 偏小的微环境,可使局部钙盐溶解,钙离子浓度升高,在组织液中缓冲离子的缓冲作用,局部组织碱性化,引起钙盐析出而发生沉积。

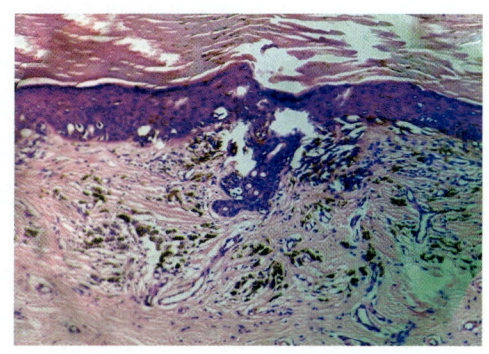

图1-19 黑色素沉积(HE 染色)
黑色素瘤的恶性细胞中有大量黑色素的沉积

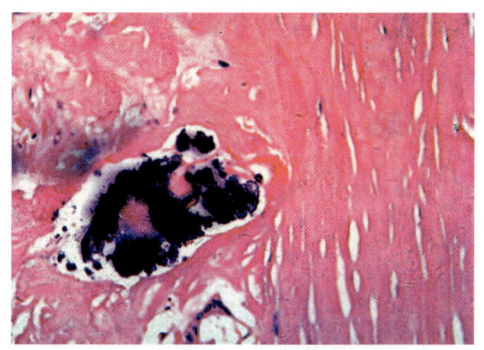

图1-20 虫卵结节病理性钙化(HE 染色)
虫卵结节病灶区常出现蓝色的钙盐沉积

2. 转移性钙化 转移性钙化(metastatic calcification)较少见,是全身性钙磷代谢异常引起血钙和(或)血磷升高,致使钙盐在正常组织中沉积而形成的钙化。如甲状旁腺功能亢进及骨肿瘤造成骨

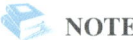

质严重破坏时,大量骨钙进入血液,使血钙升高,以致钙在肾小管、肺泡和胃黏膜等处沉积,形成转移性钙化。此外,在接受超剂量的维生素 D 时,因会促进钙从肠吸收,也可引起转移性钙化。钙化对机体的影响视具体情况而异,转移性钙化可使钙化的组织、细胞丧失;血管壁钙化使血管失去弹性而变脆,容易破裂出血。但结核病灶的钙化则有可能使其中的结核杆菌逐渐失去活力,减少复发的危险。然而结核杆菌在钙化灶中往往可以继续存活很长时间,一旦机体抵抗力下降,则仍有可能引起复发。

综上所述,细胞发生可逆性损伤时细胞内外所沉积的物质各不相同,种类繁多,各自发生的病理特征不同,常见可逆性损伤的病理特征见表 1-2。

表 1-2　可逆性损伤的病理特征

可逆损伤类型	沉积物质	发生部位
细胞水肿	水和无机盐类(Na^+)	细胞内
脂肪变性	脂类物质(甘油三酯)	细胞内
玻璃样变性	蛋白质类物质(变性蛋白)	细胞内和细胞间质
淀粉样变性	蛋白质类和糖类物质(黏多糖复合物)	细胞内和细胞间质
黏液样变性	黏多糖类和蛋白质类物质	细胞间质
病理性色素沉积	含铁血黄素、黑色素、脂褐素等	细胞内和细胞间质
病理性钙化	磷酸钙、碳酸钙	细胞内和细胞间质

第四节　细胞死亡

组织细胞遭受强烈的刺激后造成细胞核损伤,引起细胞结构破坏、代谢停止、功能障碍等表现,发生不可逆性损伤,为细胞死亡(cell death)。其分两种类型:坏死和凋亡。

一、坏死

活体内的局部组织、细胞在损伤因子的作用下引起的病理性死亡称为坏死(necrosis)。坏死的组织和细胞代谢停止、功能丧失,细胞肿胀,细胞器崩解,蛋白质变性。能引起细胞坏死的原因种类繁多,一切损伤因子,一定的作用强度和(或)一定的持续时间,即可引起组织、细胞的坏死,但一般大多数都由组织、细胞的变性即可逆性损伤发展而来。

(一)坏死的病理特征

细胞在坏死早期主要表现为细胞代谢停止和功能丧失,在损伤的后期,可出现明显的形态学改变时,才能在电子显微镜下判断细胞已死亡。而在光学显微镜下,通常要在细胞死亡若干小时之后,才能发现细胞膜破裂,细胞内容物外释,导致自身溶酶体酶水解或炎症反应,引起中性粒细胞释放溶酶体酶,具体形态改变表现如下。

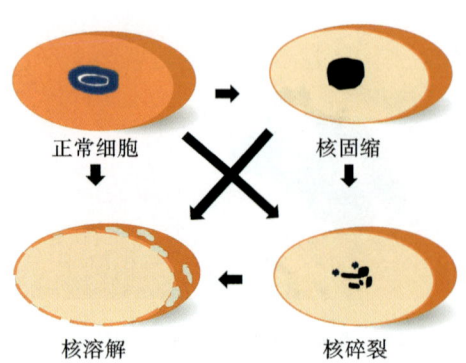

正常细胞　　核固缩

核溶解　　核碎裂

图 1-21　细胞坏死时细胞核改变特征

1. 细胞核的改变　细胞核的改变是细胞坏死的主要形态学标志,也是判断坏死的重要特征,主要表现如下(图 1-21)。

1)核固缩(pyknosis)　细胞核水分丢失,使染色质浓缩聚集,核膜皱缩,嗜碱性增强而染色变深,核的体积缩小。

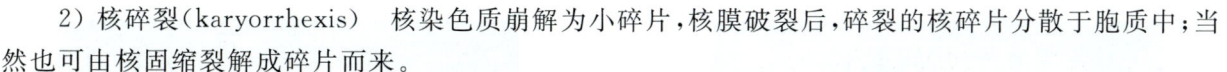

2）核碎裂（karyorrhexis） 核染色质崩解为小碎片，核膜破裂后，碎裂的核碎片分散于胞质中；当然也可由核固缩裂解成碎片而来。

3）核溶解（karyolysis） 染色质的 DNA 在脱氧核糖核酸酶和蛋白酶的作用下分解，被分解的核失去对碱性染料的亲和力而染色质变淡，只能见到核的残影轮廓，若染色质中残余的蛋白质被溶蛋白酶所溶解，核便完全消失。核溶解是细胞坏死最常见和最重要的变化，也是判断细胞坏死最典型的特征。

坏死细胞核的上述变化并不是一定连续逐步发展的，它是随着损伤刺激因子作用的强弱和发展速度而发生变化的。如损伤因子的作用较弱，病变发展缓慢（如缺血或梗死）时，细胞可先依上述变化先后出现核固缩、核碎裂，最后出现核溶解；但如损伤因子作用强烈、过程剧烈（如中毒），则首先出现染色质边集，后发生核碎裂，甚至正常核直接发生核溶解。

2. 细胞质的改变 坏死细胞的胞质嗜酸性增强而呈现红染加深的改变，主要是因为坏死细胞胞质中嗜碱性物质 RNA 丢失，蛋白质发生变性和核蛋白体减少或丧失。

3. 细胞膜的改变 坏死发生时，细胞膜会出现破裂或崩解，引起细胞内容物向外溢出，周围组织发生炎症反应，可与凋亡区别。

4. 间质的改变 间质细胞抗损伤因子的刺激能力比较强，在坏死早期一般无明显变化，但后期，由于细胞内容物（如溶酶体酶）的释放，基质会逐渐消化溶解，胶原纤维发生肿胀、崩解、液化而消失，于是坏死的细胞和崩解的间质融合，光镜下呈现一片红染无结构的无定形模糊颗粒状物质。

上述坏死的形态学改变，在组织、细胞死亡后相当时间（数小时）才能出现，是目前作为判断组织细胞是否发生死亡的主要形态学指标，一般将这种已失去活力的组织称为失活组织。肉眼观察坏死组织失去原有光泽，颜色苍白，失去原有的弹性，无血管搏动，感觉丧失，功能消失。这种组织为不可逆性损伤，不能复活，易引起细菌大量生长繁殖而发生感染。为防止感染、促进愈合，在治疗中常需将其清除，如皮肤伤口清创时，应当仔细将所有坏死组织清除。内脏器官是否发生坏死，可通过生化检查来判断，如：心肌细胞坏死可检测到肌酸激酶升高，肝细胞坏死可检测到谷草转氨酶和谷丙转氨酶升高，胰腺细胞坏死可检测到胰淀粉酶和胰脂肪酶升高等。

（二）坏死的类型

根据组织器官坏死后形态学改变，可将坏死分为以下类型：

1. 凝固性坏死 坏死组织由于失水变干，溶酶体酶水解作用较弱，蛋白质凝固变成灰黄、灰白色质地坚实的凝固结构，称凝固性坏死（coagulation necrosis）。常发生在蛋白质丰富和溶酶体酶较少的实质器官，如心、肝、肾及脾等，多由缺血、缺氧、细菌毒素及化学试剂等引起。其发生机制现在仍不清楚，有学者提出是细胞质中溶酶体酶较少或酶解作用故障无法发挥酶解作用而发生凝固的结果。特点是坏死组织的水分减少，而结构轮廓仍存在。坏死灶的周围形成暗红色出血边带，与健康组织分界清楚（图 1-22）。镜下，在较早期可见坏死组织的细胞结构消失，但组织结构的轮廓依然存在（图 1-23）。例如，肾的贫血性梗死初期，虽然细胞已呈坏死改变，但肾小球、肾小管以及血管等的轮廓仍可辨认。脾的贫血性梗死也是如此。

2. 液化性坏死 由于坏死组织水分含量多，溶酶体酶水解作用比较强而呈液化状态，称为液化性坏死（liquefaction necrosis）。主要发生在蛋白质少和脂质比较多（如脑）或富含大量蛋白酶（如胰腺）的组织中，可由化脓菌、缺血缺氧等原因引起。镜下坏死区域组织结构消失，坏死细胞被消化溶解，呈现透亮区。例如脑液化性坏死，开始细胞肿胀，随即发生酶性溶解液化，形成软化灶（图 1-24）。液化性坏死时，坏死组织分解液化形成坏死腔。

另外，脂肪坏死也属于液化性坏死，常见有两种形式：①酶解性脂肪坏死：常见于急性胰腺炎时，此时胰腺组织受损，胰酶外逸并被激活，从而引起胰腺自身消化，使胰周围及腹腔器官的脂肪组织被胰脂酶分解，其中的脂肪酸与组织中的钙结合形成钙皂，表现为不透明的灰白色斑点或斑块。镜下，坏死的脂肪细胞仅留下模糊混浊的轮廓。②外伤性脂肪坏死：大多见于乳房，此时由于脂肪组织受伤

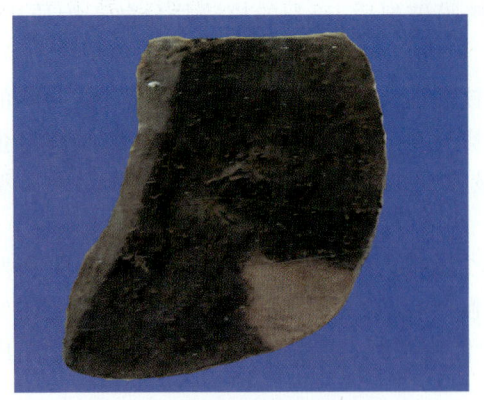

图 1-22　脾凝固性坏死(肉眼观)

锥形坏死区呈灰黄色,组织轮廓存在,
与周围组织分界清,可见出血边带

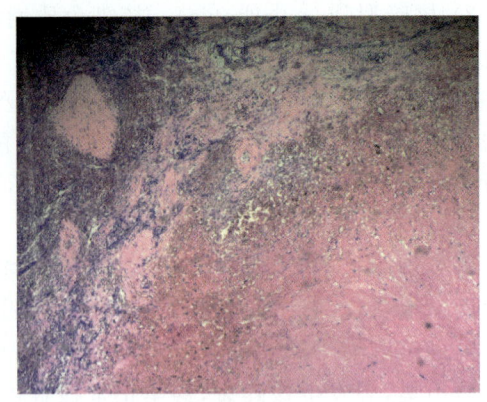

图 1-23　脾凝固性坏死(镜下观)

坏死区细胞结构消失、红染,组织轮廓存在

而致脂肪细胞破裂,脂肪外逸,并常在乳房内形成肿块,镜下可见其中含有大量吞噬脂滴的巨噬细胞(泡沫细胞)和多核异物巨细胞。

3. 特殊类型的坏死

1) 干酪样坏死　干酪样坏死(caseous necrosis)是一种坏死更为彻底的特殊类型的凝固性坏死,多见于结核杆菌感染引起的坏死,也偶见于一些梗死、肿瘤和梅毒性树胶肿等。由于坏死组织含有较多脂质(来自崩解的粒细胞和结核杆菌),肉眼下病灶区颜色微黄,质地细腻而软,形似奶酪,称为干酪样坏死(图 1-25),镜下组织彻底崩解,轮廓消失,呈现一片无定形的颗粒状红染物质(图 1-26)。

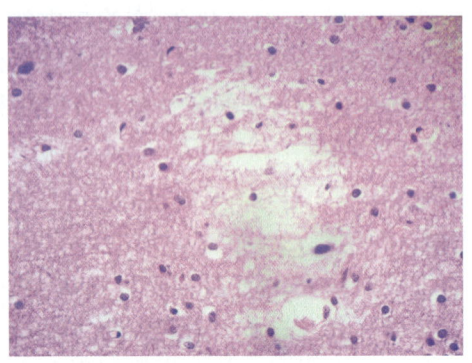

图 1-24　脑液化性坏死

脑坏死区高光透亮,细胞和组织结构均消失,
已被液化,也称脑软化

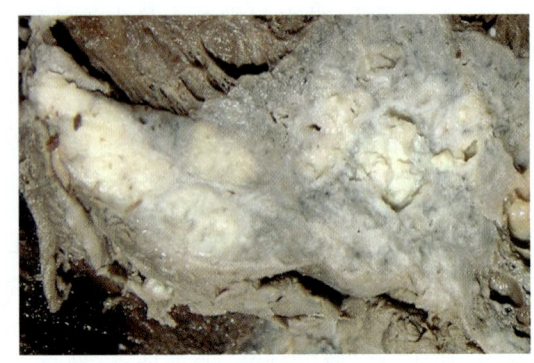

图 1-25　肺结核干酪样坏死(肉眼观)

可见灰黄灰白,质软、似奶酪样坏死区域

2) 坏疽　组织坏死后继发腐败菌感染而引起病变称为坏疽(gangrene)。常见感染的腐败菌多为厌氧菌等,好发于四肢和(或)与外界相通的内脏器官。当大块组织坏死后,经腐败菌感染,产生H_2S,与血红蛋白分解产物中的铁离子结合,产生硫化铁,使坏死组织呈现黑色或绿色。根据坏疽的形态不同分为以下三种类型。

(1) 干性坏疽(dry gangrene):为凝固性坏死后坏死组织水分进一步蒸发丢失引起,多见于四肢末端,尤其是下肢,常因动脉血管病变引起了缺血性组织坏死,如因动脉粥样硬化、血栓闭塞性脉管炎和冻伤等引起了组织坏死。因供血动脉不畅而回

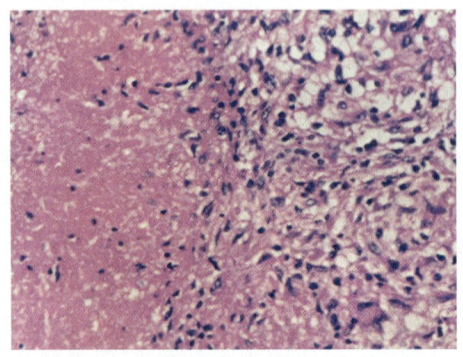

图 1-26　肺结核干酪样坏死(镜下观)

左边为坏死区,一片红染无结构颗粒物改变,常含有结核杆菌

流静脉通畅,且患肢水分蒸发,使病变部位呈现干固皱缩的黑褐色,与周围健康组织界限清晰(图1-27)。另外,干燥的坏死组织,不利于细菌滋生和坏死组织自溶分解。因而干性坏疽的腐败菌感染一般较轻,腐败作用不严重。

(2)湿性坏疽(moist gangrene):多发生于与外界相通的内脏器官(如子宫、肺及阑尾等),也可见于四肢(当其动脉闭塞而静脉回流受阻伴有淤血水肿时),多因血液循环障碍引起。由于坏死处组织富含水分,给腐败菌的生长繁殖提供了有利条件,因此腐败菌感染较严重,局部肿胀明显,颜色深蓝、暗绿或污黑(图1-28);病变发展较快,炎症反应弥漫,坏死组织与健康组织的分界不明显;腐败菌繁殖时分解蛋白质的同时释放恶臭气味(产生吲哚等代谢产物),产生的毒性产物及细菌毒素被机体吸收后,可引起严重的全身中毒症状,甚至危及生命。常见的湿性坏疽有坏疽性阑尾炎、肠坏疽、肺坏疽及产后坏疽性子宫内膜炎等。

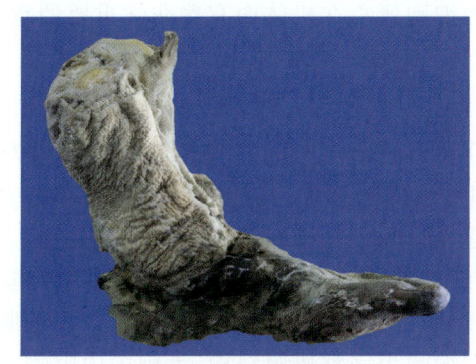

图 1-27　干性坏疽

足干性坏疽损伤脚趾、脚背及脚跟,呈现黑褐色,
干燥,与周围健康组织分界清

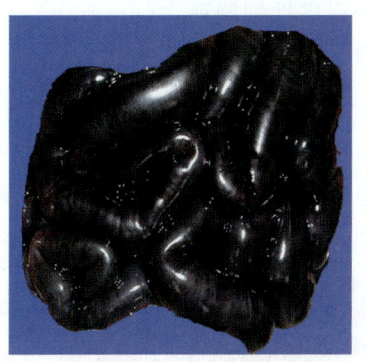

图 1-28　湿性坏疽

小肠湿性坏疽,湿润,黑褐色,有恶臭,
极易引起肠破裂

(3)气性坏疽(gas gangrene):主要见于严重的深达肌肉的开放性创伤合并产气荚膜杆菌、水肿杆菌及腐败弧菌等厌氧菌感染时,细菌分解坏死组织时产生大量气体,使坏死组织内含气泡呈蜂窝状,触之有捻发音,坏死处奇臭难闻,棕黑色,与周围界限不清。气性坏疽发展极为迅速,毒素吸收多,引起中毒症状严重,需紧急处理。

3)纤维素样坏死　纤维素样坏死(fibrinoid necrosis)是一种累及纤维结缔组织和小血管壁的特殊类型的坏死,病变部位的组织结构逐渐消失,形成一片境界不清的颗粒状、小条或小块状无结构物质,呈强嗜酸性,状似纤维素,曾称为纤维素样变性(fibrinoid degeneration)。而纤维素样物质的性质和形成机制不清。主要见于急性风湿病及结节性动脉周围炎等变态反应性疾病。

(三)坏死的结局

1. 溶解吸收　这是机体处理坏死组织的基本方式。来自坏死组织本身和中性粒细胞的溶蛋白酶将坏死物分解、液化,然后经淋巴管或血管吸收,不能吸收的小碎片可被巨噬细胞吞噬、消化清除。伴随着周围炎症反应,留下的组织缺损,可由周围再生细胞修复或肉芽组织填补修复,缺损较大时可形成囊腔(如脑软化灶)。

2. 分离排出　坏死灶比较大不易完全被溶解吸收时,坏死组织与周围正常组织之间常伴随着严重的炎性反应,大量中性粒细胞释放水解酶,促进边缘坏死组织溶解吸收,常引起坏死灶与健康组织发生分离,坏死组织呈游离状态。若坏死灶发生于皮肤,则坏死组织容易脱落形成缺损,根据缺损累及深度可分为:①糜烂(erosion):皮肤上皮内浅表组织缺损。②溃疡(ulcer):深度超过皮肤上皮层,累及较深组织的缺损。当皮肤或缺损累及继续深入形成只一端开口于皮肤表面,另一端为盲端的病理性盲道时,称为窦道(sinus)。如连接两个脏器或从内脏器官通向体表的两端开口的病理性管道缺损称为瘘管(fistula)。而发生在肾、肺等内脏器官的坏死组织液化后可经相应管道(输尿管、气管)排出,留下残腔,称为空洞(cavity)。

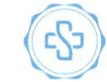

病理学

3. 机化和包裹 坏死组织比较大时，不能完全溶解吸收或分离排出，周围组织通过新生毛细血管和成纤维细胞等组成的肉芽组织长入坏死组织中，溶解、吸收和取代坏死组织的过程，称为机化（organization），但如果肉芽组织不能完全取代坏死组织或异物时，则周围新生的肉芽组织会将其包围，称为包裹（encapsulation）。

4. 钙化 坏死组织如果长久没有清除，可引起钙盐和一些矿物质沉积而发生钙化（calcification）。

二、凋亡

凋亡（apoptosis）是指活体内局部组织中单个细胞的程序性死亡，是在一定的生理或病理条件下，受多种基因精确调控的主动性的死亡过程。凋亡作为机体重要的自我调节机制受细胞基因所调控，又称为程序性细胞死亡（programmed cell death，PCD），这种细胞死亡在机体内有着非常重要的意义，是生物界重要的生命现象之一。

（一）凋亡的形态学和生物化学特征

1. 凋亡细胞的主要特征 ①核的改变：染色质聚集、分块，向核膜边集，核膜断裂，形成核碎裂。②细胞质的改变：水分丢失，浓缩凝聚，呈强嗜酸性变。③凋亡小体的形成：细胞通过类似出芽的方式形成许多胞膜围绕的结构，即凋亡小体（apoptotic body），是细胞凋亡的典型形态结构（图1-29）。其内有完整的细胞器结构及凝缩的染色体，可被巨噬细胞及周围的组织细胞发现后吞噬消化处理。④细胞膜的改变：凋亡细胞为完整质膜结构，无胞内内容物的释放，也不会引起炎症反应。

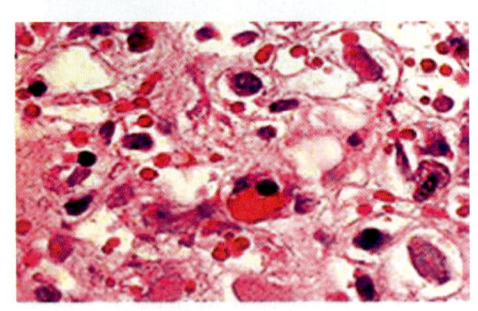

图1-29 凋亡小体
凋亡细胞与周围细胞分离，体积缩小，
胞质嗜酸性增高，可见凋亡小体

2. 凋亡细胞的生物化学特征 ①DNA断裂：凋亡细胞中，核酸内切酶活化，导致染色质DNA在核小体连接部位内切成缺口而发生断裂，形成约200 bp整数倍的核酸片段，凝胶电泳图谱呈梯状。②包膜的改变和巨噬细胞识别：凋亡早期细胞膜发生重排，导致磷脂酰丝氨酸从细胞膜内侧翻转于细胞膜表面，暴露于细胞的外环境，通过大量受体可被巨噬细胞识别。

③凋亡亚细胞结构基本完整，仍可合成一些蛋白质。④胱天蛋白酶的激活：胱天蛋白酶家族成员属于半胱氨酸蛋白酶，它的激活是凋亡细胞非常重要的特征，是细胞凋亡发生发展过程中的关键酶，一旦激活，便启动细胞死亡程序，使细胞不可逆地死亡。凋亡细胞的特征中因有核固缩和碎裂，需要与坏死细胞鉴别，具体特征区别见表1-3和图1-30。

表1-3 凋亡和坏死的比较

	细胞凋亡	细胞坏死
诱因	生理性或病理性	病理性或剧烈损伤刺激
机制	基因调控，主动性，需要耗能	被动性，不需耗能
范围	单个或小团细胞	大片组织或成群细胞
体积	固缩变小	肿胀变大
染色质	边集于核内膜，呈月牙状	呈絮状、块状
细胞器	无明显变化	肿胀、内质网崩解
细胞膜	完整性（凋亡小体之前）	不完整性，胞膜破损
凋亡小体	有	无，细胞自溶
基因组DNA	调控降解，电泳图谱呈梯状	随机降解，电泳图谱呈涂抹状

	细胞凋亡	细胞坏死
蛋白质合成	有	无
炎症反应	无,不释放细胞内容物	有,释放内容物
结局	被周围组织细胞或巨噬细胞吞噬	残余碎片被巨噬细胞吞噬或自溶

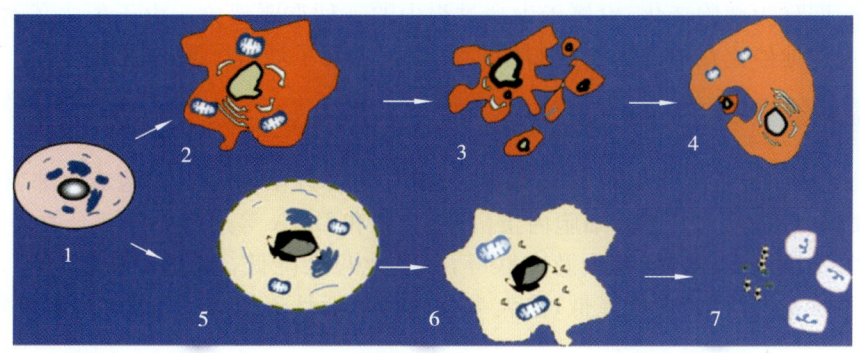

图 1-30　凋亡与坏死的形态结构区别

1. 正常细胞;2.细胞皱缩,胞质嗜酸性增强,染色质向核膜边集;3.细胞膜分叶,似出芽方式形成凋亡小体;4.凋亡小体被周围巨噬细胞或组织细胞吞噬;5.细胞和细胞器均肿胀,且胞质可见絮状物,染色质向核膜凝聚;6.细胞膜和核膜均发生破裂,细胞器已溶解,细胞崩解;7.已崩解细胞成分溢出,引起周围炎症细胞浸润

(二) 凋亡的机制

凋亡这一词首先由 1972 年 Kerr 等提出,后来 Horviz 等(1999)研究线虫时发现线虫从幼体长到成虫时,稳定存在 131 个细胞发生改变最终走向凋亡,从而将这 131 个稳定发生变化的细胞作为凋亡模型。机体除了维持生物体的平衡自发走向凋亡外,还存在许多外界因素诱导凋亡,如细胞受损时启动的免疫反应,紫外线辐射引起的氧化应激,抗癌药物作用死亡受体诱发凋亡等。另外,Wang 等(1999)还发现胞质 Ca^{2+} 浓度的上调激活钙调磷酸酶,使 Bad 凋亡蛋白去磷酸化导致凋亡。凋亡在生命进程中有着重要的地位,凋亡异常往往引发多种疾病,如神经衰弱、缺血性损伤、免疫紊乱、癌变等,通过外界干扰调控可有效预防和治疗疾病,因此越来越多的研究者开展针对其机制的研究。

(三) 凋亡的意义

细胞凋亡的机制即细胞程序性死亡的发生机制,大致分为起始和执行两个阶段,在起始阶段,细胞会接收到来自内外环境不同途径的各种信号,激活 caspase,启动细胞死亡程序。根据起始阶段接收信号来源不同,可分为两种途径:一是内源性途径(线粒体信号途径)。线粒体作为细胞的"能量工厂",有氧环境下细胞 ATP 生成的主要场所,细胞凋亡时,线粒体上游信号分子与线粒体膜上受体结合,改变线粒体通透性,引起线粒体凋亡活性物质(如细胞色素 C)释放入细胞质,启动细胞死亡程序。同时也受 Bad、Bax、Bak、P53 等促进凋亡基因和 Bcl 家族相关成员等抵抗凋亡基因的影响。二是外源性途径(死亡受体信号途径)。细胞表面存在着一种死亡受体,为肿瘤坏死因子受体家族成员,是一种跨膜蛋白,其胞内区域是释放凋亡信号的重要区域(死亡结构域),细胞死亡配体接受细胞外来的死亡信号与死亡受体结合,死亡结构域将释放凋亡信号,如胱天蛋白酶 8,进一步激活酶促级联反应,形成凋亡小体等。

机体内环境的稳定不但依赖于细胞增殖和分化,同时也依赖于细胞的凋亡,凋亡有利于清除有害细胞、多余细胞、无用细胞、完成正常使命的衰老细胞及发育不正常的细胞,维持细胞的新老更替,维持机体细胞数量的稳定性,维持器官、组织、细胞数目的相对平衡。从线虫到高等哺乳类动物,从胚胎到成人,从生理到病理,体内不同的细胞都具有此种死亡形式。

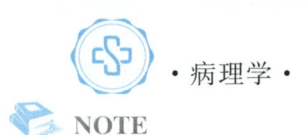

第五节　细胞老化

细胞老化(cellular aging),首先于 20 世纪 60 年代被一位美国学者 Leonard Hayfick 发现并命名,后来人们在体内和体外的多种细胞中都被证实。随着机体年龄的增长,细胞的增殖能力和生理功能发生退行性变化,即称为细胞老化,也属于生命过程中的一种重要现象。由于失去了对生长因子的反应能力,细胞不可逆地停止在细胞周期的 G1/S 期,永远丧失了增殖分裂的能力。

一、细胞老化的特征

细胞周期长期被阻滞是老化细胞的基本特征,也作为体外实验鉴定细胞老化非常重要和常用指标之一。老化细胞代谢能力会下降,细胞内蛋白质、脂类和 DNA 等细胞成分都会改变,如:DNA 复制和转录被抑制,并发生氧化、断裂、缺失及交联等,甲基化程度降低,mRNA 和 rRNA 含量降低;蛋白质发生糖基化、脱氨基等修饰,含量降低;绝大多数胞内酶活性逐渐失活;脂类物质被氧化,引起膜流动性降低等。

细胞老化形态学的主要表现:细胞体积变小、细胞皱缩而发生变形,细胞膜通透性和脆性增加,亚细胞结构数量较少和形状发生改变,并且出现一些色素(如脂褐素)的沉积,间质出现增生硬化,具体见表 1-4。

表 1-4　细胞老化的特征

细胞结构	形态变化
细胞膜	黏度增加、流动性降低
细胞质	色素积聚、空泡形成
细胞核	体积增大、染色深、核膜内陷、核内有包含物,染色质凝聚、固缩、碎裂及溶解
线粒体	数目减少、体积增大
高尔基复合体	碎裂
内容物	糖原较少,脂肪积聚

二、细胞老化机制

目前并没有比较公认的学说解释细胞老化,主要有以下两种学说:

(一)遗传程序决定学说

该学说认为衰老是遗传的基因组决定和推动的。遗传上的程序化过程,有序地启动和关闭控制着机体的生长发育和老化的基因。老化也是此程序进行的最后一项,程序终结即生命结束。目前支持这一学说的有两个疾病,一个为婴幼儿早衰症,属于常染色体隐性遗传性疾病,由编码核膜蛋白的基因突变引起,患儿很早出现衰老,过早就夭折。另一个为成人早衰症,40 岁左右衰老,50 岁左右便死亡。另外,从 20 世纪 50 年代开始,体外培养哺乳类细胞技术日趋成熟,Hayflick 和 Moorhead 等在对 25 株人成纤维细胞进行原代培养的过程中,发现经过约 50 次传代之后,所有细胞出现功能退化并丧失分裂能力的现象,并且推论这一现象是由内源性因素导致的细胞水平的老化现象。有人还在动物体细胞内进行验证,小鼠胚胎成纤维细胞的分裂潜能是 14～28 次,鸡是 15～35 次,而龟则长达72～114 次。所有这些都证明了细胞将随着体外培养代龄的增加而逐渐走向老化状态。这也不由让我们猜想老化是由遗传决定的。

大量研究也发现了一些与老化有关的基因,根据基因功能分为老化基因和抗老化基因,例如 P16基因,基因表达产物为细胞周期依赖性激酶抑制因子,在细胞老化过程中,P16 基因转录和翻译水平

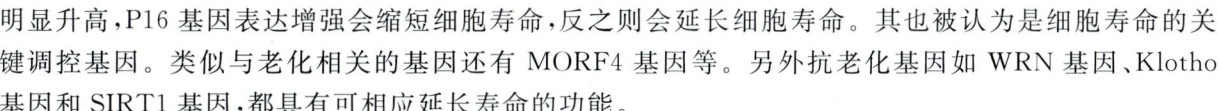

明显升高,P16 基因表达增强会缩短细胞寿命,反之则会延长细胞寿命。其也被认为是细胞寿命的关键调控基因。类似与老化相关的基因还有 MORF4 基因等。另外抗老化基因如 WRN 基因、Klotho 基因和 SIRT1 基因,都具有可相应延长寿命的功能。

而现在已基本了解到真核细胞分裂的次数与细胞内染色体末端的端粒结构有关。端粒是由简单的 DNA 串联重复序列组成,人类染色体由 TTAGGG 重复序列组成,端粒结合蛋白具有序列特异性,可保护端粒 DNA 免受化学修饰和核酸酶的作用。但在细胞分裂过程中,由于端粒不能为 DNA 聚合酶完全复制而逐渐变短。端粒酶是一种由 RNA 和蛋白质组成的核糖核蛋白酶,是一种 RNA 依赖的 DNA 聚合酶,具有逆转录酶活性,它可以以自身含有的 RNA 作为模板合成和补充端粒的长度。而在人体当中,只有生殖细胞和干细胞具有端粒酶的活性,其他细胞无端粒酶活性,所以随着细胞分裂次数增加,端粒长度越来越短,最终引起细胞老化。这种与端粒长度有关的老化称为复制性老化。

(二) 损伤累积学说

损伤累积学说主要包括代谢废物累积学说和 DNA 损伤累积学说。其中代谢废物累积学说认为,细胞在生长发育过程中,各方面的原因引起细胞功能下降,如果不能及时处理细胞新陈代谢过程中所产生的代谢废物,造成细胞内代谢废物(如氧自由基)的堆积,进一步阻碍细胞的代谢废物的处理,影响细胞正常生理功能,则将促进细胞发生老化。代表性的现象就是老化细胞中常出现脂褐素的沉积。

DNA 损伤累积学说认为细胞在生长和增殖过程中,自由基及其代谢过程中产生有毒物质,可使得 DNA、RNA 和蛋白质损伤,一般这些损伤可由 DNA 修复酶修复,但因修复机制发生异常或能力下降,引起这些损伤未及时修复而逐步累积,而 DNA 错误复制后会激活一系列通路,阻碍细胞进入分裂,最终引起细胞老化。具体过程见图 1-31。

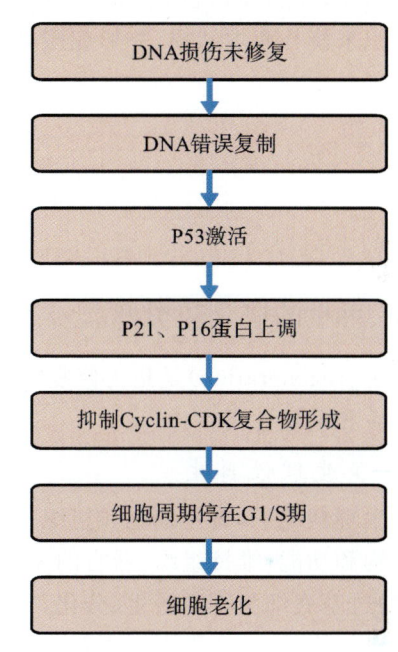

图 1-31　损伤累积学说认为的细胞老化的途径

小结

　　人体的组织和细胞适应内外环境变化时,可表现为适应、损伤及其损伤的修复、凋亡或坏死等。适应是指细胞数量、大小,或细胞组织类型的改变,形态学表现为萎缩、肥大、增生和化生。萎缩为降低组织和细胞的代谢及功能,肥大和增生为增强组织和细胞的代谢及功能,化生则为改变组织和细胞的类型。损伤分为可逆性损伤和不可逆性损伤,它们在形态学上表现不一,前者表现为变性或物质沉积;后者表现为细胞的死亡(坏死和凋亡)。变性一般指物质代谢障碍引起物质沉积,如细胞水肿(水代谢障碍)、脂肪变性(脂类代谢障碍)、玻璃样变性(蛋白质代谢障碍)、黏液样变性(糖和蛋白质代谢障碍)及钙化(钙代谢障碍)等。坏死是活体内组织和细胞的病理性死亡,给机体造成的影响较大,根据形态学改变可分为凝固性坏死、液化性坏死及特殊类型的坏死等。凋亡是机体的程序性死亡,对维持正常人体生理功能和自身稳定十分重要。

(邵阳学院　刘献军)

能力检测

第二章 损伤的修复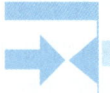

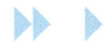

修复(repair)是指当组织细胞出现损伤时,机体进行吸收、清除,并以实质细胞再生和(或)纤维结缔组织增生的方式,进行修补恢复过程。如果损伤的实质细胞有再生能力和适宜条件,通过邻近存留的同种实质细胞再生进行修补恢复,可完全恢复原有细胞、组织的结构和功能,则称为再生性修复或完全性修复;在病理状态下,如果实质细胞不能再生或仅有部分再生,组织缺损则全部或部分由纤维结缔组织来修补充填缺损,并形成瘢痕,不能完全恢复原有的结构和功能,则称为瘢痕性修复或不完全性修复。

第一节 再 生

一、再生的概念和类型

再生(regeneration)是指为修复"耗损"的实质细胞而发生的同种细胞的增生。再生可以分为生理性再生和病理性再生。

(一)生理性再生

在生理情况下,有些细胞和组织不断老化、凋亡,由新生的同种细胞和组织不断补充,始终保持原有的结构和功能,维持组织、器官的完整和稳定,称生理性再生。如:表皮的复层扁平细胞不断地角化脱落,通过基底细胞不断增生、分化,予以补充;月经期子宫内膜脱落后,又有新生的内膜再生;消化道黏膜上皮细胞每1~2天再生更新一次等。

(二)病理性再生

在病理状态下,细胞和组织坏死或缺损后发生的修复,称为病理性再生。如果损伤程度较轻,损伤的细胞又有较强的再生能力,则可由损伤周围的同种细胞增生、分化,完全恢复原有的结构与功能,如:表皮的Ⅱ度烫伤常出现水疱,基底细胞以上各层细胞坏死,此时基底细胞增生、分化,完全恢复表皮的原有结构与功能;腺上皮损伤后,只要基底膜未被破坏,也可由残留的细胞增生,恢复原有结构与功能;骨组织坏死或骨折后,在一定条件下也可以完全恢复原有结构与功能等。如损伤严重,不能进行再生性修复的组织,可经肉芽组织、瘢痕组织进行修复。

二、干细胞的概念及其在再生中的作用

干细胞(stem cell)是在个体发育过程中产生的具有克隆性生长、自我更新和多向分化能力的一类细胞。根据来源和个体发育过程中出现顺序的不同,分为胚胎干细胞(embryonic stem cell)和成体干细胞(adult stem cell)。

胚胎干细胞是起源于囊胚期胚胎内细胞群的全能干细胞,可以分化为成体所有类型的成熟细胞。胚胎干细胞的研究有利于阐明人类胚胎的发生发育、组织细胞生长分化的复杂调控机制,但由于来源困难和伦理学问题,其应用研究受到限制。

成体干细胞是存在于机体组织中具有自我更新和一定分化潜能的一类原始状态细胞,用于维持新陈代谢和创伤修复。目前多数组织中已证明有成体干细胞的存在,部分干细胞存在于特定组织中,

具有分化形成特定组织的能力,称为专能干细胞(unipotent stem cell),如胰腺干细胞、肠上皮干细胞等;部分干细胞具有产生多种类型细胞的能力,但不能发育成完整的个体,称为多能干细胞(pluripotent stem cell),如皮肤基底膜和毛球处的表皮干细胞、骨髓内的造血干细胞(hematopoietic stem cell,HSC)和间充质干细胞(mesenchymal stem cell,MSC)等;有一些干细胞可跨越组织类型向其他组织类型细胞分化,这种现象称为"发育可塑性"或"横向分化"。干细胞的研究使人们传统认为的不可修复组织的损伤修复成为可能,更为人工干预下的组织再生展现了广阔的前景。

通常干细胞的分裂方式为等数分裂,即分裂为一个子代干细胞和一个定向祖细胞,其定向祖细胞最后形成终末分化细胞。当机体受到损伤时,干细胞的分裂方式会发生改变,如直接分裂为两个子代干细胞或者两个定向祖细胞,以适应机体的需要。目前研究得比较多的干细胞有以下几种。

1. 骨髓干细胞 骨髓干细胞并非由单一的细胞群体构成,主要成分有造血干细胞(HSC)和间充质干细胞(MSC)。其中的 HSC 起源于胚胎时期的卵黄囊血岛,随胚胎血液循环的建立循环至肝脏,最后在骨髓中定居,维持机体终生造血功能。HSC 可以增殖、分化和成熟,形成各种具有功能的血细胞,是迄今为止研究最为深入的一种成体干细胞。从脐带血、外周血或骨髓中分离 HSC 进行的造血干细胞移植术已经在白血病、先天性免疫缺陷病等疾病的临床治疗中发挥重要作用。近年来的研究还发现,HSC 还具有向其他组织横向分化的潜能,可以在一定的诱导因素作用下分化为骨骼肌细胞、心肌细胞、肝细胞甚至神经细胞。

MSC 是从骨髓中分离出来的最具有多向分化潜能的干细胞,可以向骨、软骨、肌组织、神经组织等多胚层不同类型的组织细胞分化。最近研究发现在骨骼肌、脂肪、骨膜、脐带血、外周血中也存在MSC。细胞因子、激素等人工干预可以诱导 MSC 定向分化为不同的组织细胞。动物实验表明,MSC的分化方向具有"环境依赖性"。向不同的部位移植 MSC,可以诱导其向不同的组织分化,表明组织微环境对干细胞的分化方向选择也起着重要作用。由于 MSC 取材方便,可多向分化,进行自体移植可避免免疫排斥反应,因此在治疗创伤性疾病中具有较大的应用价值。

2. 神经干细胞(neural stem cell,NSC) 存在于中枢神经系统内,是具有能够分化为神经细胞、星形胶质细胞及少突胶质细胞潜能的原始母细胞。主要存在于室管膜下区,在海马齿状回、纹状体、脊髓及大脑皮质也有少量分布。神经系统受损时,NSC 可以恢复分裂和增殖能力来取代坏死的神经元,促进神经系统功能的恢复。细胞因子对 NSC 的分化起着重要作用,如睫状神经营养因子可诱导其向星形胶质细胞分化,而胰岛素样生长因子可诱导其向神经表型分化。将其注射到脑内不同区域,分化为神经细胞的种类也不尽相同,说明微环境对其分化也有重要影响。

3. 肝脏干细胞 轻度的肝细胞损伤或局部切除后,由周围成熟肝细胞分裂增殖,恢复原有的体积和功能,并不涉及干细胞。然而,当肝细胞被病毒性肝炎或毒素破坏时,的确有干细胞推动肝脏再生的证据存在。再生潜能是从小胆管上皮中的卵圆细胞中获得的。这些肝源性干细胞既有肝细胞的特点(产生甲胎蛋白和白蛋白),又有胆管细胞的特点(产生 γ-谷胺酰转移酶和导管细胞角蛋白),可能存在于肝闰管的终末导管细胞中。肝脏干细胞的分化和发育是一个复杂的过程,在肝脏干细胞向成熟肝细胞或胆管细胞分化过程中,受到细胞内、外环境调控的影响。细胞内调控包括转录因子和细胞周期调控;细胞外调控包括生长因子、细胞间作用及细胞外基质调控。

除此之外,已发现的成体干细胞还有表皮干细胞、骨骼肌干细胞、胰腺干细胞和肠上皮干细胞等。

三、各种组织的再生能力及再生过程

(一)各种组织的再生能力

细胞周期(cell cycle)由间期(interphase)和有丝分裂期(mitotic phase,M 期)构成。间期又可分为 G_1 期(DNA 合成前期)、S 期(DNA 合成期)和 G_2 期(DNA 合成后期)。不同种类的细胞,其细胞周期的时程长短不同,在单位时间内可进入细胞周期进行增殖的细胞数也不相同,因此具有不同的再生能力。一般而言,低等动物比高等动物的细胞或组织再生能力强。就个体而言,幼稚组织比分化成熟

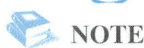

的组织再生能力强；平时易受损伤的组织及生理状态下经常更新的组织有较强的再生能力；除了主要由非分裂的永久细胞构成的组织外，多数成熟的组织都含有具有分裂能力的静止细胞（G_0期细胞），当其受到刺激时，可重新进入细胞周期。按再生能力的强弱，可将人体细胞分为三类。

1. 不稳定性细胞（labile cell） 一大类再生能力很强的细胞。在细胞动力学方面，这些细胞不断地随细胞周期循环而增生分裂。在生理情况下，这类细胞就像新陈代谢一样周期性更换。病理性损伤时，常常表现为再生性修复。属于此类细胞的有表皮细胞、呼吸道和消化道黏膜被覆细胞，男、女性生殖器官管腔的被覆细胞，淋巴、造血细胞及间皮细胞等。由它们组成的组织中，通常有超过 1.5% 的细胞处于分裂期。

2. 稳定性细胞（stable cell） 这类细胞有较强的潜在再生能力。在生理情况下是处在细胞周期的静止期（G_0期），不增殖。但是当受到损伤或刺激时，即进入合成前期（G_1期），开始分裂增生，参与再生性修复。

属于此类细胞的有各种腺体及腺样器官的实质细胞，如消化道、泌尿道和生殖道等黏膜腺体，肝、胰、涎腺、内分泌腺、汗腺、皮脂腺实质细胞及肾小管上皮细胞等。此外还有原始的间叶细胞及其分化出来的各种细胞，如成纤维细胞、内皮细胞、骨母细胞等。虽然软骨母细胞及平滑肌细胞也属于稳定性细胞，但在一般情况下再生能力较弱，再生性修复的实际意义很小。

3. 永久性细胞（permanent cell） 不具有再生能力或再生能力极弱的细胞。此类细胞出生后即脱离细胞周期，永久停止有丝分裂。属于此类的有神经细胞（包括中枢的神经元和外周的节细胞），另外心肌细胞和骨骼肌细胞再生能力也极弱，没有再生性修复的实际意义，一旦损伤，则永久性缺失，代之以瘢痕性修复。

（二）各种组织的再生过程

组织损伤后，实质细胞再生的程度和过程，既取决于该细胞再生能力的强弱，又依赖于组织结构，特别是基底膜、实质细胞支架结构的完好程度。

1. 上皮组织的再生

（1）被覆上皮的再生：①体表的复层鳞状上皮损伤后，如果损伤没有破坏表皮基底膜和毛球，可以由此处的干细胞再生，向缺损部伸展，先形成单层上皮覆盖缺损表面，随后增生分化为复层鳞状上皮。②黏膜覆盖上皮：复层鳞状上皮和移行上皮的再生与上述体表鳞状上皮相同；单层柱状上皮损伤后，也是由邻近的基底层细胞增生修补，新生的细胞初为立方体细胞，以后分化为柱状上皮细胞。

（2）腺体上皮的再生：①一般管状腺体上皮：如果损伤仅限于上皮细胞，基底膜尚完好，则可由存留的腺上皮细胞分裂增生，沿基底膜排列，完全恢复原有的结构，如构造比较简单的子宫、胃肠等腺体。如果基底膜等结构已破坏，则难以实现再生性修复，往往发生瘢痕性修复。肾小管的上皮细胞损伤也与上述腺体上皮损伤相似，保存基底膜者可以实现再生性修复，否则为瘢痕性修复。②复杂的腺器官如肝的再生也有两种情况：一是肝细胞坏死时，不论范围大小，只要肝小叶网状支架完好，坏死周围区残存的肝细胞就可分裂增生，沿支架延伸，恢复原有结构；另一种是肝细胞坏死较广泛，肝小叶网状支架塌陷，网状纤维转化为胶原纤维（称网状纤维胶原化），或者由于肝细胞反复坏死及炎症刺激，导致肝细胞再生和纤维组织增生同时出现，由于原有支架结构塌陷和（或）增生纤维组织的阻隔，再生的肝细胞呈结构紊乱的结节状（结节状再生），不能恢复原有小叶结构和功能（如肝硬化等），实际上仍是瘢痕性修复。

2. 纤维结缔组织的再生 在损伤的刺激下，该处残存的成纤维细胞开始分裂和增生。成纤维细胞或来自静止的纤维细胞，或来自未分化的原始间叶细胞。幼稚的成纤维细胞多为圆形或椭圆形，进而可形成肥硕的多边形或星芒状胞体，两端常有突起，胞质略嗜碱（染成淡蓝色）；胞核大而圆，有 1～2 个淡染核仁。电镜下见胞质内有丰富的粗面内质网及核蛋白体，表明蛋白质合成活跃。当成纤维细胞停止分裂后，开始合成并向细胞外分泌前胶原蛋白，后者在细胞周围形成胶原纤维。伴随细胞逐渐成熟，胞质越来越少，核逐渐变细长，染色逐渐加深，变成长梭形的纤维细胞埋藏在胶原纤维之中

NOTE

（图 2-1）。这一过程可发生在两种情况下：一种是发生在真皮、皮下及筋膜等纤维结缔组织的损伤时，属于再生性修复，可恢复原有的结构和功能。另一种情况是发生在上皮、肌肉、软骨等实质细胞损伤而又不能进行再生时，则由残存于间质的成纤维细胞或原始间叶细胞增生分化，与毛细血管的增生一起修复缺损。此时不属于再生范畴，应列为瘢痕性修复。

3. 血管的再生

（1）小血管的再生：在大多数情况下，组织损伤时都伴有小血管的损伤。而小血管能否再生又关系到能否为损伤修复提供营养，因而直接影响其他组织细胞的再生。小血管再生主要是以毛细血管再生为起点，毛细血管主要是以出芽方式再生。首先是基底膜在蛋白分解酶的作用下溶解，残存的毛细血管内皮细胞肿胀、分裂增生，形成实性内皮细胞条索（芽）向损伤处延伸，在毛细血管内血流的冲击下，条索逐渐出现管腔，形成再生的毛细血管，进而彼此吻合形成血管网（图 2-2）。增生的内皮细胞逐渐成熟，分泌Ⅳ型胶原和粘连蛋白等形成基底膜，完全恢复毛细血管结构和功能。其中有些毛细血管根据功能的需要，可以逐渐改建为小动脉或小静脉，即在该毛细血管外的成纤维细胞分泌Ⅲ型胶原和基质，其本身转变为周细胞（血管外膜细胞），局部多潜能原始间叶细胞可增生分化成平滑肌细胞，形成血管平滑肌层，至此初步完成了各级小血管再生。

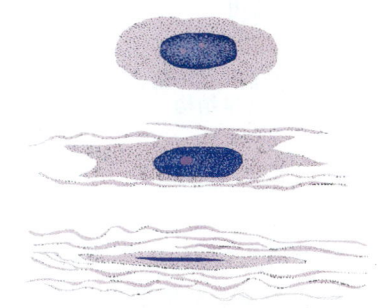

图 2-1 成纤维细胞增生，产生胶原

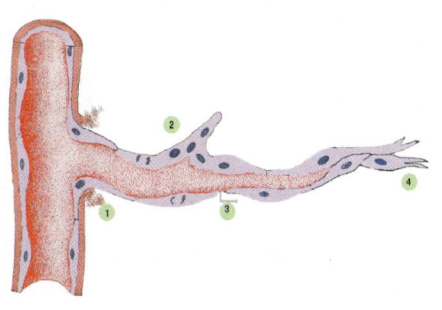

图 2-2 毛细血管再生模式图
①基底膜溶解；②内皮细胞增生；
③细胞间通透性增加；④细胞趋化

（2）大血管的再生：肉眼可见的较大血管断裂后，两断端常需手术缝合。即使如此，也往往仅有内皮细胞自两断端分裂，向断裂处增生会合，恢复内皮细胞的结构与功能（再生性修复），肌层因平滑肌细胞再生能力弱，不能再生，只有通过瘢痕性修复以维持其完整性。

4. 神经组织的再生

（1）神经细胞的再生：脑和脊髓内的神经元及外周神经节的节细胞是高度分化的成熟细胞，一般无再生能力，损伤之后不能再生性修复，其所属的神经纤维亦随之消失、缺损，只能通过周围的神经胶质细胞及其纤维填补而形成胶质瘢痕。

（2）神经纤维的再生：外周神经断裂损伤后，在与其相连的神经细胞仍然存活的条件下，可以进行再生性修复，恢复原有的结构和功能。首先，断裂的神经纤维远侧端全部和近侧端的一部分发生沃勒变性，包括轴突肿胀断裂，崩解成球状小体；髓鞘脱失、崩解，巨噬细胞增生吞噬清除这些崩解产物。其次，其相应的神经细胞出现尼氏体减少、消失，游离核蛋白体增多、蛋白合成增强，以利于近端残存的轴突向远端增生。增生的轴突在断裂处分成多条向各方向延伸，同时断端两侧神经膜细胞反应性增生会合，形成一条细胞索，多条增生的轴突中有一条随机长入远端的神经膜细胞索内，并向远端继续延伸，直到末梢；同时神经膜细胞产生髓磷脂形成髓鞘。断裂处过多增生的轴突退化（图 2-3）。至此完成神经纤维再生性修复，恢复原有的结构与功能。但是，神经轴突生长缓慢，每天只能生长 1～2 mm，而且新生轴突很细，需慢慢长粗，故完全恢复功能需数个月。神经纤维再生需要 3 个基本条件：①相应的神经元仍然存活以便合成轴突增生所需蛋白等物质；②断裂神经纤维的两端距离应小于 2.5 cm；③在断裂处不能有异物（如增生的纤维瘢痕）的阻隔。如果距离太远和（或）有纤维组织增生，或远端随截肢被切除,近端新增生的许多轴突长不到远端的神经膜细胞索内,便与增生的纤维组织绞缠在一起,形成瘤样肿块,称创伤性神经瘤(traumatic neuroma),常常引起顽固性疼痛。

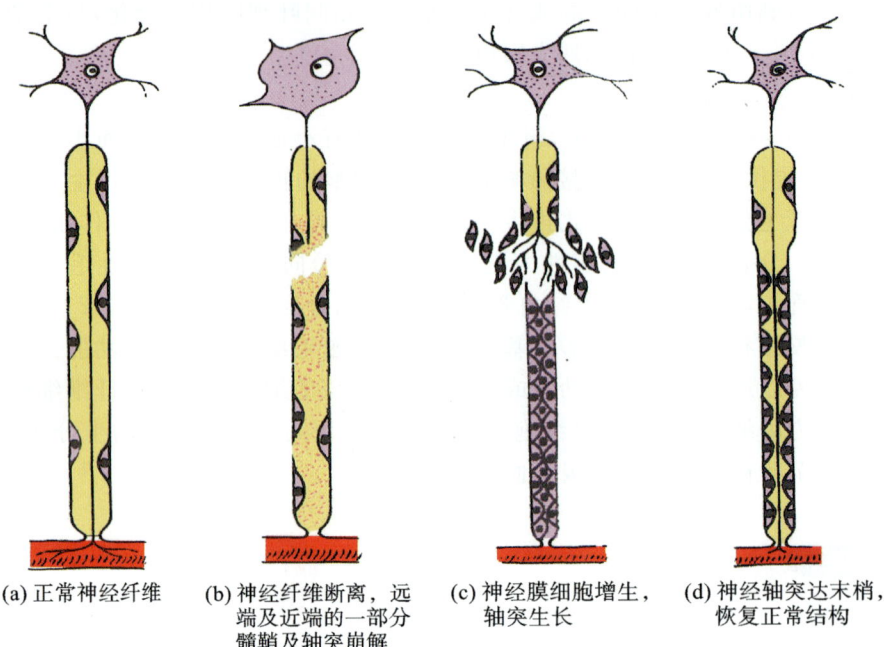

(a) 正常神经纤维　　(b) 神经纤维断离,远端及近端的一部分髓鞘及轴突崩解　　(c) 神经膜细胞增生,轴突生长　　(d) 神经轴突达末梢,恢复正常结构

图 2-3　神经纤维再生模式图

5. 骨组织的再生　骨组织再生能力强。在有骨膜存在的条件下,常可再生性修复,即由骨膜上的细胞增生形成骨母细胞,也可以由原始间叶细胞和成纤维细胞分化为骨母细胞,先是形成类骨组织,之后钙盐沉着于类骨基质中并逐渐形成骨小梁(详见本章的"骨折愈合"内容)。

6. 其他组织的再生

(1)软骨组织的再生:主要增生过程是由软骨膜中的幼稚细胞分化为软骨母细胞,后者形成软骨基质,同时软骨母细胞变为软骨细胞。实际上软骨细胞再生能力很弱,损伤后常常由瘢痕性修复来完成。

(2)脂肪组织的再生:脂肪组织损伤较小时,周围的脂肪细胞和(或)原始间叶细胞增生、分化,在胞质内出现细小脂滴,最后融合成一个大脂滴,占据胞质位置,形成大脂滴,把胞核压向一侧,形成脂肪细胞,恢复原来结构和功能。如果损伤过大,常不能再生,而由纤维进行瘢痕性修复。

(3)骨骼肌组织的再生:骨骼肌细胞再生能力极弱,仅在肌膜未被破坏的条件下能再生,而肌膜的损伤全部是由瘢痕性修复进行修复的。

(4)平滑肌组织的再生:平滑肌组织再生能力也很弱,除小血管壁平滑肌损伤后可进行再生性修复外,大血管壁及胃肠道等处平滑肌损伤后,往往都是瘢痕性修复。

(5)心肌组织的再生:心肌细胞几乎无再生能力,损伤后都是瘢痕性修复。

(6)腱组织的再生:初期都是瘢痕性修复,以后可按功能需要改建,恢复原有结构和功能。

第二节　瘢痕性修复

瘢痕性修复或称不完全性修复,是在组织细胞不能进行再生性修复的情况下,由损伤局部的间质新生的肉芽组织溶解吸收异物并填补缺损,继之肉芽组织逐渐成熟,转变为瘢痕组织,使缺损得到修复。

一、肉芽组织

(一) 肉芽组织的概念

肉芽组织(granulation tissue)是由新生薄壁的毛细血管及增生的成纤维细胞构成,并伴有炎症细胞浸润,肉眼表现为鲜红色,颗粒状,柔软湿润,富有弹性,形似鲜嫩的肉芽。

(二) 肉芽组织的成分及形态特点

肉芽组织是由成纤维细胞、毛细血管及一定数量的炎症细胞等有形成分组成的(图2-4)。其形态特点如下。

1. 肉眼观察 肉芽组织的表面呈细颗粒状,鲜红色,柔软湿润,触之易出血而无痛觉,形似肉芽。

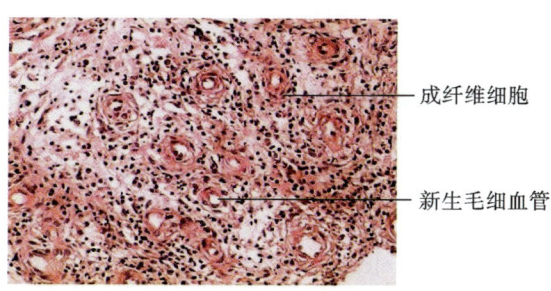

成纤维细胞

新生毛细血管

图2-4 肉芽组织

2. 镜下观察 典型的结构是位于体表和管腔表面损伤处的肉芽组织,其表面常覆盖一层炎性渗出物及坏死组织。下方的肉芽组织主要由毛细血管、成纤维细胞和炎症细胞等组成,基本结构:①大量新生的毛细血管平行排列,与表面相垂直,并在近表面处互相吻合形成弓状突起,故肉眼呈鲜红色细颗粒状。新生毛细血管的内皮细胞核体积较大,成椭圆形,向腔内突出;②新增生的成纤维细胞散在分布于毛细血管网络之间,很少有胶原纤维形成;③多少不等的炎症细胞浸润于肉芽组织之中;④胶原纤维少。如为感染性损伤,则炎症细胞较多,且以中性粒细胞为主;如为非感染性损伤,则炎症细胞少且以单核细胞、淋巴细胞等为主。

肉芽组织深面往往有一层由纤维细胞、大量胶原纤维和少量小血管构成的成熟的纤维结缔组织。

(三) 肉芽组织的作用

肉芽组织在组织损伤修复过程中有以下重要作用:①抗感染保护创面;②填补创口及其他组织缺损;③机化或包裹坏死、血栓、炎性渗出物及其他异物。

(四) 肉芽组织的结局或成熟过程

肉芽组织在组织损伤后2~3天即可开始出现。自下向上(如体表创口)或从周围向中心(如组织内坏死)生长推进填补创口或机化异物。随着时间的推移(1~2周),肉芽组织按其生长的先后顺序,逐渐成熟。其主要形态标志:水分逐渐吸收;炎症细胞减少并逐渐消失;毛细血管闭塞、数目减少,按正常功能的需要仅有少数毛细血管管壁增厚,转变成小动脉和小静脉;成纤维细胞产生越来越多的胶原纤维,同时成纤维细胞数目逐渐减少、胞核变细长而深染,成熟为纤维细胞。时间再长,胶原纤维量更多,而且发生玻璃样变性,细胞和毛细血管成分更少。至此,肉芽组织成熟为纤维结缔组织并转变为瘢痕组织。

二、瘢痕组织

(一) 瘢痕组织的概念

瘢痕(scar)组织是肉芽组织成熟转变而来的老化阶段的纤维结缔组织。

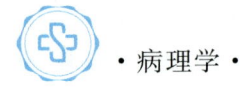
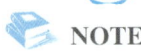

（二）瘢痕组织的形态特点

1. 镜下观察　瘢痕组织由大量平行或交错分布的胶原纤维束组成。纤维束往往呈均质性红染即玻璃样变性，纤维细胞稀少，核细长而深染，小血管稀少。

2. 肉眼观察　局部呈收缩状态，颜色苍白或灰白色，半透明，质硬韧，缺乏弹性。

（三）瘢痕组织的作用和危害

1. 瘢痕组织的形成对机体有利的一面　①它能把损伤的创口或其他缺损长期地填补并连接起来，可使组织器官保持完整性；②由于瘢痕组织含大量胶原纤维，虽然没有正常组织的抗拉力强，但比肉芽组织的抗拉力要强得多，因而这种填补及连接也是相当牢固的，可使组织器官保持其坚固性。如果胶原形成不足或承受力大而持久，加之瘢痕缺乏弹性，则可造成瘢痕膨出，在腹壁可形成疝，在心室壁可形成心室壁瘤。

2. 瘢痕组织对机体的不利和危害　①瘢痕收缩。特别是发生于关节附近和重要器官的瘢痕，常常引起关节挛缩或活动受限，如胃溃疡瘢痕所引起的幽门狭窄等。瘢痕收缩可能是由其中的水分丧失或含有肌成纤维细胞（myofibroblast）所致。②瘢痕性粘连。特别是在各器官之间或器官与体腔壁之间发生纤维（瘢痕）的粘连，常不同程度地影响其功能。器官内广泛损伤导致广泛纤维化、玻璃样变性，可发生器官硬化。③瘢痕组织增生过度，又称肥大性瘢痕。如果这种肥大性瘢痕突出于皮肤表面并向周围不规则地扩延，称为瘢痕疙瘩（keloid）。临床上又常称为"蟹足肿"，发生机制不清。一般认为与体质有关；也有人认为，可能与瘢痕中缺血缺氧，促使其中的肥大细胞分泌生长因子，使肉芽组织增生过度有关。

瘢痕组织内的胶原纤维在胶原酶的作用下，可以逐渐地被分解、吸收，从而使瘢痕缩小、软化。胶原酶主要来自成纤维细胞、中性粒细胞和巨噬细胞等。因此，解决瘢痕收缩和器官硬化等的关键是要在细胞生长调控和细胞外基质等分子病理水平上，阐明如何调控肉芽组织中胶原的合成和分泌，以及如何加速瘢痕中胶原的分解、吸收。

第三节　创 伤 愈 合

创伤愈合（wound healing）是指机体遭受外力作用，皮肤等组织出现离断或缺损后的愈复过程，包括了各种组织的再生和肉芽组织增生、瘢痕形成的复杂组合，表现出各种修复过程的协同作用。

一、创伤愈合的基本过程

轻度的创伤仅限于皮肤表皮层，重者则有皮肤和皮下组织断裂，甚至可有肌肉、肌腱、神经的断裂及骨折，并出现伤口。

（一）伤口的早期变化

伤口局部有不同程度的组织坏死和出血，数小时内便出现炎症反应，故局部红肿。伤口中的血液和渗出的纤维蛋白原很快凝固形成凝块，有的凝块表面干燥形成痂皮。凝块及痂皮起着保护伤口的作用。

（二）伤口收缩

2天后伤口边缘的全层皮肤及皮下组织向伤口中心移动，于是伤口逐渐缩小，直到2周左右停止。伤口收缩的意义在于缩小创面。伤口边缘新生的肌成纤维细胞的牵拉作用使伤口缩小。

（三）肉芽组织增生和瘢痕形成

从第2～3天开始从伤口底部及边缘长出肉芽组织，逐渐填平伤口。肉芽组织中没有神经，故无感觉。第5～6天起成纤维细胞产生胶原纤维，以后逐渐过渡为瘢痕组织，大约在伤后1个月瘢痕完全形成。可能由于局部张力的作用,瘢痕中的胶原纤维最终与皮肤表面平行。

瘢痕可使创缘比较牢固地结合。伤口局部抗拉力的强度于伤口愈合后不久就开始增加,在第3~5周抗拉力强度增加较快,至3个月左右抗拉力强度达到顶点。但这时也只能达到正常皮肤强度的70%~80%。

(四)表皮及其他组织再生

创伤发生24 h内,伤口边缘的表皮基底细胞便可从凝块下面向伤口中心增生,形成单层上皮,覆盖于肉芽组织的表面。当这些细胞彼此相遇时,则停止前进,并增生、分化成为鳞状上皮。健康的肉芽组织对表皮再生十分重要,因为它可提供上皮再生所需的营养及生长因子。如果肉芽组织发育不良,长时间不能将伤口填平(如弛缓性肉芽、水肿性肉芽)或形成瘢痕,则上皮再生将延缓。此外,由于异物及感染等刺激而形成过度生长的肉芽组织,高出于皮肤表面,也会阻止表皮再生,因此临床常需将其切除或清除。若伤口过大,则往往需要植皮。

皮肤附属器(毛囊、汗腺及皮脂腺)如遭完全破坏,则由瘢痕进行修复。肌腱断裂后,初期也是瘢痕性修复,但可随着功能锻炼而不断改建,胶原纤维可按原来肌腱纤维方向排列,达到完全再生。

二、皮肤软组织创伤愈合的类型

根据组织损伤程度及有无感染,创伤愈合可分为以下三种类型。

(一)一期愈合

一期愈合(healing by first intention)见于组织缺损少、创缘整齐、无感染、经黏合或缝合后创面对合严密的伤口,如无感染的手术切口。这种伤口中只有少量血凝块,炎症反应轻微,表皮再生在1~2天便可完成。肉芽组织在第2天就可从伤口边缘长出并很快将伤口填满,5~6天胶原纤维形成(此时可以拆线),2~3周完全愈合,留下一条线状瘢痕。一期愈合的时间短,形成瘢痕少,抗拉力强度大(图2-5)。

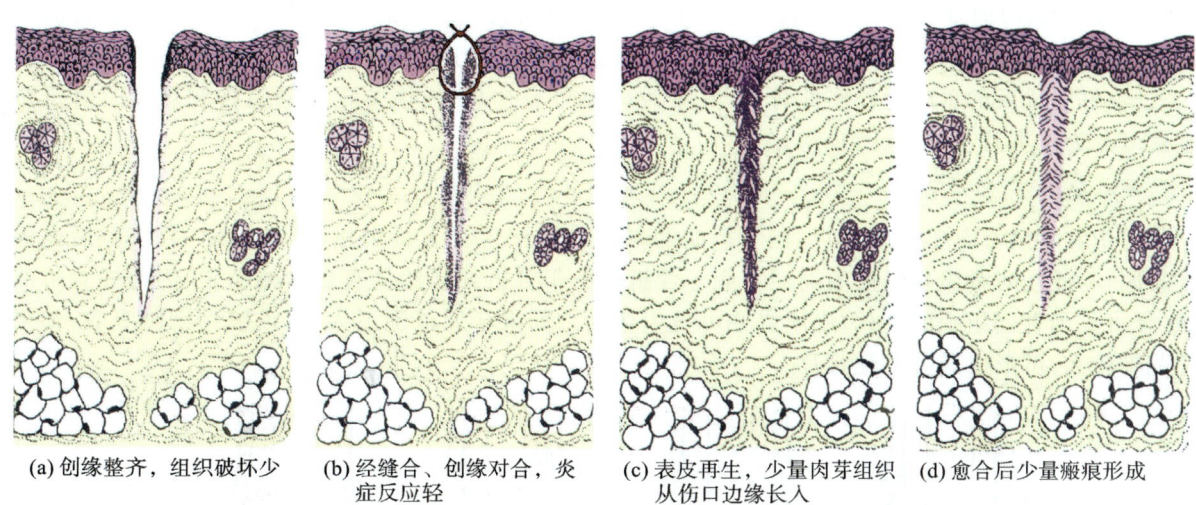

(a) 创缘整齐,组织破坏少　　(b) 经缝合、创缘对合,炎症反应轻　　(c) 表皮再生,少量肉芽组织从伤口边缘长入　　(d) 愈合后少量瘢痕形成

图 2-5　创伤一期愈合模式图

(二)二期愈合

二期愈合(healing by second intention)见于组织缺损较大、创缘不整、哆开、无法整齐对合,或伴有感染的伤口,往往需要清创后才能愈合。二期愈合与一期愈合不同之处:①由于坏死组织多或感染,局部组织继续发生变性、坏死,炎症反应明显,只有等到感染被控制,坏死组织被清除以后,再生才能开始;②伤口大,伤口收缩明显,伤口内肉芽组织形成量多;③愈合的时间较长,形成的瘢痕较大,抗拉力强度较弱(图2-6)。

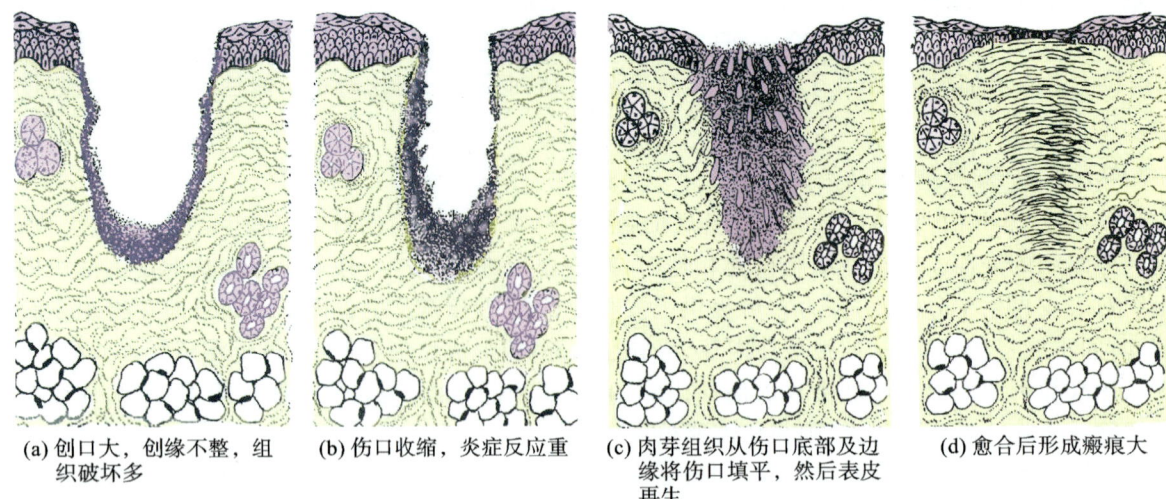

(a) 创口大，创缘不整，组织破坏多 　(b) 伤口收缩，炎症反应重 　(c) 肉芽组织从伤口底部及边缘将伤口填平，然后表皮再生 　(d) 愈合后形成瘢痕大

图 2-6　创伤二期愈合模式图

（三）痂下愈合

痂下愈合（healing under scar）是指伤口表面的血液、渗出物及坏死组织干燥后形成硬痂，在痂下进行上述愈合过程。待上皮再生完成后，痂皮即脱落。痂下愈合所需时间较长，这是因为表皮再生之前必须首先将痂皮溶解，然后表皮才能覆盖创面。痂皮由于干燥不利于细菌生长，故对伤口有一定的保护作用。但如果痂下渗出物较多或已有细菌感染时，痂皮反而影响渗出物的排出，使感染加重，不利于愈合。

三、骨折愈合

骨折（fracture）通常可分为外伤性骨折和病理性骨折两大类。骨的再生能力很强，骨折愈合的好坏、所需的时间与骨折的部位、性质、错位的程度，患者年龄以及引起骨折的原因等因素有关。一般而言，经过良好复位后的单纯性外伤性骨折，几个月内便可完全愈合，恢复正常的结构和功能。骨折愈合过程可分为以下几个阶段（图 2-7）。

（一）血肿形成

骨组织和骨髓都有丰富的血管，在骨折的两端及其周围伴有大量出血，形成血肿，数小时后血肿发生凝固，与此同时常出现轻度的炎症反应。骨折时由于骨折处必然伴有血管的断裂，因此在骨折的早期，常可见到骨髓组织的坏死，皮质骨亦可发生坏死。如果坏死范围不大，可被破骨细胞吸收；如果坏死范围较大，可形成游离的死骨片。

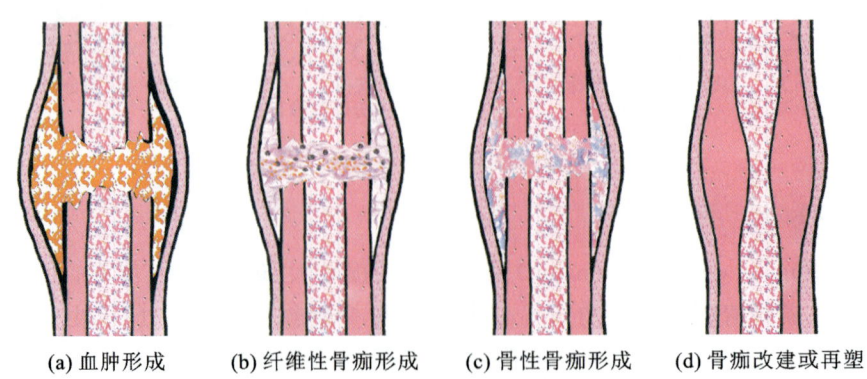

(a) 血肿形成 　(b) 纤维性骨痂形成 　(c) 骨性骨痂形成 　(d) 骨痂改建或再塑

图 2-7　骨折愈合过程模式图

（二）纤维性骨痂形成

骨折后的 2～3 天,血肿开始机化。肉芽组织中的成纤维细胞主要来自骨内膜及骨外膜细胞(这些成纤维细胞以后逐渐分化为软骨母细胞及骨母细胞)。充填骨折断端的肉芽组织发生纤维化形成纤维性骨痂,或称暂时性骨痂,肉眼骨折局部呈梭形肿胀。1 周左右,上述增生的肉芽组织及纤维组织可进一步分化,形成透明软骨。透明软骨的形成一般多见于骨外膜的骨痂区,骨髓内骨痂区则少见。当骨痂内有过多的软骨形成时会延长骨折的愈合时间。

（三）骨性骨痂形成

上述纤维性骨痂逐渐分化出骨母细胞和软骨母细胞,并形成类骨组织和软骨组织,继之钙盐沉积,类骨组织转变为编织骨。软骨组织也经软骨化骨过程演变为骨组织,至此形成骨性骨痂。

（四）骨痂改建或再塑

编织骨由于结构不够致密,骨小梁排列紊乱,故仍达不到正常功能需要的程度。为了在结构和功能上符合人体生理要求,编织骨进一步改建成为成熟的板层骨,皮质骨和髓腔的正常关系也重新恢复。改建是在破骨细胞对骨质的吸收及骨母细胞新骨形成的协调作用下完成的。

四、影响创伤愈合的因素

损伤的程度及组织的再生能力决定愈合的方式、愈合的时间及瘢痕的大小。损伤组织的再生与修复是机体在生物进化过程中获得的,因此机体的全身和局部因素,均可影响组织的再生、修复与创伤愈合。

（一）全身因素

1. 年龄因素 儿童和青少年的组织再生能力较强,创伤愈合快。老年人则相反,组织再生力差,愈合慢,这与老年人血管硬化、血液供应减少有很大的关系。

2. 营养因素 蛋白质缺乏,如甲硫氨酸、胱氨酸等缺乏,组织再生能力降低,肉芽组织及胶原形成不良,伤口不易愈合。维生素 C 缺乏时,前胶原分子难以形成,从而影响了胶原纤维的形成。微量元素锌缺乏的患者的创伤愈合缓慢。

3. 内分泌因素 例如,肾上腺皮质类固醇对修复具有抑制作用,而肾上腺盐皮质激素和甲状腺素则对修复有促进作用。

（二）局部因素

1. 感染与异物 严重影响再生、修复的方式与时间。伤口感染后,渗出物增多,创口内的压力增大,常使伤口裂开,导致感染扩散加重损伤,对感染的伤口,应及早引流。当感染被控制后,修复才能进行。坏死组织及其他异物,也妨碍愈合并有利于感染,常常是二期愈合。

2. 局部血液循环 良好的血液循环在保证组织再生所需氧和营养供应、对坏死物质的吸收及控制局部感染方面起重要作用。因此,局部血流供应良好时,则伤口愈合好;相反,如下肢血管有动脉粥样硬化或静脉曲张等时,则该处伤口愈合迟缓。

3. 神经支配 完整的神经支配对损伤的修复有一定的作用,如麻风引起的溃疡不易愈合,就是因为神经受累。植物神经损伤,使局部血液循环发生紊乱,对再生的影响更为明显。

4. 电离辐射 能破坏细胞、损伤血管、抑制组织再生,阻止瘢痕形成。

小结

损伤造成机体部分细胞和组织丧失后,机体对所形成的缺损进行修补恢复的过程,称为修复,修复后可完全或部分恢复原组织的结构和功能。参与修复过程的主要成分包括细胞外基质和各种细胞。修复有两种不同的形式,即再生性修复和瘢痕性修复。再生可分为生理性再生和病理性再生。

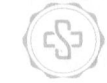
根据再生能力的强弱,可将人体细胞分为三类:不稳定性细胞、稳定性细胞、永久性细胞。瘢痕性修复是在组织细胞不能进行再生性修复的情况下,由损伤局部的间质新生的肉芽组织溶解吸收异物并填补缺损,继之肉芽组织逐渐成熟,转变为以胶原纤维为主的瘢痕组织,使缺损得到修复。肉芽组织是由新生薄壁的毛细血管及增生的成纤维细胞构成,并伴有炎症细胞浸润,肉眼表现为鲜红色,颗粒状,柔软湿润,形似鲜嫩的肉芽。瘢痕组织是肉芽组织经改建成熟形成的纤维结缔组织。创伤愈合是指机体遭受外力作用,皮肤等组织出现离断或缺损后的愈复过程,包括了各种组织的再生和肉芽组织增生、瘢痕形成的复杂组合,表现出各种过程的协同作用。损伤的程度、组织的再生能力,伤口有无坏死组织和异物以及有无感染等因素决定修复的方式、愈合的时间及瘢痕的大小。因此,治疗的原则应是缩小创面,防止再损伤、感染以及促进组织再生。影响再生、修复的因素包括全身及局部因素两个方面。

(黄河科技学院　黄器伟)

能力检测

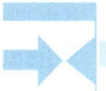

第三章 局部血液循环障碍

在心搏动的作用下,血液在心、血管内按一定方向周而复始地流动称为血液循环。血液循环是维持机体生命活动必需的基本生理过程。一旦发生血液循环障碍,将引起各器官、组织和细胞的代谢紊乱、功能障碍和形态异常,并出现各种临床表现,严重者可导致机体死亡。

血液循环障碍可分为全身和局部两大类。全身血液循环障碍是整个心血管系统功能失调的结果,如心功能不全、休克等。局部血液循环障碍是某个器官或局部组织出现的血液循环异常。全身血液循环障碍和局部血液循环障碍是密切相关、相互影响的。全身血液循环障碍可表现为局部血液循环障碍,如右心衰竭引起肝淤血;局部血液循环障碍也可以导致全身血液循环障碍,如冠状动脉粥样硬化引起心肌缺血缺氧,使心肌收缩力减弱,从而导致全身血液循环障碍。

本章主要讲述局部血液循环障碍。局部血液循环障碍表现(图3-1):①血量的异常,如充血和缺血;②血管内容物异常,如血栓形成、栓塞和梗死;③血管内成分流出,如水肿和出血。

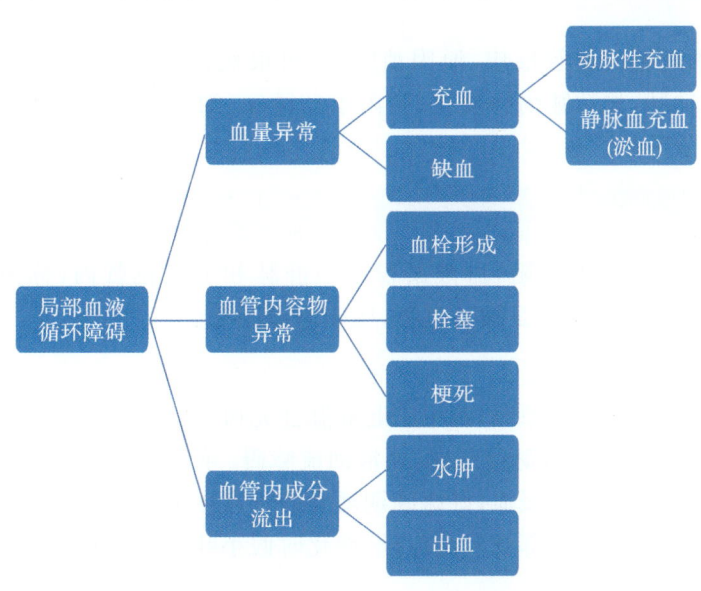

图 3-1 常见的局部血液循环障碍

第一节 充 血

局部组织或器官血管内血液含量增多称为充血(hyperemia)。按其发生原因和机制,充血可分为动脉性充血和静脉性充血。

一、动脉性充血

因动脉血液流入过多引起局部组织或器官血管内血量增多,称为动脉性充血(arterial hyperemia),后简称为充血,是主动过程,表现为局部器官或组织小动脉和毛细血管扩张。

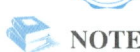

（一）常见类型

常见的充血可分为生理性充血和病理性充血。

1. 生理性充血 适用生理需要而发生的充血，称为生理性充血。如运动时骨骼肌充血，进食后胃肠道黏膜充血，情绪激动时头面部充血等。

2. 病理性充血 在各种病理状态下的充血，称为病理性充血。常见的病理性充血如下。

（1）炎性充血：炎症早期，致炎因子引起神经轴突反射使血管舒张神经兴奋，以及局部炎症介质（如组胺、缓激肽等）的作用，使局部血管扩张而引起充血。

（2）减压后充血：局部组织或器官长期受压后，血管张力降低，一旦压力突然解除，局部受压组织内的细小动脉反射性扩张充血，称为减压后充血。如绷带包扎肢体、急性尿潴留或胸、腹水患者等，若突然解开绷带，施行导尿术或抽取胸、腹水过多过快，局部压力突然解除，受压组织内的细小动脉反射性扩张，则导致局部性充血。

（二）病变

肉眼观：局部组织或器官因血量增多，体积轻度增大。体表皮肤充血时，由于局部细小动脉扩张，血管内氧合血红蛋白增多，颜色鲜红；又因含氧量丰富，物质代谢增强，温度升高。镜下观：主要表现为局部细小动脉和毛细血管扩张、充血。

（三）后果

动脉性充血是一种短暂的血管反应，原因消除后，可很快恢复正常。动脉性充血通常对机体有利，但对于已有病损的动脉，如动脉粥样硬化、脑内小动脉瘤、细小动脉硬化等，动脉性充血时可引起血管破裂出血，导致严重后果。

二、静脉性充血

局部组织或器官因静脉回流受阻，血液淤积于小静脉和毛细血管内，称为静脉性充血（venous hyperemia），简称淤血（congestion），是被动过程，属于病理性充血。

（一）原因

凡能引起静脉回流受阻的各种原因，都可引起静脉性充血。

1. 静脉受压 某些原因引起静脉受压时，血液回流障碍，导致局部组织或器官淤血。如：肿瘤、炎性包块压迫局部静脉引起相应组织淤血；妊娠晚期增大的子宫压迫髂总静脉引起下肢淤血水肿；肠扭转或肠套叠挤压肠系膜静脉引起局部肠段淤血；肝硬化时假小叶形成，静脉回流受阻引起门静脉压升高，导致胃肠道和脾脏淤血等。

2. 静脉腔阻塞 静脉血栓形成时，或侵入静脉内的肿瘤细胞形成瘤栓，可导致静脉回流障碍，局部组织或器官淤血。由于静脉有丰富的吻合支，因此只有在静脉腔阻塞且侧支循环不能有效建立时，才会发生静脉淤血。

3. 心力衰竭 发生心力衰竭时，心脏舒缩功能障碍，心输出量减少，阻碍了静脉的回流，造成淤血。如二尖瓣或主动脉瓣狭窄或关闭不全、高血压或心肌梗死等引起左心衰竭时，静脉压增高，导致肺淤血；慢性支气管炎、阻塞性肺气肿、支气管扩张症等引起慢性肺源性心脏病时，体循环淤血导致肝、脾、肾、胃肠道和下肢淤血。

（二）病理变化

肉眼观：局部组织或器官因淤血而体积增大，包膜紧张，重量增加。体表皮肤淤血时，因血管内氧合血红蛋白减少，还原血红蛋白增多，皮肤黏膜呈暗红色或紫蓝色，称为发绀（cyanosis）。局部毛细血管扩张，散热增加，且因缺氧导致物质代谢减弱，产热减少，故体表温度下降。镜下观：局部组织小静脉和毛细血管显著扩张，大量红细胞积聚。

（三）后果

淤血的后果取决于淤血的部位、程度和持续的时间等因素。短时间的淤血后果轻微。长时间的淤血又称为慢性淤血（chronic congestion），可以引起淤血性水肿、淤血性出血、实质细胞损伤和淤血性硬化。

1. 淤血性水肿 淤血时小静脉和毛细血管内流体静压升高，加之缺氧损害毛细血管，管壁通透性增高，水、无机盐和小分子蛋白质漏出血管，形成水肿。

2. 淤血性出血 严重缺氧时，血管壁通透性进一步增高，红细胞从血管内漏出，形成出血。

3. 实质细胞损伤 长期淤血时，局部缺氧加重，氧化不全的代谢产物大量堆积，可使实质细胞萎缩、变性及坏死。

4. 淤血性硬化 长期淤血时，在实质细胞损伤的同时，间质纤维组织增生，加上组织内网状纤维胶原化，器官逐渐变硬，称为淤血性硬化（congestive sclerosis）。

（四）重要器官的淤血

1. 肺淤血 由左心衰竭引起。由于左心腔内压力升高，影响肺静脉回流，造成肺淤血。肉眼观：肺体积增大，重量增加，暗红色，质地变实，切面可流出淡红色泡沫状液体。镜下观：急性肺淤血时，肺泡壁毛细血管扩张充血，肺泡壁变厚，可伴肺泡间隔水肿，肺泡腔内充满淡红色的水肿液、红细胞。慢性肺淤血时，除了肺泡壁毛细血管显著扩张、充血外，还可见纤维组织增生和纤维化。肺泡腔内除有水肿液和红细胞外，还可见大量含有含铁血红素颗粒的巨噬细胞，即心衰细胞（heart failure cells）（图3-2）。慢性肺淤血晚期，由于纤维组织增生和含铁血黄素的沉积，肺质地变硬，呈棕褐色，称为肺褐色硬化（brown induration of lung）。肺淤血患者临床上有明显气促、缺氧、发绀，咳粉红色泡沫样痰等症状。

2. 肝淤血 由右心衰竭引起。右心腔内压力升高，阻碍腔静脉回流，肝静脉回流受阻，造成肝淤血。肉眼观：肝脏体积增大，重量增加，呈暗红色，包膜紧张，质地较实。慢性肝淤血时，肝切面可见红黄相间的网格状花纹，形似槟榔的切面，故称为槟榔肝（nutmeg liver）。镜下观：肝小叶中央静脉及其周围的血窦高度扩张充血，小叶中央区的肝细胞发生萎缩、变性、坏死而消失，小叶周边区的肝细胞因缺氧较轻而发生脂肪变性（图3-3）。长期慢性肝淤血时，因缺氧肝细胞萎缩消失，网状纤维胶原化，同时汇管区纤维结缔组织增生，形成淤血性肝硬化。

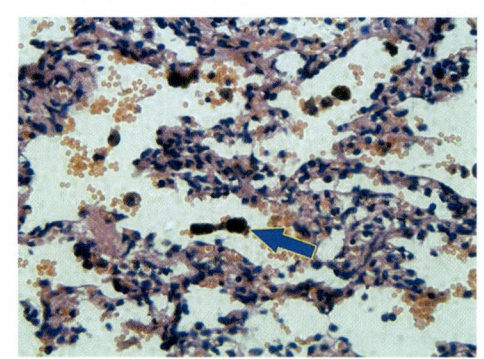

图 3-2 慢性肺淤血

肺泡壁毛细血管扩张、充血，肺泡腔内有漏出的红细胞，还可见心衰细胞

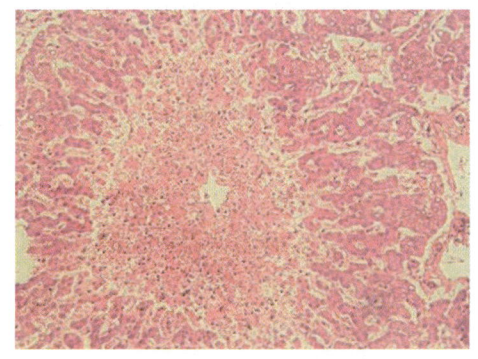

图 3-3 慢性肝淤血

肝小叶中央区肝细胞萎缩消失，周边区肝细胞脂肪变性，胞质内出现小的脂肪空泡

第二节 出 血

血液从心腔或血管内溢出，称为出血（hemorrhage）。

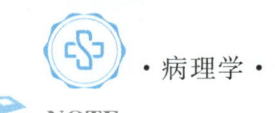

一、病因和发生机制

出血有生理性出血和病理性出血。前者如正常月经的子宫内膜出血；后者多由创伤、血管病变及出血性疾病等引起。按照血液溢出的机制，出血分为破裂性出血和漏出性出血。

（一）破裂性出血

心脏或血管破裂所致出血，称为破裂性出血。一般出血量较多，原因如下。

1. 外伤 多见血管机械性损伤，如切割伤、刺伤、枪弹伤等。

2. 血管壁或心脏本身病变 如动脉粥样硬化引起的动脉瘤、心肌梗死后形成的心室壁瘤等，在不能承受血流压力时发生破裂。

3. 血管壁破坏 如：恶性肿瘤侵蚀破坏血管；结核病侵蚀肺血管；消化性溃疡侵蚀溃疡底部的血管；肝硬化时食管静脉曲张破裂出血等。

（二）漏出性出血

由于微血管壁通透性增高，红细胞通过扩大的内皮细胞间隙和受损的基底膜漏出血管外，称为漏出性出血。常见原因如下。

1. 血管壁损害 如：缺氧、感染、中毒等因素引起毛细血管损伤；超敏反应引起的血管炎；维生素C缺乏引起胶原基质合成障碍，毛细血管基底膜破损等。

2. 血小板减少和血小板功能障碍 如再生障碍性贫血、白血病、骨髓内广泛性肿瘤转移、血小板减少性紫癜、弥散性血管内凝血等可使血小板生成减少或消耗破坏过多，当血小板数少于 $5 \times 10^9/L$ 时，即有出血倾向。血小板的结构和功能缺陷也能引起漏出性出血，如血小板功能不全等。

3. 凝血因子缺乏 如：肝脏疾病（肝炎、肝硬化、肝癌）时，凝血因子合成减少；弥散性血管内凝血时凝血因子消耗过多；先天性疾病时缺乏凝血因子Ⅷ（血友病A）、凝血因子Ⅸ（血友病B）、血管性假血友病因子（von Willebrand factor，vWF）等。

二、病理变化

肉眼观：新鲜出血呈红色，后随红细胞降解形成含铁血黄素，呈棕黄色。光镜下：组织内可见溢出的红细胞，或含铁血黄素颗粒，或吞噬有含铁血黄素的巨噬细胞。

1. 内出血 血液流入体腔或组织间隙称为内出血。大量血液积聚于组织间隙，称为血肿（hematoma）。血液蓄积于体腔内，称为积血（hematocele），如心包积血、胸腔积血、盆腔积血、关节腔积血等。

2. 外出血 血液流出体外称为外出血。主要表现：皮肤、黏膜的点状出血，称为淤点（petechia）。直径 1 cm 以上较大的出血，称为淤斑（ecchymosis）。全身密集点状出血，呈弥漫性紫红色，称为紫癜（purpura）。呼吸道出血经口咳出，称为咯血（hemoptysis）。消化道出血经口呕出，称为呕血（hematemesis）。血液经肛门排出，称为便血（hematochezia）。鼻出血称为鼻衄（epistaxis）。泌尿道出血随尿排出，称为尿血（hematuria）。子宫大出血称为血崩（metrorrhagia）。

三、后果

出血对机体的影响与出血类型、出血量、出血速度和出血部位有关。漏出性出血过程比较缓慢，破裂性出血过程迅速。短时间少量出血，一般不会引起严重后果；但少量持续或反复出血，如消化性溃疡、血吸虫病等引起慢性出血，可导致缺铁性贫血。急性大量出血，短时间内丧失循环血量20%～25%时，可因有效循环血量急剧减少引起低血容量性休克。发生在重要部位的出血，即使出血量不大，亦可导致严重后果。例如，心脏破裂引起心包内出血（心脏压塞），可导致急性心功能不全；脑出血，尤其是脑干出血，可在短时间内引起呼吸、心搏停止而死亡。

第三节 血 栓 形 成

在活体心血管内,血液发生凝固或血液中有形成分凝集形成固体质块的过程,称为血栓形成(thrombosis)。血栓形成过程中出现的固体质块,称为血栓(thrombus)。

一、血栓形成的条件和机制

血液中同时存在凝血系统、抗凝血系统和纤维蛋白溶解系统,在生理状态下,三者紧密联系、相互拮抗,保持着动态平衡,既可保证血液潜在的可凝固性,又保持着血液的流体状态。在一定条件下,这种动态平衡被破坏,凝血功能增强,血液在心血管腔内发生凝固,即可形成血栓。

(一)心血管内皮细胞的损伤

心血管内膜的内皮细胞同时具有抗凝和促凝的两种作用。在生理情况下,完整的内膜以抗凝作用为主,以保持血液的流体状态;在内皮细胞受到损伤时,则以促凝作用为主,会引起局部凝血。

1. 正常血管内皮细胞以抗凝作用为主

(1)物理屏障:完整的内皮细胞覆盖在血管内表面,形成单细胞层薄膜屏障,把血液中的凝血因子、血小板和能促发凝血的内皮细胞下胶原纤维分隔开。

(2)抗血小板黏集:内皮细胞能合成前列环素(prostacyclin,PGI_2)、一氧化氮(nitric oxide,NO)等,这些物质具有抑制血小板黏集作用;同时分泌二磷酸腺苷酶(ADP酶),把ADP转变为腺苷一磷酸(adenosine monophosphate,AMP),后者具有抗血小板黏集的作用。

(3)抗凝血作用:①内皮细胞合成凝血酶调节蛋白,其与凝血酶结合后激活抗凝血因子蛋白C(PC,肝脏合成的一种血浆蛋白),后者在蛋白S(PS,由内皮细胞合成)的协同作用下,灭活凝血因子Ⅴ和Ⅷ。②内皮细胞表面合成膜相关肝素样分子,其与抗凝血酶Ⅲ结合,灭活凝血酶和凝血因子Ⅸ、Ⅹ。

(4)促进纤维蛋白溶解:内皮细胞合成组织型纤溶酶原激活物(tissue type plasminogen activator,t-PA),有促进纤维蛋白溶解的作用,以清除沉着于内皮细胞表面的纤维蛋白。

2. 损伤的血管内皮细胞以促凝作用为主

(1)启动内源性和外源性凝血途径:内皮细胞损伤后,内皮下的胶原纤维暴露,可激活凝血因子Ⅻ,从而启动内源性凝血途径;同时受损的内皮细胞释放组织因子,激活凝血因子Ⅶ,启动外源性凝血系统。

(2)辅助血小板黏附:内皮细胞损伤时释放出vWF,介导血小板与内皮下胶原或其他表面黏附。在凝血过程启动中,血小板的活化在凝血过程中起关键作用,它包括以下三个反应。①黏附反应:血小板在vWF的桥梁连接作用下,黏附于损伤局部的胶原上,同时由于其胞质内微丝和微管的收缩而变形,称为黏性变态。②释放反应:血小板的α颗粒(含有纤维蛋白原、纤维连接蛋白、Ⅴ因子、vWF、血小板第Ⅳ因子、血小板源性生长因子及转化生长因子等)和δ颗粒(又称致密颗粒,含有丰富的ADP、Ca^{2+}、组胺、5-HT、肾上腺素等)向外排放,并将这两种颗粒内的物质释放出来。③黏集反应:在ADP、Ca^{2+}和血小板产生的血栓素A_2(thromboxane A_2,TXA_2)的作用下,血小板不断黏集。最初的血小板黏集是可逆的,即一旦血流加速,黏集的血小板仍可散开;但随着外源性凝血过程激活,凝血酶产生并与血小板表面的受体结合,血小板连接更加牢固,变为不可逆性血小板融合团块,成为血栓形成的起始点。

(3)抑制纤维蛋白溶解:内皮细胞分泌纤溶酶原激活物的抑制因子(PAIs),抑制纤维蛋白溶解。

心血管内皮细胞的损伤,多见于风湿性和感染性心内膜炎、心肌梗死、动脉粥样硬化斑块破裂、动静脉损伤部位等,是血栓形成最重要和最常见的原因。

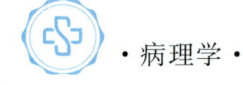
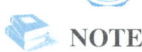

（二）血流状态的改变

血流状态的改变主要包括血流减慢和涡流形成。正常血流中,血液中的有形成分如红细胞、白细胞及血小板在血流的中轴部流动(轴流),外周是一层血浆带(边流),血浆将血液的有形成分与血管壁隔开,阻止血小板与内膜接触而激活。血流减慢或涡流形成时,此时血小板得以进入边流,增加了与血管内膜接触的机会,血小板黏附于内膜的可能性增大;同时被激活的凝血因子和凝血酶能在局部达到凝血过程所必需的浓度。血流减慢主要见于血管扩张(如静脉曲张)、血细胞比容升高(如脱水症)、血液黏度升高(如异型蛋白血症),长期卧床和血管受压以及任何原因所致的淤血等。血流旋涡出现于局部血管扩张处(如动脉瘤、心室壁瘤、静脉曲张处)、流通障碍处(如钙化的静脉瓣)以及血管分支处等。

临床上,静脉血栓约比动脉血栓多 4 倍;而下肢静脉血栓又比上肢静脉血栓多 3 倍。静脉血栓多见的原因:①静脉内有静脉瓣,静脉瓣膜处的血流不但缓慢,而且呈旋涡,所以静脉血栓形成往往以瓣膜处为起始点;②静脉不似动脉那样随心脏搏动而舒张、收缩,其血流有时甚至可出现短暂的停滞;③静脉壁较薄,容易受压;④血流通过毛细血管到静脉后,血液的黏性有所增加。下肢深静脉血栓和盆腔静脉血栓多见于心力衰竭、久病和术后卧床患者,也可伴发于大隐静脉曲张的静脉内。

（三）血液凝固性增加

血液凝固性增加是指血液中血小板和(或)凝血因子增多,或纤维蛋白溶解系统活性降低,导致血液高凝的一种状态。血液高凝状态可分为遗传性和获得性两种。

1. 遗传性高凝状态　少见,最常见为第 V 因子基因突变,其编码蛋白能抵抗蛋白 C 对它的降解,从而使得第 V 因子一直处于激活状态,无法阻断凝血功能,造成血液高凝状态。其次还见于抗凝血酶Ⅲ、蛋白 C、蛋白 S 的先天性缺乏。

2. 获得性高凝状态　常见,主要有:①严重创伤、大手术后、产后,由于大量失血,血中补充了黏性较大的幼稚血小板,同时肝脏合成凝血因子增加和抗凝血酶Ⅲ减少;②大面积烧伤后,血液浓缩,血小板也相应增多;③异型输血时,血小板和红细胞大量破坏,释放出大量血小板因子和凝血因子;④妊娠后期或大剂量肾上腺皮质激素使用时,机体内纤维蛋白溶解系统功能减低;⑤一些恶性肿瘤(如肺癌、胃癌、胰腺癌、前列腺癌等)及胎盘早期剥离者,组织坏死释放出大量组织因子,可激活外源性凝血系统,引起广泛的血栓形成;⑥妊娠、高脂血症、吸烟、冠状动脉粥样硬化等,也可因血小板增多或黏性增高而诱发血栓形成。

必须强调,上述血栓形成的三个条件往往同时存在,且相互影响。例如,严重创伤后下肢静脉容易形成血栓,其发生机制与内皮细胞损伤,血液凝固性增加,血流缓慢等因素均有关。

二、血栓形成的过程与形态类型

（一）血栓形成的过程

血栓形成过程包括血小板黏集和血液凝固两个基本过程。

1. 血小板黏集　缺氧、中毒、感染等因素损伤血管内膜,血小板黏附于内皮细胞下裸露的胶原表面,血小板被活化,释放出 Ca^{2+}、ADP、TXA_2、5-HT 等物质,使血小板不断在局部黏附,形成血小板小堆。血小板黏集是血栓形成的第一步,但此时血小板的黏附是可逆的,可被血流冲散消失,此后血栓形成后的发展、形态、组成以及血栓的大小则取决于血栓发生的部位和局部血流状态。

2. 血液凝固　内皮细胞损伤进一步激活内源性和外源性凝血途径,凝血酶原转变为凝血酶,凝血酶将纤维蛋白原转变为纤维蛋白。纤维蛋白与纤维连接蛋白结合,使黏附的血小板堆牢牢固定于受损的血管内膜表面,成为不可逆的血小板血栓,并作为血栓的起始点。

（二）形态类型

血栓的类型可分为以下四种。

1. 白色血栓（white thrombus） 多位于血流较快的心瓣膜、心腔内和动脉内，也可见于静脉内。例如，在急性风湿性心内膜炎时，在二尖瓣闭锁缘上形成的白色小血栓。静脉性血栓中，白色血栓位于静脉混合血栓的起始部，即延续性血栓（propagating thrombus）的头部。

肉眼观：白色血栓呈灰白色，表面粗糙，质实，与血管壁紧密黏着，不易脱落。光镜下：主要由血小板构成，呈无结构的淡红色，其间可见少量纤维蛋白。

2. 混合血栓 白色血栓形成后，其下游血流减慢，涡流形成，继而在其下游的血管壁上不断形成多个新的血小板黏集堆，并逐渐堆积伸展，形成血小板小梁，血小板小梁之间出现了许多纤维素网，其网眼中网罗许多红细胞及少量白细胞，形成灰白色和红褐色交替的层状结构，称为混合血栓（mixed thrombus）（图3-4），也称为层状血栓。混合血栓构成延续性血栓的体部。单一的混合血栓见于动脉瘤、心室壁瘤的附壁血栓及二尖瓣狭窄时扩大的左心房内形成的呈球体的血栓。

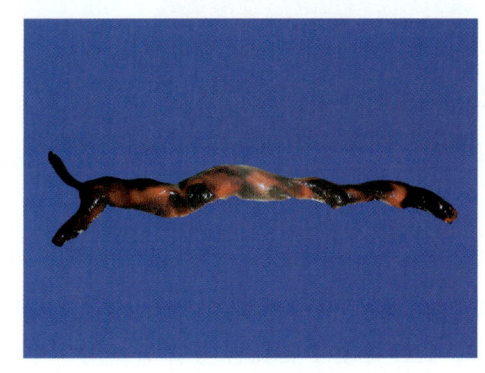

图3-4 混合血栓

混合血栓呈圆柱状，可见灰白色与红褐色相间的条纹

肉眼观：混合血栓呈粗糙、干燥的圆柱状，与血管壁黏着，有时可见灰白色与红褐色相间的条纹。光镜下：血小板小梁呈珊瑚状，表面有许多中性粒细胞黏附，小梁之间纤维素成网状，网眼内含有大量红细胞和少许白细胞。

3. 红色血栓（red thrombus） 主要见于静脉内。混合血栓不断地延长增大，可使血管完全阻塞，血流停止，其下游的血液则迅速凝固形成红色血栓，构成延续性血栓的尾部。

肉眼观：红色血栓呈暗红色，新鲜的红色血栓湿润，有一定弹性，与血管壁无粘连。陈旧的红色血栓由于水分被吸收，变得干燥、易碎，失去弹性，易脱落造成栓塞。光镜下：主要为大量的红细胞，可见少量纤维素及分散于其中的血小板。

4. 透明血栓（hyaline thrombus） 发生于微循环小血管内，主要在毛细血管，只能在显微镜下见到，故又称微血栓（microthrombus）。光镜下：主要由纤维素构成，呈均质红染状，最常见于弥散性血管内凝血。

三、血栓的结局

（一）软化、溶解和吸收

凝血酶一方面将纤维蛋白原转变为纤维素，同时也激活纤溶酶，启动纤维蛋白溶解系统，开始降解纤维素和溶解血栓；血栓中的白细胞崩解后释放出蛋白溶解酶，对血栓溶解也起一定的作用。血栓溶解的快慢取决于血栓的大小和新旧程度。小的新鲜血栓可被快速完全溶解；大的血栓多为部分溶解，如果附着在内膜处的血栓被溶解，在血流冲击下，血栓可脱落，随血流运行到其他部位，引起血栓栓塞。

（二）机化和再通

血栓较长时间未能软化、溶解吸收或脱落时，则由新生肉芽组织逐渐取代血栓，这一过程称为血栓机化。血栓机化一般于血栓形成后1~2天开始，至3~4天即可使血栓较牢固地附着于血管壁上。中等大小的血栓，经过2~4周即可完成机化。在机化过程中，因血栓逐渐干燥收缩或部分血栓被溶解，其内部或与血管壁间出现裂隙，新生的内皮细胞长入并被覆裂隙表面，形成血栓内或血栓旁的新通道，使被阻塞的血管部分地重建血流，这种现象称为再通（recanalization）（图3-5）。

（三）钙化

若血栓未能软化、溶解，又未完全机化，可发生钙盐沉着，称为钙化（calcification）。血栓钙化后形

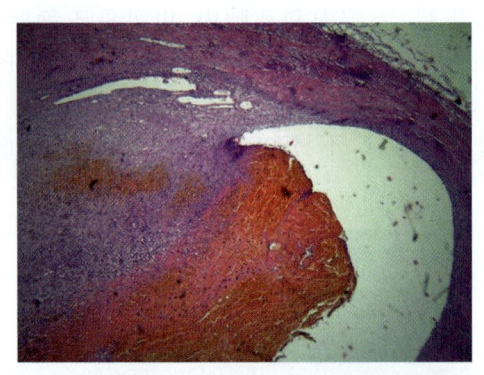

图 3-5　血栓机化与再通
血管腔内的血栓部分被机化,并可见再通的血管

成静脉石或动脉石。

四、血栓对机体的影响

血栓形成对机体的影响取决于血栓的部位、大小、类型以及血管腔阻塞的程度和侧支循环建立情况。少数情况下,血栓形成对破裂的血管有止血的作用,这是对机体有利的一面。但是多数情况下,血栓形成对机体是不利的,主要表现在以下几个方面。

1. 阻塞血管　若动脉不完全性阻塞,可引起局部组织、器官供血不足,发生营养不良性萎缩。若动脉完全性阻塞,又缺乏有效侧支循环时,则引起局部组织、器官发生缺血性坏死,即梗死。例如,冠状动脉血栓形成可引起心肌梗死。若阻塞静脉则引起局部组织淤血、水肿、出血甚至坏死。

2. 血栓栓塞　若血栓与管壁黏附不牢固,血栓一部分或全部脱落,可随血流运行被带至他处引起血栓栓塞。若栓子内含有细菌,则可引起败血症或脓毒血症等严重后果。

3. 心瓣膜变形　心瓣膜上的血栓机化后,可引起心瓣膜增厚、变硬、粘连、卷曲,腱索增粗、缩短等,导致瓣膜口狭窄和(或)关闭不全。临床常见于风湿性心内膜炎和感染性心内膜炎。

4. 出血或休克　见于弥散性血管内凝血。微循环内广泛性微血栓形成,消耗了大量的凝血因子和血小板,并继发激活纤维蛋白溶解系统,可引起全身广泛性出血和休克。

第四节　栓　塞

循环血液中出现不溶于血液的异常物质,随血液流动阻塞血管腔的现象称为栓塞(embolism),造成栓塞的异常物质称为栓子(embolus)。栓子可以是固体、液体或气体,其中最常见的是血栓,较少见的为脂滴、空气、羊水、细菌、肿瘤细胞等。

一、栓子的运行途径

栓子的运行途径一般与血流方向一致,常阻塞在口径与其相当的血管,罕见情况下也可逆血流运行引起栓塞。

(一)顺行性栓塞

最多见,顺行性栓塞(anterograde embolization)是指栓子顺着血流运行,阻塞血管腔的现象。

1. 静脉系统及右心栓塞　来自体静脉系统及右心的栓子,随静脉血液回流,嵌塞于肺动脉的主干或其分支,引起肺动脉系统的栓塞。某些体积小而又富有弹性的栓子(如脂滴)可通过肺泡壁毛细血管回流入左心,再进入体循环系统,阻塞全身各动脉小分支。

2. 主动脉系统及左心栓塞　来自主动脉系统及左心的栓子,随动脉血流运行,常栓塞于各器官的小动脉,常见于脑、脾、肾及四肢的指、趾部等。

3. 门静脉系统栓塞　来自肠系膜静脉等门静脉系统的栓子,随门静脉血流进入肝脏,在肝内引起门静脉分支的栓塞。

(二)交叉性栓塞

较少见,交叉性栓塞(crossed embolism)又称反常性栓塞,发生于房间隔或室间隔缺损,栓子可以由压力高的一侧通过缺损处进入压力低的另一侧,动、静脉系统的栓子发生交叉运行。例如,来自右心或腔静脉系统的栓子,在右心室压力升高的情况下,通过房(室)间隔缺损到达左心,再进入体循环

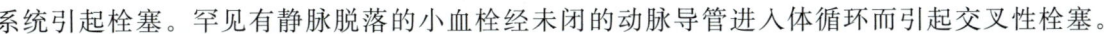

系统引起栓塞。罕见有静脉脱落的小血栓经未闭的动脉导管进入体循环而引起交叉性栓塞。

（三）逆行性栓塞

最少见，逆行性栓塞（retrograde embolism）偶见于下腔静脉内的栓子，在胸、腹内压力突然升高（如剧烈咳嗽、呕吐等）时，栓子逆血流方向运行，在下腔静脉所属分支（如肝、肾、髂静脉等处）引起栓塞。

二、栓塞的类型和对机体的影响

根据栓子的种类，可将栓塞分为以下几种类型，栓塞对机体的影响取决于栓子的类型、栓塞的部位以及侧支循环状况。

（一）血栓栓塞

由于血栓脱落引起的栓塞，称为血栓栓塞（thromboembolism）。血栓栓塞是栓塞最常见的类型，临床上 90% 以上的栓塞是由血栓栓子所致。血栓栓塞对机体的影响取决于栓子的大小、数量和栓塞部位。根据部位的不同，可分为肺动脉栓塞和体循环动脉栓塞。

1. 肺动脉栓塞 栓子约 95% 来自下肢深部静脉，特别是腘静脉、股静脉和髂静脉，偶可来自盆腔静脉或右心附壁血栓，少数来自颅内静脉窦。肺动脉栓塞的后果有以下几种情况：

（1）无显著影响：肺有双重血液循环，肺动脉和支气管动脉之间有较丰富的吻合支，侧支循环可起代偿作用。一般情况下较小的栓子栓塞在中、小肺动脉分支，常常可被侧支循环代偿，栓子在肺内被溶解，患者可以不出现任何临床症状。少数栓子被机化可引起小范围肺组织永久性失去呼吸功能，但可由周围肺组织代偿功能，一般不产生严重后果。

（2）肺动脉高压：肺内多发性或短期内多次发生栓塞，可以引起特发性肺动脉高压。

（3）肺出血性梗死：若在栓塞前，肺已有严重淤血，微循环内压升高，而吻合支不能起代偿作用时，则可引起肺组织的出血性梗死。

（4）肺动脉栓塞：如果大栓子栓塞肺动脉主干或大分支，或许多较小的血栓广泛地栓塞肺动脉分支，可使肺循环短时间内大面积受阻，肺动脉压急剧增高，引起急性右心室扩张和右心衰竭，患者可突然出现呼吸困难、发绀、剧烈咳嗽、心悸、休克等症状，导致急性呼吸、循环衰竭而猝死，称为肺动脉栓塞症。猝死的可能机制：①肺动脉主干或大分支栓塞时，肺动脉内阻力急剧增加，导致急性右心衰竭；②肺动脉栓塞刺激迷走神经，通过神经反射引起冠状动脉、肺动脉、支气管动脉以及支气管平滑肌的痉挛，导致急性右心衰竭和窒息；③血栓栓子表面黏集的血小板，释出 5-HT 和 TXA_2，亦可引起肺血管和终末支气管的痉挛。

2. 体循环动脉栓塞 引起动脉系统栓塞的血栓，80% 来自左心，常见有亚急性细菌性心内膜炎时的心瓣膜赘生物，二尖瓣狭窄时左心房附壁血栓，心房颤动、心肌梗死时心内膜的附壁血栓，少数来自动脉粥样硬化溃疡和动脉瘤内的附壁血栓。动脉栓塞的主要部位在下肢、脑、肠、脾、肾等处。栓塞的后果取决于栓塞的部位、侧支循环状况以及组织对缺血的耐受性。栓塞的动脉分支较小且有足够侧支循环形成时，则常无严重后果；若栓塞动脉分支较大而侧支循环形成不足时，则局部可发生梗死。如栓塞发生在冠状动脉或脑动脉分支，则常产生严重后果，甚至危及生命。

（二）脂肪栓塞

循环血流中出现游离脂滴阻塞血管腔的现象，称为脂肪栓塞（fat embolism）。血浆中的脂类并非以游离状态存在，而是以脂蛋白的形式存在，能溶解于血液。病理条件下出现的游离脂滴主要见于以下几种情况。

1. 外伤致脂肪进入血液 多发生于长骨粉碎性骨折、脂肪组织严重创伤和烧伤等，脂肪细胞因受损而破裂，胞内脂肪游离成无数脂滴，从破裂的血管进入血流。脂肪肝时，若上腹部受到猛烈挤压、撞击，则导致肝细胞破裂释出脂滴，进入血流。

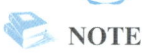

2. 血脂失去稳定性 非创伤性疾病如糖尿病和慢性胰腺炎等时,由于血脂的乳化状态失去稳定性,而游离形成脂滴。精神刺激、过度紧张时,机体处于应激状态下,儿茶酚胺大量分泌,过多动员储备脂肪,血脂增高,形成过多的乳糜微粒,互相融合,形成脂滴。

脂肪栓塞常见于肺、脑等器官。脂肪栓塞的后果取决于脂滴的大小、数量和栓塞的部位。少量脂滴入血,可被巨噬细胞清除,或由血中酯酶分解,无不良后果。创伤性脂肪栓塞时,脂滴随静脉入右心到肺,直径大于 20 μm 的脂滴栓子可引起肺血管栓塞,当入肺动脉的脂肪总量达 9～20 g 时,肺动脉分支、小动脉及毛细血管广泛栓塞或痉挛,肺循环总面积可丧失 75%;同时脂滴分解出的脂肪酸损伤血管内皮细胞,血管壁通透性升高,引起肺水肿、肺出血及肺不张,影响气体交换,患者可死于窒息和急性右心衰竭。直径小于 20 μm 的脂滴栓子可通过肺泡壁毛细血管,经肺静脉至左心达体循环的分支,引起全身多器官的栓塞。最常见为脑血管栓塞,引起脑水肿和血管周围点状出血。脑脂肪栓塞引起的神经症状包括兴奋、烦躁不安、谵妄和昏迷等。

(三)气体栓塞

气体阻塞血管或心腔的过程,称为气体栓塞(gas embolism)。

1. 空气栓塞(air embolism) 多因静脉受损,外界空气由静脉破损处进入血流所致。如颈胸部外伤和手术、使用正压静脉输液、人工气胸或气腹误伤静脉时,空气可在吸气时因静脉腔内的负压吸引,通过静脉破裂处进入血液循环。少量空气入血,可被溶解或吸收,一般不引起严重后果。若大量空气(超过 100 mL)迅速入血时,空气随静脉回流进入右心后,因心脏搏动,使空气与血液混合形成大量血气泡,后者具有一定伸缩性,可随心脏收缩而缩小,随心脏舒张而扩大,使血液在心脏舒张期不能有效回流,收缩期不能有效射血,造成严重的血液循环障碍,患者可出现呼吸困难、发绀,导致猝死。

2. 氮气栓塞(nitrogen gas embolism) 当人体从高气压环境迅速进入常压或低气压环境(如潜水员由水底迅速升向水面,或飞行员从地面迅速飞向高空)时,原来溶解于血液、组织液中的空气迅速游离出来,其中氧和二氧化碳可重新溶于体液内而被吸收,但氮气在体液内溶解迟缓,导致在血液和组织内形成无数小气泡或融合成大气泡,造成气体栓塞,又称为减压病(decompression sickness)或沉箱病(caisson disease)。氮气栓塞因气体所在部位不同,其临床表现和后果也不同。位于皮下时引起皮下气肿;位于肌肉、肌腱和韧带内引起关节和肌肉疼痛;位于四肢、肠道等末梢血管可引起痉挛性疼痛;若大量气泡阻塞冠状动脉,可因严重血液循环障碍导致死亡。

(四)羊水栓塞

羊水栓塞(amniotic fluid embolism)是分娩过程中,羊膜破裂或胎盘早期剥离,又逢胎儿阻塞产道时,由于子宫强烈收缩,宫内压增高,可将羊水压入破裂的子宫壁静脉窦,经血液循环进入肺动脉分支及毛细血管内引起栓塞。临床上发病急骤,病死率高,患者在分娩过程中或分娩后突然出现呼吸困难、发绀、抽搐、昏迷和休克,甚至死亡。羊水栓塞的证据是在显微镜下观察到肺小动脉和毛细血管内有羊水的成分,包括角化上皮、胎毛、胎脂、胎粪和黏液等。羊水栓塞导致猝死的机制:①羊水栓子阻塞肺动脉及羊水内含有的血管活性物质引起肺血管反射性痉挛;②羊水中胎儿代谢产物入血引起过敏性休克;③羊水中的凝血酶样物质或前列腺素样物质引发弥散性血管内凝血。

(五)其他栓塞

肿瘤细胞可侵蚀血管造成远处器官肿瘤转移;寄生虫及其虫卵、细菌或真菌团栓塞,可引起疾病的播散蔓延。此外,其他异物如胆固醇结晶、子弹、弹片等入血也均可引起栓塞。

第五节 梗 死

局部组织或器官因血流供应迅速阻断而引起的缺血性坏死,称为梗死(infarct)。梗死多数情况下是由于动脉阻塞引起局部组织缺血缺氧而坏死。有时静脉阻塞使局部血流停滞缺氧,也可引起梗死。

一、梗死的原因和条件

(一)梗死的原因

任何能引起血管腔阻塞,导致局部组织缺血的原因,均可导致梗死。

1. 血栓形成 引起梗死最常见原因。如:冠状动脉和脑动脉粥样硬化继发血栓形成,引起心肌梗死和脑梗死;足背动脉闭塞性脉管炎并发血栓形成,引起足部梗死(坏疽)等。静脉内血栓形成一般只引起组织淤血、水肿,但肠系膜静脉血栓形成可引起所属肠段的梗死。

2. 动脉栓塞 多为血栓栓塞,亦可为气体、羊水、脂肪栓塞。在肾、脾和肺梗死中,由动脉栓塞引起梗死者远比血栓形成引起梗死者多。

3. 动脉痉挛 在严重的冠状动脉粥样硬化或合并硬化灶内出血的基础上,在诱因的刺激下,冠状动脉可发生强烈和持续的血管痉挛,导致血流中断而发生梗死。

4. 血管腔受压闭塞 如:肿瘤对局部血管压迫引起局部组织梗死;肠套叠、肠扭转和嵌顿疝对肠系膜动脉和静脉压迫引起肠梗死;卵巢囊肿、睾丸扭转引起卵巢及睾丸梗死等。

(二)梗死形成的条件

血管阻塞后是否造成梗死,主要取决于以下因素:

1. 器官供血特性 ①双重血液循环供血,如肺(肺动脉和支气管动脉供血)、肝(肝动脉和门静脉供血);②平行动脉供血,如前臂(桡动脉和尺动脉平行供血);③对吻合支丰富的器官供血,如肠(肠动脉各分支在接近肠壁时,相互吻合形成网状)。这些类型的供血方式,其中一支动脉阻塞,可以通过另一支动脉或侧支循环代偿维持,通常不易发生梗死。肾、脾是终末动脉供血的器官,心、脑虽有一些吻合支,但一旦动脉发生阻塞,不易建立有效的侧支循环,常易发生梗死。

2. 局部组织对缺血的耐受性 不同组织对缺血缺氧的耐受性不同,脑组织对缺氧的耐受性最低,血液供应中断 3～4 min,即可引起梗死;心肌细胞对缺血也很敏感,缺血 20～30 min 可发生坏死;骨骼肌、纤维结缔组织对缺氧耐受性较强,较少发生梗死。严重贫血或心力衰竭时,血氧含量降低,可促进梗死的发生。

二、梗死的形态与类型

(一)梗死的形态

梗死灶的形状、质地和颜色因不同组织器官而有所差异。

1. 梗死灶的形状 取决于受阻血管的供血范围。多数器官的血管呈锥形分支,如脾、肾、肺等,故梗死灶呈椎体形,切面呈扇面形或三角形,其尖端位于血管阻塞处,指向脾门、肾门、肺门,底部靠近器官的表面(图3-6);肠系膜血管呈放射状分支支配肠段,故梗死灶呈节段形;冠状动脉分支不规则,故心肌梗死灶呈不规则地图状。

2. 梗死灶的质地 取决于坏死的类型。心、脾、肾、肺等梗死为凝固性坏死。梗死灶早期因局部胶体渗透压升高,水分积聚,使局部肿胀,质地较实,表面微

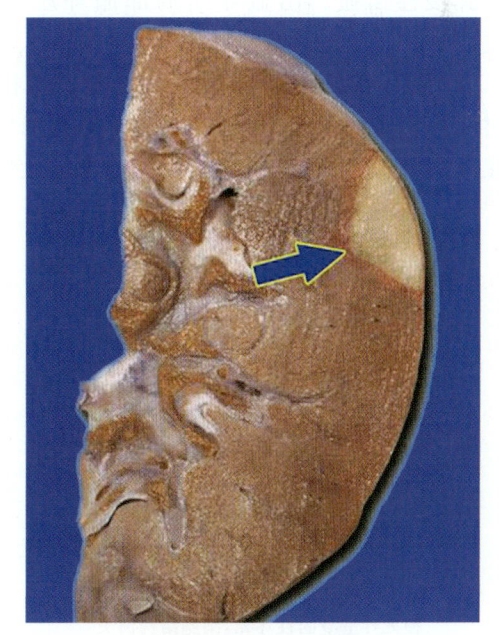

图 3-6 肾贫血性梗死

梗死灶呈灰白色,切面呈扇面形,
其尖端指向肾门,底部靠近肾脏表面

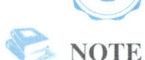

隆起,表面常有一层纤维素性渗出物覆盖;晚期因水分较少而干燥,质地变硬,表面下陷。脑梗死为液化性坏死,新鲜时质地较软,以后逐渐溶解液化成囊状。

3. 梗死灶的颜色　取决于病灶内的含血量。梗死灶含血量少时,呈灰白色,称为贫血性梗死(anemic infarct)或白色梗死(white infarct)。含血量多时,呈暗红色,称为出血性梗死(hemorrhagic infarct)或红色梗死(red infarct)。

(二)梗死的类型

根据梗死灶内含血量的多少和有无合并细菌感染,可将梗死分为三种类型。

1. 贫血性梗死　常发生在组织结构较致密、侧支循环不充分并由终末动脉供血的器官,如心、肾、脾等。当某个动脉分支阻塞时,局部组织缺血缺氧,血管壁通透性增高,血液漏出于病灶周围,在肉眼或显微镜下可见梗死灶周围呈现充血出血带。由于梗死灶组织结构较致密,故出血量不多,以后红细胞崩解,血红蛋白溶于组织液中并被吸收,梗死灶逐渐机化呈灰白色。发生于脾、肾的梗死灶呈锥体形,发生于心肌的梗死灶呈不规则地图状。新鲜梗死灶与正常组织交界处分界清楚,常稍肿胀,表面隆起。镜下梗死区多数呈凝固性坏死(脑梗死灶为液化性坏死),细胞可见核固缩、核碎裂、核溶解等改变,胞质嗜伊红染色,组织的结构轮廓尚存。经数日后则梗死组织变干、变硬,表面稍凹陷,镜下可见梗死区部分或完全被肉芽组织取代,最终形成瘢痕组织。

此外,脑梗死一般为贫血性梗死,梗死灶的脑组织液化、变软,以后形成囊状,或被增生的星形胶质细胞和胶质纤维所取代,最后形成胶质瘢痕。

2. 出血性梗死　常发生于组织疏松且具有双重血液循环的器官,如肺、肠等,梗死灶有明显的弥漫性出血。

1)发生条件　出血性梗死的形成除有动脉阻塞外,还须具有下列条件:

(1)严重淤血:出血性梗死形成的重要先决条件。例如肺淤血,但因肺具有肺动脉和支气管动脉双重血液循环,一般不容易发生梗死。当肺有严重淤血时,肺静脉和毛细血管内流体静压升高,血流阻力升高,妨碍了肺动脉分支阻塞后肺动脉和支气管动脉侧支循环的有效建立,以致局部血液循环障碍而发生肺出血性梗死。组织坏死后,淤积在静脉内的血液,经坏死的血管壁而漏出至坏死组织中,造成弥漫性出血。出血导致局部循环压力下降,则侧支循环血液通过吻合支流入梗死区,加重出血。

(2)组织疏松:肺和肠的组织结构较疏松,组织间隙可容纳大量出的血液。梗死灶局部血管发生反射性痉挛和坏死组织膨胀时,均不能把漏出的血液排出梗死灶外,因而梗死灶为出血性。若肺因有炎症而实变时,所发生的肺梗死一般为贫血性梗死。

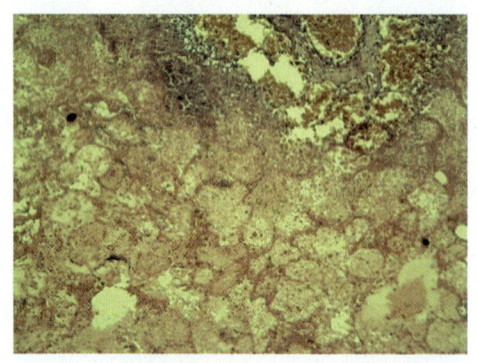

图 3-7　肺出血性梗死
梗死灶呈凝固性坏死,细胞结构消失,
组织轮廓保存,呈弥漫性出血

2)常见类型

(1)肺出血性梗死:常位于肺下叶,尤其好发于肋膈缘,常多发,病灶大小不等,呈锥体形,尖端指向肺门,底部靠近肺膜,表面有纤维素性渗出物。梗死灶质地较实,略向表面隆起,因弥漫性出血呈暗红色,数日后因红细胞崩解,颜色变浅,肉芽组织长入,逐渐机化,梗死灶变成灰白色。镜下梗死灶呈凝固性坏死,可见肺泡轮廓,肺泡腔、小支气管腔及肺间质充满红细胞(图3-7)。临床上因肺膜表面纤维素渗出,可出现胸痛;支气管黏膜受刺激及肺弥漫性出血,可引起咳嗽及咯血;因组织坏死,可引起全身炎症反应如发热、白细胞总数增多等。

(2)肠出血性梗死:多见于肠系膜动脉栓塞和静脉血栓形成,或在肠套叠、肠扭转、嵌顿疝、肿瘤压迫等情况下发生。梗死灶呈节段形,肠壁因淤血、水肿和出血呈暗红色,明显增厚,肠浆膜面可有纤维素性渗出物,肠腔内有大量血性渗出物。临床上,因肠壁缺血缺氧致平滑肌持续性痉挛,可引起剧烈腹痛;肠壁坏死累及神经,可引起麻痹性肠梗阻;肠壁全层坏死,可导致肠穿孔及腹膜炎。

3. 败血性梗死(septic infarct) 伴有细菌感染的梗死。细菌感染的途径有三种:①由含有细菌的栓子阻塞血管引起,如急性感染性心内膜炎时,心瓣膜上含有细菌的赘生物脱落栓塞而引起的梗死;②梗死前组织内已有病原微生物存在,如在细菌性肺炎的基础上发生的肺梗死;③梗死发生后,病原微生物经自然管道由外界侵入某些器官的梗死灶。

三、梗死对机体的影响及结局

(一)梗死对机体的影响

梗死对机体的影响,取决于梗死发生的器官、范围的大小以及有无细菌的感染等。小范围梗死,常表现为局部症状,对机体影响不大。如:脾梗死累及包膜,患者可觉刺痛;肾梗死可引起腰痛和血尿;肺梗死可引起胸痛和咯血;肠梗死可出现剧烈腹痛、血便,肠腔内的细菌可通过坏死的肠壁侵入腹腔而引起弥漫性腹膜炎。肺、肠、四肢的梗死,若继发腐败菌感染,可引起坏疽,后果严重。重要器官的大面积梗死可引起器官严重功能障碍,甚至导致患者死亡。如:大面积心肌梗死,可导致心功能不全或死亡;大面积脑梗死,可导致瘫痪或死亡。

(二)梗死的结局

一般在梗死发生 24～48 h,肉芽组织即从周围长入梗死灶内,小的梗死灶可被肉芽组织完全取代机化,日后变为瘢痕组织。较大的梗死灶不能完全机化,则由病灶周围增生的纤维组织将其包裹,梗死灶内也可发生钙化。脑梗死则液化形成囊腔,周围由增生的胶质瘢痕包裹。

第六节 水 肿

水肿(edema)是指过多液体在组织间隙或体腔内积聚。其中,过多液体积聚在体腔内,又称为积水(hydrops)。水肿不是一个独立的疾病,而是一种病理过程。按发病原因可分为心性水肿、肝性水肿、肾性水肿、营养不良性水肿、炎性水肿、淋巴性水肿等。按组织器官可分为脑水肿、肺水肿、皮下水肿等。按水肿波及的范围可分为全身性水肿和局部性水肿。全身性水肿包括心性水肿、肝性水肿、肾性水肿、营养不良性水肿等;局部性水肿包括炎性水肿、淋巴性水肿等。

一、水肿的发生机制

正常人体组织间液量的相对恒定主要取决于血管内外液体交换和机体内外液体交换的平衡,这两种平衡的失调是产生水肿的基础。

(一)血管内外液体交换失衡

正常情况下,组织间液和血浆之间不断进行液体交换,使组织液的生成和回流保持动态平衡。血管内外液体的交换取决于以下四个因素:毛细血管血压(即毛细血管流体静压)、组织间液流体静压、血浆胶体渗透压和组织间液胶体渗透压。其中毛细血管血压和组织间液胶体渗透压促进血管内液体向组织间隙转移;而组织间液流体静压和血浆胶体渗透压则促进组织间隙液体向血管内转移。影响血管内外液体交换的因素有:①有效流体静压:毛细血管血压与组织间液流体静压之差,为驱使血管内液体向外滤出的力量。②有效胶体渗透压:血浆胶体渗透压与组织间液胶体渗透压之差,为促使液体回流至毛细血管内的力量。③淋巴液回流:正常情况下组织液的生成略大于回流,组织液的剩余部分经淋巴管再进入血液循环,从而维持体液交换的动态平衡。另外,淋巴管壁的通透性较高,蛋白质易通过。因此,淋巴液不仅可把略多生成的组织液送回体循环,而且可把毛细血管漏出的蛋白质、细胞代谢产生的大分子物质回吸收入体循环。上述一个或几个因素同时或相继失调,都可导致水肿的发生。常见因素如下。

1. 毛细血管血压升高　主要是由静脉压升高引起的,常见于充血性心力衰竭、静脉血栓形成、肿瘤压迫静脉、妊娠子宫压迫髂外静脉等。毛细血管血压升高使有效流体静压增高,液体从毛细血管动脉端滤出增加,静脉端回流减少,组织液生成增多,如果超过了淋巴回流的代偿限度,就可出现水肿。

2. 血浆胶体渗透压降低　血浆胶体渗透压主要取决于血浆白蛋白的含量。引起血浆白蛋白含量下降的原因主要有:①蛋白质摄入不足,见于食物中蛋白质供给不足或胃肠道消化吸收障碍;②蛋白质合成障碍,见于肝功能不全时,肝脏合成蛋白质明显减少;③机体消耗或丢失过多,见于慢性感染、恶性肿瘤、肾病综合征、严重烧伤和创伤等;④稀释性低蛋白血症,见于大量水钠潴留或输入大量非胶体溶液时,使血浆白蛋白稀释。当血浆白蛋白浓度明显降低时,血浆胶体渗透压降低,而平均有效滤过压增大,液体从毛细血管滤出增多,组织液生成增加而回流明显减少,形成水肿。

3. 毛细血管壁通透性增加　主要见于各种炎症,包括感染、烧伤、冻伤、化学伤、异常免疫反应等。正常时,毛细血管只允许微量蛋白质滤出,当毛细血管壁通透性增高时,不仅液体的滤出增加,而且伴有大量血浆白蛋白滤出。这种改变在降低血管内胶体渗透压的同时,又可增加组织间液的胶体渗透压,促使更多的液体从毛细血管滤出并积聚在组织间隙。

4. 淋巴回流受阻　常见原因有淋巴管受压或阻塞,如丝虫病、恶性肿瘤细胞侵入并堵塞淋巴管、主要淋巴结手术摘除等。正常情况下,淋巴回流不仅能把组织液及其所含蛋白质回收到血液循环,而且在组织液生成增多时还能代偿性地回流,具有重要的抗水肿作用。当淋巴回流受阻或不能代偿性回流时,含蛋白质的水肿液在组织间隙中积聚,形成水肿。

(二)机体内外液体交换失衡

正常人钠、水的摄入量和排出量处于动态平衡,从而保持机体体液量的相对恒定。其中肾在调节钠、水平衡中起重要的作用,正常人体肾小球滤出的钠和水,99%～99.5%被肾小管重吸收,只有0.5%～1.0%从尿中排出。通常情况下,肾小球滤过液进入近曲小管后有65%～70%的钠和水被重吸收入血,远曲小管和集合管对钠和水的吸收主要受醛固酮和抗利尿激素的调控,这些调节因素保证了球-管的平衡。任何原因使肾小球滤过率降低和(或)肾小管重吸收增多时,都会发生球-管失衡,导致水钠潴留,成为水肿发生的重要机制。

1. 肾小球滤过率下降　引起肾小球滤过率下降的常见原因如下。

(1) 肾小球广泛受损:如急性和慢性肾小球肾炎,其肾小球的有效滤过面积明显减少,肾小球滤过率下降,导致水钠潴留。

(2) 肾血流量减少:如充血性心力衰竭、肝硬化腹水形成、肾病综合征等。由于机体有效循环血量减少,使肾血流量减少,以及继发的交感-肾上腺髓质系统、肾素-血管紧张素系统兴奋,使入球小动脉收缩,肾血流量进一步减少,肾小球滤过率下降,导致水钠潴留。

2. 肾小管重吸收增加　无论肾小球滤过率是否下降,只要肾小管重吸收增加,即可造成水钠潴留而引起水肿。

(1) 醛固酮增多:醛固酮能促进远曲小管对钠的重吸收,进而引起水钠潴留。引起醛固酮分泌增加的常见原因有:①分泌增加:常见于充血性心力衰竭、肾病综合征及肝硬化腹水。有效循环血量减少或其他原因引起肾血流量减少时,肾血管灌注压下降,可刺激入球小动脉的牵张感受器,以及使肾小球滤过率下降,通过肾小管内和致密斑的 Na^+ 量减少,促使球旁细胞释放肾素增加,肾素-血管紧张素-醛固酮系统被激活。②灭活减少:肝功能严重损害如肝硬化,肝细胞灭活醛固酮功能减退,也是引起醛固酮增多的因素。

(2) 抗利尿激素(ADH)增多:ADH 有促进肾远曲小管和集合管重吸收水的作用。引起 ADH 增多的常见原因:①分泌增加,当有效循环血量或心排血量下降时,左心房壁和胸腔大血管壁的容量感

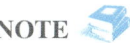

受器所受刺激减弱,反射性地引起 ADH 分泌增加。肾素-血管紧张素系统被激活后,血管紧张素Ⅱ生成增多,进而导致醛固酮分泌增加,促使肾小管对钠的重吸收增加,血浆渗透压升高,刺激下丘脑渗透压感受器,使 ADH 的分泌与释放增加;②灭活减少,肝功能障碍时,ADH 灭活减少,也可使血中 ADH 含量增多。

(3)心房钠尿肽(ANP)分泌减少:ANP 是由心房内心肌细胞所分泌的一种多肽激素,其分泌受血容量、血压和血 Na^+ 含量的调节。ANP 具有利钠利尿、扩张血管和降低血压的作用。当有效循环血量明显减少时,心房牵张感受器兴奋性降低,致使 ANP 分泌减少,近曲小管对钠、水的重吸收增加,从而导致或促进水肿的发生。

(4)肾滤过分数(renal filtration fraction,RFF)增加:肾小球滤过率与肾血浆流量的比值称为肾滤过分数。正常情况下,滤过分数约为 20%,即约 20% 肾血浆流量经肾小球滤过。充血性心力衰竭或肾病综合征时,有效循环血量减少,肾血流量随之下降;在儿茶酚胺、血管紧张素Ⅱ等缩血管物质作用下,出球小动脉的收缩比入球小动脉的明显,肾小球滤过率降低幅度低于肾血浆流量,肾滤过分数增高。此时,由于相对较多的无蛋白滤液被滤出,血液流入肾小管周围毛细血管后,血浆胶体渗透压增高,同时流体静压下降,导致近曲小管重吸收钠、水增加。

(5)肾内血流重新分布:在正常情况下,约 90% 肾血流量通过皮质外层 2/3 的肾单位,只有小部分通过髓旁肾单位。在病理情况下,如有效循环血量减少(如休克、充血性心力衰竭等),可导致肾内血流重新分布,通过皮质外层肾单位的血流量明显减少,较多的血流转向髓旁肾单位。这可能与肾皮质交感神经丰富有关。髓旁肾单位的髓袢较长,重吸收钠、水的作用较强,使肾小管对钠、水的重吸收相对增加,可引起水钠潴留。

以上是水肿的基本发生机制(图 3-8),临床上水肿的发生通常是多种机制共同作用的结果。

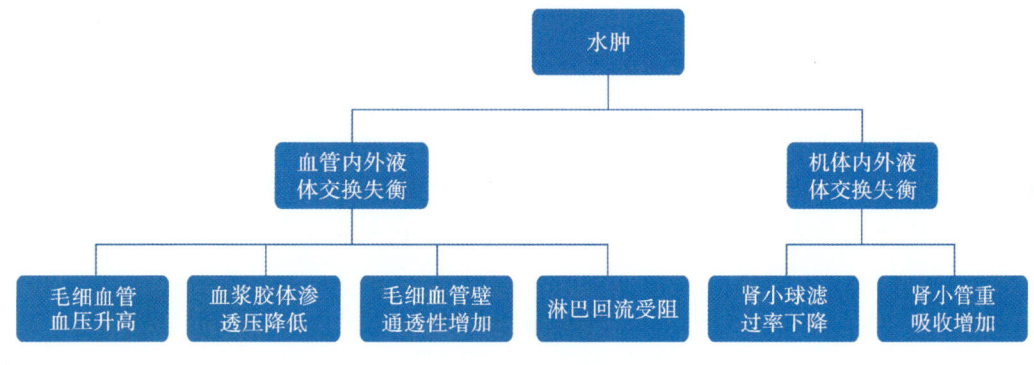

图 3-8 水肿的基本发生机制

二、水肿的基本病理变化及对机体的影响

(一)水肿的基本病理变化

水肿是临床上常见的病理过程。肉眼观:水肿部位体积肿大,重量增加,包膜紧张,颜色苍白而质软,切面湿润,或有不等量液体流出,有时呈胶冻状。光镜下:水肿液积聚于细胞和纤维结缔组织之间或腔隙内,细胞间距加宽,HE 染色下,若水肿液内蛋白质含量多,则呈深红色;蛋白质含量少,则呈淡红色。

1. 水肿液的性状特点 水肿液含有血浆的全部晶体成分,根据蛋白质含量的不同分为漏出液和渗出液。如炎症时,由于血管壁的通透性增加引起的水肿,水肿液中蛋白质含量较高,称为渗出液。若水肿液中蛋白质含量较低,则称为漏出液,如肝性水肿时的腹水。

2. 水肿的皮肤特点 皮下水肿是全身性或躯体局部性水肿的重要体征,水肿区域由于水肿液的积聚而肿胀,皮肤松软,皱纹被张力展平,颜色苍白,温度降低,用力按压可产生凹陷,称为凹陷性水肿(pitting edema)(图 3-9)。但是在凹陷性水肿尚未出现前,水肿区域的组织间液量和组织的重量已有

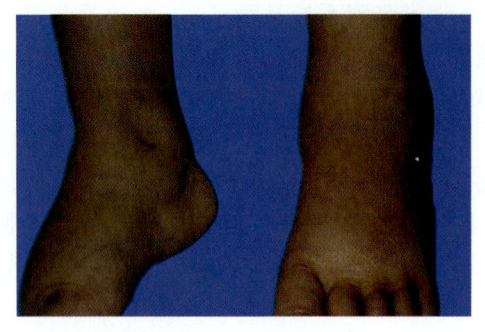

图 3-9 凹陷性水肿

双下肢肿胀，皮肤发亮，颜色苍白，用力按压处可产生凹陷

增加，并可达原体重的 10%，称为隐性水肿（occult edema）。这是因为水肿早期，组织间隙内的胶体网状物质可吸收大量的水肿液并膨胀。当超过其吸收能力而致组织间隙内具有高度移动性的游离液体时，按压点的外力可使游离液体向周围移动，形成凹陷；当外力去除后，液体缓慢返回原处，凹陷稍后自然平复。因此对怀疑有早期水肿者，每天称量体重是较好的监测方式。

3. 全身性水肿的分布特点 常见的全身性水肿有心性水肿、肝性水肿和肾性水肿。①心性水肿：首先出现在低垂部位。这是由于血流动力学变化受到重力的影响较大，离心脏越远的低垂部位毛细血管内压越高，因此坐位或立位时水肿最先出现在下肢，长期仰卧位时最先出现在骶部。②肝性水肿：以腹水最为多见。肝脏病变时，由于肝静脉淤血及门静脉高压，腹腔毛细血管内压明显增加，水肿液易积聚于腹腔形成腹水。③肾性水肿：首先表现为眼睑或面部水肿。一般而言，组织结构疏松、皮肤伸展度大的部位容易积蓄水肿液，组织结构致密的部位如手指和足趾等，皮肤较厚而伸展度小，不易发生水肿。因此，肾性水肿因受毛细血管内压力和重力变化的影响较小，水肿液可首先在眼睑或面部等组织疏松、容易容纳水肿液的部位积聚。

（二）水肿对机体的影响

水肿对机体的影响取决于水肿的类型、部位、程度、发生速度和持续时间等因素。一般而言，体表的水肿对机体影响并不大，但长期水肿可引起组织细胞营养障碍，易发生皮肤溃烂、伤口不易愈合、对感染的抵抗力降低。重要器官或部位发生水肿则可造成严重后果：如喉头水肿造成声门狭窄，可引起窒息；心包积液或胸水，使心肺受压，可引起呼吸和循环障碍，甚至发生呼吸循环衰竭；脑水肿使颅内压增高引起脑功能紊乱，可出现头痛、意识障碍，甚至发生脑疝引起死亡。少数情况下，水肿也有有利的一面。如炎性水肿时，水肿液可稀释毒素，内含某些抗体，可增加局部抵抗力，水肿液中的蛋白质可吸附有害物质，渗出液中的纤维蛋白凝固成网状结构，可阻止病原微生物扩散并有利于吞噬细胞的吞噬等。

小结

局部血液循环障碍的主要表现形式包括充血、出血、血栓形成、栓塞、梗死和水肿。充血是局部组织或器官血管内血液含量增多，分动脉性充血和静脉性充血。动脉性充血多为生理性，静脉性充血即淤血一定是病理性的，可导致淤血性水肿、淤血性出血、实质细胞损伤和淤血性硬化。出血指血液从心腔或血管内溢出，可分为破裂性出血和漏出性出血。血栓形成是在活体心血管内，血液的有形成分凝集成固体质块的过程。血栓形成的条件包括心血管内皮细胞的损伤、血流状态的改变和血液凝固性增加。血栓的类型包括白色血栓、混合血栓、红色血栓和透明血栓。栓塞是指循环血液中出现不溶于血液的异常物质，随血液流动阻塞血管腔的现象，包括血栓栓塞、脂肪栓塞、羊水栓塞、气体栓塞等类型。梗死是指局部组织或器官因血流供应迅速阻断而引起的缺血性坏死，包括贫血性梗死、出血性梗死和败血性梗死三种类型。水肿是指过多液体在组织间隙或体腔内积聚。水肿的发生机制包括血管内外液体交换失衡和机体内外液体交换失衡。

需要鉴别的是，血栓和血凝块有所不同。血栓是在活体心血管内，流动的血液在血管内缓慢地、有规律地黏附聚集而成；而血凝块则是在心血管外或机体死亡后，由于血流停止，血液凝固而形成。

（湖南中医药大学 唐群）

能力检测

第四章　炎　症

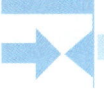

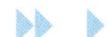

当机体作为细胞的集合体与外界接触时,各种损伤因子(外源性、内源性)都会作用于机体的组织细胞,同时发生一系列复杂的保护性反应,局限和消灭损伤因子,清除和吸收坏死组织及细胞,并通过实质和间质细胞的增生来完成这些损伤的修复。无脊椎动物(包括单细胞动物和多细胞动物)、植物尽管也对局部损伤发生各自的反应,比如通过吞噬损伤因子或通过细胞或细胞器肥大,来减少、中和有害刺激物对其作用,但是这些不能称为炎症。只有当生物进化到具有血管系统时才能完成真正意义上的炎症(吞噬、清除和修复)的保护性反应。因此,血管反应是炎症过程的中心环节。如果没有炎症,人类将无法应对损伤,进而难以生存。

第一节　概　述

一、炎症的概念

炎症(inflammation)是指具有血管系统的活体组织对各种损伤因子的刺激所产生的一种以血管反应为中心的防御性反应。炎症是多种疾病的基本病理过程,其中局部的血管反应是炎症过程的主要特征,也是防御反应的中心环节。正是这种特征性的血管反应导致血管外的组织液体和白细胞积聚,发生一系列的病理变化。炎症不仅使损伤的局部表现为红、肿、热、痛和功能障碍,而且可能同时伴有全身反应。炎症最终目的是局限、消除致病因子,吸收和清除坏死细胞,修复组织缺损,恢复器官功能,在医学中占有非常重要的地位。人类的许多疾病,如各种传染病、过敏性疾病、自身免疫性疾病等都属于炎症性疾病。炎症反应还参与创伤修复、损伤和多脏器功能障碍的过程。

炎症是人类疾病中最常见的病理过程,可发生于机体的任何部位和任何组织。人类的大多数疾病都与炎症过程有关,没有炎症的防御性反应,感染将无法控制,创伤不能愈合,器官和组织的损伤将不断加重。但在一定条件下,炎症对机体也可引起不同程度的危害。因此,了解炎症的两面性,对于正确认识炎症的本质和特征具有重要意义。

二、炎症的原因

任何能够引起组织损伤的因素都可成为炎症的原因,可称之为致炎因子(inflammatory agent)。根据致炎因子本身的性质可归纳为以下几类。

(一)生物性因子

生物性因子是引起炎症最常见也是最重要的原因,如细菌、病毒、立克次体、支原体、原虫、真菌、螺旋体和寄生虫等。由生物性病原体所引起的炎症又称为感染(infection)。

不同的病原体引起炎症的机制各不相同:细菌可以通过释放内毒素、外毒素或分泌的酶激发炎症;病毒进入体内可在组织细胞内生长、繁殖并破坏寄生细胞的正常代谢,导致组织细胞变性坏死而引发炎症;寄生虫及结核杆菌也可通过其抗原性诱发免疫反应导致炎症。

(二)变态反应

免疫反应异常也是造成组织损伤、形成变态反应性炎症的常见原因之一。最常见于各种类型的

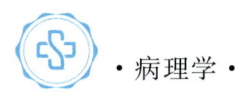

超敏反应：Ⅰ型变态反应如过敏性鼻炎、荨麻疹，Ⅱ型变态反应如抗基底膜性肾小球肾炎，Ⅲ型变态反应如免疫复合物沉着所致的肾小球肾炎，Ⅳ型变态反应如伤寒等；此外，还可见于许多自身免疫性疾病如淋巴细胞性甲状腺炎、溃疡性结肠炎、系统性红斑狼疮以及类风湿关节炎等。

（三）物理性因子

高温（烫伤）、低温（冻伤）、放射性物质、紫外线以及机械性创伤（如切割伤、挤压伤）等物理因素从外部直接对机体造成损伤。另外还有诸如手术缝线、硅胶或破碎物体的残片等也可以引起机体产生炎症反应。

（四）化学性因子

化学性因子包括外源性和内源性化学物质。外源性化学物质如强酸、强碱、松节油、芥子气等；内源性毒性物质如坏死组织的分解产物以及在某些病理条件下堆积于体内的代谢产物和有害物质，如尿素、尿酸等。当某些药物或生物制剂使用不当时也会引起炎症反应。

损伤因子作用于机体是否引起炎症，以及炎症反应的性质与强弱不仅与损伤因子有关，并且还与机体对致炎因子的敏感性有关。因此，炎症反应的发生和发展应综合考虑致炎因子和机体两个方面的因素。

三、炎症的基本病理变化

虽然致炎因子的种类、性质、作用时间及作用强度各不相同，以及机体对其反应性和耐受性方面各存差异，甚至引起炎症局部的病理变化复杂多变，但是炎症最基本病理变化通常概括为以下三种：变质（deterioration）、渗出（exudation）和增生（proliferation），即局部组织损伤、血管反应和组织增生。在整个炎症反应过程中，这三种病理变化大多同时存在，但在不同的炎症或炎症的不同时期，常常以其中一种或两种为主，另两种或一种为辅；而且炎症局部的这三种病理变化可以在一定条件下相互转化，如以渗出为主的炎症可以转化为以变质为主或以增生为主的病变，反之亦可。但这些变化基本上是按照一定的先后顺序发生的。一般来说，变质是损伤性过程，而渗出和增生是抗损伤和修复过程。

（一）变质

炎症时局部组织所发生的变性和坏死称为变质，与此同时也伴有局部组织的酸中毒、渗透压的增高及炎症介质的释放。变质既可发生在实质细胞，也可见于间质细胞。实质细胞的变质性改变包括细胞水肿、脂肪变性、细胞坏死等；间质的变质性改变则主要表现为黏液样变性和纤维素样坏死。必须指出，组织和细胞的变性和坏死在其他病理过程（如缺氧）中也能见到，并非炎症特有。

致炎因子的直接损伤及炎症过程中所发生的局部血液循环障碍和炎症反应产物如氧自由基等的共同作用造成了局部组织的变性和坏死，因此变质的病变程度取决于致炎因子种类、作用强度和机体的自身反应两大方面。

（二）渗出

炎症时局部组织血管内的液体和细胞成分通过血管壁进入组织间质、体腔、黏膜表面和体表的过程称为渗出。炎症反应过程中所渗出的液体称为渗出液（exudate），所渗出的白细胞就称为炎症细胞。

渗出性病变是炎症最具有特征性的改变，也是急性炎症的重要标志，渗出的成分在局部具有重要的防御作用。

渗出过程是在炎症局部出现血流动力学的改变及血管壁通透性增高的基础上发生的。整个渗出包含三个相互关联的过程：①血管口径和血流量的变化（炎性充血）；②血管通透性增高（炎性渗出）；③白细胞游出和聚集（炎性浸润）。这三个以血管反应为基础的过程组成了机体对各种损伤因子的第一道防线，机体将血液中的中性粒细胞、单核细胞、巨噬细胞等白细胞运送到炎症局部，通过中和、稀释、吞噬、降解，清除致炎因子和坏死组织的作用，使炎症局限、促进损伤修复（详见本章第二节"急性炎症"）。

（三）增生

炎症时在致炎因子、组织崩解产物或某些理化因子的刺激下，炎症局部组织细胞增殖、细胞数目增多，称为增生。增生的主要成分为巨噬细胞、内皮细胞、成纤维细胞、淋巴细胞及浆细胞等，在某些情况下，炎症病灶周围的上皮细胞或实质细胞也发生增生，常见于慢性炎症。实质细胞和间质细胞的增生与相应的生长因子的作用有关。炎性增生具有限制炎症扩散和修复作用，如果增生过度，也可以产生对机体不利的影响。

任何原因引起的炎症都有变质、渗出和增生这三种基本病理变化，这是炎症的共性，但在每一种具体的炎症性疾病中，又可由于致炎因子的质和量的不同，机体的反应性和抵抗力的差异，炎症的表现有所不同。一般说来，急性炎症或炎症的早期，往往渗出性和变质性病变较显著，而慢性炎症或炎症的后期，则增生性病变较突出。

四、炎症的类型

炎症的分类方法很多，分别可以根据病程的长短、病变的性质、病变的程度和累及的器官进行分类。

（一）根据病程的长短分类

1. 急性炎症　病程较短，仅仅持续数天，一般不超过 1 个月。临床起病急、症状明显，炎症局部通常以变质和渗出性病变为主，炎症灶内主要是大量的中性粒细胞浸润，如急性阑尾炎。有时也可表现为增生性病变，如伤寒、急性毛细血管内增生性肾小球肾炎。

2. 慢性炎症　病程持续时间很长，往往长达 6 个月以上甚至数年。临床起病缓，症状、体征不明显。局部一般以增生性病变为主，浸润的炎症细胞主要是淋巴细胞、浆细胞及巨噬细胞。

3. 亚急性炎症　病程为 1～6 个月，临床经过介于急性与慢性炎症之间。大多由急性炎症迁延而来，如亚急性感染性心内膜炎。

4. 超急性炎症　病程极短，数小时到数天，呈暴发性经过，常常在一周之内引起组织器官的严重损害，甚至导致机体死亡。如青霉素过敏反应、器官移植的超急性排斥反应、急性重型肝炎等。

（二）根据炎症的基本病变性质分类

根据炎症的基本病变性质，炎症可分为变质性炎、渗出性炎和增生性炎三种类型。但这种分类不是绝对的，无论炎症的原因、炎症器官的组织结构和功能特点、机体的免疫状态和病程长短如何，都在一定程度上包含着变质、渗出和增生三种基本病变。只是在不同的炎症中出现的比例不同，以变质为主时称变质性炎，以渗出为主时称渗出性炎，以增生为主时称增生性炎。渗出性炎还可以根据渗出物的主要成分和病变特点，进一步分为浆液性炎、纤维素性炎、化脓性炎、出血性炎等。

（三）根据炎症的病变程度分类

炎症可分为轻度、中度和重度炎症。

（四）根据炎症的累及器官分类

在发生炎症的器官后加上"炎"字，如心肌炎、肝炎、肺炎、肾炎等。临床上还常常根据受累器官的解剖学部位、病变形态或致病因子等进行进一步修饰，如肾盂肾炎、肾小球肾炎、萎缩性胃炎、化脓性脑膜炎、病毒性肝炎等。

第二节　急性炎症

急性炎症是机体对致炎因子的刺激所发生的立即、早期和快速的反应，其持续时间短，起病急、症状明显，病程常常仅数天或数周。急性炎症的主要特点是以血管反应为中心的渗出性变化，导致血管内的白细胞和抗体等通过血管壁进入炎症反应部位,消灭病原体,稀释并中和毒素,为炎症修复创造良好的条件。

一、血管反应

急性炎症时血管反应包括:①血管口径和血流量的变化;②血管壁通透性增高。

(一)血管口径和血流量的变化

当致炎因子作用于机体,局部组织受损后,局部血管反应首先表现为炎性充血(inflammatory hyperemia),即微循环中血管收缩并引起血流速度及血流量的变化。这种血流动力学的变化一般按下列顺序发生(图 4-1)。

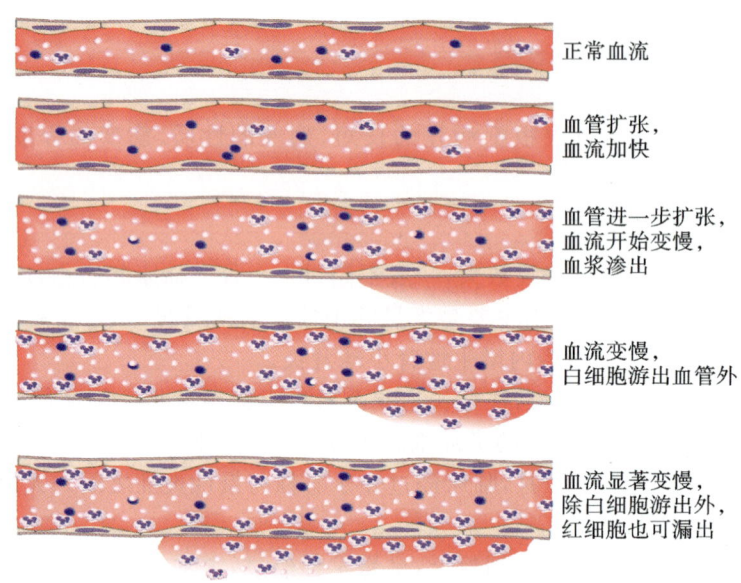

正常血流

血管扩张,
血流加快

血管进一步扩张,
血流开始变慢,
血浆渗出

血流变慢,
白细胞游出血管外

血流显著变慢,
除白细胞游出外,
红细胞也可漏出

图 4-1　急性炎症时血管反应模式图

1. 细动脉短暂痉挛　损伤因子作用于机体后,通过神经反射或产生炎症介质,作用于局部血管,首先产生细动脉瞬间痉挛,持续仅几秒钟。

2. 血管扩张和血流加速　细动脉明显扩张,动脉端毛细血管括约肌舒张,毛细血管床开放,血流加快,血流量增加,导致局部动脉性充血。此时炎症区组织代谢增强,温度升高,呈鲜红色。血管扩张的机制可能与神经、体液因素有关,神经因素即为轴突反射及组胺、一氧化氮、缓激肽、前列腺素等体液中的化学介质作用于血管平滑肌而引起血管扩张。

3. 血流速度减慢　随着炎症的继续发展,静脉端毛细血管和小静脉也随之发生扩张,血流逐渐减慢,导致静脉性充血。随着充血的发展,小静脉和毛细血管的通透性增高,致血浆渗出、血液浓缩、血管内红细胞聚集,血液黏稠度增加、血流阻力增高,血液回流受阻甚至发生淤滞(stasis)。由于细动脉端入血量增多而静脉端血液回流减少,使局部组织的毛细血管和小静脉内流体静压上升,同时因血流缓慢,血细胞轴流变宽,其边缘的白细胞得以向管壁靠近,为白细胞的黏附创造了有利条件。

上述炎症局部血流动力学改变发生的速度和历时的长短取决于致炎因子的种类和刺激的强度。一般极轻度刺激引起的血流加快仅仅持续 10~15 min 即可恢复正常;轻度刺激引起的血流加快可持续数小时,而后血流速度减慢甚至停滞;较重的刺激 15~30 min 即可出现血流停滞;而严重损伤可在几分钟内即可发生血流停滞,且持续时间长。此外,血流动力学改变在不同部位的炎症灶内也不尽相同,如烧伤病灶中心已经发生血流停滞,但周边部的血管可能仍处于扩张充血状态。

(二)血管壁通透性增高

正常的液体交换和血管通透性的维持主要依赖于结构完整、功能正常的血管内皮细胞。炎症时,随着血流动力学的变化,炎症灶内微静脉和静脉端的毛细血管壁通透性也进一步增高。血管壁通透性的增高是导致炎症局部液体和蛋白质渗出的最重要原因,发生的机制主要与血管内皮细胞的下列改变有关(图4-2)。

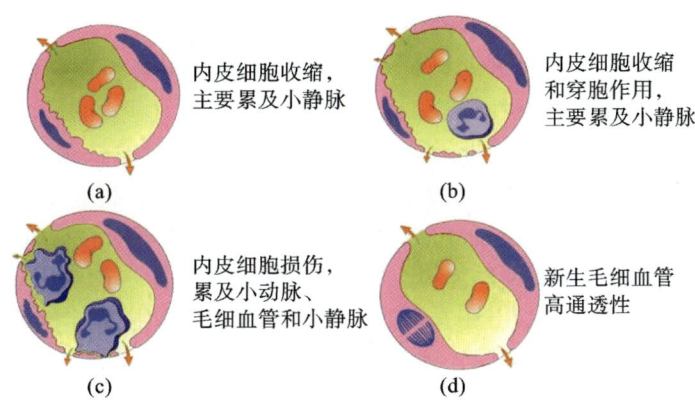

内皮细胞收缩,主要累及小静脉
(a)

内皮细胞收缩和穿胞作用,主要累及小静脉
(b)

内皮细胞损伤,累及小动脉、毛细血管和小静脉
(c)

新生毛细血管高通透性
(d)

图 4-2 血管通透性升高的主要机制

1. 内皮细胞收缩 内皮细胞受刺激后迅速收缩,导致细胞间隙增宽,这是血管壁通透性增高最常见、最重要的发生机制。组胺、缓激肽、P 物质和许多化学介质均可诱发此反应。当这些介质与血管内皮细胞受体结合后,内皮细胞立即收缩,内皮细胞连接分离,可形成 $0.5\sim1.0~\mu m$ 的细胞间隙。这一过程持续时间很短(仅 $15\sim30$ min)而且是可逆的,故可称为速发型短暂反应。病变仅累及 $20\sim60$ μm 管径的细静脉,而毛细血管和小动脉一般不受累,其原因可能与内皮细胞表面不同的介质受体密度有关。另外,内皮细胞骨架结构在炎症时可发生重组,也会引起内皮细胞收缩,但其发生主要与细胞因子类化学介质(如白细胞介素-1、肿瘤坏死因子、γ 干扰素)以及内皮细胞缺氧等原因有关。这也是导致内皮细胞间隙形成的另一个重要原因,相对而言,这一反应发生的时间较晚,常在损伤后 $4\sim6$ h 发生,持续时间较长,往往达 24 h 以上,故又称为迟发型延续反应。此反应同时累及毛细血管和小静脉。

2. 穿胞作用增强 正常内皮细胞中存在着一些囊泡性细胞器,散在分布于细胞胞质中,并相互连接形成了穿胞通道。富含蛋白质成分的液体通过穿胞通道穿越内皮细胞的现象,称为穿胞作用。炎症中的某些因子如血管内皮细胞生长因子(VEGF)、组胺、缓激肽、P 物质和许多化学介质可以增加这种细胞器的数量和大小,促进穿胞通道增多而引起血管壁的通透性增加。

3. 内皮细胞损伤 在严重的致炎因子刺激下,如严重的烧伤、化脓菌感染可直接造成内皮细胞损伤,引起内皮细胞坏死和脱落,使血管壁通透性迅速增加,并在高水平上持续几个小时或几天,直至受损血管内形成血栓或受损血管被修复。这种反应过程被称为速发型持续反应。小动脉、毛细血管和小静脉等各级微循环血管均可受累。内皮细胞的脱落可引起血小板黏附和血栓形成。

由轻到中等程度的热损伤、紫外线、X 射线及某些细菌毒素也可引起血管内皮细胞的损伤,但血管壁通透性增高常常发生得较晚,延迟到 $2\sim12$ h,持续时间长达数小时到数天,故为迟发性延续反应,常累及毛细血管和细静脉。此外,炎症早期局部白细胞的附壁、黏着、聚集,可引起白细胞激活,释放一系列氧代谢产物和蛋白溶解酶,引起内皮细胞损伤和脱落,使血管壁通透性增加。这种由白细胞介导的内皮细胞损伤主要发生在小静脉和肺、肾等脏器的毛细血管。

4. 新生毛细血管的高通透性 在炎症修复过程中,新形成的毛细血管内皮细胞的细胞间连接发育尚不健全,新生幼稚血管的基底膜形成还不完整,这种新生的毛细血管具有较高的通透性,可引起血管渗漏;另一方面,新生的血管内皮细胞能上调血管活性介质和血管内皮细胞生长因子(vascular endothelial growth factor,VEGF)受体的表达,直接诱导穿胞作用增强而增加血管壁的通透性。因此,在新形成的肉芽组织中常有液体外渗、水肿的表现。

二、液体渗出

急性炎症血管反应的结果首先是液体成分的渗出,其次是细胞的渗出。

炎症早期,上述炎性充血使微循环内的流体静压上升,液体及小分子物质随压力升高而经毛细血管渗出。随着炎症发展,血管内皮细胞的活化、收缩,血管壁通透性明显升高,血管内富含蛋白质的液体乃至细胞成分得以逸出血管,进入周围组织内,此过程即为渗出。

炎症时把通过血管壁渗出到血管外的液体称为渗出液。

炎症时血管内的液体通过血管壁进入组织间隙,在组织间隙积聚的现象称为炎性水肿,如果这些液体渗出并潴留于体腔内则称之为炎性积液。

渗出液的量和成分主要取决于血管壁通透性升高的程度。一般急性炎症渗出液的比重在1.018以上,蛋白质含量大于30 g/L,除其中的小分子白蛋白外,还可能含有相对分子质量较大的球蛋白,甚至是纤维蛋白原;同时,渗出液中还有各种白细胞;血管壁损伤严重者可伴有红细胞漏出。

在另外一些非炎症情况下,血液循环障碍、血管壁内外流体静压平衡的失调可造成部分液体的漏出,形成漏出液(transudate)。无论渗出还是漏出,都可造成组织水肿和体腔积液。由于渗出液和漏出液的发生机制不同,其成分也有所不同。因此,准确区别两者在临床疾病的诊断上具有重要鉴别意义(表4-1)。

表4-1　渗出液与漏出液的比较

区别点	渗出液	漏出液
原因	炎症	非炎症
蛋白质含量	30 g/L 以上	30 g/L 以下
比重	>1.018	<1.018
有核细胞数	$>1\times10^9/L$	$<3\times10^8/L$
Rivalta 试验*	阳性	阴性
凝固性	能自凝	不自凝
外观	混浊	澄清

注:* 为黏蛋白定性试验,渗出液含大量黏蛋白,用0.1%醋酸可将其沉淀,呈阳性反应,又称醋酸沉淀试验。

炎性渗出是急性炎症的重要特征,对机体具有积极意义。渗出液的作用:①稀释毒素,带来氧及营养物,带走炎症区内的有害物质;②渗出液中的抗体和补体有利于防御、消灭病原微生物;③渗出的纤维蛋白原转变成纤维蛋白,交织成网,能限制病原菌扩散,使病灶局限,并有利于吞噬细胞发挥吞噬作用。

但过多的渗出液可影响器官功能和压迫邻近的组织和器官,造成不良后果,如肺泡腔内渗出液可影响换气功能,心包积液可压迫心脏等;渗出液中大量纤维蛋白不能完全被吸收时,最终发生机化粘连,影响器官功能,如心包粘连可影响心脏的舒缩功能。

三、白细胞渗出

炎症渗出过程中,当液体渗出达到一定程度时即开始细胞成分的渗出。炎症时把血管内的白细胞通过血管壁游出到血管外的过程称为白细胞渗出,渗出的白细胞则称为炎症细胞。这是炎症反应的重要形态学特征。

炎症反应的最重要功能是将白细胞诱导到炎症局部发挥作用。白细胞聚集、吞噬、消灭病原体,降解坏死组织和异己抗原;同时,也会通过释放蛋白水解酶、化学介质、毒性氧自由基等物质,导致组织损伤,促进炎症反应。因此,白细胞的渗出构成了炎症反应的主要防御环节,是炎症反应最重要的特征。

(一)白细胞的渗出过程

白细胞的渗出及其在局部的防御作用是极为复杂的连续过程,主要概括为以下几个步骤(图4-3)。

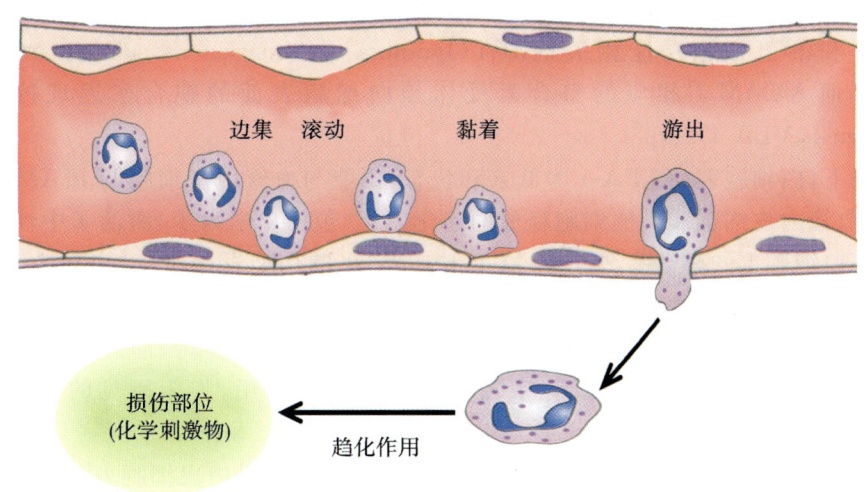

图 4-3　白细胞渗出模式图

1. 白细胞边集、附壁和滚动　正常血流中白细胞及其他有形成分走在血流的中央部位(谓之轴流)，血浆成分在血流的边缘带流动(谓之边流)。炎症早期随着血管的扩张、血管通透性的增加、液体的渗出，炎症区的血流缓慢或发生淤滞。此时轴流变宽、边流消失，白细胞进入边流，靠近血管壁，此称为白细胞边集(leukocytic margination)；继而，靠边的白细胞随缓慢的血流不时地黏附在内皮细胞表面，此为白细胞附壁；附壁的白细胞与血管内皮细胞形成一过性的、可复性的黏着，沿着内皮细胞表面翻滚，称为白细胞滚动(leukocytic rolling)。白细胞的这种附壁、滚动现象除了受钙离子及细胞表面的电荷影响外，目前认为主要与细胞表面的黏附分子有关。

正常情况下，在细胞与细胞、细胞与基质间存在着能相互接触、相互结合，参与细胞的识别、活化、信号传导，参与细胞增殖与分化等一系列具有重要生理作用的分子，称其为细胞黏附分子(cell adhesion molecules，CAM)。黏附分子大多为糖蛋白，以受体和配体相对应的形式发挥作用。根据其结构特点分为整合素家族(integrin family)、选择素家族(selectin family)、钙黏蛋白家族、免疫球蛋白超家族(immunoglobulin superfamily，IgSF)四类。这些黏附分子部分存在于内皮细胞，部分存在于白细胞，它们以受体和配体相对应的形式相互结合，从而实现白细胞与内皮细胞之间的互动。

目前认为黏附分子中，选择素家族主要介导白细胞的附壁、滚动，整合素家族主要介导白细胞和血管内皮细胞表面的黏着。白细胞和血管内皮细胞均具有选择素受体，但正常情况下内皮细胞不表达或低表达选择素，而炎症时感染灶内坏死组织或损伤的局部组织释放细胞因子、化学活性物质、组胺、凝血素、血小板激活因子(PAF)等炎症介质，在这些炎症介质的刺激下，内皮细胞激活，内皮细胞的 P 选择素、E 选择素表达增加，通过与白细胞表面糖蛋白的唾液酸化 LewisX 蛋白结合，介导中性粒细胞、单核细胞、T 淋巴细胞在内皮细胞表面的滚动。

2. 白细胞黏着　附壁、滚动的白细胞与内皮细胞之间的贴附并不牢固，有随时被血流冲走的可能。因此，白细胞与内皮细胞的紧密结合(即黏附)是白细胞从血管内游出的前提。通过细胞黏附分子与特异性受体结合的作用使附壁的白细胞与血管内皮细胞牢固地黏附的过程称为白细胞黏着(leukocytic adhesion)。目前已明确参与白细胞黏着的细胞黏附分子主要是血管内皮细胞表面的免疫球蛋白超家族分子和白细胞表面的整合素。

免疫球蛋白超家族分子包括两种：细胞间黏附分子-1(intercellular adhesion molecule 1，ICAM-1)和血管细胞黏附分子-1(vascular cell adhesion molecule 1，VCAM-1)，在白细胞这两种分子整合素相互作用。

整合素是一种跨膜黏附的异源二聚体糖蛋白，由 α 和 β 链构成，α、β 链共同组成了识别配体的结合点，既可介导内皮细胞与白细胞的结合，又可整合与细胞外基质的黏着。

血管内皮细胞的 ICAM-1 相应的受体是白细胞表面的整合素巨噬细胞表面分子抗原（Mac-1）（CD11b/CD18）和淋巴细胞功能相关抗原-1（lymphocyte function associated antigen-1，LFA-1）（CD11a/CD18），而 VCAM-1 相应的整合素受体是白细胞表面的整合素迟现抗原-4（very late appearing antigen-4，VLA-4）（$\alpha_4\beta_1$）。

在正常情况下，白细胞表面 LFA-1 为低亲和状态，不能与血管内皮细胞的 ICAM-1 结合；但在损伤炎症发生时，血管内皮细胞和其他细胞释放的趋化因子（包括化学因子）激活了中性粒细胞、单核细胞和淋巴细胞等白细胞上的整合素分子 LFA-1，使 LFA-1 的构型发生改变，由低亲和力状态转变为高亲和力状态，与血管内皮细胞调高表达的 ICAM-1 紧密结合，使白细胞"牢固地"黏附于血管内皮细胞上，为随后的白细胞游出创造了有利的条件。

由此可见，黏附分子在炎症反应过程中发挥非常重要的作用，临床所见的白细胞黏附缺陷症（leukocyte adhesion deficiency，LAD）便是典型的例证。

3. 白细胞游出和趋化作用 黏着于内皮细胞表面的白细胞，沿内皮细胞表面缓慢移动，在内皮细胞连接处伸出伪足，整个白细胞逐渐以阿米巴样运动方式从内皮细胞缝隙穿出，同时借助于位于白细胞和内皮细胞表面的血小板内皮细胞黏附分子-1（platelet endothelial cell adhesion molecule-1，PECAM-1，又称 CD31）介导两者的结合，促使白细胞到达内皮细胞和基底膜之间，通过分泌胶原酶降解基底膜，最终穿过基底膜游到血管外。

炎症时把白细胞通过血管壁进入周围组织的过程称为白细胞游出。白细胞游出是一个主动耗能过程，像中性粒细胞、单核细胞、淋巴细胞、嗜酸粒细胞和嗜碱粒细胞都是以这种阿米巴样运动的方式主动游出。白细胞游出部位主要发生在损伤局部的小静脉和毛细血管。当血管壁损伤严重时红细胞也可被动漏出，是由血管内流体静压把红细胞沿白细胞游出的途径或内皮细胞坏死崩解的裂口推出血管外，而红细胞本身没有运动能力。

由于致炎因子的种类和机体反应性的不同，游出的白细胞及在局部组织浸润的白细胞的种类和数量有很大差异。在急性炎症早期（6～24 h），中性粒细胞首先游出，24 h 后则以单核细胞浸润为主，其主要原因：①由于炎症不同阶段表达的黏附分子和趋化因子不同；②中性粒细胞的寿命短，经过24 h 后即崩解消失，而单核细胞在组织内存活时间比较长；③中性粒细胞能产生并释放单核细胞趋化因子，诱导单核细胞在中性粒细胞停止游出后仍能持续游出。一般来说，细菌的感染和化脓性炎症以中性粒细胞渗出为主，病毒感染以淋巴细胞渗出为主，在一些过敏反应和寄生虫感染时则以嗜酸性粒细胞渗出为主。

白细胞游出血管后，受某些化学刺激物的吸引，以阿米巴样运动方式定向游走移动。把这种在炎症时白细胞通过血管壁游出，向着炎症区域的化学刺激物所在部位做定向移动的现象称为趋化作用（chemotaxis），能吸引白细胞定向移动的化学刺激物被称为趋化因子（chemotactic factor）。在趋化因子的诱导下，游出的白细胞不断地向炎症损伤部位移动聚集，谓之为白细胞游走。

趋化因子既有外源性也有内源性的。最常见的外源性趋化因子是可溶性细菌产物，特别是含有 N-甲酰甲硫氨酸末端的多肽；内源性趋化因子包括补体成分（特别是 C5a）、白细胞三烯（leukotriene，LT）（主要是 LTB$_4$）和细胞因子（尤其是化学因子家族，如 IL-8）等。趋化因子的作用是有特异性的，即不同的趋化因子只对某一种或几种炎症细胞有趋化作用。此外，不同细胞对趋化因子的反应能力也不同，粒细胞和单核细胞对趋化因子的反应较强，而淋巴细胞对趋化因子的反应则相对较弱。另外，单核细胞还对中性粒细胞的衍生物、致敏淋巴细胞所释放的因子及纤维粘连蛋白片段起趋化反应。

研究表明，白细胞之所以受趋化因子的吸引、向炎症方向做定向运动，是由于白细胞表面有趋化因子的受体，能识别趋化因子，并与之特异性结合而激活信息传递通道，产生一系列生物化学反应。首先引起细胞内储存钙释放，然后是细胞外钙离子通过钙通道进入细胞内，使细胞内游离钙离子浓度升高，刺激细胞内收缩蛋白（肌动蛋白、肌球蛋白），使细胞骨架重组，细胞收缩，伸出伪足做定向运动。

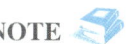

趋化因子不仅能刺激白细胞产生趋化作用,还具有激活白细胞的功能,包括:激活蛋白激酶C,使激活的白细胞分泌溶酶体酶和脱颗粒;激活磷脂酶A_2,将细胞膜磷脂转化为花生四烯酸代谢产物;通过增加细胞内游离钙离子浓度调控白细胞的黏附分子,促进白细胞的黏着。

(二)白细胞在炎症局部的作用

白细胞游出后聚集到感染或坏死部位,通过多种受体来识别病原微生物和坏死组织,被激活后能有效地杀伤病原微生物,构成炎症防御性反应中极其重要的环节。我们把炎症时血管内的白细胞通过血管壁外出到达炎症灶集中的现象称为炎症细胞浸润(inflammatory cell infiltration)(图4-4)。白细胞在炎症局部的作用概括为三个方面:吞噬作用、免疫作用和组织损伤。

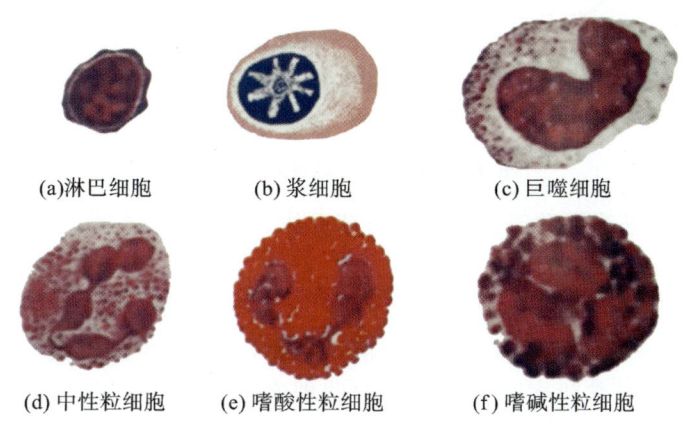

(a)淋巴细胞　　(b)浆细胞　　(c)巨噬细胞
(d)中性粒细胞　　(e)嗜酸性粒细胞　　(f)嗜碱性粒细胞

图 4-4　常见的白细胞

1. 吞噬作用　吞噬作用(phagocytosis)是指在炎症灶内聚集的白细胞吞噬、杀伤、降解病原微生物和组织崩解碎片的过程。具有吞噬作用的白细胞称为吞噬细胞,执行吞噬功能的白细胞主要有中性粒细胞和巨噬细胞,嗜酸性粒细胞的吞噬作用较弱。

1)吞噬细胞种类及特征　具有吞噬作用的主要有中性粒细胞、巨噬细胞及嗜酸性粒细胞。

(1)中性粒细胞:又称小吞噬细胞,具有活跃的运动能力和较强的吞噬能力,主要吞噬细菌、坏死组织碎片及免疫复合物。中性粒细胞中等大小,直径10~12 μm。核呈深染的弯曲杆状(马蹄铁形)或分叶状,因胞质内含中性颗粒而得名。中性粒细胞胞质内含有嗜天青颗粒和特异性颗粒,其中嗜天青颗粒约占颗粒总数的20%,颗粒较大,直径0.6~0.7 μm,呈圆形或椭圆形,电子密度较高,富含髓过氧化物酶、酸性水解酶、中性蛋白酶、阳离子蛋白、磷脂酶A_2和溶菌酶等,而特异性颗粒约占颗粒总数的80%,颗粒较小,直径0.3~0.4 μm,内含磷脂酶A_2、溶菌酶、乳铁蛋白和碱性磷酸酶等。中性粒细胞通过这些酶及其氧化代谢产物的作用对病原微生物和组织碎片进行直接或间接的杀伤、降解。中性粒细胞数量众多,是机体清除和杀灭病原微生物的最主要成分,常见于炎症的早期、急性炎症和化脓性炎症。

(2)巨噬细胞:又称大吞噬细胞,主要来源于血液的单核细胞以及部分组织内的组织细胞。巨噬细胞体积较大,直径14~17 μm,核呈肾形或椭圆形,胞质丰富,含有酸性水解酶和过氧化物酶。既能吞噬、杀灭、消化大量的体积较大病原微生物、异物、组织碎片甚至肿瘤细胞,又能分泌参与炎症反应的生物活性物质,同时还能摄取、处理抗原,把抗原信息传递给免疫活性细胞,参与特异性免疫反应。巨噬细胞常见于急性炎症后期、慢性炎症,尤其是肉芽肿性炎。

(3)嗜酸性粒细胞:数量少,大小等同中性粒细胞,胞质内充满了粗大的嗜酸性颗粒,颗粒中含有多种酶(如蛋白酶、过氧化物酶)。嗜酸性粒细胞的运动和吞噬能力较弱,主要吞噬免疫复合物、补体(如C3a、C5a)、组胺等。因此,嗜酸性粒细胞主要见于某些变态反应性疾病或寄生虫感染。

2)吞噬过程　吞噬过程主要包括吞噬细胞对被吞噬物进行识别和黏附、吞入,以及杀伤和降解三个阶段(图4-5)。

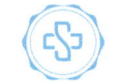

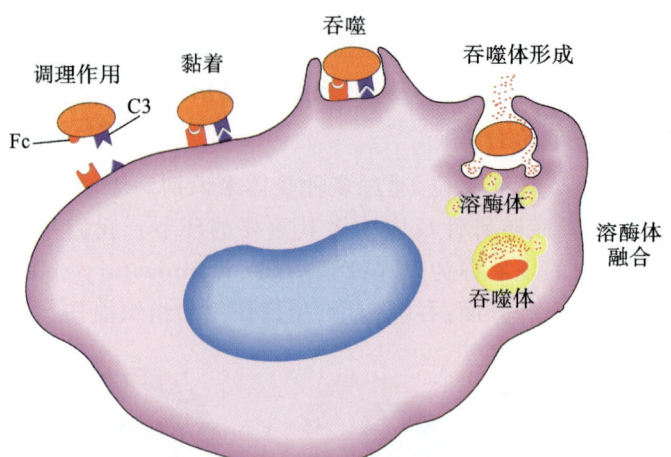

图 4-5　白细胞吞噬过程模式图

（1）识别和黏附：吞噬细胞借助于表面的甘露糖受体、清道夫受体和各种调理素受体对被吞噬物进行识别、结合并摄入。

在无血清存在的条件下，吞噬细胞很难识别并吞噬细菌。因为在血清中存在着调理素（opsonin），即一类能增强吞噬细胞吞噬活性的血清蛋白质，主要是免疫球蛋白 IgG、补体 C3b 和胶原凝集素（collectin）。细菌等颗粒状病原体被血清的调理素包裹的过程称为调理作用（opsonization）。吞噬细胞借其表面的 Fc 受体和 C3b 受体（C3bi 或 Mac-1），能识别被调理素包被的细菌，经抗体或补体与相应受体结合，细菌就被黏附在吞噬细胞的表面。

（2）吞入：细菌黏附于吞噬细胞表面之后，Fc 受体和 C3b 受体即被激活，启动吞噬过程，吞噬细胞伸出伪足，随伪足延伸和互相吻合，形成由吞噬细胞的细胞膜包围吞噬物的泡状小体，谓之为吞噬体（phagosome）。吞噬体逐渐脱离细胞膜进入细胞内部，并与初级溶酶体融合，形成吞噬溶酶体（phagolysosome），溶酶体酶倾注其中，细菌在吞噬溶酶体内被杀伤、降解。

（3）杀伤和降解：进入吞噬溶酶体的病原体和组织细胞碎片主要是被具有活性的氧化代谢产物杀伤、被溶酶体内的水解酶降解。

吞噬过程使白细胞的耗氧量激增，可达正常消耗量的 2～20 倍，并激活白细胞氧化酶（还原型烟酰胺腺嘌呤二核苷酸磷酸氧化酶，简称为 NADPH 氧化酶），后者使还原型辅酶Ⅱ（NADPH）氧化而产生超氧负离子（O_2^-），即

$$2O_2 + NADPH \xrightarrow{\text{NADPH 氧化酶}} 2O_2^- + NADP^+ + H^+$$

大多数超氧负离子经自发性歧化作用转变为 H_2O_2，其杀菌能力不强。但在有卤化物（Cl^-）存在的条件下，中性粒细胞的嗜天青颗粒中的髓过氧化物酶（MPO），可将 H_2O_2 还原生成次氯酸（HClO），即

$$H_2O_2 + Cl^- \xrightarrow{\text{MPD}} HClO + H_2O$$

H_2O_2、MPO、卤化物三者联合，共同构成了中性粒细胞最有效的杀菌系统，其杀菌能力比单独应用 H_2O_2 高 50 倍。

NO 也参与了对病原体的杀伤。NO 是由一氧化氮合成酶作用于精氨酸而产生，当 NO 与超氧负离子（O_2^-）相互作用时产生具有高活性的自由基——过氧亚硝基阴离子（$ONOO^-$），这些氧自由基、氮自由基可以攻击破坏病原体的脂质、蛋白质和核酸。

白细胞也可以通过颗粒中不依赖氧的物质杀伤病原体，包括杀菌通透性增加蛋白（bactericidal permeability-increasing protein，BPI）、溶菌酶（水解细胞壁）、乳铁蛋白和一组富含精氨酸的阳离子蛋白质，后者也能溶解细菌细胞壁，被称作杀菌素或防御素（defensin）。

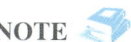

吞噬作用完成后,吞噬溶酶体内的 pH 降至 4~5,其内的酸性水解酶就可在此种合适的 pH 环境下有效地降解被杀伤的病原体。

通过吞噬细胞的上述杀伤作用,大多数病原微生物被杀伤、降解。但有些细菌(如结核杆菌),在白细胞内处于静止状态,仍具有生命力和繁殖力,且不易受抗生素和机体防御作用的影响。一旦机体抵抗力下降,这些病原体又能迅速繁殖,并可随吞噬细胞的游走而在体内播散。

吞噬作用完成以后,中性粒细胞很快经历细胞凋亡过程,随后被巨噬细胞摄入或者通过淋巴管引流清除,但这种吞噬导致的细胞凋亡依赖于白细胞表面整合素 Mac-1(CD11b)的存在,在急性炎症中这一分子的作用显得尤为重要。

2. 免疫作用 在炎症反应过程中参与免疫反应的白细胞主要有单核巨噬细胞、淋巴细胞和浆细胞。淋巴细胞多见于慢性炎症或病毒感染引起的炎症。当病原体等作为抗原进入体内,先由巨噬细胞吞噬处理抗原并将抗原信息呈递给 T 或 B 淋巴细胞,使淋巴细胞被致敏而活化。当其再次与相应抗原接触时,致敏的淋巴细胞可释放多种淋巴因子,发挥细胞免疫作用。

致敏的 T 淋巴细胞释放许多淋巴因子,其产生的淋巴毒素能直接杀伤带有特异性抗原的靶细胞;趋化因子如白介素-8(IL-8)能吸引巨噬细胞和中性粒细胞;游走抑制因子可抑制巨噬细胞或中性粒细胞移动分散,使其聚集于炎症区域内;巨噬细胞激活因子可增强巨噬细胞的吞噬和杀菌能力。B 淋巴细胞在抗原刺激下,可以增殖转化为浆细胞并产生抗体,引起体液免疫反应。

自然杀伤细胞(natural killer cell,NK 细胞)占外周血液循环中淋巴细胞的 10%~15%,不具有 T 淋巴细胞受体,也无细胞表面免疫球蛋白,其胞质内含丰富的嗜天青颗粒,故也称大颗粒淋巴细胞。NK 细胞无须先致敏即可溶解病毒感染的细胞,在病毒感染性疾病中发挥重要作用。

3. 组织损伤 必须强调,白细胞在激活、趋化和吞噬过程中,其产物不仅向溶酶体内外释放,也向细胞外基质释放。像溶酶体酶、氧源性的活性代谢产物和花生四烯酸代谢产物(前列腺素和白细胞三烯)等,这些产物本身均具有强烈的介导内皮细胞和组织损伤的作用。此外,坏死崩解的白细胞也能释放大量损伤性物质。这种白细胞介导的组织损伤在许多人类炎症性疾病中都能见到,如急性炎症性疾病中的肾小球肾炎、缺血再灌注损伤、急性移植排斥反应等,还有慢性炎症性疾病中的类风湿关节炎及动脉粥样硬化等。

(三)白细胞的缺陷

白细胞在机体的防御体系中具有极为重要的核心作用,如果白细胞的数量不足或功能障碍都会影响其吞噬和免疫功能,导致机体防御功能不健全,易于感染和反复感染,甚至危及生命。

1. 黏附缺陷 白细胞黏附缺陷症(LAD)为罕见的常染色体隐性遗传病。LAD-1 型是由于白细胞整合素 β_2 亚家族成员表达缺陷,导致白细胞黏附、迁移、吞噬和氧化激增反应障碍,引起患者反复的细菌感染和创伤愈合不良;LAD-2 型是由于岩藻糖代谢障碍使唾液酸化 LewisX 缺乏所致,其临床表现较 LAD-1 型轻,也表现为反复的细菌感染。

2. 吞噬溶酶体形成障碍 白细胞异常色素减退综合征(Chediak-Higashi 综合征)是常染色体隐性遗传性疾病,表现为吞噬体与溶酶体融合时发生障碍,以及细胞毒性 T 淋巴细胞不能正常分泌具有溶解作用的颗粒,导致严重的免疫缺陷和反复的细菌感染。艾滋病患者因为体内 CD4+ T 淋巴细胞被大量破坏而造成严重的免疫缺陷,常导致机会性感染而致死。

3. 杀菌活性障碍 由于吞噬细胞 NADPH 氧化酶某种成分的基因先天性遗传缺陷,导致依赖活性氧杀菌机制的缺陷,常引起慢性肉芽肿性疾病。

4. 骨髓白细胞生成障碍 造成白细胞数量减少,主要见于再生障碍性贫血、肿瘤的化学药物治疗及肿瘤广泛的骨转移等。

四、炎症介质

在炎症的反应中除了早期有神经介导作用之外,大多是通过一系列化学介质的作用实现的,尤其是急性炎症时,局部反应的每个阶段都与化学介质的作用密切相关。因此,我们把炎症过程中凡是参与、介导炎症反应的所有化学活性物质统称为炎症介质(inflammatory mediator)。

炎症介质种类繁多,生物活性强,作用机制复杂。但大都具有以下几个特点:①炎症介质可概括为外源性(如细菌及其产物)和内源性(来源于体液和细胞)两大类。在内源性炎症介质中,体液源性炎症介质一般以前体形式存在,经一系列蛋白水解酶等裂解后被激活而具有生物活性。细胞源性炎症介质则通常存在于细胞内颗粒中,在炎症刺激下分泌或体内合成后发挥作用。②大多数的炎症介质是通过与其靶细胞上的特异性受体结合而发挥生物学效应的,少数炎症介质具有直接的酶活性或介导毒性损害(如溶酶体蛋白酶或氧代谢产物)。③炎症介质可刺激靶细胞释放新的炎症介质,这些随后的炎症介质与原介质的作用可以相同、相似,也可以相反,从而可以放大或拮抗原介质的作用。④多数炎症介质半衰期很短,一旦被激活或从细胞内释放出来,很快衰变,或被酶灭活,或被清除,或被阻断等,机体就是通过这种调控体系使体内介质处于动态平衡。⑤炎症介质可以作用于一种或几种靶细胞,根据细胞或组织类型不同而有不同的生物学效应。⑥大多数炎症介质具有潜在的组织损伤效应。

(一)细胞源性的炎症介质

1. 血管活性胺(vasoactive amine) 血管活性胺类的主要代表是组胺(histamine)和5-羟色胺(5-hydroxytryptamine,5-HT),储存在细胞的分泌颗粒中,在急性炎症反应时最先释放。

组胺主要存在于肥大细胞的颗粒中,也存在于嗜碱粒细胞和血小板内。多种损伤(如机械性损伤、冷热刺激)、免疫反应(IgE抗体与肥大细胞相结合)、补体片段过敏毒素(C3a和C5a)、中性粒细胞阳离子蛋白以及某些细胞因子和神经肽等,均能诱发上述细胞脱颗粒释放组胺。此外组织内的组胺酸也能通过脱羧基形成组胺,组胺释放后可被组胺酶分解而灭活。

组胺的作用是使细动脉扩张和细静脉通透性增高,对嗜酸粒细胞有特异的趋化性。

5-羟色胺又称血清素(serotonin),主要存在于血小板和肠嗜铬细胞中,胶原、纤维蛋白酶、ADP和免疫复合物可刺激血小板发生释放反应,作用同组胺。

2. 花生四烯酸代谢产物 花生四烯酸(arachidonic acid,AA)是一种不饱和脂肪酸,广泛存在于细胞膜磷脂内,正常细胞无游离的AA。受磷脂酶A_2(phospholipase A_2,PLA_2)作用后释放出来,进而转化为炎症介质。炎症时引起AA释放的磷脂酶存在于所有细胞的胞质内,巨噬细胞的含量最高。任何使炎症细胞活化的因素都可活化PLA_2产生AA,其本身无炎症介质作用,当AA释放后经环氧化酶途径和脂质氧化酶途径生成前列腺素和白细胞三烯,以及通过其他途径生成脂氧素等代谢产物从而发挥炎症介质作用。

(1)前列腺素(prostaglandin,PG):AA经环氧化酶途径形成环化过氧化物即前列腺素G_2(prostaglandin G_2,PGG_2),并通过氧化物酶转化为前列腺素H_2(prostaglandin H_2,PGH_2)。PGH_2在不同组织中特异酶的作用下,分别在血小板内转化为血栓素(thromboxane A_2,TXA_2),在血管内皮细胞内转化为前列腺素I_2(PGI_2),在肥大细胞内转化为前列腺素E_2(PGE_2)、前列腺素D_2和F_2(PGD_2和PGF_2)。

(2)白细胞三烯(leukotriene,LT):在不同的脂氧化酶作用下,AA经脂氧化酶途径产生一组过氧化衍生物,如在中性粒细胞内,AA在5-脂氧化酶作用下产生的5-氢过氧化衍生物(5-HPETE),进而还原为5羟基二十碳四烯酸(5-HETE)或转化为各种白细胞三烯(包括LTA_4、LTB_4、LTC_4、LTD_4和LTE_4)。

(3)脂氧素(lipoxin,LX):脂氧素是近年新认知的一类由AA产生的生物活性物质,它们主要是通过转细胞生物合成机制(transcellular biosynthetic mechanism)形成,包括LXA_4、LAB_4。当血小板与白细胞相互作用时由中性粒细胞衍生的中间介质形成脂氧素,脂氧素可抑制中性粒细胞的黏着及趋化作用,促进单核细胞黏着。LXA_4可以因对抗LTC_4的缩血管作用,被认为是体内LT代谢的负调节因子。

AA的代谢产物是一组很重要的炎症介质,其作用:①扩血管作用:PGD_2、PGE_2、PGF_2和PGI_2是血管扩张剂,主要作用于小动脉,该效应启动虽较组胺慢,但作用可持续达数小时,它们还能加强组胺升高血管壁通透性的作用。LTC_4 和 LTD_4 对增高血管通透性的作用更强,其强度为组胺的 1000 倍。②趋化作用:5-HETE 和 LT 对白细胞都有趋化作用,其中 LTB_4 对中性粒细胞和单核巨噬细胞的趋化性最强。③其他:PGE_2 可引起疼痛,尤其能增强缓激肽的致痛作用,机制是降低痛阈,增加痛觉感受器的敏感性。PGE_2 还能引起发热。

临床上大多数抗炎类药物是通过抑制 AA 代谢而发挥作用。如解热镇痛类药物(阿司匹林、吲哚美辛等)就是通过抑制环氧化酶途径、减少 PG 的合成而达到治疗作用;齐留通可抑制脂氧化酶而减少 LT 的产生,用于治疗哮喘;还有糖皮质激素可通过抑制磷脂酶 A_2、环氧化酶减少 AA 及 PG 的产生而减轻炎症反应。

3. 细胞因子 细胞因子(cytokines)是由许多细胞产生的多肽类物质,主要由激活的淋巴细胞和单核巨噬细胞产生,也可来自内皮和上皮细胞。这些细胞因子可分为:①调节淋巴细胞活化、生长和分化的细胞因子,如 IL-2 促进淋巴细胞生长,而 TNF-β 则抑制生长;②调节自然免疫的细胞因子,如肿瘤坏死因子(TNF)和 IL-1;③细胞免疫中被活化的炎症细胞(特别是巨噬细胞)分泌的细胞因子,如 IFN-γ、IL-12;④对各种炎症细胞都具有趋化活性的细胞因子;⑤刺激造血的细胞因子,包括粒细胞-巨噬细胞集落刺激因子(GM-CSF)和 IL-3。

4. 血小板激活因子 血小板激活因子(platelet activating factor,PAF)是另一种磷脂衍生的炎症介质,由嗜碱性粒细胞、单核细胞和血管内皮细胞等产生,可直接作用于靶细胞或刺激白细胞合成其他炎症介质(如 PG、LT 等),还能增加血管通透性,促使白细胞聚集、黏着和趋化。

5. 溶酶体成分 中性粒细胞和单核细胞均含有多种溶酶体酶,像特异性颗粒中含有的溶菌酶、胶原酶和碱性磷酸酶,嗜天青颗粒中含有的髓过氧化物酶、酸性水解酶和多种中性蛋白酶(弹力蛋白酶、组织蛋白酶 G 和非特异性胶原酶)等,大多可致血管壁通透性增高并增强趋化作用,参与炎症反应;另外还可以通过溶酶体酶的降解作用而引起组织损伤。

6. 一氧化氮(NO)和氧自由基 一氧化氮(NO)是半衰期极短(仅几秒钟)的可溶性气体,主要由内皮细胞释放,作为炎症介质,其作用主要是使血管平滑肌松弛、血管扩张,抑制血小板的功能,减少血小板的聚集和黏附,抑制肥大细胞诱导的炎症,调节白细胞的聚集程度。另外,NO 通过代谢反应参与抗感染过程而发挥重要作用,同时也可造成组织损伤。

O_2^-、H_2O_2、OH^- 是在细胞内产生的主要氧自由基,而且还可与 NO 结合形成氮的中间产物,促使炎症反应的发生。一定程度的胞外氧自由基释放可以增加化学因子、细胞因子(如 IL-8)和内皮细胞性白细胞黏附分子等的表达,但释放过多将对机体产生损害,主要有:①内皮细胞损伤,致血管壁通透性增加;黏附的中性粒细胞激活后,不仅产生本身的毒性产物,还刺激内皮细胞的黄嘌呤氧化,产生更多的超氧化物。②抗蛋白酶的失活:例如 α_1-抗胰蛋白酶的失活,可以引起蛋白酶活性的异常升高,使细胞外基质破坏增加。③对其他细胞的损伤:如对肿瘤细胞、红细胞和实质细胞等的直接损伤。

7. 神经肽 如 P 物质,存在于肺和胃肠道的神经纤维,是导致血管扩张、增加血管壁通透性的强有力介质,还能传递疼痛信号、调节血压,刺激免疫细胞、内分泌细胞分泌。

主要炎症介质的种类及其生物学作用归纳如表 4-2 所示。

表 4-2 炎症中主要介质及其作用

作用	主要炎症介质
扩张血管	组胺、缓激肽、前列腺素(PGI_2、PGE_2、PGD_2、$PGF_{2\alpha}$)、NO
增加血管壁通透性	组胺、缓激肽、C3a 和 C5a、LTC_4、LTD_4、LTE_4、PAF、P 物质
趋化作用	LTB_4、C5a、细菌产物、阳离子蛋白、化学因子
发热	IL-1、IL-2、TNF-α、PGE_2
疼痛	PGE_2、缓激肽
组织损伤	氧自由基、溶酶体酶、NO

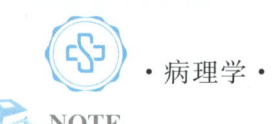

（二）体液源性的炎症介质

正常生理情况下，在血浆中存在的激肽系统、补体系统、凝血系统和纤维蛋白溶解系统这四大系统都与炎症反应相互关联，而且大多是炎症反应过程中的重要炎症介质。通常是以前体形式存在，需经蛋白酶裂解才能激活，又称为血浆源性的炎症介质。

1. 激肽系统　在激肽原酶的作用下，激肽系统由激肽原而产生血管活性肽，激肽系统的激活最终产生血管活性九肽，即缓激肽（bradykinin）。激肽原酶有血浆型和组织型两种。血浆型激肽原酶以非活化形式的前激肽原酶形式存在于循环血液中，其激活的中心环节是 Ⅻ 因子（Hageman 因子）的活化，当 Ⅻ 因子与胶原和基底膜等物质接触而活化时，形成前激肽原酶活化物，即 Ⅻa 因子，从而使前激肽原酶变为激肽原酶，在激肽原酶的作用下，激肽原转变为缓激肽；组织型激肽原酶存在于各种分泌液（唾液、胰液、泪液）以及尿和粪便中，它能水解激肽原生成舒血管肽，后者经氨基肽酶作用，转变为缓激肽。

缓激肽与组胺有类似的作用，能引起细动脉扩张，小静脉通透性升高以及血管以外的平滑肌收缩，可引起疼痛，但它无细胞趋化作用。在炎症介质中，缓激肽引起血管壁通透性升高的作用最为强烈。缓激肽很快被血浆或组织中的激肽酶灭活，它在血液中的半衰期小于 15 s，通过肺循环一次就能完全被灭活。因此，缓激肽的作用主要局限在血管通透性增加的早期。

2. 补体系统　补体系统中 C3 和 C5 是最重要的炎症介质。C3a 和 C5a 通过促进肥大细胞释放组胺使血管壁通透性升高和血管扩张。C5a 能激活花生四烯酸代谢中脂氧化酶通路，使中性粒细胞和单核细胞进一步释放炎症介质，促使中性粒细胞黏着于内皮细胞，对中性粒细胞和单核细胞有趋化作用；C3b 和 C3b$_i$ 结合于细菌细胞壁时具有调理作用，可增强中性粒细胞和吞噬细胞的吞噬能力。这些补体成分可被抗原、抗体和内毒素等激活，尤其重要的是细菌产物和 IL-8 等。此外，C3 和 C5 还能被存在于炎症渗出物中的多种蛋白水解酶激活，包括中性粒细胞释放的纤维蛋白溶酶和溶酶体酶。因而形成使中性粒细胞不断游出的自身环路，即补体对中性粒细胞有趋化作用，中性粒细胞释放的纤维蛋白溶酶和溶酶体酶又能激活补体。

3. 凝血系统和纤维蛋白溶解系统　Ⅻ 因子的活化不仅能启动激肽系统，同时还能启动凝血系统和纤维蛋白溶解系统。在凝血和纤溶过程中可以产生许多重要的炎症介质：①纤维蛋白多肽：凝血系统启动后纤维蛋白原转化生成为纤维蛋白，释放产物，能增加血管壁通透性，又是白细胞的趋化因子。②凝血酶：凝血酶原的活化产物，可增加白细胞的黏着性以及促进成纤维细胞的增生。③ Ⅹa 因子：凝血过程的中间产物，通过与效应细胞的蛋白酶受体-1 结合而作为急性炎症的介质，引起血管壁通透性增加和促进白细胞的渗出。④纤溶酶（plasmin）：纤溶酶原活化产物，其重要功能是活化 Ⅻ 因子，再通过激活激肽系统、凝血系统和纤溶系统发挥放大效应。⑤纤溶过程中，纤维蛋白的降解产物可增加血管壁的通透性，而纤溶酶可裂解补体 C3 生成 C3a，C3a 同时又降解纤维蛋白成为纤维蛋白降解产物，促进血管壁通透性升高和血管扩张。

五、急性炎症的形态学类型

根据炎症过程中基本病理变化特点的不同，急性炎症相应地分为变质性炎、渗出性炎和增生性炎三种类型。但这种分类是相对的，即使同一种致炎因素作用于同一机体，由于组织受损伤程度、致炎因子作用部位等的不同和机体免疫功能状态的变化，炎症的病变也不尽相同，且炎症的类型也可发生转化。因此，在临床实践过程中常常将炎症的形态学分类与病因学或病变部位结合起来进行综合考虑。

（一）变质性炎

变质性炎（alterative inflammation）是以组织细胞的变性、坏死为主要病变的炎症。各种炎症均有不同程度的变质性变化，但在变质性炎症时，变质性改变特别突出，而渗出和增生性反应相对较轻。

变质性炎症常见于心、肝、肾、脑等实质性器官,常见于某些重症感染、中毒及变态反应等,由于器官的实质细胞变性、坏死较为明显,常引起相应器官的功能障碍。如:急性重型病毒性肝炎时,肝细胞广泛坏死,出现严重的肝功能障碍;流行性乙型脑炎时,神经细胞变性、坏死及脑软化灶形成,造成严重的中枢神经系统功能障碍;白喉外毒素引起的中毒性心肌炎,心肌细胞变性坏死,导致严重的心功能障碍等。

(二)渗出性炎

渗出性炎(exudative inflammation)是指以渗出为主要病变的炎症,以炎症灶内有大量渗出物形成为主要特征。根据渗出物的主要成分和病变特点的不同,一般将渗出性炎分为浆液性炎、纤维蛋白性炎、化脓性炎、出血性炎等类型。

1. 浆液性炎 浆液性炎(serous inflammation)是以浆液渗出为主的渗出性炎症。渗出物中主要成分为含 2%~5%白蛋白的血清,其中混有少量细胞和纤维素。浆液性炎好发于皮肤、黏膜、浆膜(如胸膜、腹膜和心包膜等)、滑膜和疏松结缔组织等处。在疏松结缔组织处,炎症局部常形成炎性水肿;发生在皮肤的浆液性炎,渗出的浆液积聚于皮肤的表皮内和皮下形成水疱(图 4-6),如皮肤的浅Ⅱ度烫伤等;发生在黏膜的浆液性炎,例如,感冒初期,鼻黏膜排出大量浆液性分泌物形成浆液性卡他性炎;发生在浆膜的浆液性炎,如渗出性结核性胸膜炎,可引起胸水;发生在滑膜的浆液性炎,如风湿性关节炎,可引起关节腔积液。

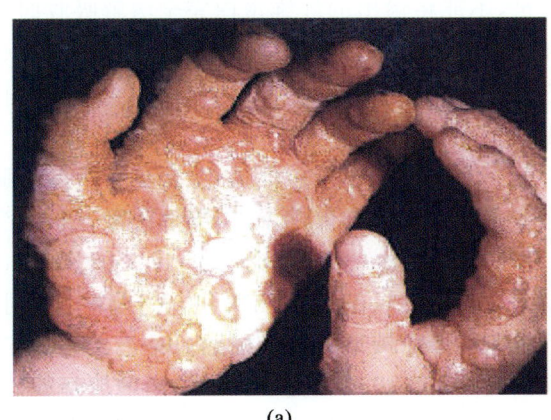
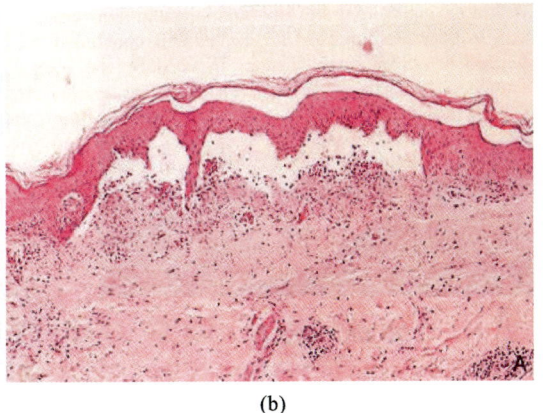

(a)　　　　　　　　　　　　　　　　(b)

图 4-6 皮肤的浆液性炎

浆液性炎一般较轻,病因消除后炎症很快就会消退。但有时因浆液渗出过多可导致较严重的后果。如喉炎时,严重的喉头炎性水肿可致呼吸困难;心包腔和胸腔大量炎性积液时,可压迫心、肺而影响其功能。

2. 纤维蛋白性炎 又称纤维素性炎(fibrinous inflammation),是以渗出物中含有大量纤维蛋白为特征的渗出性炎症。纤维蛋白是由血浆中纤维蛋白原渗出到血管外,在坏死组织释出的组织因子作用下,转化而成。在 HE 染色切片中纤维蛋白呈红染颗粒状、条索状或网状,又称纤维素。

纤维蛋白性炎多是由某些细菌毒素(如白喉杆菌、痢疾杆菌和肺炎球菌的毒素)或多种内源性、外源性毒素(如尿毒症时的尿素)所引起。常发生于黏膜(咽、喉、气管、肠)、浆膜(胸膜、腹膜和心包膜)和肺,发生在不同部位的纤维蛋白性炎有不同的病变特征。

发生在黏膜处的纤维蛋白性炎,渗出的纤维素、白细胞、坏死的黏膜组织及病原菌等在黏膜表面上可形成一层不连续的、灰白色的膜样物,称为"假膜",故由假膜引起的炎症又称"假膜性炎"(pseudomembranous inflammation),如白喉、细菌性痢疾(图 4-7)。由于局部组织结构特点不同,有的黏膜与其下组织结合疏松,所形成的假膜与深部组织结合较松而易于脱落,如气管白喉的假膜脱落后可阻塞支气管而引起窒息;而咽部白喉形成的假膜则与深部组织结合牢固不易脱落。

发生在浆膜处的纤维蛋白性炎,多见于胸膜和心包膜。少量的纤维蛋白渗出,可溶解吸收;大量

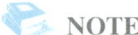
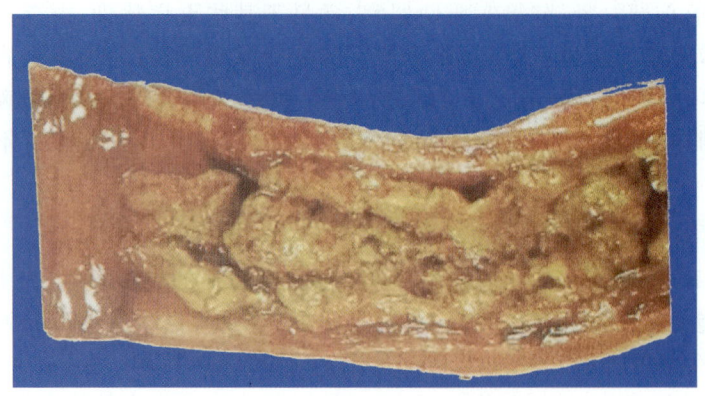

图 4-7　细菌性痢疾时形成的假膜

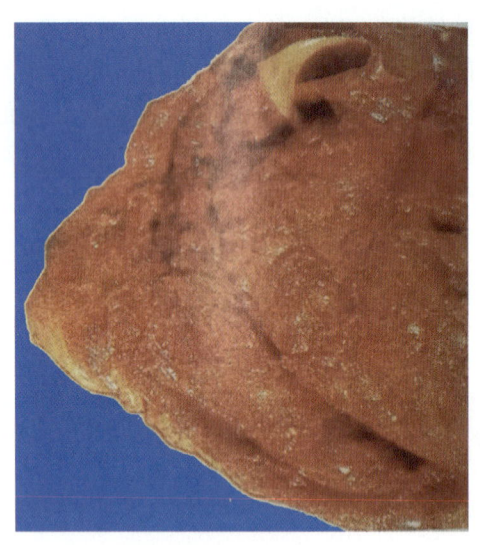

图 4-8　绒毛心

纤维蛋白渗出则容易发生机化,甚至导致浆膜腔闭塞,引起器官功能障碍。如纤维蛋白性心包炎,由于心脏的搏动,心包的脏、壁两层相互摩擦,使渗出在心包脏、壁两层的纤维蛋白被牵拉呈绒毛状,称为"绒毛心"(图4-8)。若中性粒细胞渗出较少,释出的蛋白水解酶相对不足,不能将渗出的纤维蛋白完全溶解吸收时,可通过肉芽组织的长入而发生机化,最后导致心包脏、壁两层的粘连及纤维化,甚至心包腔闭塞,严重影响心脏功能。

发生于肺的纤维蛋白性炎,主要见于大叶性肺炎,肺泡腔内有大量纤维蛋白渗出,导致弥漫性肺实变。

3. 化脓性炎　化脓性炎(purulent inflammation)是以大量的中性粒细胞渗出为主,并以伴有不同程度的组织坏死和脓液形成为特征的一种渗出性炎症。炎症局部大量中性粒细胞变性、坏死,崩解后释放的溶酶体酶将坏死组织溶解液化的过程称为化脓,所形成的液状物称为脓液(pus),其内主要含大量渗出的中性粒细胞和脓细胞(变性坏死的中性粒细胞),还含有细菌、被溶解的坏死组织碎片和少量浆液。

化脓性炎常常由葡萄球菌、链球菌、脑膜炎球菌、大肠杆菌等化脓菌引起,亦可因某些化学物质和机体坏死组织所致。因渗出物中的纤维素已被中性粒细胞释出的蛋白水解酶所溶解,故脓液一般不凝固。

化脓性炎症因发生的原因和部位的不同,可表现为不同的病变类型。

(1)表面化脓和积脓:表面化脓是指发生于黏膜或浆膜表面的化脓性炎症,其特点是脓性渗出物主要向黏膜或浆膜表面渗出,而黏膜下或浆膜下的病变相对较轻,因此也称之为脓性卡他(purulent catarrh),如化脓性尿道炎、化脓性支气管炎及化脓性脑膜炎。当化脓性炎症形成的脓液不能排除而潴留在浆膜腔内或某些管道内时称为积脓,如胸腔积脓、胆囊积脓等。

(2)蜂窝织炎:发生在疏松结缔组织的弥漫性化脓性炎症,称为蜂窝织炎(cellulitis)。常见于皮下组织、肌肉和阑尾等处。溶血性链球菌为其主要致病菌,因该菌能产生透明质酸酶,分解结缔组织中的透明质酸,使之崩解;链球菌又能产生链激酶,溶解纤维蛋白,使细菌容易沿着被降解的组织间隙蔓延扩散。其组织学特征是炎症局部组织高度水肿、中性粒细胞弥漫性浸润,与周围组织无明显分界(图4-9)。但局部组织一般不发生明显的坏死和溶解,故单纯蜂窝织炎痊愈后多不留痕迹。

(3)脓肿:发生在器官或组织内的局限性化脓性炎症,称脓肿(abscess),其主要特征为组织发生坏死、溶解,形成充满脓液的囊腔,即脓腔。

脓肿主要由金黄色葡萄球菌感染所致。该菌产生的血浆凝固酶可使渗出的纤维蛋白原转变为纤维蛋白,因而病变较局限。研究发现,金黄色葡萄球菌具有层粘连蛋白受体,可黏着于血管壁,并通过血管引起转移性脓肿。脓肿早期,在病原菌感染的局部,组织发生坏死和大量的中性粒细胞浸润,随后发生化脓并形成脓腔(图4-10)。脓肿后期,脓肿周围可出现肉芽组织增生,包绕脓肿形成脓肿膜,脓肿膜具有吸收脓液、限制炎症扩散的作用。小的脓肿,病原菌可被消灭,脓液可逐渐被吸收、消散,由肉芽组织修复愈合;大的脓肿由于脓液很多,吸收困难,需要切开排脓或穿刺抽脓,而后由肉芽组织代替修复。

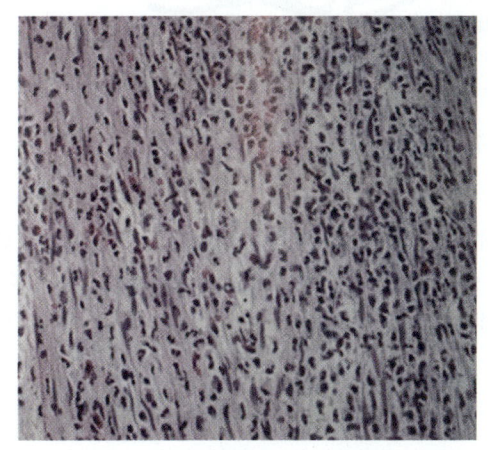

图 4-9 急性蜂窝织炎性阑尾炎

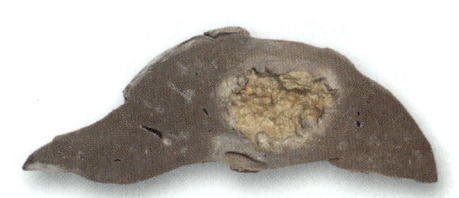

图 4-10 肝脓肿

疖(furuncle)是指毛囊、皮脂腺及其附近组织所发生的脓肿。疖中心部分液化、变软后,脓肿就可自行穿破。痈(carbuncle)是多个疖的融合,在皮下脂肪筋膜组织中形成多个相互沟通的脓肿,一般只有及时切开引流排脓后,局部方能修复愈合(图4-11)。

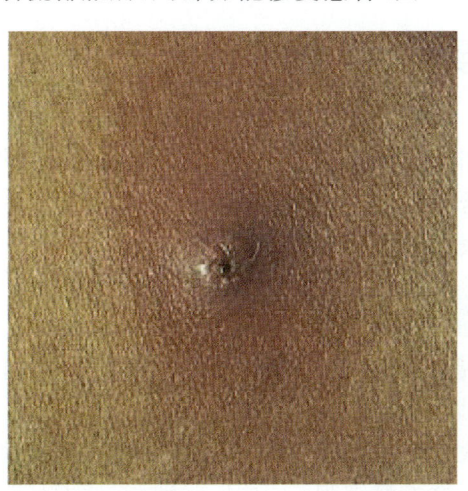
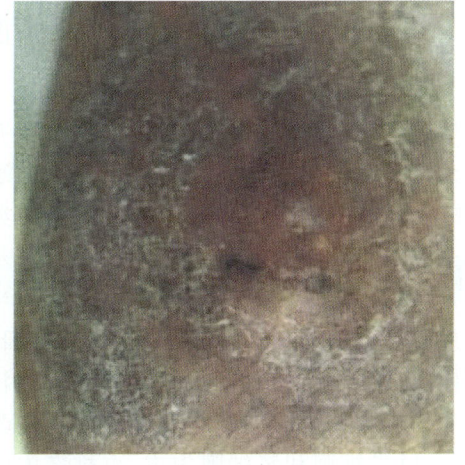

图 4-11 疖和痈

皮肤或黏膜的化脓性炎症,由于局部皮肤或黏膜坏死、崩解脱落,可形成局部缺损,称为溃疡(ulcer)。深部脓肿则向体表或自然管道穿破,形成窦道或瘘管。窦道(sinus)是指只有一个开口的病理性盲管;而瘘管(fistula)是指连接了体外与有腔器官之间或两个有腔器官之间的有两个以上开口的、两端相连的病理性管道。无论窦道还是瘘管,都是机体对应深部脓肿时所形成的排脓通道,例如,肛门周围组织的脓肿,可向皮肤穿破,形成窦道;也可既向皮肤穿破,又向肛管穿破,形成肛门-直肠瘘管(图4-12)。窦道或瘘管的管壁由肉芽组织构成,可长期不愈合,并从管中不断排出脓性渗出物。

4. 出血性炎 出血性炎(hemorrhagic inflammation)是一种以红细胞渗出为主的渗出性炎症。炎症局部的血管损伤严重,渗出物中含有大量红细胞。常见于一些烈性传染病,如流行性出血热、钩

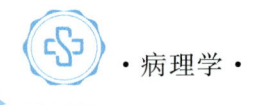

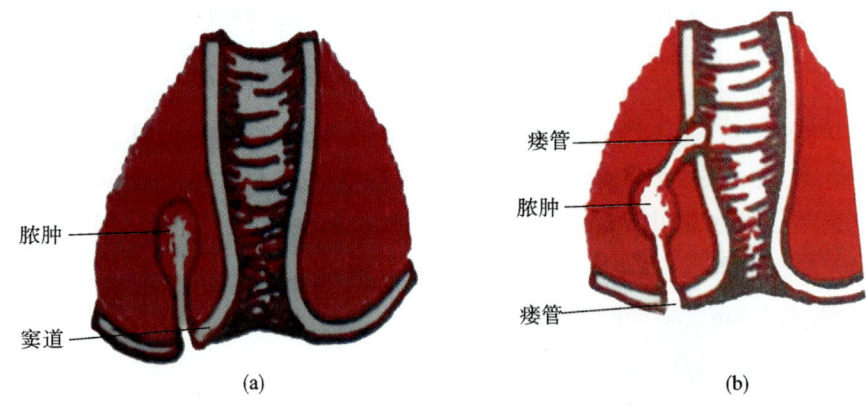

图 4-12　窦道和瘘管

端螺旋体病和鼠疫等。

　　上述各型炎症可以单独发生,亦可以混合存在,像出血性炎就很少独立出现,常常与其他类型的炎症合并存在,如浆液性出血性炎、纤维蛋白性出血性炎、化脓性出血性炎,浆液性纤维蛋白性炎、纤维蛋白性化脓性炎等。另外,在炎症的发展过程中,一种炎症类型可以转变成另一种炎症类型,如浆液性炎可以转变成纤维蛋白性炎或化脓性炎。

(三)增生性炎

　　以成纤维细胞、血管内皮细胞和组织细胞增生为主的炎症称增生性炎。常伴有淋巴细胞、浆细胞和巨噬细胞等慢性炎症细胞浸润。主要见于慢性炎症,但也有少数急性炎症是以细胞增生性改变为主,如:链球菌感染后的急性肾小球肾炎,病变以肾小球的血管内皮细胞和系膜细胞增生为主;伤寒时,病变以单核巨噬细胞增生为主等。

第三节　慢 性 炎 症

　　慢性炎症是指病程持续数周或超过半年的炎症,其中炎症反应、组织损伤和修复连绵不断、反复发生,甚至长达数年。慢性炎症可由急性炎症迁延而来,或由于致炎因子的刺激较轻并持续时间较长,一开始即呈慢性经过,也可隐匿发生而无急性炎症过程。

一、病因和机制

　　慢性炎症常见的病因包括病毒感染、持续的细菌(如结核杆菌等)和真菌感染、长期接触有潜在毒性的物质,自身免疫反应也是慢性炎症的重要原因之一。

　　慢性炎症的基本特征是局部病变多以增生性改变为主,变质和渗出性改变较轻;浸润的炎症细胞多以淋巴细胞、巨噬细胞和浆细胞为主,也称之为慢性炎症细胞。

　　巨噬细胞可来源于血液中的单核细胞、各种组织(肝、脾、淋巴结、肺泡)细胞及中枢神经系统的小胶质细胞,在慢性炎症的发生发展过程中发挥极为重要的核心作用。其作用概括为以下几点。①巨噬细胞是参与急性、慢性炎症的主要吞噬细胞;②巨噬细胞通过对抗原的处理和信息传递,介导细胞免疫和体液免疫反应,参与慢性炎症全过程;③巨噬细胞合成分泌多种生物活性物质,参与慢性炎症的组织损伤,促进成纤维细胞和血管内皮细胞增生及纤维化;④巨噬细胞可转化为特殊形态的炎症细胞(如上皮样细胞、多核巨细胞、泡沫细胞等),参与一些特殊类型的慢性炎症。

　　淋巴细胞受抗原信息刺激被致敏激活后,分别通过细胞免疫、体液免疫参与慢性炎症。嗜酸性粒细胞和肥大细胞也参与慢性炎症,但主要出现在与寄生虫感染、异物和(或)过敏性反应相关的慢性炎症过程。

二、类型

根据形态学特点,慢性炎症可分为特异性慢性炎症(肉芽肿性炎)和非特异性慢性炎症。

(一)非特异性慢性炎症

非特异性慢性炎症(non-specific chronic inflammation)又称为一般性慢性炎症。病变主要以增生为主,表现:①炎症细胞增生:淋巴细胞、浆细胞和巨噬细胞等慢性炎症细胞增生与浸润。②修复性增生:成纤维细胞、血管内皮细胞和组织细胞增生。③实质成分的增生:局部的被覆上皮、腺上皮和实质细胞也可增生。

非特异性慢性炎症的增生病变在某些特定部位也可以表现出特殊的形态特征。

1. 炎性息肉(inflammatory polyp)　在慢性致炎因子的长期作用下,局部黏膜上皮、腺体及间质增生而形成的突出于黏膜表面的、基底部常有细蒂的炎性肿块,称为炎性息肉。常见于鼻黏膜和子宫颈。炎性息肉大小不等,从数毫米至数厘米都有,镜下可见黏膜上皮、腺体和肉芽组织明显增生,间质水肿并有数量不等的淋巴细胞和浆细胞浸润(图 4-13)。

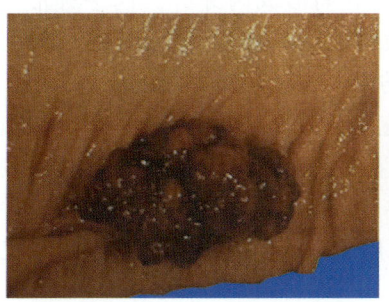
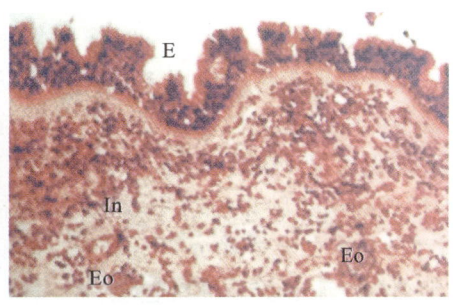

图 4-13　结肠息肉

2. 炎性假瘤(inflammatory pseudotumor)　慢性炎性增生时形成境界清楚的瘤样肿块,常发生于眼眶和肺(图 4-14)。组织学上炎性假瘤由肉芽组织、炎症细胞、增生的实质细胞及纤维组织构成。X 线检查时,其外形与肿瘤结节相似,因而被称之为炎性假瘤,应注意与真性肿瘤鉴别。特别是肺的炎性假瘤在组织结构上较为复杂,有肉芽组织增生、肺泡上皮增生(但无异型性)、肺泡内出血、含铁血黄素沉积、巨噬细胞反应等,并可有吞噬脂质的泡沫细胞和多核巨细胞。此外,还有淋巴细胞和浆细胞浸润。

(二)特异性慢性炎症——肉芽肿性炎

特异性慢性炎症是以形成肉芽肿为特征,因此,常称其为慢性肉芽肿性炎。

炎症时局部组织细胞以巨噬细胞及其衍生细胞增生为主,形成境界清楚的结节状病灶,此称为肉芽肿。以形成肉芽肿为特征的慢性炎症称为肉芽肿性炎(granulomatous inflammation),这是一种特殊类型的慢性增生性炎。肉芽肿中巨噬细胞来源于血液的单核细胞和局部增生的组织细胞。

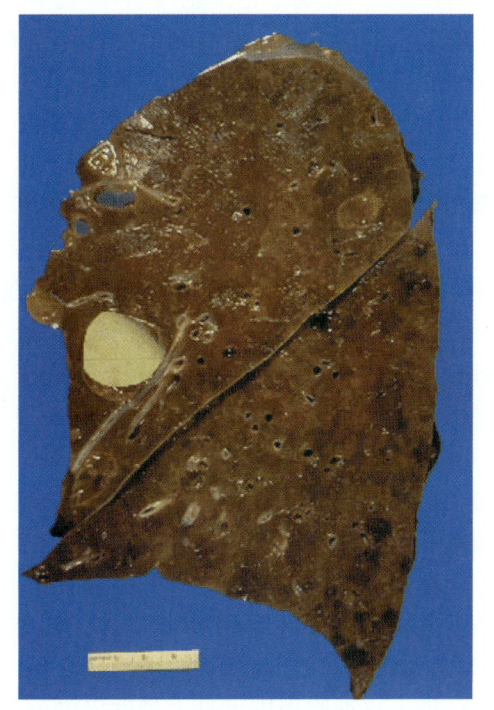

图 4-14　炎性假瘤

1. 类型　根据致炎因子的不同,肉芽肿性炎一般分为感染性肉芽肿和异物性肉芽肿等。

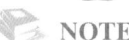

（1）感染性肉芽肿（infective granuloma）：由生物病原体如结核杆菌、伤寒杆菌、麻风杆菌、梅毒螺旋体、真菌和寄生虫等引起。常形成具有诊断价值的有特殊结构的结节状病灶。例如，结核病是由结核杆菌引起、形成的结核性肉芽肿。典型的结核性肉芽肿主要由上皮样细胞和一个或几个郎汉斯巨细胞（Langhans giant cell）组成；伤寒时形成伤寒肉芽肿（伤寒小结），主要由伤寒细胞聚集组成。

（2）异物性肉芽肿（foreign body granuloma）：由外科缝线、粉尘、滑石粉、木刺等异物引起。病变特征是以异物为中心，围以数量不等的巨噬细胞、异物巨细胞、成纤维细胞和淋巴细胞等，形成结节状病灶。

（3）原因不明的肉芽肿：除上述两种常见的肉芽肿外，还有一些病因不明的肉芽肿，如结节病肉芽肿（sarcoidosis granuloma）。发病学上，主要为免疫系统障碍。这种细胞能产生单核细胞趋化因子，吸引单核细胞在组织中聚集并转化为巨噬细胞，在巨噬细胞游走抑制因子作用下，巨噬细胞在炎症区聚集并转化为上皮样细胞，后者大量释放血管紧张素转化酶、胶原酶等，因此，结节病肉芽肿具有明显的纤维化和玻璃样变性倾向。

2. 组织发生　在炎症过程中，肉芽肿是否形成以及需多长时间形成，取决于炎性损伤因子和机体的防御状态。例如，在皮下注射活的卡介苗（BCG）后的 3 周形成肉芽肿。肉芽肿形成初期，通过渗出性和增生性炎症反应本身而持续下去。一旦炎性刺激物被巨噬细胞清除，则肉芽肿也可消失。

肉芽肿的组织发生在很大程度上取决于机体的防御状态、刺激物的抗原特性以及相应的免疫反应中抗原的量还是抗体的量占优势。在抗原抗体反应中过剩的抗原引起中性粒细胞的趋化反应，过剩的抗体诱导单核细胞趋化反应；而难以破坏的抗原在细胞免疫中则引起类上皮细胞反应。根据刺激物的毒性情况，形成的肉芽肿有长期和短期之分，并伴有相应多种细胞成分的更新换代。

3. 组成　肉芽肿病变的基本构成，包括上皮样细胞聚集、多核巨细胞形成和淋巴细胞浸润，其病灶周围常有成纤维细胞增生和胶原纤维包绕。

以典型的结核结节为例，结核性肉芽肿中心部为干酪样坏死，坏死灶周围可见大量上皮样细胞和郎汉斯巨细胞，外层淋巴细胞浸润，周边有成纤维细胞和胶原纤维分布。其中上皮样细胞是结核性肉芽肿中最重要的成分。结核结节中心的干酪样坏死，内含坏死的组织细胞、白细胞和结核杆菌，组织坏死彻底，镜下仅见一些无定形的颗粒状物质，这可能是细胞介导免疫反应的结果。

上皮样细胞（epithelioid cell）胞体较大，胞质丰富，其胞核呈圆形或卵圆形，染色质少，呈空泡状，可见核仁，形态和排列与上皮细胞类似。电镜下，上皮样细胞的胞质富于内质网、核糖体、高尔基复合体等，这表明其功能增强。细胞之间境界不清，多分布于干酪样坏死灶周围。

研究认为，上皮样细胞是因巨噬细胞吞噬一些不能被消化的细菌或受到其他抗原物质的长期刺激转化而来的。超微结构和功能上与巨噬细胞相比有较大变化。①核内常染色质增多，提示 DNA 激活；②核仁增大可靠近核膜，提示 rRNA 合成增强；③胞质中富有内质网、核糖体、高尔基复合体等，提示酶的合成和分泌功能增强。由此看出，上皮样细胞具有明显的细胞外分泌功能，它们可能通过分泌一些化学物质而杀伤细胞周围的细菌，同时在宿主健康组织与细菌之间形成一条隔离带。

结核性肉芽肿中多核巨细胞（multinucleated giant cell）又称为朗汉斯巨细胞。其特征是，细胞胞体很大，直径达 40～50 μm，胞质丰富，细胞核数可从几个到几十个，甚至百余个，排列在细胞周边部，呈马蹄形、花环状或成堆。朗汉斯巨细胞多位于干酪样坏死周围，由上皮样细胞融合而成。

异物性多核巨细胞（foreign body multinucleated giant cell），是由多个巨噬细胞围绕在刺激物周围并互相融合而成，以增强吞噬能力。常见于不易被消化的较大异物（如手术缝线、石棉纤维等）和代谢产物（如痛风的尿酸盐结晶）周围。

在类上皮细胞周围可见大量淋巴细胞浸润。

结核结节周边常有成纤维细胞及胶原纤维分布。

第四节　炎症的局部表现和全身反应

一、炎症的局部表现

炎症的局部表现以体表部位的急性炎症最为显著,常表现为红、肿、热、痛和功能障碍。

1. 红　由炎症病灶内血管扩张充血所致。炎症初期由于动脉性充血,局部氧合血红蛋白增多,故呈鲜红色。随着炎症的发展,血流缓慢,淤血,甚至血流停滞,局部组织含有的还原血红蛋白增多,渐呈暗红色。

2. 肿　损伤部位急性炎症时局部充血或液体渗出,形成局部组织炎性水肿,局部组织肿胀。慢性炎症时,组织和细胞的增生也可引起局部肿胀。

3. 热　由急性损伤部位局部组织动脉性充血,血流量增多、血流速度加快、代谢增强、产热增多所致。另外渗出的白细胞产生的白细胞介素-1(IL-1)、肿瘤坏死因子(TNF)及前列腺素 E(PGE)等均可引起发热。

4. 痛　炎症局部疼痛与多种因素有关。局部炎症病灶内钾离子、氢离子的积聚,尤其是炎症介质诸如前列腺素、5-羟色胺、缓激肽等的刺激是引起疼痛的主要原因。缓激肽的浓度为 $10^{-7} \sim 10^{-6}$ g/mL 时即能引起疼痛;炎症病灶内渗出物造成组织肿胀,张力增高,压迫神经末梢也可引起疼痛,故疏松组织发炎时疼痛相对较轻,而牙髓和骨膜的炎症往往引起剧痛;此外,发炎的器官肿大,使富含感觉神经末梢的被膜张力增加,神经末梢受牵拉而引起疼痛。

5. 功能障碍　原因很多,如炎症灶内实质细胞变性、坏死、代谢功能异常,炎性渗出物造成的机械性阻塞、压迫等,都可能引起发炎器官的功能障碍。疼痛也可影响肢体的活动功能。

二、炎症的全身反应

炎症病变虽然发生在局部,但局部病变与整体又相互影响。在比较严重的炎症性疾病,特别是病原微生物在体内蔓延扩散时,常出现明显的全身性反应。同时也可伴随着一些全身的不适、嗜睡、厌食等相应的其他反应。

(一) 发热

病原微生物感染常常引起发热(fever)。引起发热的化学物质称致热原(pyrogen)。致热原可分为外源性和内源性两类。外源性致热原主要有细菌释放的内毒素、病毒、立克次体和疟原虫等病原微生物;内源性致热原主要是中性粒细胞、单核巨噬细胞和嗜酸粒细胞所释放的产物,在白细胞释放的细胞因子中,IL-1、IL-6、TNF-α 和干扰素(interferon)等均可引起发热。外源性致热原不直接致热,而是通过激活白细胞释放内源性致热原而引起发热。

激活白细胞释放的 IL-1、IL-6、TNF,是介导炎症急性期全身反应的重要细胞因子。IL-1、TNF 和干扰素作用于下丘脑的体温调节中枢,诱导产生前列腺素引起发热。阿司匹林和非甾体抗炎药可通过抑制前列腺素的产生而起退热作用。

一定程度的体温升高,能使机体代谢增强,促进抗体形成,增强吞噬细胞的吞噬功能和肝脏的屏障解毒功能,从而提高机体防御功能。但发热超过了一定程度或长期发热,则可干扰机体代谢,引起多个系统特别是中枢神经系统的功能紊乱,甚至是实质细胞的变性、坏死。如果炎症病变十分严重,体温反而不升高,往往提示机体反应性差、抵抗力低下,是预后不良的征兆。

(二) 外周血白细胞增多

外周血白细胞增多是炎症最重要、最常见的全身反应,也是机体防御反应的一种表现。在急性炎症,尤其是细菌感染所致急性炎症时,末梢血白细胞计数可明显增高,主要以中性粒细胞计数增高为

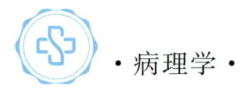
主,病毒感染或慢性炎症时表现为淋巴细胞计数增高,嗜酸性粒细胞计数增高则见于寄生虫感染和过敏反应。

外周血白细胞增多主要是由于 IL-1 和 TNF 等刺激骨髓中白细胞储存库使其释放加速,以提高机体的防御能力。在严重感染时,外周血液中常常出现幼稚的中性粒细胞比例增加的现象,即临床上所称的核左移(left shift)。这种白细胞的增多恰恰反映了患者对感染的抵抗力较强和感染程度较重。较长时间的感染还可以通过集落刺激因子(CSF)的产生而促进骨髓造血前体细胞的增殖。

然而在某些炎症性疾病过程中,如伤寒、病毒性疾病(流感、病毒性肝炎和传染性非典型肺炎)、立克次体感染及某些自身免疫性疾病(如 SLE)等,血中白细胞往往不增加,有时反而减少,其机制尚在研究中。

(三)单核吞噬细胞系统增生

单核吞噬细胞系统细胞增生是机体提高防御反应能力的重要表现。在炎症尤其是病原微生物引起的炎症过程中,全身单核吞噬细胞系统的细胞常有不同程度的增生。常表现为局部淋巴结、肝、脾的肿大。肝、脾、骨髓、淋巴结中的巨噬细胞增生,吞噬消化能力增强。淋巴组织中的 T、B 淋巴细胞也反应性增生,同时释放淋巴因子和分泌抗体的功能增强。

(四)实质器官病变

炎症较严重时,由于病原微生物及其毒素的损伤、局部血液循环障碍、发热等诸多因素的相互协同作用,心、肝、肾等器官的实质细胞可发生不同程度的变性、坏死,造成不同程度的器官功能障碍。

三、全身炎症反应综合征

全身炎症反应综合征(systemic inflammatory response syndrome,SIRS)是指继发于严重创伤、感染、组织坏死和组织缺血再灌注损伤等所引起的以细胞因子等炎症介质呈失控性释放为特征的全身性失控性炎症反应(uncontrolled inflammatory response)状态。1991 年,美国胸科医师学会(ACCP)和危重病医学会(SCCM)共同提出了全身炎症反应综合征的概念,并指出凡具有下列 2 项或 2 项以上者可诊断为 SIRS:①体温>38 ℃或<36 ℃;②心率>90 次/分;③呼吸频率>20 次/分或 $PaCO_2$<4.3 kPa;④白细胞计数>12.0×10⁹/L 或<4.0×10⁹/L 或中性杆状核白细胞>10%。对此诊断标准目前尚有不同看法。由各种感染引起的 SIRS 被定义为脓毒症(sepsis)。

Bone 将感染、创伤等导致 SIRS 的发展过程划分为三个阶段:①局部炎症反应阶段:局部损伤或感染导致细胞因子等炎症介质在组织局部释放,诱导炎症细胞向局部聚集,促进病原微生物、异物的清除和组织修复,对机体发挥保护作用。②有限的全身性炎症反应阶段:少量的炎症介质进入循环,介导吞噬细胞和血小板等聚集,同时内源性的炎症介质拮抗剂也适量释放,制约着炎症介质的进一步释放,内环境依然维持稳定。③全身性炎症反应失控阶段:大量炎症介质进入循环,刺激炎症介质瀑布样释放,而内源性炎症介质拮抗剂生成不足,不足以制约其作用,致使炎症介质由保护性作用转变为自身破坏性作用,毛细血管内皮的完整性受到破坏,远隔器官也因此受到影响而出现功能障碍。

第五节 炎症的经过和结局

一、影响炎症过程的因素

许多因素都影响着炎症反应过程的发生发展,影响炎症过程的因素可概括为致炎因子的因素、全身性因素和局部因素。

致炎因子的因素,取决于致炎因子的类型、强度(毒力、数量)及作用时间的长短;全身性因素包括机体的免疫、营养和内分泌状态等;局部因素则包括局部的血液循环状态、炎症渗出物和异物是否被

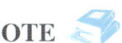

清除或通畅引流等。

白细胞减少、白细胞功能缺陷和补体缺乏会影响机体防御功能,如艾滋病后期,机体丧失抗感染能力而导致继发性全身性感染。细胞和体液免疫缺陷也可影响致敏淋巴细胞和抗体的产生。全身性营养状态不良既影响机体的抗病能力,也影响机体的修复能力。糖尿病患者对致病因子的抵抗能力较低,易发生感染,感染也容易持续较长时间。糖皮质激素可减弱炎症反应,但同时也可以降低机体对致病因子的清除和杀伤作用,甚至可引起病原微生物在机体内的播散。因此,致炎因子引起的损伤与机体抗损伤反应决定着炎症的发生、发展和结局。

二、炎症的结局

如损伤过程占优势,则炎症加重,并向全身扩散;如抗损伤反应占优势,则炎症逐渐趋向痊愈。若损伤因子持续存在,或机体的抵抗力较弱,则炎症转变为慢性。炎症的结局,可有以下三种情况。

(一)痊愈

多数情况下,由于机体抵抗力较强,或经过适当治疗,病原微生物被消灭,炎症区坏死组织和渗出物被溶解、吸收,通过周围健康细胞的再生达到修复,最后完全恢复组织原来的结构和功能,称为完全痊愈。如炎症灶内坏死范围较广,或渗出的纤维素较多,不容易完全溶解、吸收,则由肉芽组织修复,留下瘢痕。不能完全恢复原有的结构和功能,称为不完全痊愈。如果瘢痕组织形成过多或发生在某些重要器官,可引起明显功能障碍。

(二)迁延不愈或转为慢性

如果机体抵抗力低下或治疗不彻底,致炎因子在短期内不能清除,在机体内持续存在或反复作用,可以反复不断地损伤组织,导致炎症过程迁延不愈,从急性炎症转化为慢性炎症,病情可时轻时重。如慢性病毒性肝炎、慢性胆囊炎等。

(三)蔓延播散

在患者抵抗力低下或病原微生物毒力强、数量多的情况下,病原微生物可不断繁殖并直接沿组织间隙向周围组织、器官蔓延,向全身播散。

1. 局部蔓延 炎症局部的病原微生物可经组织间隙或自然管道向周围组织和器官蔓延,或向全身扩散。如肺结核,当机体抵抗力低下时,结核杆菌可沿组织间隙蔓延,使病灶扩大;亦可沿支气管播散,在肺的其他部位形成新的结核病灶。

2. 淋巴道播散 病原微生物经组织间隙侵入淋巴管,引起淋巴管炎,进而随淋巴液进入局部淋巴结,引起局部淋巴结炎。如上肢感染引起腋窝淋巴结炎,下肢感染引起腹股沟淋巴结炎。淋巴道的这些变化有时可限制感染的扩散,但感染严重时,病原体可通过淋巴入血,引起血道播散。

3. 血道播散 炎症病灶的病原微生物侵入血液循环或其毒素被吸收入血,可引起菌血症、毒血症、败血症和脓毒败血症等。

(1)菌血症(bacteremia):炎症病灶的细菌经血管或淋巴管侵入血流,从血流中可查到细菌,但无全身中毒症状,称为菌血症。一些炎症性疾病的早期都有菌血症,如大叶性肺炎等。此时血培养或淤点涂片,可找到细菌。在菌血症阶段,肝、脾、淋巴结的吞噬细胞可组成一道防线,以清除病原体。

(2)毒血症(toxemia):细菌的毒素或毒性产物被吸收入血,引起全身中毒症状,称为毒血症。临床上出现高热、寒战等中毒症状,常同时伴有心、肝、肾等实质细胞的变性或坏死,但血培养阴性,即找不到细菌。严重者可出现中毒性休克。

(3)败血症(septicemia):侵入血液中的细菌大量生长繁殖,并产生毒素,引起全身中毒症状和病理变化,称为败血症。患者除有严重毒血症临床表现外,还常出现皮肤、黏膜的多发性出血斑点,脾肿大及全身淋巴结肿大等。此时血培养常可找到细菌。

(4)脓毒败血症(septicopyemia):由化脓菌引起的败血症进一步发展,细菌随血流到达全身,在肺、肾、肝、脑等处发生多发性脓肿,称为脓毒血症或脓毒败血症。这些脓肿通常较小,较均匀散布在器官中。镜下,脓肿的中央及尚存的毛细血管或小血管中常见到细菌菌落(栓子),说明脓肿是由栓塞于器官毛细血管的化脓菌所引起,故称之为栓塞性脓肿(embolic abscess)或转移性脓肿(metastatic abscess)。

小结

　　炎症是指具有血管系统的活体组织对各种损伤因子的刺激所产生的一种以血管反应为中心的防御性反应。炎症是人类多种疾病的基本病理过程,其中局部的血管反应是炎症过程的主要特征,也是防御反应的中心环节。任何能够引起组织损伤的因素都可引起炎症。炎症最基本的病理变化概括为变质、渗出和增生。渗出性病变是炎症最具有特征性的改变,也是急性炎症的重要标志。急性炎症渗出的全过程包括血管反应、液体渗出及白细胞渗出,炎症灶浸润的炎症细胞发挥吞噬和免疫作用。按病程炎症可分为急性、慢性、亚急性及超急性炎症,临床最常见急性和慢性炎症。根据渗出物不同,急性炎症又分为浆液性、纤维蛋白性、化脓性及出血性炎,慢性炎症也分为非特异性炎和肉芽肿性炎。不同类型的炎症有不同的病变特点,但炎症在局部大多表现为红、肿、热、痛和功能障碍,同时也伴有全身反应。炎症的最终目的是局限、消除致病因子,吸收和清除坏死的细胞,修复组织缺损,恢复器官功能。

(沈阳医学院　张玲)

能力检测

第五章　肿　　瘤

肿瘤(tumor)是一类常见病、多发病,其中恶性肿瘤已成为危害人类健康和生命的重大疾病之一。2013 年 12 月,世界卫生组织(WHO)公布了 2012 年全球肿瘤流行病统计数据报告,包括全球 184 个国家和地区 28 种癌症的发病率、死亡率、患病率等。数据显示:2012 年全球新增约 1410 万例癌症病例,癌症死亡人数达 820 万。世界范围内最常见的癌症依次为肺癌(180 万,13.0%)、乳腺癌(170 万,11.9%)和结直肠癌(140 万,9.7%),最主要致死癌症为肺癌(160 万,19.4%)、肝癌(80 万,9.1%)和胃癌(70 万,8.8%)。在欧美一些国家,恶性肿瘤的死亡率仅次于心血管系统疾病而居第二位。在我国,肿瘤的发病率和病死率呈加速上升趋势,农村人口中恶性肿瘤死亡率居死因的第三位(105.57/10万),男性为 109.99/10 万,女性为 77.76/10 万;而城市人口中居死因第一位(139.28/10 万),男性为166.92/10 万,女性为 109.99/10 万。我国常见的 10 大恶性肿瘤按死亡率高低排列为肺癌、肝癌、胃癌、食管癌、结肠癌、白血病、淋巴瘤、子宫颈癌、鼻咽癌、乳腺癌等,其中男性以肺癌、肝癌、胃癌、食管癌、结肠癌为常见,女性则以乳腺癌、肺癌、胃癌、结肠癌、肝癌等为常见。无论是从发病率还是死亡率来看,肺癌均高居榜首。

长期以来,世界各国对肿瘤的病因学、发病学及其预防开展了深入的研究,虽然取得了一定的进展,但对肿瘤的发生原因、发生机制和生物学特性仍认知不足,肿瘤本质尚未被完全揭示出来。再加上环境等因素的影响,恶性肿瘤的发病人数仍在逐年增加。因此,对肿瘤的基础理论及其防治的研究仍是 21 世纪医学乃至整个生命科学领域研究的重点。

第一节　概　　述

一、肿瘤的概念

肿瘤是机体在各种致瘤因素作用下,局部组织的易感细胞基因调控异常,导致其克隆性异常增生而形成的新生物。这种新生物形成的过程称为肿瘤形成,常表现为局部肿块,因而得名。

肿瘤形成是从局部组织的一种易感的正常细胞起源,经过转化逐渐增殖、生长,具有了异常的形态、代谢和功能。这是机体的细胞异常增殖的结果。导致肿瘤形成的细胞增生称为肿瘤性增生(neoplastic proliferation),常表现为机体局部的肿块(mass),谓之实体瘤(solid tumor)。人体肿瘤大多数属于实体瘤,但某些肿瘤性疾病(如血液系统的恶性肿瘤白血病)并不一定形成局部肿块。

肿瘤性增生与机体在生理状态下或在炎症、损伤修复时的增生(即非肿瘤性增生或反应性增生)有着本质上的区别:①肿瘤性增生与整个机体不协调、不相适应,对机体有害无益;②肿瘤性增生一般是克隆性的,即一个肿瘤中的肿瘤细胞群,是由发生了肿瘤性转化(neoplastic transformation)的单个亲代细胞经过反复分裂、繁殖产生的子代细胞所组成,这一特点称为肿瘤的克隆性(clonality);③肿瘤细胞在形态、代谢和功能上均有异常,不同程度地丧失分化成熟的能力;④肿瘤细胞生长旺盛,呈持续性生长,失去控制,并有相对自主性,即使致瘤因素不存在时,仍能继续生长。这些均提示肿瘤细胞的遗传异常可以传给其子代细胞。

而非肿瘤性增生是在生理状态下或在炎症、损伤修复等病理状态下增生,如子宫内膜周期性增生、炎症时巨噬细胞增生、组织损伤时肉芽组织增生等,始终处于机体的精确调控之下,增生的细胞具有正常的形态、代谢和功能，分化成熟，并在一定程度上能恢复原来正常组织的结构和功能，一旦原因消除，细胞便可停止增生。这类增生有的属于正常新陈代谢的细胞更新，有的是针对一定刺激或损伤的应答反应，皆为机体生存所需。值得注意的是，非肿瘤性增生在某些慢性炎症时有可能转变为肿瘤性增生。

根据肿瘤生物学特性及其对机体的危害不同，一般将肿瘤分为良性和恶性两大类。这种分类在肿瘤的诊断、治疗和判定预后上均具有十分重要的现实意义。

二、肿瘤的一般形态和结构

（一）肿瘤的大体形态

肿瘤的大体形态可谓多种多样，并可在一定程度上有助于判断肿瘤的类型和良、恶性。

1. 肿瘤的数目和大小　肿瘤数目不一，通常为一个（单发），有时为多个（多发）。大小不一，差别很大，小者极小，甚至在显微镜下才能发现，如上皮组织的原位癌（carcinoma in situ，CIS）；大者直径可达数十厘米，可重达数千克乃至数十千克。

一般来说，肿瘤的大小与肿瘤的良、恶性，生长时间和发生部位有一定关系。生长于体表或较大的体腔（如腹腔）内的肿瘤有时可长得很大，生长于狭小腔道（如颅腔、椎管）内的肿瘤则一般较小。大的肿瘤通常生长缓慢，生长时间较长，且多为良性。恶性肿瘤一般生长迅速，短期内即可转移和致死，故一般长得不大。

2. 肿瘤形状　肿瘤的形状多种多样，有息肉状、乳头状、绒毛状、结节状、分叶状、囊状、菜花状、蕈状、浸润性包块状、弥漫性肥厚状和溃疡状等（图 5-1）。肿瘤形状上的差异一般与其发生部位、组织来源、生长方式和肿瘤的良、恶性密切相关。

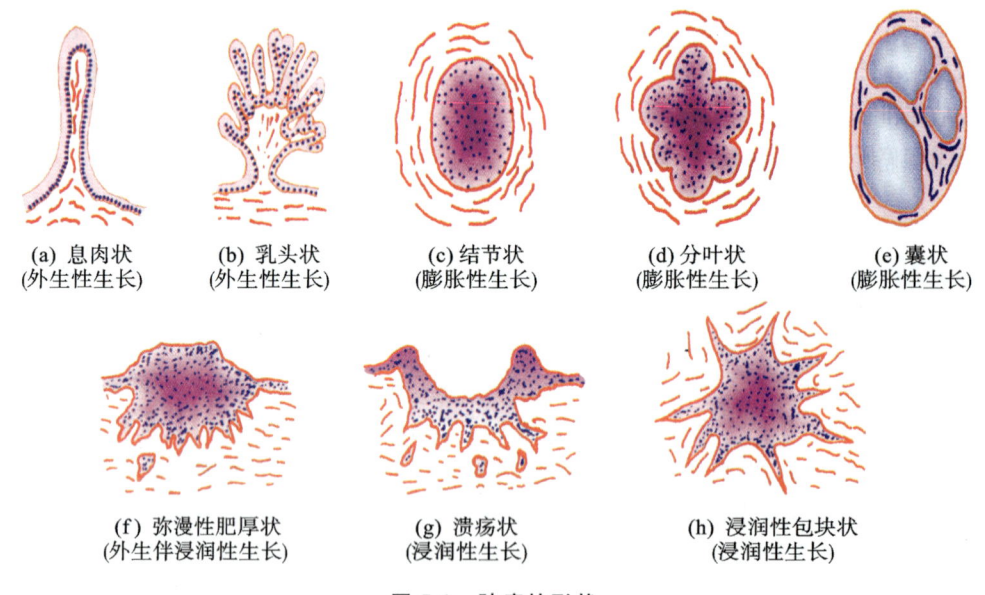

图 5-1　肿瘤的形状

3. 肿瘤的颜色　大多与肿瘤组织起源、血供情况、色素多少、有无出血坏死等情况有关。良性肿瘤的颜色一般接近其起源正常组织的颜色，如血管瘤多呈红色或暗红色，脂肪瘤呈黄色。恶性肿瘤的切面色泽不均，多呈灰白、灰红色或各种不同的颜色。有时可从肿瘤的色泽大致推测出肿瘤的类型，如血管瘤多呈红色或暗红色，脂肪瘤呈黄色，黑色素瘤多呈黑色，绿色瘤呈绿色等。

4. 肿瘤的硬度　肿瘤的硬度（质地）一般较周围正常组织稍硬，这与肿瘤的种类、瘤细胞与间质的比例以及有无变性坏死等有关，不同来源的肿瘤差别较大。如骨瘤、软骨瘤很硬，脂肪瘤、脑星形细胞瘤质软。位于间质的肿瘤一般较软，反之则较硬；瘤组织发生坏死时变软，有钙盐沉着（钙化）或骨质形成(骨化)时则变硬。

(二)肿瘤的组织结构

虽然肿瘤的组织结构形态多种多样,但是基本的组织结构都可分为实质和间质两个部分。这也是肿瘤组织诊断的基础,但绒毛膜癌和白血病(无间质)除外。

1. 肿瘤的实质(parenchyma of tumor)　肿瘤内肿瘤细胞的总称,是肿瘤的主要成分。肿瘤的生物学性质和类型主要是由肿瘤的实质决定的。人体几乎所有组织都可以发生肿瘤,因此肿瘤实质的形态也是多种多样的。通常根据肿瘤的实质细胞形态来识别各种肿瘤的组织来源,判断其分化程度、异型性大小,进行肿瘤的分类、命名和组织学诊断,确定肿瘤的良、恶性。

不同的肿瘤具有不同的实质。肿瘤的实质通常只有一种成分,但少数肿瘤可以含有两种甚至多种实质成分。如:乳腺纤维腺瘤含有纤维组织和腺组织两种实质成分;畸胎瘤含有三个胚层来源的异常增生和分化的多种实质成分等。

2. 肿瘤的间质(mesenchyma stroma)　除肿瘤实质以外的所有肿瘤成分,一般由结缔组织和血管组成,也可有淋巴管。肿瘤的间质成分不具特异性,任何肿瘤的间质成分可能都一样,对肿瘤的实质起支持和营养的作用,这也是恶性肿瘤浸润和转移的重要途径和条件,肿瘤的实质和间质之间既相互依赖又相互影响。通常生长缓慢的肿瘤,其间质血管较少;而生长迅速的肿瘤,其间质血管或淋巴管较丰富。此外,肿瘤间质内往往有数量不等的白细胞和其他免疫细胞,这是机体对肿瘤组织的免疫反应。在肿瘤结缔组织间质中除成纤维细胞外,还有肌成纤维细胞(myofibroblast),此种细胞的增生、收缩和形成胶原纤维包绕肿瘤细胞,可能对肿瘤细胞的运动和浸润过程有限制作用;同时也可能与引起乳腺癌所致乳头回缩、食管癌及肠癌所致的管壁僵硬和狭窄等现象有关。

第二节　肿瘤的异型性

肿瘤组织无论在细胞形态和组织结构上,都与其来源的正常组织有不同程度的差异,这种差异称为异型性(atypia)。肿瘤异型性的大小反映了肿瘤组织的成熟程度(即肿瘤的分化程度,degree of tumor differentiation)。

分化(differentiation)在胚胎学中指幼稚或原始细胞发育成为成熟细胞的过程,在肿瘤学中则是指肿瘤细胞和组织与其来源的细胞和组织的相似程度。异型性小者,说明肿瘤与其来源的正常细胞和组织相似,肿瘤组织(细胞)分化程度高;异型性大者,表示肿瘤与其来源的正常细胞和组织不相似,肿瘤组织(细胞)分化程度低。因此,异型性的大小是区别肿瘤性增生和非肿瘤性增生,诊断良、恶性肿瘤以及判断恶性肿瘤的恶性程度高低的主要组织学依据。恶性肿瘤常具有明显的异型性。

有的恶性肿瘤的细胞分化程度极低或主要由未分化细胞(undifferentiated cell)构成,这种缺乏分化的状态称为间变(anaplasia),瘤细胞明显间变的肿瘤称为间变性肿瘤(anaplastic tumor)。

间变一词的原意是指"退性发育"或"退分化",即去分化。指的是已分化的成熟细胞和组织倒退分化,返回到原始或幼稚状态。在现代病理学中,间变指的是恶性肿瘤细胞缺乏分化的状态,异型性显著。间变的肿瘤细胞具有明显的多形性(pleomorphism),即肿瘤细胞彼此大小和形状上有很大变异。因此,有时很难确定其组织来源。

肿瘤的异型性表现为组织结构的异型性和细胞形态的异型性两个方面(图5-2)。

一、肿瘤组织结构的异型性

肿瘤组织结构的异型性是指肿瘤组织在空间排列方式上(包括细胞的极向、排列的结构,以及其与间质的关系等方面)与其来源的正常组织的差异(图5-3)。例如,正常上皮组织的细胞层次数量和排列方式有明显的规律,但发生肿瘤时细胞层次增多,细胞排列方式也会出现不同程度的紊乱。由于良性肿瘤的细胞异型性不明显,一般与其来源的正常细胞相似,因此诊断良性肿瘤的主要依据是其组织结构的异型性。例如,纤维瘤的瘤细胞和正常纤维细胞很相似,只是其排列与正常纤维组织不同,呈编织状而且致密,并有完整的包膜。恶性肿瘤组织结构异型性明显,肿瘤细胞排列更为紊乱,失去正常的排列结构、层次或极向。如:从纤维组织发生的恶性肿瘤——纤维肉瘤,肿瘤细胞很多,且大小不等,胶原纤维很少,排列更紊乱,与正常纤维组织的结构相差较远;从腺上皮发生的恶性肿瘤——腺癌,其腺体的大小和形状十分不规则,排列也较乱,腺上皮细胞排列失去极向,紧密重叠或呈多层,并可有乳头状增生。

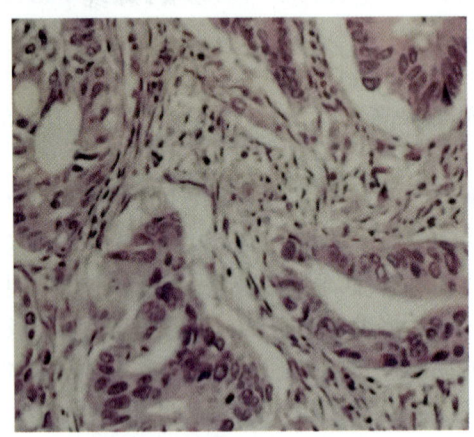

图 5-2　肿瘤的异型性(肠腺癌)

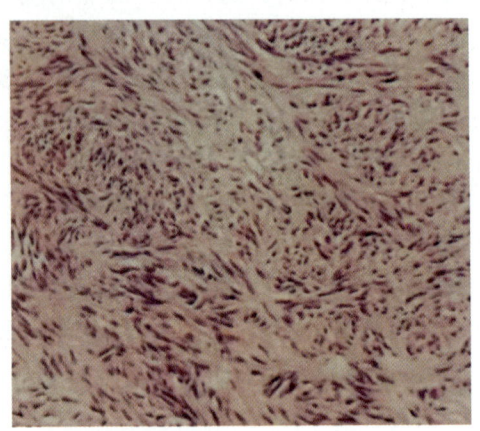

图 5-3　肿瘤组织结构的异型性(平滑肌瘤)

肿瘤细胞呈束状、编织状排列,

组织结构异型性明显,而细胞形态异型性不明显

二、肿瘤细胞形态的异型性

良性肿瘤细胞一般与其来源的正常细胞相似,分化比较成熟,异型性小;而恶性肿瘤细胞具有高度的异型性,特别是细胞核异型性,这是恶性肿瘤病理诊断的重要依据。主要表现为以下几个方面。

(一)肿瘤细胞的多形性

恶性肿瘤细胞形态及大小极不一致,但普遍较正常细胞大,可呈圆形、椭圆形或多边形,有的呈梭形或不规则形,形状多种多样;肿瘤细胞大小差异也较大,小的至淋巴细胞大小,大的数十倍于正常细胞,把体积巨大的肿瘤细胞称为瘤巨细胞(tumor giant cell)。

(二)肿瘤细胞核的多形性

恶性肿瘤细胞核的体积大,谓之核肥大,通常细胞核与细胞质的比例较正常增大(正常为1:(4～6),恶性肿瘤细胞则接近1:1)。核的大小、形状和染色不一,并可出现双核、多核、巨核或畸形核。由于核内DNA增多,常规HE染色可见瘤细胞核染色加深,染色质呈粗颗粒状,分布不均匀,常堆积在核膜下,使核膜显得"增厚了"。核仁肥大,数目增多,可达3～5个。细胞核的有丝分裂象(mitotic figure)不同程度地增多,甚至出现不对称性、多极性及顿挫性等核分裂象。这些核分裂象完全不同于正常细胞核分裂象,称之为病理性核分裂象(图5-4),对诊断恶性肿瘤具有重要的意义。肿瘤细胞核的多形性(pleomorphism)常为恶性肿瘤的重要形态特征。

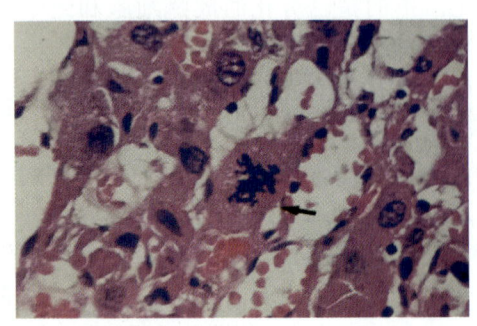

图 5-4　病理性核分裂象

(三)肿瘤细胞胞质的改变

恶性肿瘤细胞的胞质内由于核蛋白体增多而嗜碱性增强。有些肿瘤细胞可产生异常分泌物或代谢产物而具有不同特点,如激素、黏液、糖原、脂质、角质和色素等,可借助于组织化学或免疫组织化学染色来区别良、恶性肿瘤,判断肿瘤组织来源。

(四)肿瘤细胞超微结构的改变

电镜下可以观察到肿瘤细胞胞质内的一些能提示肿瘤来源或分化方向的细胞器。如神经内分泌颗粒(neuroendocrine granule),提示为神经内分泌肿瘤;张力原纤维(tonofibril)和细胞间桥粒(desmosome),提示为鳞状细胞来源;而肌丝(myofilament)和致密体(dense body)则提示平滑肌源性肿瘤。超微结构对鉴别肿瘤的起源有一定的作用,尤其在鉴别癌和肉瘤、鳞癌和腺癌以及黑色素瘤的诊断上。但目前尚未发现可以区别良、恶性肿瘤的特殊超微结构改变。

第三节 肿瘤的生长和扩散

具有局部浸润和远处转移能力是恶性肿瘤最重要的生物学特性,也是恶性肿瘤威胁患者健康与生命的主要原因。因此对肿瘤生长与扩散的生物学特性的研究已成为肿瘤病理学的重要内容。

一、肿瘤的生长

(一)肿瘤的生长方式

肿瘤的生长方式(growth pattern)主要有三种:膨胀性生长、外生性生长和浸润性生长。

1. 膨胀性生长(expansive growth) 大多数发生在器官或组织内的良性肿瘤所表现的生长方式。肿瘤逐渐增大,如同吹大的气球推开或挤压四周组织,而不侵袭周围的正常组织。因此,肿瘤往往呈结节状,有完整包膜,与周围组织分界清楚(图5-5)。对周围组织的影响主要是挤压和阻塞。临床检查时肿瘤移动性良好,手术容易切除,切除后也不复发。

2. 浸润性生长(infiltrating growth) 大多数恶性肿瘤的生长方式。肿瘤细胞分裂增生,侵入周围组织间隙、淋巴管和血管内,像树根扎入土壤一样,浸润并破坏周围组织。因此呈这类生长方式的肿瘤无包膜,与邻近组织紧密连接在一起而无明显界限(图5-6)。临床检查时肿瘤的移动性差或固定。手术切除范围应扩大,否则术后易复发。

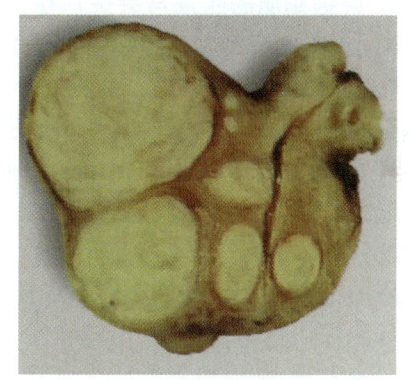

图 5-5 肿瘤的膨胀性生长

多发性的子宫平滑肌瘤,切面见子宫肌壁间
数个肿瘤,边界清楚,呈膨胀性生长

3. 外生性生长(exophytic growth) 发生在体表、体腔或管道器官(如消化道、泌尿道等)表面的肿瘤,常向表面生长,形成向外突起的乳头状、息肉状、蕈状或菜花状肿物(图5-7)。良、恶性肿瘤都可呈现外生性生长,但恶性肿瘤在向表面呈外生性生长的同时,其基底部往往呈浸润性生长,而且常由于其生长迅速、血液供应不足,容易发生坏死脱落而形成底部不平、边缘隆起的恶性溃疡。

(二)肿瘤的生长速度及生长动力学

肿瘤的生长速度主要取决于肿瘤细胞的分化成熟程度。一般来讲,成熟程度高、分化好的良性肿瘤生长缓慢,可长达几年甚至十几年,如果短期内生长突然加快,应考虑有恶变的可能;而成熟程度低、分化差的恶性肿瘤则生长较快,短期内即可形成明显肿块,并且由于血管形成及营养供应相对不足,易发生出血、坏死等继发改变。影响肿瘤细胞生长速度的因素很多,主要与以下三个因素有关。

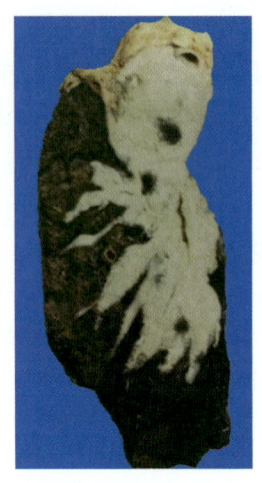

图 5-6　肿瘤的浸润性生长
肺癌癌组织像树根扎入土壤一样,向周围组织蔓延、浸润性生长

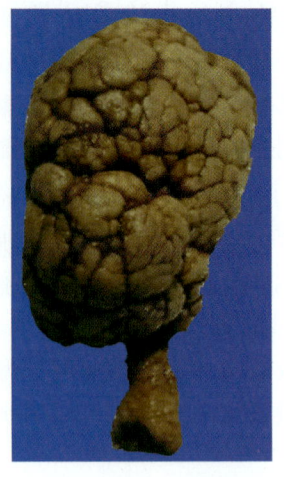

图 5-7　肿瘤的外生性生长
皮肤的乳头状瘤向表面呈外生性生长

1. 生长分数(growth fraction)　肿瘤细胞生长分数是指肿瘤群体细胞中处于增殖阶段(S 期＋G_2期)的细胞比例。生长分数越大,肿瘤生长越迅速;反之,则生长缓慢。在细胞恶性转化初期,绝大多数细胞处于分裂期,所以生长分数很高。但随着肿瘤的持续生长,不断有瘤细胞发生分化而离开增殖阶段,使得大多数肿瘤细胞处于 G_0 期。即使是生长迅速的肿瘤,如肺小细胞癌,其生长分数也只占 20％左右。目前大多数化学抗癌药物是针对处于分裂期的细胞,因此,生长分数高的肿瘤(如高度恶性的淋巴瘤)对于化学药物治疗特别敏感;而实体瘤(如结肠癌)生长分数低,故对化学药物治疗相对不敏感。

2. 肿瘤细胞的生成与丢失　在一个肿瘤细胞群体中,既有新细胞不断产生,同时又有肿瘤细胞因不断凋亡、坏死而丢失,这两者之间的平衡状态直接影响肿瘤组织的生长速度。肿瘤的生长主要取决于肿瘤细胞的生成大于丢失的程度。在生长分数相对较高的肿瘤(如急性白血病和肺小细胞癌),肿瘤细胞的生成远大于丢失,其生长速度要比生成稍大于丢失的肿瘤(如结肠癌)快得多。

3. 肿瘤血管形成(tumor angiogenesis)　肿瘤血管形成是指实体性肿瘤在机体内诱导形成新生血管的过程。临床与动物实验证实,如果没有新生血管形成来供应营养,肿瘤在达到 1～2 mm 的直径和厚度(10^7个细胞左右)时将不再增大。因此,具有诱导血管形成的能力是恶性肿瘤细胞生长、浸润和转移的前提之一。肿瘤血管形成能力的启动不仅导致肿瘤细胞数的迅速增加,而且增加了肿瘤转移的危险性。

研究发现,肿瘤血管形成受血管生成因子(angiogenesis factor)和抗血管生成因子调控。肿瘤细胞和周围的炎症细胞能产生一类血管生成因子,如血管内皮细胞生长因子(vascular endothelial growth factor,VEGF)、成纤维细胞生长因子(fibroblast growth factor,FGF)、转化生长因子-α(transforming growth factor-α,TGF-α)、血小板源性生长因子(platelet derived growth factor,PDGF)和肿瘤坏死因子-α(tumor necrosis factor-α,TNF-α)等,它们能通过受体与相应的靶细胞结合,有增加内皮细胞的化学趋向性(趋化性)、促进血管内皮细胞分裂和毛细血管出芽生长、诱导蛋白溶解酶生成和有利于内皮细胞芽穿透基质等功能。肿瘤血管形成对肿瘤生长起灌流作用,既为肿瘤生长提供营养,又为肿瘤转移准备了有利条件。肿瘤细胞不仅可以产生血管生成因子,也可以诱导多种抗血管生成因子形成。野生型 p53 基因可以诱导血小板反应蛋白 1(thrombospondin 1)的形成从而抑制肿瘤血管形成。此外还发现血管抑素(angiostatin)、内皮抑素(endostatin)和脉管抑素等也具有潜在抑制血管形成的作用。抑制肿瘤血管形成已成为肿瘤治疗的一个新途径。

二、肿瘤的扩散

呈浸润性生长的肿瘤,不仅可以在原发部位继续生长,并向周围组织直接蔓延,而且还可以通过多种途径扩散到身体其他部位(转移),谓之为肿瘤的扩散(spread of tumor),是恶性肿瘤的主要特征。

(一)肿瘤的扩散方式

1. 侵袭(invasion) 恶性肿瘤连续不断地浸润、破坏周围组织器官的生长状态为侵袭,也即直接蔓延(direct spreading)。恶性肿瘤细胞随着增生,常常连续不断地沿着组织间隙,淋巴管、血管的外周间隙,神经束膜浸润,破坏邻近正常器官和组织,并继续生长。如:胰头癌可蔓延到肝脏、十二指肠;晚期乳腺癌可穿过胸肌和胸腔蔓延至肺脏。

2. 转移(metastasis) 恶性肿瘤细胞从原发部位侵入淋巴管、血管或体腔,迁徙到别处而继续生长,形成与原发瘤(primary tumor)同样类型的肿瘤,这个过程称为转移。所形成的肿瘤称为转移瘤(metastatic tumor)或继发瘤(secondary tumor)。转移瘤大小不一,单个或多个,可在同一组织和器官先后形成多个,也可在不同组织和器官先后形成。直径≤1 mm(约 10^6 个瘤细胞)的转移瘤称为微转移(micrometastasis)或隐性转移(occult metastasis)。常见的转移途径有以下几种。

(1)淋巴道转移(lymphatic metastasis):上皮组织源性恶性肿瘤多经淋巴道转移。恶性肿瘤细胞侵入淋巴管(图 5-8)后,随淋巴流首先到达局部淋巴结,聚集于边缘窦,继续增殖发展为淋巴结内转移瘤。如乳腺癌常先转移到同侧腋窝淋巴结,肺癌首先转移到肺门淋巴结等。

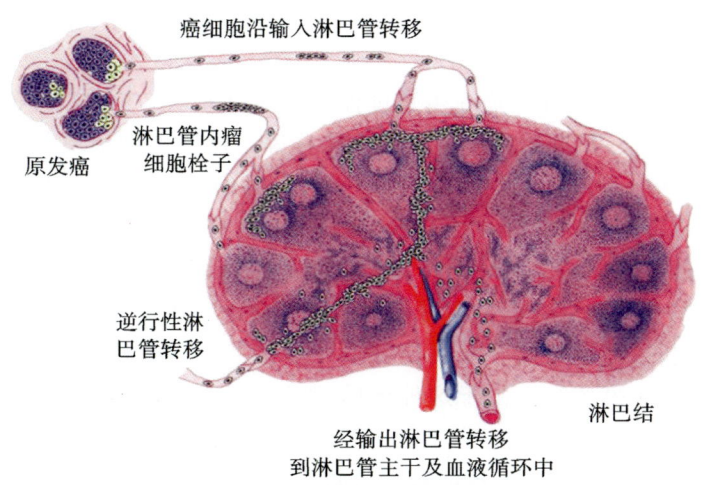

癌细胞沿输入淋巴管转移

淋巴管内瘤细胞栓子

原发癌

逆行性淋巴管转移

淋巴结

经输出淋巴管转移到淋巴管主干及血液循环中

图 5-8 肿瘤淋巴道转移

癌细胞首先侵入淋巴结边缘窦,而后累及整个淋巴结

转移瘤自淋巴结边缘开始生长,逐渐累及整个淋巴结,受累的淋巴结逐渐增大、变硬,切面呈灰白色。有时由于瘤组织浸出被膜而使多个淋巴结相互融合成团块。局部淋巴结转移后,可继续转移至下一站的其他淋巴结,最后可经胸导管进入血流再继续发生血行转移。有的肿瘤可以发生逆行转移或越过引流淋巴结发生跳跃式转移(skip metastasis)。在临床上最常见的癌转移淋巴结是左锁骨上淋巴结,其原发部位多位于肺和胃肠道。

(2)血行转移(hematogenous metastasis):恶性肿瘤细胞侵入血管后可随血流到达远隔器官继续生长,形成转移瘤。各种恶性肿瘤均可发生,尤多见于肉瘤、肾癌、肝癌、甲状腺滤泡性癌及绒毛膜癌。肿瘤细胞多经毛细血管与小静脉(管壁较薄)直接入血,亦可经淋巴管—胸导管或经淋巴—静脉通路入血。进入血管系统的肿瘤细胞常与纤维蛋白及血小板共同黏聚成团,称为瘤栓(tumor embolus),可阻塞于靶器官的小血管内,由此介导内皮细胞损伤。肿瘤细胞可自内皮损伤处或内皮之间穿出血管,侵入组织内增殖,形成转移瘤。血行转移的途径与栓子运行途径相同,即进入体循环静脉的肿瘤细胞经右心到肺,在肺内形成转移瘤,如绒毛膜癌的肺转移等;侵入门静脉系统的肿瘤细胞,首先发生肝转移,如胃、肠癌的肝转移等;侵入肺静脉的肿瘤细胞,或肺内转移瘤通过肺毛细血管而进入肺静脉的肿瘤细胞,可经左心随主动脉血流到达全身各器官,常见转移到脑、骨、肾及肾上腺等处;侵入与椎静脉丛有吻合支的静脉内的肿瘤细胞,可引起脊椎及脑内转移,如前列腺癌的脊椎转移等。

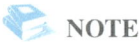

血行转移可见于许多器官,但最常见的是肺,其次是肝和骨。故临床上恶性肿瘤患者应进行肺、肝、骨的影像学常规检查,判断其有无血行转移,以确定临床分期和治疗方案。血行转移瘤的形态学特点是边界相对清楚,常多发、散在分布,多位于器官表面近被膜处,有时由于瘤结节中央出血、坏死而下陷,可形成"癌脐"。

（3）种植性转移（seeding metastasis）:又称体腔转移。当肿瘤细胞侵及体腔器官表面时,肿瘤细胞可以脱落,像播种一样种植在体腔内各器官的表面甚至侵入其下生长,形成转移瘤。如胃癌破坏胃壁突破浆膜后,可在腹腔和盆腔脏器表面形成广泛的种植性转移。卵巢的 Krukenberg 瘤多为胃黏液癌经腹腔种植到卵巢表面浆膜再侵入卵巢所形成的肿瘤;肺癌常在胸腔形成广泛的种植性转移;脑部恶性肿瘤,如小脑的髓母细胞瘤亦可经过脑脊液转移到脑的其他部位,形成种植性转移。经体腔转移常伴有肿瘤性体腔积液和脏器间的癌性粘连,积液多为血性,其内含有脱落的癌细胞,可供细胞学检查。值得注意的是,手术也可造成医源性种植（implantation）,虽然可能性较小,但应尽量避免。

（二）恶性肿瘤侵袭和转移的机制

恶性肿瘤的侵袭和转移是由一系列步骤组成的连续的复杂过程,其详细的机制至今尚未完全明了。研究表明:具有侵袭能力的亚克隆瘤细胞的出现和肿瘤内的血管形成对肿瘤的局部侵袭和转移起着非常重要的作用,其侵袭和转移与肿瘤细胞的分子遗传特性、生物学特性、细胞外基质的改变及受累组织器官的微环境密切相关。

1. 肿瘤的演进与异质化 恶性肿瘤在生长过程中变得越来越富有侵袭性的现象称为肿瘤的演进（progression）,包括生长加快、浸润周围组织和远处转移等。这种生物学现象的出现与肿瘤的异质化有关。肿瘤的异质化（heterogeneity）是指由单克隆来源的肿瘤细胞在生长过程中形成在侵袭能力、生长速度、对激素的反应、对抗癌药和放射治疗的敏感性等方面有所不同的亚克隆的过程。其原因是在肿瘤的生长过程中,可能有附加的基因突变作用于不同的肿瘤细胞,使得肿瘤细胞的亚克隆获得不同的特性。例如,需要较多生长因子的亚克隆可因生长因子缺乏而不能生长,而有些需要较少生长因子的亚克隆在此时即可生长。机体的抗肿瘤反应可杀死那些具有较高抗原性的亚克隆,而抗原性低的亚克隆则可以逃避机体的免疫监视。由于这种选择,肿瘤生长过程中能保留那些适应存活、生长、浸润与转移的亚克隆。

2. 局部侵袭 以癌为例,癌细胞的浸润转移大致归纳为以下四个步骤。

第一步是癌细胞表面黏附分子减少:正常上皮细胞之间通过各种细胞黏附分子（cell adhesion molecule，CAM）,如上皮钙黏素（E-cadherin）,将其彼此黏着在一起,不能单独分离。当恶性肿瘤发生局部浸润时,由细胞黏附分子介导的肿瘤细胞间的黏附力减弱,使细胞彼此容易分离。在腺癌、鳞癌及尿路上皮细胞癌中,癌细胞中上皮钙黏素表达减少,使得癌细胞彼此易于分离、迁移,便于进一步与基底膜附着。

第二步是癌细胞与基底膜的紧密附着:正常上皮细胞与基底膜的附着是通过上皮细胞表面的整合素（integrin）与其配体结合来实现的,如整合素 VLA-6（受体）能与基底膜的层粘连蛋白（laminin，LN）（配体）结合而使上皮细胞定向附着。癌细胞有更多的 LN 受体,使其更容易与基底膜黏附。例如,乳腺癌与结肠癌细胞表面的 LN 受体密度与其侵袭性呈正相关。此外,癌细胞还可表达多种整合素,如 VLA-5、VLA-1 等,能与细胞外基质（extracellular matrix，ECM）中纤维连接蛋白（fibronectin，FN）、玻连蛋白（vitronectin）和胶原等配体结合来实现与 ECM 的黏附。

第三步是细胞外基质（ECM）的降解（degradation）:在癌细胞与基底膜紧密接触的 4～8 h,ECM 的成分如 LN、FN、蛋白多糖和Ⅳ型胶原纤维可被癌细胞直接分泌的蛋白溶解酶（包括Ⅳ型胶原酶、尿激酶型纤溶酶原激活物、组织蛋白酶 D 等）溶解,使基底膜产生局部的缺损,利于癌细胞通过;癌细胞也可诱导宿主间质细胞（如成纤维细胞、巨噬细胞）产生蛋白酶,亦使 ECM 溶解,为癌细胞的浸润、出入血管或淋巴管创造条件。

第四步是癌细胞的游出（emigration）:癌细胞借助于自身的阿米巴样运动通过被降解的基底膜缺

损处游出。目前已发现的肿瘤细胞产生的自分泌移动因子(autocrine motility factor),如肝细胞生长因子(hepatocyte growth factor)和胸腺素 β15(thymosin β15),可介导癌细胞的移动,促进癌细胞的浸润和转移。癌细胞穿过基底膜后,重复上述步骤,进一步降解 ECM,在间质中移动,其降解产物还可促进血管形成和肿瘤生长,到达血管壁时,癌细胞以同样的方式穿过基底膜进入血管。癌细胞不仅局部侵袭原发器官,而且还能突破被膜向邻近器官侵袭生长。

3. 转移 肿瘤远处转移主要依赖于血管生成,淋巴管生成可能也有重要作用,还需要肿瘤细胞的强侵袭力、肿瘤细胞的高转移潜能、足够多数量的肿瘤细胞以及适合转移的组织微环境等,即转移的发生需要肿瘤细胞和有利于转移瘤细胞生长的局部组织微环境。这就是肿瘤转移机制中所谓的"种子与土壤"学说。

以肿瘤的血行转移为例,进入血管的肿瘤细胞能够形成新的转移灶的可能性小于千分之一。单个肿瘤细胞绝大多数被机体的自然杀伤细胞消灭。但是被血小板凝集成团的肿瘤细胞形成肿瘤细胞栓子,不易被消灭,并可与栓塞处的血管内皮细胞黏附,然后以前述机制穿过血管内皮和基底膜,形成新的转移灶(图 5-9)。由于肿瘤的异质化,具有高侵袭性的肿瘤瘤细胞亚克隆更容易形成广泛的血道播散。正常 T 淋巴细胞表面有一种 CD44 黏附分子,可以通过识别毛细血管后静脉内皮上的透明质酸而使其回到特定的淋巴组织。近年来发现,肿瘤细胞可表达 CD44 变异型分子(如 V6、V8 等),并与其转移有关。结肠癌 CD44V6 的高表达提示其具有高转移性。

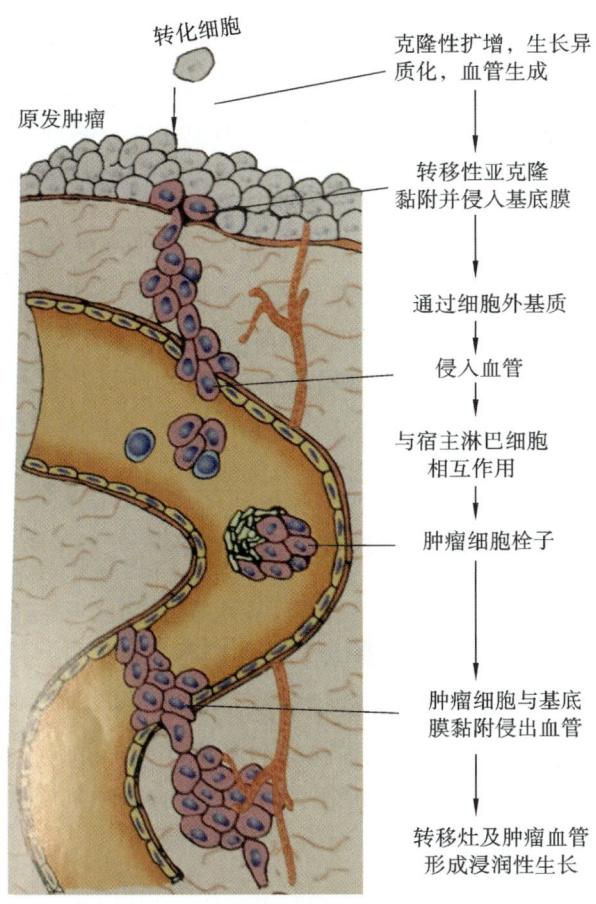

图 5-9 恶性肿瘤浸润和血行转移机制

肿瘤的血行转移部位和器官分布具有一定的选择性。如肺癌易转移到肾上腺和脑,甲状腺癌、肾癌和前列腺癌易转移到骨,乳腺癌常转移到肺、肝、骨、卵巢和肾上腺等。产生这种现象的原因可能有:①这些器官的微血管内皮上的配体能与进入血液循环的癌细胞表面黏附分子(如血管细胞黏附分

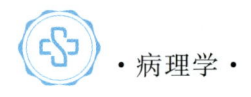

子)特异性结合;②靶器官能够释放某些吸引癌细胞的化学趋化物质(如胰岛素样生长因子Ⅰ和Ⅱ)。此外,某些组织或器官的环境不适合肿瘤的生长,这可能是这些器官很少有肿瘤转移的原因。例如,横纹肌组织中很少有肿瘤转移,可能是由于肌肉经常收缩使肿瘤细胞不易停留,或肌肉内乳酸含量过高不利于肿瘤生长。又如,脾脏虽然血液循环丰富但转移癌少见,可能与脾脏是免疫器官有关。

肿瘤的淋巴道转移机制与血行转移机制相类似。但一般是肿瘤细胞先侵袭进入淋巴管,经输入淋巴管转移至局部淋巴结,再发生向更远处的转移。

4. 肿瘤侵袭和转移的分子遗传学 目前尚未发现单独与转移有关的特异性基因。但已知多种基因编码产物参与肿瘤细胞的侵袭与转移过程,这些基因被认为是肿瘤转移相关基因。有些编码与浸润有关的蛋白(如上皮钙黏素和金属蛋白酶组织抑制物)的基因,可视为转移抑制基因。已发现一种肿瘤抑制基因(non-metastasis,nm)nm23,其表达水平与肿瘤的侵袭和转移能力有关。实验发现小鼠模型中 nm23 表达高者具有低转移性,而 nm23 表达低 10 倍者伴有高转移性。人类 nm23 基因定位于第 17 号染色体,而侵袭性强的肿瘤常有 nm23 基因丢失。在观察乳腺癌的淋巴结转移时发现,少于 3 个者,nm23 表达水平高;而有广泛转移者,nm23 表达水平一般均较低。

三、肿瘤的分级与分期

肿瘤的分级(grading)和分期(staging)一般都用于恶性肿瘤。恶性肿瘤的分级是病理学上根据其分化程度的高低、异型性的大小及核分裂象的多少来确定恶性程度的级别。现在多数人采用简单易掌握的三级分级法,即Ⅰ级为高分化(well-differentiated),属低度恶性;Ⅱ级为中分化(moderately-differentiated),属中度恶性;Ⅲ级为低分化(poorly-differentiated),属高度恶性。这种分级法虽有优点,对临床治疗和判断预后有一定参考意义,但缺乏定量标准,不能排除主观因素。如何准确分级尚需进一步研究。

肿瘤分期目前有不同的方案,其主要原则是根据原发肿瘤的大小、浸润的深度和范围,有无局部和远处淋巴结转移,有无血源性或其他远处转移等来确定肿瘤的分期。目前国际上广泛使用的是国际抗癌联盟(International Union Against Cancer,UICC)TNM 分期系统。T 指肿瘤原发病灶,随着肿瘤的增大依次用 $T_1 \sim T_4$ 来表示;N 指局部淋巴结受累及,无淋巴结转移时用 N_0 表示,随着淋巴结受累及程度和范围的扩大,依次用 $N_1 \sim N_3$ 表示;M 指血行转移,无血行转移者用 M_0 表示,有血行转移者用 M_1 或 M_2 表示。

肿瘤的分级和分期对临床医师制订治疗方案和评估预后有一定参考价值,特别是肿瘤的分期更为重要,但不同的恶性肿瘤的生物学特性以及患者的全身情况等因素也必须综合加以考虑。

第四节 肿瘤对机体的影响

肿瘤因其良、恶性,大小及发生部位不同,对机体的影响也有所不同。早期或微小肿瘤,常无明显临床表现,有时在死者尸体解剖时才被发现,如微小子宫平滑肌瘤和甲状腺隐匿癌。以下所述的是指中晚期肿瘤对机体的影响。

一、良性肿瘤对机体的影响

良性肿瘤由于分化较成熟,生长缓慢,无浸润和转移,一般对机体影响较小。但因其发生部位或有相应的继发改变,有时也可引起较为严重的后果。主要表现如下。

(一)局部压迫和阻塞

这是良性肿瘤对机体的主要影响,如消化道良性肿瘤(如突入管腔的平滑肌瘤)可引起肠梗阻或

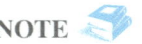

肠套叠,呼吸道良性肿瘤(如支气管壁的平滑肌瘤)可引起严重的呼吸困难,颅内良性肿瘤(如脑膜瘤)压迫脑组织可引起相应的神经系统症状和体征。

(二)产生激素或激素样物质

内分泌腺的良性肿瘤因能引起某种激素分泌过多而对全身产生影响,如:垂体前叶腺瘤可分泌大量的生长激素,如果是儿童,可引起巨人症(gigantism),在成人则引起肢端肥大症(acromegaly);胰岛细胞瘤(islet cell tumor)可分泌过多的胰岛素,而引起阵发性低血糖;甲状旁腺瘤可产生过多的甲状旁腺激素,导致纤维囊性骨病等。

(三)继发性改变

良性肿瘤也可发生继发性改变,并对机体造成不同程度的影响。如:肠的乳头状腺瘤、膀胱的乳头状瘤和子宫黏膜下肌瘤等肿瘤,表面可发生溃疡而引起出血和感染;支气管壁的良性肿瘤阻塞气道后引起分泌物潴留而导致肺内感染等。

二、恶性肿瘤对机体的影响

恶性肿瘤由于分化不成熟,生长快,浸润破坏器官的结构,引起相应的功能障碍,并可发生转移,因而对机体的影响严重。恶性肿瘤除可引起与上述良性肿瘤相似的局部压迫和阻塞症状外,还可引起更为严重的后果。

(一)继发性改变

肿瘤可因浸润、坏死而并发出血、穿孔、病理性骨折及感染。出血是引起医生或患者警觉的信号。如肺癌的咯血,大肠癌的便血,鼻咽癌的涕血,子宫颈癌的阴道不规则流血,肾癌、膀胱癌的无痛性血尿,胃癌的大便潜血等。坏死可导致自然管道之间的瘘管形成,如食管癌时可形成食管气管瘘。胃肠道癌的穿孔可导致急性腹膜炎。肿瘤可压迫、浸润局部神经而引起顽固性疼痛。恶性肿瘤晚期患者因机体免疫力低下,常并发严重肺内感染而致死。

(二)恶病质

恶性肿瘤晚期,机体严重消瘦、无力、贫血和全身衰竭的状态称为恶病质(cachexia),可导致患者死亡。其机制尚未完全阐明,可能由进食减少、出血、感染、发热或因肿瘤组织坏死所产生的毒性产物等引起机体的代谢紊乱所致。此外,恶性肿瘤所致的顽固性疼痛,肿瘤快速生长消耗大量营养物质等,也是导致恶病质的重要因素。近年来发现巨噬细胞产生的肿瘤坏死因子(TNF)可降低食欲和增强分解代谢,与恶病质的发病也有一定关系。

(三)异位内分泌综合征和副肿瘤综合征

有些非内分泌腺发生的肿瘤能产生或分泌激素或激素类物质,能引起内分泌紊乱而出现相应的临床症状,称为异位内分泌综合征(ectopic endocrine syndrome)。此类肿瘤称为异位内分泌肿瘤(ectopic endocrine tumor),且大多数为恶性肿瘤,其中以癌为多见。如肺癌、胃癌、肝癌、胰腺癌、结肠癌;也可见于纤维肉瘤、平滑肌肉瘤、横纹肌肉瘤和未分化肉瘤等。这类肿瘤可产生促肾上腺皮质激素(adrenocorticotropic hormone,ACTH)、甲状旁腺激素(parathyroid hormone,PTH)、胰岛素(insulin)、抗利尿激素(antidiuretic hormone,ADH)、人绒毛膜促性腺激素(human chorionic gonadotropin,HCG)、促甲状腺激素(thyroid stimulating hormone,TSH)、生长激素(growth hormone,GH)、降钙素(calcitonin)等十多种,可引起相应激素过多的临床症状。

由肿瘤的产物(包括异位激素产生)、异常免疫反应(包括交叉免疫、自身免疫和免疫复合物沉着等)或其他不明原因,引起内分泌、神经、消化、造血、骨关节、肾脏及皮肤等系统发生病变,出现相应的临床表现,称为副肿瘤综合征(paraneoplastic syndrome)。这些表现不是由原发肿瘤或转移瘤直接引起,而是通过产生某种物质间接引起的。异位内分泌综合征属于副肿瘤综合征,此外,某些癌如胰腺癌、胃癌、乳腺癌、肺癌等,通过产生凝血物质引起游走性血栓性脉管炎(migrating thromboangiitis)也

属于此种综合征。关于副肿瘤综合征产生的机制至今尚无一致的解释,可能与瘤细胞内基因异常表达有关。认识此类肿瘤及相应综合征对于早期发现肿瘤和判定肿瘤治疗的有效性具有十分重要的临床意义。

第五节　良性肿瘤与恶性肿瘤的区别

良性肿瘤和恶性肿瘤在生物学特性和对机体的影响上有明显不同,因此准确地诊断肿瘤性质对于临床治疗非常重要。良性肿瘤一般对机体影响小,易于治疗,疗效好;恶性肿瘤危害较大,治疗措施复杂,疗效也不够理想。如果把恶性肿瘤误诊为良性肿瘤,就会延误治疗或治疗不彻底,造成复发、转移;相反,如把良性肿瘤误诊为恶性肿瘤,由于不必要的治疗会导致组织的损伤,使患者遭受不应有的痛苦、伤害和精神、经济上的负担。对于大多数肿瘤,尚未发现可以区别良、恶性肿瘤的特异性单项形态学和分子生物学指标,目前二者的区别主要依据病理形态学上的异型性,并结合其生物学行为(浸润、转移)等多项指标进行综合判断和分析。良、恶性肿瘤的区别要点详见表5-1。

表 5-1　良性肿瘤与恶性肿瘤的区别

	良性肿瘤	恶性肿瘤
组织分化程度	分化好,异型性小,与原有组织的形态相似	分化差,异型性大,与原有组织的形态差别大
核分裂象	无或稀少,不见病理性核分裂象	多见,并可见病理性核分裂象
生长速度	缓慢	较快
生长方式	膨胀性或外生性生长,前者常有包膜形成,与周围组织一般分界清楚,故通常可推动	浸润性或外生性生长,前者无包膜,一般与周围组织分界不清楚,通常不能推动,后者常伴有浸润性生长
继发改变	很少发生坏死、出血	常发生出血、坏死、溃疡等
转移	不转移	常有转移
复发	手术切除后很少复发	手术切除等治疗后较多复发
对机体影响	较小,主要为局部压迫或阻塞作用。如发生在重要器官也可引起严重后果	较大,除压迫、阻塞外,还可以破坏原发处和转移处的组织,引起坏死、出血、合并感染,甚至造成恶病质

必须强调,上述各项指标,单就哪一项来说都是相对的或都有例外,必须综合判定。良性肿瘤与恶性肿瘤间有时亦无绝对界限,一般将组织形态和生物学行为介于上述良、恶性之间的某些肿瘤,称为交界性肿瘤(borderline tumor)。它们可表现为局部复发,但常不发生转移。如卵巢交界性浆液性乳头状囊腺瘤和交界性黏液性囊腺瘤等。此类肿瘤多次复发后可逐渐向恶性发展,在临床上应加强随访。恶性肿瘤的恶性程度也各不相同,有的较早发生转移,如鼻咽癌;有的转移较晚,如子宫体腺癌;有的几乎不发生转移,如皮肤的基底细胞癌。此外,肿瘤的良、恶性也并非一成不变,某些良性肿瘤如不及时治疗,可转变为恶性肿瘤,称为恶变(malignant transformation),如结肠乳头状腺瘤可恶变为腺癌。而极个别的恶性肿瘤(如黑色素瘤),有时由于机体免疫力加强等原因,可以停止生长甚至完全自然消退。儿童的神经母细胞瘤(neuroblastoma)的肿瘤细胞有时能发育成为成熟的神经细胞,甚至转移灶的肿瘤细胞也能继续分化成熟,使肿瘤停止生长而自愈。但这种情况是极少数,绝大多数恶性肿瘤不能自然逆转为良性。

第六节　肿瘤的命名和分类

一、肿瘤的命名原则

人体任何部位、任何器官、任何组织几乎都可发生肿瘤，因此肿瘤的种类繁多，命名十分复杂。一般根据其组织来源（分化方向）和生物学行为来命名。

（一）良性肿瘤的命名

良性肿瘤在其来源组织名称之后加“瘤”(-oma)字。如：来自脂肪组织的良性肿瘤称为脂肪瘤(lipoma)；来源于腺体和导管上皮的良性肿瘤称为腺瘤(adenoma)；含有腺体和纤维两种成分的良性肿瘤则称纤维腺瘤(fibroadenoma)。有时结合一些肿瘤形态特点命名，如来源于皮肤鳞状上皮的良性肿瘤，外观呈乳头状，称为鳞状上皮乳头状瘤或简称乳头状瘤(papilloma)；腺瘤呈乳头状生长并有囊腔形成，称为乳头状囊腺瘤(papillary cystadenoma)；含有一个以上胚层的多种组织的良性肿瘤称为畸胎瘤(teratoma)。

（二）恶性肿瘤的命名

1. 癌　来源于上皮组织的恶性肿瘤统称为癌(carcinoma)，命名时在其来源组织名称之后加“癌”字。如来源于鳞状上皮的恶性肿瘤称为鳞状细胞癌(squamous cell carcinoma)，来源于腺体和导管上皮的恶性肿瘤称为腺癌(adenocarcinoma)，由腺癌和鳞癌两种成分构成的癌称为腺鳞癌(adenosquamous carcinoma)。有些癌还结合其形态特点命名，如形成乳头状及囊状结构的腺癌，则称为乳头状囊腺癌(papillary cystadenocarcinoma)；呈腺样囊状结构的癌称为腺样囊性癌(adenoid cystic carcinoma)；由透明细胞构成的癌称为透明细胞癌(clear cell carcinoma)。

2. 肉瘤　由间叶组织（包括纤维结缔组织、脂肪、肌肉、脉管、骨、软骨组织等）发生的恶性肿瘤统称为肉瘤(sarcoma)，其命名方式是在组织来源名称之后加“肉瘤”，如纤维肉瘤(fibrosarcoma)、横纹肌肉瘤(rhabdomyosarcoma)、骨肉瘤(osteosarcoma)等。呈腺泡状结构的横纹肌肉瘤可称为腺泡状横纹肌肉瘤(alveolar rhabdomyosarcoma)。

3. 癌肉瘤　如果一个肿瘤中既有癌的成分又有肉瘤的成分，则称为癌肉瘤(carcinosarcoma)。近年研究表明，真正的癌肉瘤罕见，多数为呈梭形细胞的低分化癌，称为肉瘤样癌(sarcomatoid carcinoma)。

通常所谓的癌症(cancer)则泛指所有恶性肿瘤。

（三）肿瘤的特殊命名

有少数肿瘤不按上述原则命名。例如，来源于幼稚组织的肿瘤称为母细胞瘤(-blastoma)，其中大多数为恶性，如视网膜母细胞瘤(retinoblastoma)、髓母细胞瘤(medulloblastoma)和肾母细胞瘤(nephroblastoma)等；也有良性者，如骨母细胞瘤(成骨细胞瘤)、软骨母细胞瘤和脂肪母细胞瘤(成脂细胞瘤)等。

有些恶性肿瘤因成分复杂或由于习惯沿袭，则在肿瘤的名称前加“恶性”二字，如恶性畸胎瘤(malignant teratoma)、恶性神经鞘瘤(malignant schwannoma)和恶性脑膜瘤(malignant meningioma)等。有些恶性肿瘤冠以人名，如尤因肉瘤(Ewing sarcoma)和霍奇金淋巴瘤(Hodgkin's lymphoma)。至于白血病(leukemia)则是少数采用习惯名称的恶性肿瘤。因习惯对淋巴瘤(lymphoma)、黑色素瘤(melanoma)和精原细胞瘤(seminoma)省去了恶性二字，但其仍为恶性肿瘤。

瘤病(-omatosis)常用于多发性良性肿瘤，如神经纤维瘤病(neurofibromatosis)；或用于在局部呈弥漫性生长的良性肿瘤，如纤维瘤病(fibromatosis)、脂肪瘤病(lipomatosis)和血管瘤病

（angiomatosis）。

二、肿瘤的分类

肿瘤的分类通常依据其组织来源、分化方向和生物学行为。每一大类又可分为良性与恶性。目前全世界统一的肿瘤分类是采用由世界卫生组织（WHO）制定的肿瘤组织学分类。各组织来源的主要肿瘤分类详见表5-2。

表5-2 肿瘤分类举例

组织来源	良性肿瘤	恶性肿瘤
一、上皮组织		
鳞状上皮	鳞状细胞乳头状瘤	鳞状细胞癌
基底细胞	—	基底细胞癌
腺上皮	腺瘤	腺癌
	乳头状腺瘤	乳头状腺癌
	囊腺瘤	囊腺癌
	多形性腺瘤	恶性多形性腺瘤
尿路上皮（移行上皮）	尿路上皮乳头状瘤	尿路上皮癌
二、间叶组织		
纤维组织	纤维瘤	纤维肉瘤
纤维组织细胞	纤维组织细胞瘤	恶性纤维组织细胞瘤
脂肪组织	脂肪瘤	脂肪肉瘤
平滑肌组织	平滑肌瘤	平滑肌肉瘤
横纹肌组织	横纹肌瘤	横纹肌肉瘤
血管组织	血管瘤	血管肉瘤
淋巴管组织	淋巴管瘤	淋巴管肉瘤
骨组织	骨瘤	骨肉瘤
软骨组织	软骨瘤	软骨肉瘤
滑膜组织	滑膜瘤	滑膜肉瘤
间皮	间皮瘤（孤立性）	恶性间皮瘤
三、淋巴造血组织		
淋巴组织	—	淋巴瘤
造血组织	—	白血病
四、神经组织		
神经鞘膜组织	神经纤维瘤	神经纤维肉瘤
神经鞘细胞	神经鞘瘤	恶性神经鞘瘤
胶质细胞	胶质细胞瘤	恶性胶质细胞瘤
原始神经细胞	—	髓母细胞瘤
脑膜组织	脑膜瘤	恶性脑膜瘤
交感神经节	节细胞神经瘤	神经母细胞瘤

续表

组织来源	良性肿瘤	恶性肿瘤
五、其他肿瘤		
黑色素细胞	色素痣	黑色素瘤
胎盘滋养叶细胞	葡萄胎	绒毛膜癌
生殖细胞	—	精原细胞瘤
		无性细胞瘤
		胚胎性癌
性腺或胚胎剩件中全能干细胞	畸胎瘤	恶性畸胎瘤

肿瘤的分类对临床病理的实际工作有非常重要的作用,不同类型的肿瘤具有不同的临床病理特点、治疗反应和预后。肿瘤的正确分类是肿瘤诊断和肿瘤研究的工作基础,也是拟订肿瘤治疗计划、判断患者预后的重要依据。

目前采用的肿瘤分类是 WHO 聘请各国专家对各系统肿瘤进行分类,并根据临床与基础研究的进展,不断予以修订而形成的。

为了便于统计分析和数据处理,WHO 国际疾病分类(international classification of diseases, ICD)的肿瘤学部分(ICD-O)对每一种肿瘤性疾病进行编码,用一个四位数字组成的主码,代表一个特定的肿瘤性疾病,例如,肝细胞肿瘤编码为 8170。同时,用一个斜线和一个附加的数码代表肿瘤的生物学行为,置于该肿瘤主码之后。例如,肝细胞腺瘤的完整编码是 8170/0,肝细胞癌的完整编码是 8170/3。在这个编码系统中,/0 代表良性(benign)肿瘤;/1 代表交界性(borderline)或生物学行为未确定(unspecified)或不确定(uncertain)的肿瘤;/2 代表原位癌(carcinoma in situ,CIS),包括某些部位的Ⅲ级上皮内瘤变(grade Ⅲ intraepithelial neoplasia),以及某些部位的非浸润性肿瘤;/3 代表恶性(malignant)肿瘤。

第七节 常见的肿瘤举例

一、上皮组织肿瘤

上皮组织包括覆盖上皮、腺上皮和导管上皮,由此发生的肿瘤最为常见。人体的恶性肿瘤大部分来源于上皮组织,故癌对人体的危害最大。

(一)上皮组织良性肿瘤

1. 乳头状瘤(papilloma) 复层的覆盖上皮,如鳞状上皮或尿路上皮发生的良性肿瘤。肿瘤向表面呈外生性生长,形成许多手指样或乳头状突起,并可呈菜花状或绒毛状外观。肿瘤根部常有细蒂与正常组织相连(图 5-7)。镜下,每一乳头表面覆盖增生的鳞状上皮或者尿路上皮,乳头轴心由具有血管的分支状结缔组织间质构成(图 5-10)。鳞状上皮乳头状瘤临床常见于外阴、鼻腔、喉等处,其发生可能与人乳头瘤病毒的感染有关。外耳道、阴茎等处的鳞状上皮乳头状瘤较易发

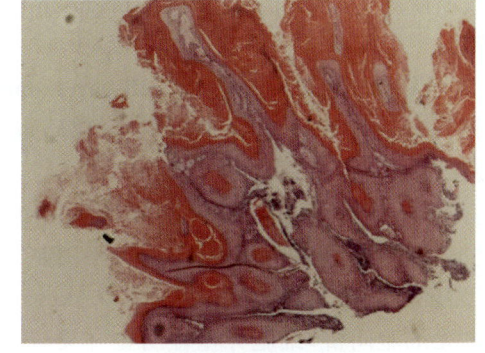

图 5-10 皮肤乳头状瘤

肿瘤向表面呈外生性生长,表面覆盖增生的上皮,
血管和结缔组织间质构成乳头的中心

生恶变而形成鳞状细胞癌。尿路上皮乳头状瘤可见于膀胱、输尿管和肾盂。膀胱的尿路上皮乳头状瘤更容易恶变。

2. 腺瘤（adenoma） 由腺体、导管或分泌上皮发生的良性肿瘤，多见于甲状腺、卵巢、乳腺、涎腺和肠等处。黏膜的腺瘤多呈息肉状，腺器官内的腺瘤则多呈结节状，且常有包膜，与周围正常组织分界清楚。腺瘤的腺体与其起源的腺体不仅在形态上相似，而且常具有一定的分泌功能，但排列结构不同。

根据腺瘤的组成成分或形态特点，又可将其分为囊腺瘤、纤维腺瘤、多形性腺瘤和息肉状腺瘤等类型。

(1) 囊腺瘤（cystadenoma）：由于腺瘤中的腺体分泌物淤积，腺腔逐渐扩大并互相融合，肉眼上可见到大小不等的囊腔。囊腺瘤常发生于卵巢，偶见于甲状腺及胰腺。卵巢囊腺瘤主要有两种类型：一种为腺上皮向囊腔内呈乳头状生长，并分泌浆液，故称为浆液性乳头状囊腺瘤（serous papillary cystadenoma）；另一种分泌黏液，常为多房性，囊壁光滑，乳头状增生不多，称为黏液性囊腺瘤（mucinous cystadenoma）。其中浆液性乳头状囊腺瘤较易发生恶变，转化为浆液性囊腺癌（serous cystadenocarcinoma）。

(2) 纤维腺瘤（fibroadenoma）：常发生于女性乳腺，是乳腺常见的良性肿瘤。肿瘤有完整包膜，切面分叶状、有裂隙。镜下，见乳腺导管扩张，上皮增生；纤维间质增生明显并有黏液样变，常挤压导管。

(3) 多形性腺瘤（pleomorphic adenoma）：由腺组织、黏液样及软骨样组织等多种成分混合组成。常发生于涎腺，特别是腮腺，过去曾称之为混合瘤（mixed tumor）。目前认为此瘤是由腮腺闰管上皮细胞和肌上皮细胞发生的一种腺瘤。由于增生的肌上皮细胞之间可出现黏液样基质，并可化生为软骨样组织，从而构成多形性特点。本瘤生长缓慢，但切除后可复发，少数可以发生恶变。

(4) 息肉状腺瘤（polyploid adenoma）：又称腺瘤性息肉。发生于黏膜，可呈息肉状、乳头状或绒毛状，有蒂与黏膜相连。多见于直肠和结肠。表面呈乳头状或绒毛状者恶变率较高。结肠多发性腺瘤性息肉病常有家族遗传性，癌变率高，往往早期就发生癌变。

(二) 上皮组织恶性肿瘤

癌多见于 40 岁以上的人群，是人类最常见的一类恶性肿瘤。癌常以浸润性生长为主，与周围组织分界不清。发生在皮肤、黏膜表面者外观上常呈息肉状、蕈伞状或菜花状，表面常有坏死及溃疡形成；发生在器官内的常为不规则的结节状，并呈树根状或蟹足状向周围组织浸润。切面常为灰白色，质地较硬，较干燥。

镜下，癌细胞可呈腺状、巢状或条索状排列，与间质分界清楚。低分化或未分化癌的癌细胞在间质内呈弥漫浸润性生长，与间质分界不清。可借助网状纤维染色和免疫组织化学染色进行鉴别，如网状纤维出现在癌巢的周围而不见于癌细胞之间；癌细胞表达上皮性标记有细胞角蛋白（cytokeratin，CK）、上皮膜抗原（epithelial membrane antigen，EMA）等。癌一般早期多经淋巴道转移，晚期发生血行转移。

1. 鳞状细胞癌（squamous cell carcinoma） 简称鳞癌，常发生在鳞状上皮覆盖的部位，如皮肤、口腔、唇、子宫颈、阴道、食管、喉、阴茎等处，也可发生在有鳞状上皮化生的其他非鳞状上皮覆盖部位，如支气管、胆囊、肾盂、膀胱等处。

肉眼上常呈菜花状，也可因坏死脱落而形成溃疡状，癌组织同时向深层浸润性生长。镜下，癌细胞呈巢状分布，称为癌巢，与间质界限清楚。分化好的鳞癌癌巢，细胞间可见到细胞间桥，在癌巢的中央可出现层状的角化物，称为角化珠（keratin pearl）或癌珠（图 5-11）。分化较差的鳞癌无角化珠形成，也无细胞间桥，细胞异型性明显并见较多的核分裂象。

2. 基底细胞癌（basal cell carcinoma） 由表皮原始上皮芽或基底细胞发生，多见于老年人的头面部，如眼睑、颊及鼻翼等处。镜下癌巢主要由浓染的基底细胞样癌细胞构成，有浅表型、结节型等组织类型。此癌生长缓慢，表面常形成溃疡，并可浸润破坏深层组织。但很少发生转移，对放射治疗很敏感,临床上呈低度恶性经过。

3. 尿路上皮癌(urothelial carcinoma)　也称移行细胞癌(transitional cell carcinoma),发生于膀胱、输尿管或肾盂等处的移行上皮,临床上常有无痛性血尿。肿瘤常为多发,呈乳头状或菜花状,可溃破形成溃疡或广泛浸润深层组织。镜下,癌细胞似尿路上皮,呈多层排列,有异型性。一般按细胞异型性和浸润情况分Ⅰ、Ⅱ、Ⅲ级。

4. 腺癌(adenocarcinoma)　从腺体、导管或分泌上皮发生的恶性肿瘤。腺癌多见于胃肠道、肺、乳腺和女性生殖系统等处。癌细胞可形成大小不等、形状不一、排列不规则的腺体或腺样结构,细胞常不规则地排列成多层,核大小不一,核分裂象多见。根据其形态结构和分化程度,可分为管状腺癌、乳头状腺癌、实体癌和黏液癌等。

(1) 管状或乳头状腺癌(tubular or papillary adenocarcinoma):较多见于胃、肠、甲状腺、胆囊、子宫体和卵巢等处。癌细胞形成大小不等、形状不一、排列不规则的腺样结构,即癌巢,细胞常排列成多层,核大小不一,核分裂象多见(图5-12)。当腺癌伴有大量乳头状结构时称为乳头状癌;腺腔高度扩张呈囊状的腺癌称为囊腺癌;伴乳头状生长的囊腺癌称为乳头状囊腺癌。

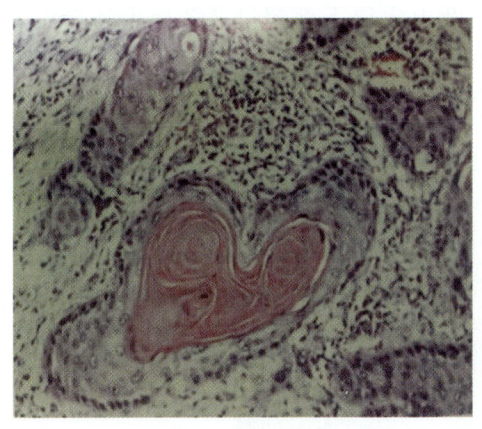

图 5-11　鳞状细胞癌
分化好的鳞癌,在癌巢的中央可出现角化珠

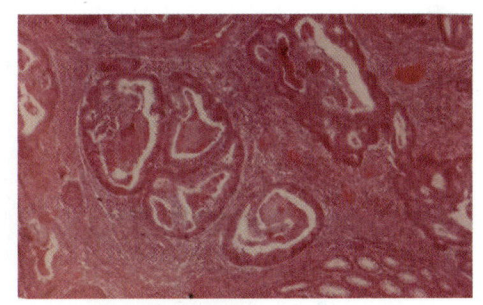

图 5-12　结肠腺癌
癌细胞形成大小不等、形状不一、排列不规则的腺样结构

(2) 实体癌(solid carcinoma):属低分化的腺癌,恶性程度较高。多发生于乳腺,少数可发生于胃及甲状腺。癌巢为实体性,无腺样结构,癌细胞异型性明显,核分裂象多见。有的癌巢小而少,间质结缔组织多,质地硬,称为硬癌(scirrhous carcinoma);有的癌巢较大而多,间质结缔组织相对较少,并可伴有较丰富的淋巴细胞浸润,质软如脑髓,称为髓样癌(medullary carcinoma)。

(3) 黏液癌(mucinous carcinoma):常见于胃和大肠。肉眼观,癌组织呈灰白色,半透明如胶冻样,又称为胶样癌(colloid carcinoma)。镜下,一种为黏液可堆积在腺腔内,并可由于腺体的崩解而形成黏液湖,当癌组织中黏液成分超过50%,则称其为黏液腺癌;另一种为黏液聚积在癌细胞内,将核挤向一侧,癌细胞呈印戒状,以这种癌细胞为主要成分时称为印戒细胞癌(signet-ring cell carcinoma)。印戒细胞癌早期可有广泛的浸润和转移,预后不佳。

(三)癌前病变、非典型增生及原位癌

正确认识癌前病变、非典型增生及原位癌是防止肿瘤发生发展、利于肿瘤早期诊断和治疗的重要环节。

1. 癌前病变　癌前病变(precancerous lesion)是指具有癌变潜在可能性的某些良性病变,可以是先天遗传的,也可以是后天获得性的,如果长期存在即有可能转变为癌。如肠息肉状腺瘤、不同部位(特别是子宫颈)的上皮非典型增生,这些病变可能有部分转化细胞而没有达到全部细胞癌变。因此,早期发现与及时治愈癌前病变,对肿瘤的预防具有重要的实际意义。

临床上常见的癌前病变或疾病有以下几种:①黏膜白斑(leukoplakia)伴上皮非典型增生;②子宫

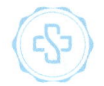

NOTE

颈糜烂(cervical erosion)伴上皮非典型增生;③乳腺增生性纤维囊性变伴导管上皮异型增生;④结肠、直肠的息肉状腺瘤;⑤慢性萎缩性胃炎(chronic atrophic gastritis)及胃溃疡(gastric ulcer)伴肠上皮化生及非典型增生;⑥慢性溃疡性结肠炎(chronic ulcerative colitis);⑦皮肤慢性溃疡(chronic skin ulcer)伴上皮非典型增生;⑧肝硬化(cirrhosis of liver)。

正常细胞从增生到癌变,要经过一个缓慢而渐进的演变过程,平均为 15~20 年,并非所有的癌前病变都必然转变为癌。而且大多数的癌,目前并未发现明确的癌前病变。

2. 非典型增生　非典型增生(dysplasia,atypical hyperplasia)是癌前病变的形态学改变,指增生的上皮细胞形态和结构出现一定程度的异型性,但还不足以诊断为癌。近年学术界倾向于把具有明显细胞形态异型性和结构异型性的非典型增生,又称为异型增生(dysplasia)。

主要表现为增生的细胞大小不一,核大深染,核质比例增大,核分裂象增多,但一般不见病理性核分裂象;细胞层次增多、排列较乱,极性消失。

非典型增生多发生于鳞状上皮,也可发生于腺上皮。鳞状上皮的非典型增生,根据其异型性程度和(或)累及范围可分为轻、中、重度三级(图 5-13)。轻、中度非典型增生(分别累及上皮层下部的 1/3 和 2/3),在病因消除后可恢复正常。而重度非典型增生(累及上皮层下部超过 2/3 尚未达全层)则很难逆转,常转变为癌。近年来提出的上皮内瘤变(intraepithelial neoplasia)的概念,将轻、中、重度非典型增生分别称为上皮内瘤变 I、II、III 级,并将原位癌也列入上皮内瘤变 III 级(图 5-14)。

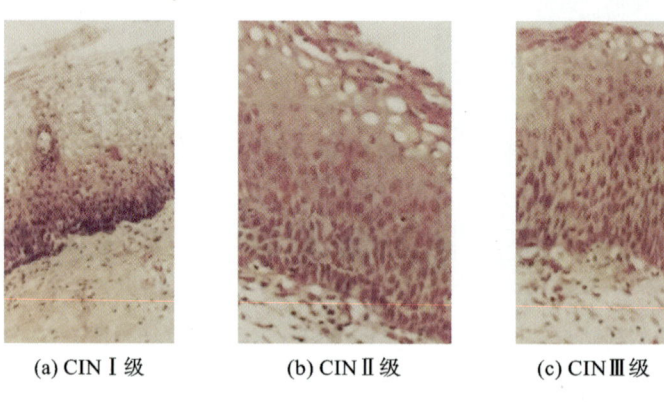

(a) CIN I 级　　　(b) CIN II 级　　　(c) CIN III 级

图 5-13　非典型增生
CIN 为宫颈上皮内瘤变;从左至右分别是轻、中、重度非典型增生

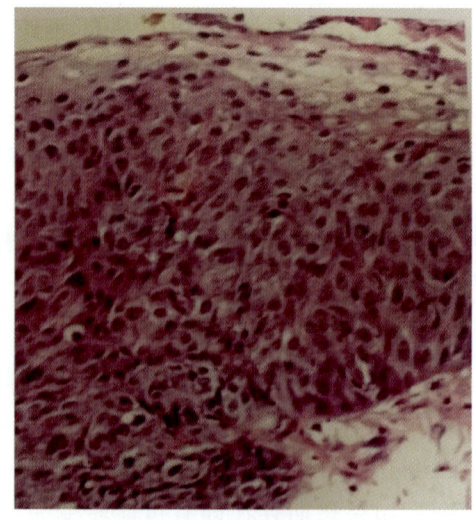

图 5-14　上皮内瘤变 III 级

3. 原位癌　原位癌(carcinoma in situ)指异型增生的细胞已累及上皮的全层,但尚未侵破基底膜而向下浸润性生长者,如子宫颈、食管及皮肤的原位癌。鳞状上皮原位癌有时可累及黏膜腺体,尚未

· 98 ·

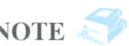

侵破腺体基底膜,仍属于原位癌,称为原位癌累及腺体。此外,当乳腺小叶腺泡发生癌变而尚未侵破基底膜者,可称为小叶原位癌。

从癌前疾病或癌前病变发展为癌,需要经过很长时间。在上皮组织,有时可以观察到先出现非典型增生或异型增生,再发展为局限于上皮内的原位癌,再进一步发展为浸润性癌。原位癌是一种早期癌,如果早期发现和积极治疗,可防止其发展为浸润性癌,从而提高癌瘤的治愈率。

二、间叶组织肿瘤

(一)间叶组织良性肿瘤

这类肿瘤分化程度高,其组织结构、细胞形态、质地和颜色等均与其来源的正常组织相似。肿瘤多呈膨胀性生长,生长缓慢,有包膜。其中常见类型如下。

1. 纤维瘤(fibroma) 外观呈结节状,有包膜,切面灰白色,可见编织状的条纹,质地韧硬,常见于四肢及躯干的皮下。瘤细胞由分化良好的纤维细胞构成,呈编织状排列,瘤细胞间有丰富的胶原纤维(图 5-15)。此瘤生长缓慢,手术切除后不再复发。

2. 脂肪瘤(lipoma) 常见于背、肩、颈及四肢近端的皮下组织。外观为扁圆形或分叶状,有包膜、质地柔软,切面色淡黄,触之有油腻感。肿瘤大小不一,常为单发性,亦可为多发性(脂肪瘤病,lipomatosis)。镜下与正常脂肪组织的主要区别在于有包膜和纤维间隔(图 5-16)。脂肪瘤一般无症状,极少恶变,手术易切除。

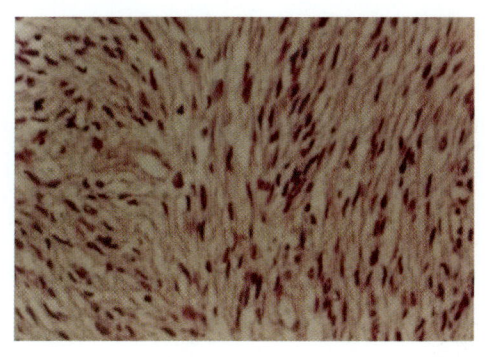

图 5-15 纤维瘤

肿瘤细胞细梭形,与正常成纤维细胞相比核略大,未见核分裂象

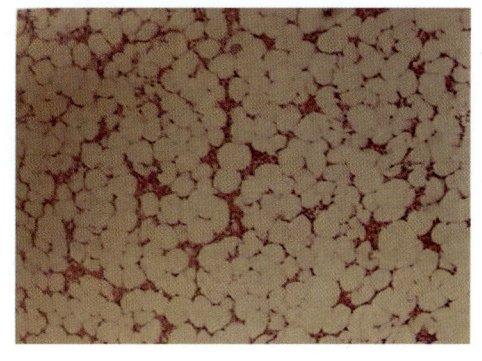

图 5-16 脂肪瘤

镜下瘤组织酷似正常脂肪组织,有纤维间隔

3. 血管瘤(hemangioma) 比较常见,多为先天性,常见于儿童的头面部皮肤。内脏血管瘤以肝脏最多见。病理学将血管瘤分为毛细血管瘤(由增生的毛细血管构成)、海绵状血管瘤(由扩张的血窦构成)及混合型血管瘤(即两种改变并存)三种。肉眼上血管瘤无包膜,呈浸润性生长,在皮肤或黏膜可呈突起的鲜红斑块,或呈暗红、紫红色斑,内脏血管瘤多呈结节状。血管瘤一般随身体发育而长大,成年后即停止发展,较小者可自然消退。

4. 淋巴管瘤(lymphangioma) 淋巴管瘤由增生的淋巴管构成,内含淋巴液。淋巴管可呈囊性扩大并互相融合,内含大量淋巴液,称为囊状水瘤(cystic hydroma),多见于小儿颈部。

5. 平滑肌瘤(leiomyoma) 最多见于子宫(图 5-5),其次为胃肠道。瘤组织由形态比较一致的梭形平滑肌细胞样瘤细胞构成。瘤细胞互相编织呈束状或呈栅状排列,核呈长杆状,两端钝圆,核分裂象少见(图 5-17)。

6. 骨瘤(osteoma) 好发于头面骨和颌骨,也可累

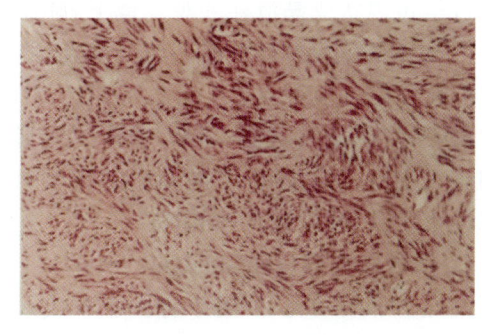

图 5-17 平滑肌瘤

镜下瘤细胞形态比较一致,排列成束状,酷似纤维组织

及四肢骨,表现为局部隆起。镜下见肿瘤由成熟骨质组成,但失去正常骨质的结构和排列方向。

7. 软骨瘤(chondroma) 自骨膜发生并向骨外突起者,称外生性软骨瘤。发生于手足短骨和四肢长骨等骨干的骨髓腔内者,称为内生性软骨瘤。肉眼切面呈淡蓝色或银白色,半透明,可有钙化或囊性变。镜下见瘤组织由成熟透明软骨组成,呈不规则分叶状。位于盆骨、胸骨、肋骨、四肢长骨或椎骨的软骨瘤易恶变;发生在指(趾)骨的软骨瘤极少恶变。病理诊断及与软骨肉瘤的鉴别需要综合发生部位、影像学表现和组织形态。

(二)间叶组织恶性肿瘤

间叶组织来源的恶性肿瘤统称肉瘤。肉瘤比癌少见,多发于青少年。肉眼呈结节状或分叶状。由于其生长较快,除浸润性生长外,也可挤压周围组织形成假包膜。肉瘤体积常较大,质软,切面多呈灰红色或灰白色,质地细腻,湿润,呈鱼肉状,故称肉瘤。肉瘤易发生出血、坏死、囊性变等继发改变。镜下,肉瘤细胞大多弥漫分布,不形成细胞巢,与间质分界不清,肉瘤细胞间有纤细的网状纤维。肿瘤间质结缔组织少,但血管丰富,故肉瘤先易发生血行转移。免疫组织化学染色显示肉瘤细胞表达间叶组织标记如波形蛋白(vimentin)。上述特点与癌有所不同,具体见表5-3。区分癌与肉瘤,对肿瘤的病理诊断及临床治疗均有实际意义。

表 5-3 癌与肉瘤的区别

	癌	肉瘤
组织来源	上皮组织	间叶组织
发病率	较高,约为肉瘤的9倍,多见于40岁以上成人	较低,大多见于青少年
大体特点	质较硬、色灰白、较干燥	质软、色灰红、湿润、鱼肉状
组织学特点	多形成癌巢,实质与间质分界清楚,纤维组织常有增生	肉瘤细胞多弥漫分布,实质与间质分界不清,间质内血管丰富,纤维组织少
网状纤维	癌细胞间多无网状纤维	肉瘤细胞间多有网状纤维
免疫组化	表达上皮标记如CK、EMA	表达间叶组织标记如波形蛋白
转移	多经淋巴道转移	多经血行转移

常见的肉瘤有以下几种:

1. 纤维肉瘤(fibrosarcoma) 来自纤维结缔组织的恶性肿瘤,其发生部位与纤维瘤相似,以四肢皮下组织为多见。肿瘤呈浸润性生长,切面灰白色、均质细腻、鱼肉状,常伴有出血、坏死。分化好的纤维肉瘤,瘤细胞多呈棱形,异型性小,与纤维瘤有些相似,且生长缓慢,转移及复发少见;分化差者有明显异型性,生长快,易发生转移,切除后易复发。

2. 脂肪肉瘤(liposarcoma) 肉瘤中较常见的一种。多见于40岁以上的成人,常发生在大腿及腹膜后等深部软组织。肉眼观大多数肿瘤呈结节状或分叶状,表面常有一层假包膜,黄红色,有油腻感,有时可呈鱼肉状或黏液样外观。镜下,肿瘤细胞大小形态多种多样,可见分化差的星形、梭形、小圆形或呈明显异型性和多样性的脂肪母细胞,胞质内含有大小不等脂肪空泡,也可见成熟的脂肪细胞。免疫组织化学染色显示S-100蛋白阳性。当脂肪肉瘤以分化成熟的脂肪细胞为主时,称为高分化脂肪肉瘤;间质有明显黏液变性和大量血管网形成者,称为黏液样型脂肪肉瘤;当以分化差的小圆形脂肪母细胞为主时,称为圆形细胞型脂肪肉瘤;以多形性脂肪母细胞为主时,称为多形性脂肪肉瘤。后二者恶性程度高,易有复发和转移。

3. 横纹肌肉瘤(rhabdomyosarcoma) 儿童中除白血病以外最常见的恶性肿瘤。主要见于10岁以下的儿童和婴幼儿,少见于青少年和成人。儿童好发于鼻腔、眼眶、泌尿生殖道等腔道器官,成人见于头颈部及腹膜后,偶可见于四肢。肿瘤由不同分化阶段的横纹肌母细胞组成。免疫组织化学染色显示结蛋白(desmin)和肌红蛋白(myoglobin)阳性。分化较高者胞质内可见纵纹和横纹。根据瘤细胞的分化程度、排列结构和大体特点可分为三种类型：①胚胎性横纹肌肉瘤，瘤细胞较小，分化很低；②腺泡状横纹肌肉瘤，瘤细胞排列呈腺泡状；③多形性横纹肌肉瘤，瘤细胞形态多种多样。横纹肌肉瘤恶性程度都很高，生长迅速，易早期发生血行转移，如不及时治疗，预后极差，90％以上患者五年内死亡。

4. 平滑肌肉瘤（leiomyosarcoma） 较多见于子宫及胃肠道，偶可见于腹膜后、肠系膜、大网膜及皮下软组织。多见于中老年人。肉瘤细胞多呈梭形，呈轻重不等的异型性。免疫组织化学染色显示结蛋白和平滑肌性肌动蛋白（smooth muscle actin，SMA）阳性。核分裂象的多少对判定其恶性程度有重要意义。超过 10 个核分裂象/50 个高倍视野者通常表明恶性，其他如肿瘤大小（超过 5 cm）、坏死、浸润邻近组织和器官、高核质比也通常表明恶性。恶性程度高者手术后易复发，可经血行转移至肺、肝及其他器官。

近年研究证实，胃肠道的平滑肌瘤和平滑肌肉瘤实际上多数为来源于胃肠道的 Cajal 细胞（一种具有起搏功能、与胃肠道蠕动有关的细胞）的肿瘤，免疫组织化学染色显示 CD117，Dog1 和 CD34 阳性，称其为胃肠道间质瘤（gastrointestinal stroma tumor，GIST）。其恶性标准参照胃肠道平滑肌肉瘤标准。

5. 血管肉瘤（angiosarcoma） 血管肉瘤起源于血管内皮细胞，有时又称恶性血管内皮瘤，可发生在各器官和软组织。发生于软组织者多见于皮肤，尤以头面部为多见。肿瘤多隆起于皮肤，呈结节状或丘疹状，暗红或灰白色，极易坏死出血。有扩张的血管时，切面可呈海绵状。镜下，肿瘤性血管内皮细胞有不同程度异型性，可见核分裂象，分化好者瘤组织形成大小不一、形状不规则的血管腔样结构，常互相吻合；分化差者瘤细胞常呈团片状增生，血管腔可不明显，瘤细胞异型性明显，核分裂象多见。免疫组织化学染色显示第八因子和 CD34 阳性。血管肉瘤一般恶性程度较高，常在局部淋巴结、肝、肺和骨等处形成转移。

6. 恶性纤维组织细胞瘤（malignant fibrous histiocytoma，MFH）/未分化多形性肉瘤（undifferentiated pleomorphic sarcoma） 一种由成纤维细胞、组织细胞、巨细胞和炎症细胞组成，并排列成车轮状结构的恶性肿瘤，过去又称纤维组织细胞肉瘤、恶性纤维黄色瘤、软组织恶性巨细胞瘤、恶性黄色肉芽肿等。本病可发生于任何年龄，但以中老年为多见。肿瘤主要发生在肢体，尤以下肢多见，其次是腹膜后和腹腔。镜下瘤细胞呈多种形态，可排列成具有特征性的车轮状结构，伴有大量多形性、奇异形的瘤巨细胞及慢性炎症细胞浸润。此瘤恶性程度较高，手术切除后易复发和转移。

7. 骨巨细胞瘤（giant cell tumor of bone） 一种由较肥硕的梭形或椭圆形单核基质细胞和大量破骨细胞样多核巨细胞构成的侵袭性肿瘤，又称破骨细胞瘤（osteoclastoma），组织来源仍不清楚。

骨巨细胞瘤发病率较高，在我国仅次于骨软骨瘤和骨肉瘤，居骨肿瘤的第三位。绝大多数骨巨细胞瘤患者在 20～40 岁之间，15 岁以下罕见，10 岁以下极罕见。骨巨细胞瘤最常发生在长骨的骨端，常见于股骨下端、胫骨上端与桡骨下端，呈溶骨性。

肉眼观，瘤组织呈灰红色，质软而脆，常伴有出血、坏死、囊性变而呈多彩性，瘤体周围常有菲薄的骨壳。X 线表现为肥皂泡样阴影。根据 X 线特点可将巨细胞瘤分为三类（Ⅰ级，安静型；Ⅱ级，活跃型；Ⅲ级，侵袭型），其 X 线特点比组织学特点对于判断预后和指导治疗更重要。安静型一般预后要好些。骨巨细胞瘤病灶内切除（刮除）后，20％～50％复发，5％～10％发生恶性变，转变为纤维肉瘤和骨肉瘤。

8. 骨肉瘤（osteosarcoma） 起源于骨母细胞，是最常见的骨恶性肿瘤。常见于青少年，好发于四肢长骨，尤其是股骨下端和胫骨上端。肉眼观，肿瘤位于长骨干骺端，呈梭形膨大，切面灰白色鱼肉状，常见出血坏死，侵犯破坏皮质骨，并可侵犯周围组织。肿瘤表面的骨外膜常被瘤组织掀起，上下两端可见皮质骨和掀起的骨外膜之间形成三角形隆起，在 X 线上称为 Codman 三角。此外，在被掀起的骨外膜和皮质骨之间可形成与骨表面垂直的放射状反应性新生骨小梁，在 X 线上表现为日光放射状阴影，这种现象联合 Codman 三角对骨肉瘤的诊断具有特异性。镜下见瘤细胞由明显异型性的梭形或多边形肉瘤细胞组成，瘤细胞可直接形成肿瘤性骨样组织或骨组织，是病理诊断骨肉瘤的最重要组

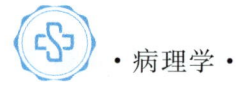
织学依据。骨肉瘤内还可见软骨肉瘤和纤维肉瘤样成分。骨肉瘤呈高度恶性,生长迅速,常在发现时已经有血行转移至肺。

三、神经外胚叶源性肿瘤

神经外胚叶起源的肿瘤种类繁多,包括中枢神经系统肿瘤、周围神经系统肿瘤、能分泌多肽激素及胺前体摄取及脱羧细胞(amine precursor uptake and decarboxylation cell,APUD)系统来源的肿瘤、视网膜母细胞瘤、色素痣和黑色素瘤等。现仅将后三者分述如下,其余见各论中有关章节。

(一)视网膜母细胞瘤

视网膜母细胞瘤(retinoblastoma)是来源于视网膜胚基的恶性肿瘤。绝大多数发生在 3 岁以内的婴幼儿,6 岁以上罕见,7% 的患儿在出生时即已存在此病,大约 40% 的患儿具有家族性,是一种常染色体的显性遗传性疾病;另外 60% 的患儿是散发的。此病多为单侧,双侧者占 26%～30%。肉眼观肿瘤为灰白色或黄色的结节状,切面有明显的出血及坏死,并可见钙化。肿瘤最初在视网膜上生长,以后向周围浸润性生长。镜下见肿瘤由小圆形细胞构成,核圆形、深染,核分裂象多见,有的瘤细胞围绕一空腔做放射状排列,形成菊形团。转移一般不常见,如发生转移时多为血行转移至骨、肝、肺、肾等处。淋巴道转移只在眼眶软组织被累及时才发生,多转移到耳前及颈淋巴结。预后不良,多在发病后一年半左右死亡。偶见自发性消退。

(二)色素痣

皮肤的色素痣(nevus pigmentosus)来源于表皮基底层的黑色素细胞(痣细胞),为良性错构性增生性病变,但有的可恶变成为黑色素瘤。根据其在皮肤组织内发生的部位不同,可分为如下几类。

1. 交界痣 痣细胞在表皮和真皮的交界处生长,形成痣细胞巢,此型较易恶变。

2. 皮内痣 最常见的一种,痣细胞在真皮内呈巢状或条索状排列。

3. 混合痣 交界痣和皮内痣兼而有之。

如色素痣的色素加深、体积增大、生长加快、破溃、发炎或出血等,可能是恶变的象征。

(三)黑色素瘤

黑色素瘤(melanoma)又称恶性黑色素瘤,是一种能产生黑色素的高度恶性肿瘤。大多见于 30 岁以上成人,发生于皮肤者以足底、外阴及肛门周围多见。可以一开始即为恶性,但通常由交界痣恶变而来。此瘤也可发生于黏膜和内脏器官。肉眼观肿瘤突出或稍突出于皮肤表面,多呈黑色,与周围组织界限不清。镜下组织结构呈多样性,瘤细胞排列可呈巢状、条索状或腺泡样结构。瘤细胞可呈多边形或梭形,核大,常有粗大的嗜酸性核仁,胞质内可有黑色素颗粒。无黑色素颗粒的黑色素瘤,免疫组织化学染色显示瘤细胞 HMB-45、melanA 和 S-100 蛋白阳性有助于诊断。电镜下,瘤细胞胞质内含有少数典型的黑色素小体(melanosome)或前黑色素小体(premelanosome)。黑色素瘤的预后多数较差,晚期可有淋巴道及血行转移。因此,早期诊断和及时治疗十分重要。黑色素瘤患者有的采用瘤苗治疗效果较好。

四、多种组织构成的肿瘤

由两种或两种以上不同类型组织构成的肿瘤,称为混合瘤(mixed tumor)。最复杂的混合瘤是畸胎瘤,由来源于多个胚层的各种类型组织混杂在一起构成,犹如一个畸形的胎儿。此外,肾母细胞瘤和癌肉瘤因成分多样,也属于混合瘤。

(一)畸胎瘤

畸胎瘤(teratoma)是来源于性腺或胚胎剩件中全能干细胞的肿瘤,多含有两个或两个以上胚层的多种多样组织成分,排列结构错乱。根据外观又可分为囊性和实性两种;根据其组织分化成熟程度不同,又分为皮样囊肿(dermoid cyst)(也称成熟畸胎瘤或良性畸胎瘤)和不成熟畸胎瘤(恶性畸胎瘤)。

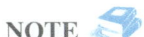

畸胎瘤常发生于卵巢和睾丸,偶尔可见于纵隔、骶尾部、腹膜后、松果体等中线部位。实性者多为恶性(详见卵巢肿瘤部分)。

(二)肾母细胞瘤

肾母细胞瘤(nephroblastoma)又称 Wilms 瘤(见泌尿系统疾病部分)。

(三)癌肉瘤

同一肿瘤中既有癌又有肉瘤成分者称为癌肉瘤(carcinosarcoma)。癌的成分可为鳞癌、移行细胞癌、腺癌或未分化癌等;肉瘤成分可为纤维肉瘤、平滑肌肉瘤、横纹肌肉瘤、骨肉瘤、软骨肉瘤等。癌和肉瘤成分可按不同比例混合,通常包含癌和肉瘤成分各一种,偶尔不止一种,如腺癌与平滑肌肉瘤和骨肉瘤混合等。

癌肉瘤的发生有多种假说,如:上皮组织和间叶组织同时恶变;多能干细胞向癌和肉瘤两个方向分化;癌细胞诱导其间质成分恶变等。一些低分化癌,癌细胞可以表现为梭形或多形性,有瘤巨细胞出现,类似于肉瘤样形态,免疫组织化学染色显示瘤细胞仅上皮细胞标记阳性,不属于癌肉瘤,而称为肉瘤样癌(sarcomatoid carcinoma)。

附:瘤样病变

瘤样病变(tumor-like lesion)是指局部形成与真性肿瘤相似的非肿瘤性病变,临床表现为局部组织的增生或形成局部肿块。瘤样病变本质为良性增生性病变、化生或囊性病变等,包括上皮异型增生、化生、组织异位、增生性炎(包括炎性假瘤、炎性息肉、肉芽肿性炎等)及囊肿。在临床上瘤样病变需与真性肿瘤相鉴别,如肺炎性假瘤,常易与肺癌相混淆,常需术中冰冻确诊。

第八节 肿瘤的病因学与发病机制

肿瘤的病因学(etiology)是研究肿瘤发生的始动因素,肿瘤的发病学研究肿瘤的发病机制及条件,把引起肿瘤的各种因素统称为致瘤因子。致瘤因子一般需要较长时期的刺激才能引起肿瘤,然而一旦肿瘤产生,即使致瘤因子不再存在,肿瘤生长仍然继续。

目前对肿瘤的研究表明,肿瘤从本质上来说是基因病,肿瘤的形成常常是多因素、多阶段、多步骤进行,而且在这个过程中会发生多种细胞遗传学、分子遗传学改变,同时也涉及细胞生长、增殖、分化和凋亡等诸多生物学事件的调控。

环境和遗传性致癌因素是引起基因改变的始动环节,二者可能以协同或序贯的方式引起细胞非致死性 DNA 损伤,从而激活原癌基因和(或)灭活肿瘤抑制基因,继而引起附加细胞周期调控基因、凋亡调节基因和(或)DNA 修复调节基因和表达的改变,使靶细胞发生转化。被转化的细胞可先呈多克隆性增生,经过漫长的多阶段的演进过程,其中某一个克隆相对无止境的增生,然后通过附加突变,选择性地形成具有不同特点的亚克隆(异质化),从而获得浸润和转移能力,形成恶性肿瘤。

一、肿瘤发生的分子生物学基础

恶性肿瘤的发生是一个长期多因素参与的分阶段过程。要使细胞完全恶性转化,需要多个基因的改变,包括癌基因的激活、肿瘤抑制基因的失活、凋亡调节基因和 DNA 修复调节基因的改变。与肿瘤发生有关的原癌基因、癌基因和肿瘤抑制基因等,实际上是对细胞生长、分化起正向或反向调节的基因,在保持机体的正常功能方面起重要作用。如果这些基因发生异常改变,则可能引起其编码蛋白质的相应变化,进而导致细胞转化、肿瘤发生。

(一)癌基因

1. 原癌基因、癌基因及其产物 原癌基因(proto-oncogene)和癌基因(oncogene)的发现是现代分子生物学的重大成就之一。Bishop 和 Varmus 利用某些逆转录病毒在动物体内诱发肿瘤,并能在体外转化细胞,因此将这些能够转化细胞的 RNA 片段称为病毒癌基因(viral oncogene,v-onc)。后来在正常细胞的 DNA 中也发现存在与病毒癌基因几乎完全相同的 DNA 序列,则称为细胞癌基因(cellular oncogene,c-onc),如 c-ras、c-myc 等。由于细胞癌基因在正常细胞中以非激活的形式存在,故又称为原癌基因。原癌基因可因多种因素的作用而被激活成为癌基因。

原癌基因编码的蛋白质大多数是对正常细胞生长十分重要的细胞生长因子、生长因子受体、重要的信号转导蛋白质以及核调节蛋白质等。主要的癌基因及其活化机制和相关的人类肿瘤见表5-4。

表 5-4　主要的癌基因及其活化机制和相关的人类肿瘤

分类	原癌基因	活化机制	相关人类肿瘤
生长因子			
PDGF-β 链	sis	过度表达	星形细胞瘤、骨肉瘤
成纤维细胞生长因子	hst-1	过度表达	胃癌
	int-2	扩增	膀胱癌、乳腺癌、黑色素瘤
生长因子受体			
EGF 受体家族	erb-B1	过度表达	肺鳞状细胞癌
	erb-B2	扩增	乳腺癌、卵巢癌、肺癌和胃癌
	erb-B3	过度表达	乳腺癌
集落刺激因子-1 受体	fms	点突变	白血病
	ret	点突变	多发性内分泌肿瘤 2A 和 B、家族性甲状腺髓样癌
		重排	自发性甲状腺乳头状癌
信号转导蛋白			
GTP 结合蛋白	ras	点突变	肺癌、结肠癌、胰腺癌、多种白血病
非受体型酪氨酸激酶	abl	易位	慢性粒细胞白血病、急性淋巴细胞白血病
核调节蛋白			
转录活化因子	myc	易位	伯基特(Burkitt)淋巴瘤
	N-myc	扩增	神经母细胞瘤、小细胞肺癌
	L-myc	扩增	小细胞肺癌
细胞周期调节蛋白			
周期素	cyclin D	易位	套细胞淋巴瘤
		扩增	乳腺癌、肝癌、食管癌
周期素依赖激酶	CDK4	扩增或点突变	胶质母细胞瘤、黑色素瘤、肉瘤

2. 原癌基因的激活　原癌基因在各种环境或遗传因素作用下被激活转化成癌基因,其激活方式有:①点突变(point mutation):如 ras 原癌基因第 1 外显子的第 12 号密码子从 GGC 突变为 GTC,相应编码的氨基酸从甘氨酸变为缬氨酸,转录产生异常蛋白。② 染色体重排(chromosomal rearrangement):包括易位(translocation)和倒位(inversion),例如 Burkitt 淋巴瘤的 t(8;14)易位,使得 c-myc 基因和 IgH 基因拼接,造成 c-myc 基因的过度表达。③基因扩增(gene amplification):如神经母细胞瘤的 N-myc 原癌基因可复制几百个拷贝,出现双微小体和均染区。④启动子插入:使原癌基因过度表达,产生过量的结构正常的促进细胞生长的蛋白质。

癌基因编码的蛋白质即癌蛋白(oncoprotein)与原癌基因的正常产物有量或结构上的不同,可通过以下方式影响其靶细胞:①生长因子增加;②生长因子受体增加;③产生突变的信号转导蛋白;④产生与 DNA 结合的转录因子等。癌蛋白通过改变正常靶细胞的生长与代谢,促进细胞逐步转化成为肿瘤。如正常细胞的生长因子受体受到刺激后,ras 蛋白从与 GDP 结合的非活化状态变为与 GTP 结合的活化状态,从而引起核内的转录活化,产生 c-myc 蛋白,使细胞进入增殖周期,然后,GTP 被水解,ras 蛋白失活,细胞又可以恢复静止;而在 ras 原癌基因发生点突变后,产生的 ras 癌蛋白一旦与 GTP 结合后,便不能被水解,使得细胞处于持续的增殖状态,从而为肿瘤的形成提供条件。

(二) 肿瘤抑制基因

肿瘤抑制基因(tumor suppressor gene)又称抑癌基因,是正常细胞分裂、生长的负调节基因,其编码的蛋白质能抑制细胞的生长。其功能的丧失则可能促进细胞的转化。肿瘤抑制基因的失活主要是通过等位基因的两次突变、缺失(纯合子)和甲基化的方式实现的。

目前了解最多的肿瘤抑制基因是 Rb 基因和 p53 基因,它们的产物都是调控核转录和细胞周期的核蛋白。肿瘤抑制基因根据其作用机制分为管理基因(caretaker genes)和看门基因(gatekeeper genes),前者作用是通过修复 DNA 损伤以维持基因组完整性,如 BRCA1、BRCA2 基因等;后者作用是抑制带损伤 DNA 的细胞增殖或促进其死亡,如 p53、Rb、APC 基因等。相关人类肿瘤及其主要的肿瘤抑制基因功能见表 5-5。

表 5-5 主要的肿瘤抑制基因和相关的人类肿瘤

亚细胞定位	基因	功能	与体细胞相关的肿瘤	与遗传型突变相关的肿瘤
细胞表面	TGF-β 受体	生长抑制	结肠癌	不明
	E-cadherin	细胞黏附	胃癌、乳腺癌	家族性胃癌
浆膜下	NF-1	抑制 ras 的信号传递	神经鞘瘤	Ⅰ型神经纤维瘤病和肉瘤
细胞骨架	NF-2	不明	神经鞘瘤、脑膜瘤	Ⅱ型神经纤维瘤病、听神经瘤和脑膜瘤
胞质	APC	抑制信号传导	胃癌、结肠癌、胰腺癌、黑色素瘤	家族性结肠多发性息肉病、结肠癌
细胞核	Rb	调节细胞周期	视网膜母细胞瘤、骨肉瘤、乳腺癌、结肠癌、肺癌	视网膜母细胞瘤、骨肉瘤
	p53	调节细胞周期和 DNA 损伤所致的凋亡	大多数人类肿瘤	利-弗劳梅尼(Li-Fraumeni)综合征、多发性癌和肉瘤
	WT-1	核转录	肾母细胞瘤	肾母细胞瘤
	p16	通过抑制周期素依赖激酶调节细胞周期	胰腺癌、食管癌	黑色素瘤
	BRCA1	DNA 修复	—	女性乳腺癌和卵巢癌
	BRCA2	DNA 修复	—	男性和女性乳腺癌

(三) 凋亡调节基因和 DNA 修复调节基因

调节细胞凋亡(apoptosis)的基因及其产物在某些肿瘤的发生上也起着重要的作用。研究结果表明 bcl-2 蛋白可以抑制凋亡,而 bax 蛋白则可以促进细胞凋亡。正常情况下 bcl-2 和 bax 在细胞内保持平衡。如 bcl-2 蛋白增多,细胞则长期存活;如 bax 蛋白增多,细胞则进入凋亡。野生型的 p53 蛋白可以诱导 bax 蛋白合成,促使 DNA 受损的细胞进入凋亡。凋亡在肿瘤发生、发展过程中具有双重作用,在肿瘤形成前,经过凋亡去除基因受损害或不能修复的细胞,可有效地防止其转化为恶性细胞;而在肿瘤形成后凋亡基因失活或抗凋亡基因功能增强,则会使肿瘤迅速生长。

正常细胞内存在 DNA 修复调节基因,当损伤因素引起轻微的 DNA 损伤时,细胞内的 DNA 修复调节基因对其进行及时的修复。当 DNA 损伤严重,不能修复时,将发生凋亡。因此,与凋亡调节基因

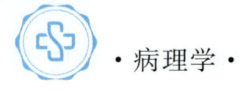
一样,DNA修复调节基因对维持机体遗传基因组的稳定非常重要。在一些有遗传性DNA修复调节基因突变或缺失的人中,肿瘤的发病率极高,也说明了这一点。

(四)端粒、端粒酶和肿瘤

正常细胞分裂一定次数后就进入老化阶段,失去分裂的能力。而控制细胞DNA复制次数的是位于染色体末端的DNA重复序列,称其为端粒(telomere)。细胞复制一次,其端粒就缩短一点。细胞分裂一定次数后,端粒缩短使得染色体相互融合,导致细胞死亡。所以端粒可以称为细胞的生命计时器。在生殖细胞,由于端粒酶(telomerase)的存在可使缩短的端粒得以恢复。因此,生殖细胞有十分强大的自我复制能力。而在大多数体细胞中,由于不含有端粒酶,只能复制大约50次后而死亡。实验表明,绝大多数的恶性肿瘤细胞都含有较高的端粒酶活性,并与其恶性程度有关。因此,对于肿瘤细胞的端粒酶活性抑制的研究可能为肿瘤的治疗开辟一条新途径。

(五)多步癌变的分子基础

恶性肿瘤的发生是一个长期的、多因素参与的、分阶段的过程。已由流行病学、遗传学和化学致癌的动物模型,以及分子遗传学研究所证明。要使细胞完全恶性转化,需要多个基因的改变,包括几个癌基因的激活,两个以上肿瘤抑制基因的失活,以及凋亡调节基因和DNA修复调节基因的改变。以结肠癌的发生为例,结肠从上皮过度增生到结肠癌的演进过程中,关键步骤是癌基因的突变和肿瘤抑制基因的失活。这些阶梯性积累起来的不同基因水平的改变,可以通过形态学改变反映出来。

二、环境致癌因素及致癌机制

(一)化学致癌因素

目前已经确定了对动物有致癌作用的化学致癌物有1000多种,其中有些可能与人类癌瘤密切相关。研究表明,化学致癌物致癌的方式有:①少数化学致癌物不需要在体内进行代谢转化直接致癌,称为直接作用的化学致癌物,如烷化剂;②绝大多数化学致癌物需经体内(肝脏)进行代谢,活化后才能致癌,称为间接作用的化学致癌物,如3,4-苯并芘是间接致癌物,其代谢活化产物是环氧化物,为终末致癌物;③所有化学致癌物都具有亲电子结构基团(如环氧化物、硫酸酯基团),能与细胞大分子的亲核基团(如DNA中的鸟嘌呤N-7、C-8,胞嘧啶N-3)共价结合,形成加合物,导致DNA突变;④某些化学致癌物可以由其他无致癌作用物质的协同作用而增加致癌效应,这种增加致癌效应的物质称之为促癌物,如巴豆油、激素、酚和某些药物。致癌物引发的初始变化称为激发作用,而促癌物的协同作用称为促进作用。主要的化学致癌物有以下几类。

1. 直接作用的化学致癌物　此类化学致癌物不需要体内代谢活化即可致癌,但一般致癌作用较弱,致癌时间长。

(1)烷化剂与酰化剂:抗癌药物中的环磷酰胺、氮芥、苯丁酸氮芥、亚硝基脲等均属此类。其在应用相当长时间后可诱发第二种肿瘤,如用其治疗后痊愈或用其后已得到控制的白血病、霍奇金淋巴瘤和卵巢癌患者,数年后可发生粒细胞白血病。应用此类药物治疗其他疾病患者,如类风湿关节炎和韦格纳(Wegener)肉芽肿病等自身免疫性疾病,以后发生恶性肿瘤的概率大大高于正常人。

(2)其他直接致癌物:金属元素如镍、铬、镉、铍等对人类也有致癌作用。如铬可致肺癌,镉可致前列腺癌,镍可致鼻咽癌和肺癌等。其原因可能是金属的二价阳离子是亲电子的,可与细胞大分子尤其是DNA结合反应而致癌。一些非金属元素和有机化合物也有致癌性,如砷可致皮肤癌,氯乙烯可致塑料工人的肝血管肉瘤,苯可致白血病等。

2. 间接作用的化学致癌物

(1)多环芳烃:主要存在于石油、煤焦油中。致癌性特别强的有3,4-苯并芘、1,2,5,6-双苯并蒽、3-甲基胆蒽及9,10-二甲基苯蒽等。3,4-苯并芘是煤焦油的主要致癌成分,还可由于有机物的燃烧而产生。近几十年肺癌发病率日益增加,与吸烟和城市大气污染有密切关系。烟熏和烧烤的鱼、肉等食品也含有较多的多环芳烃,与某些地区胃癌的发病率较高有一定关系。多环芳烃在肝脏经细胞色素氧化酶 p450 系统氧化成环氧化物,后者以其亲电子基团(不饱和的 C—C 键)与核酸分子共价键结合而引起 DNA 突变。

(2)芳香胺类与氨基偶氮染料:致癌的芳香胺类有乙萘胺、联苯胺、4-氨基联苯等,与印染工人和橡胶工人的膀胱癌发生率高有关。芳香胺在肝脏经细胞色素氧化酶 p450 系统使其 N 端羟化形成羟胺衍生物,再与葡萄糖醛酸结合成葡萄糖苷酸从泌尿道排出。在膀胱,葡萄糖苷酸被水解释放出活化的羟胺可致癌。氨基偶氮染料有奶油黄(人工奶油染料)和猩红,主要在肝脏代谢,经氧化后形成致癌物。

(3)亚硝胺类:具有较强烈的致癌作用,并且致癌谱广,普遍存在于水与食物中,在变质的蔬菜和食物中含量更高。亚硝酸盐可作为肉和鱼类食品保存剂与着色剂进入人体;也可由细菌分解硝酸盐产生。亚硝酸盐和二级胺可在胃内的酸性环境中合成亚硝胺。亚硝胺在体内经过羟化作用而活化,形成具有很强反应性的烷化碳离子而致癌。我国河南林县的流行病学调查表明,该地区食管癌发病率高与食物中亚硝胺含量高有关。

(4)真菌毒素:目前已知有数十种真菌毒素具有致癌性,研究最多的是黄曲霉素(aflatoxin)。黄曲霉素广泛存在于高温潮湿地区的霉变食品中,尤以霉变的花生、玉米及谷类含量最多,其致癌性最强。其化学结构为异环芳烃,在肝脏通过肝细胞内的混合功能氧化酶氧化成环氧化物而致癌。这种毒素主要诱发肝细胞性肝癌。我国和南非肝癌高发地区的调查都显示,黄曲霉素 B1 在谷物中的污染水平与肝癌的发生有密切关系,这些地区同时也是乙型肝炎病毒(HBV)感染的高发区。分子生物学的研究表明,黄曲霉素 B1 的致癌作用是使肿瘤抑制基因 p53 发生点突变而失去活性,而 HBV 感染所致的肝细胞慢性损伤和由此引起的肝细胞持续增生为黄曲霉素的致癌作用提供了有利条件。因此,HBV 感染与黄曲霉素 B1 污染之间的协同作用可能是我国肝癌高发地区的主要致癌因素。

化学致癌大多与环境污染和职业因素有关。因此,彻底治理环境污染、加强防护措施、防治职业病对于减少癌症的发病极其重要。

(二)物理性致癌因素

已证实的物理性致癌因素主要是电离辐射。此外,紫外线、热辐射、慢性炎症刺激、创伤和异物亦可能与促癌有关。

电离辐射包括 X 线、γ 射线和带亚原子微粒的辐射以及紫外线照射。长期接触 X 线及镭、铀、氢、钴、锶等放射性同位素可引起各种肿瘤。如:长期接触 X 线而无必要防护措施的放射线工作者,易发生皮肤癌和白血病;开采放射性物质(钴、铀、氡等)的矿工易患肺癌。日本长崎、广岛受原子弹爆炸影响的居民,经过长期观察发现白血病、甲状腺癌、乳腺癌及肺癌的发病率明显增高。辐射能使染色体断裂、易位和发生点突变,激活癌基因或者使肿瘤抑制基因失活。由于与辐射有关的肿瘤潜伏期较长,最终的肿瘤可能是因辐射所损伤的细胞的子代细胞,再受到促癌因素(如化学致癌物、病毒等)作用引起附加突变之后才形成的。

长期暴晒于阳光和受紫外线过度照射者,易引起皮肤的鳞状细胞癌、基底细胞癌和黑色素瘤,白种人或照射后色素不增加的有色人种最易发生。其作用机制是细胞内 DNA 吸收了光子后,其中相邻的两个嘧啶连接形成嘧啶二聚体,二聚体又形成环丁烷,从而破坏 DNA 双螺旋中磷酸二酯骨架而受损伤。正常人 DNA 发生损伤后可为一系列的 DNA 修复机制所修复,因此皮肤癌发病少见。而着色性干皮病患者(常染色体隐性遗传),由于先天性缺乏修复 DNA 所需的酶,不能修复紫外线所致的 DNA 损伤,皮肤癌的发病率很高。

此外,热辐射(如烧伤后的致癌)、慢性炎性刺激(如慢性皮肤溃疡、慢性胃溃疡等发生癌变)、创伤(如骨折后发生骨肉瘤)或异物(如石棉引起胸膜间皮瘤)等也与肿瘤的发生有关。

(三)病毒和细菌

凡能引起人或动物肿瘤或体外能使细胞转化为恶性的病毒均称为致瘤病毒。现已知有上百种可引起动物肿瘤的病毒,其中 1/3 为 DNA 病毒,2/3 为 RNA 病毒。在人类,越来越多的证据显示某些肿瘤的发生与病毒感染相关。

1. RNA 致瘤病毒 这类病毒可通过转导(transduction)或插入突变(insertional mutation)这两种机制将其遗传物质整合到宿主细胞 DNA 中,并使宿主细胞发生转化。①急性转化病毒:这类病毒含有病毒癌基因,如 v-src、v-abl、v-myb 等,感染细胞后,将以其 RNA 为模板通过逆转录酶合成 DNA 片段,并整合(integration)到宿主的 DNA 链中并进行表达,导致细胞的转化。②慢性转化病毒:这类病毒本身不含有癌基因,但感染宿主细胞后,其病毒基因也可由于逆转录酶的作用合成 DNA,并插入到宿主细胞 DNA 链中原癌基因附近,引起原癌基因过度表达,使宿主细胞转化。

人类嗜 T 淋巴细胞病毒-1(human T-cell lymphotropic virus type-1,HTLV-1)是与人类肿瘤发生密切相关的一种 RNA 病毒,与发生于日本和加勒比地区的 T 淋巴细胞白血病/淋巴瘤有关。HTLV-1 与 HIV 一样,在人类通过性交、血液制品和哺乳传播。其转化的靶细胞是 CD4$^+$ 的 T 淋巴细胞亚群(辅助 T 淋巴细胞)。受感染人群发生白血病的概率为 1%,HTLV-1 转化 T 淋巴细胞的机制还不完全清楚。但其转化活性与一个称为 Tax 的基因有关。Tax 基因编码蛋白可激活几种宿主基因(如编码 P55 蛋白的 c-fos 基因、编码 PDFG 的 c-sis 基因、编码 IL-2 及其受体的基因、编码髓样生长因子的基因)的转录,它们可使 T 淋巴细胞发生转化而形成肿瘤。

2. DNA 致瘤病毒 DNA 病毒中有 50 多种可引起动物肿瘤。DNA 病毒感染细胞后出现两种后果:①如果病毒 DNA 未能被整合到宿主的基因组中,病毒的复制不会受到干扰,大量的病毒复制最终使细胞死亡;②如果病毒基因被整合到宿主的 DNA 中,并且作为细胞的基因加以表达,则可引起细胞的转化。与人类肿瘤发生密切相关的 DNA 病毒有以下三种。

(1)人乳头瘤病毒(human papilloma virus,HPV):HPV 与人类上皮性肿瘤,主要是与子宫颈和肛门生殖器区域鳞状细胞癌的关系,近年来已得到证实。在约 85% 的子宫颈癌以及其癌前病变(重度非典型增生和原位癌)的病例中发现 HPV 的 16、18 型的 DNA 序列,并已整合到宿主细胞的 DNA 中。不仅如此,整合的病毒 DNA 在同一种肿瘤的所有癌细胞中均在基因组的同一位置,提示其整合方式是克隆的。整合后 HPV-16、18 的 E6 和 E7 蛋白过度表达,并极易与 Rb 和 p53 蛋白结合使其失活,这时如果再转染一个突变的 ras 基因,就会引起完全的恶性转化。这说明 HPV 的致癌作用是作为始动因子,需要其他基因突变的协同。而微生物的感染、激素和饮食等可能是子宫颈癌发生的协同因子。

(2)EB 病毒(Epstein-Barr virus,EBV):与之有关的人类肿瘤是 Burkitt 淋巴瘤、鼻咽癌、某些霍奇金淋巴瘤和 B 淋巴细胞淋巴瘤。EB 病毒主要感染人类的口腔上皮细胞和 B 淋巴细胞。EB 病毒感染整合到宿主细胞 DNA 中,可能使其潜伏膜蛋白基因 LMP-1 表达,并通过其上调凋亡调节基因 bcl-2 而阻止受感染细胞凋亡,同时激活生长促进通路,使细胞增生。EBV 对 B 淋巴细胞有很强的亲和性,能使受感染的 B 淋巴细胞发生多克隆性增生。在此基础上若再发生附加的突变如染色体移位 t(8:14),将最终导致单克隆性增生,形成淋巴瘤。

(3)乙型肝炎病毒(hepatitis B virus,HBV):慢性 HBV 感染与肝细胞性肝癌发生关系密切。在癌细胞中,HBV 的整合是克隆性的,但其本身不含有编码癌蛋白的基因,其 DNA 也不接近任何癌基因或肿瘤抑制基因。因此,其致癌的机制可能是多因素参与的:①HBV 导致慢性肝细胞损伤,使之不断增生,同时若有其他致癌因素(如黄曲霉毒素 B1)的致突变作用,则容易发生癌变;②HBV 可编码一种称为 HBX 蛋白,可使受感染肝细胞的几种生长促进基因激活,如胰岛素样生长因子 II 等;③HBV 的整合导致 p53 基因失活。由此可见,肝细胞性肝癌的发生也可能是多步骤的。

3. 幽门螺杆菌(helicobacter pylori,HP) 许多研究报道指出,幽门螺杆菌引起的慢性胃炎与胃癌和胃低度恶性 B 淋巴细胞淋巴瘤的发生有关,理由是绝大多数的胃癌和胃淋巴瘤都伴有幽门螺杆菌的感染,但幽门螺杆菌与胃癌和胃淋巴瘤发生的因果关系和作用机制尚不十分清楚。

三、影响肿瘤发生、发展的内在因素及其作用机制

肿瘤发生和发展除了受外界致癌因素的作用外，机体的内在因素也起着重要作用，如宿主对肿瘤的反应，以及肿瘤对宿主的影响等。这些内在因素是复杂的，许多问题至今尚未明了，还有待进一步研究。机体的内在因素包括以下几个方面。

（一）遗传因素

在大多数肿瘤的发生中，遗传因素的作用只表现于对致瘤因素的易感性或倾向性。人类肿瘤与遗传有关可见于下述三种情况。

1. 常染色体显性遗传的肿瘤 一些如视网膜母细胞瘤、肾母细胞瘤、肾上腺或神经节的神经母细胞瘤等，以及一些癌前病变如结肠多发性腺瘤性息肉病、神经纤维瘤病等都属单基因遗传，有明显的家族史，以常染色体显性遗传的形式出现。这类肿瘤主要表现为遗传性肿瘤抑制基因（如 Rb、p53、APC）的突变或缺失，其发生还需第二次突变。以视网膜母细胞瘤为例，此基因定位在染色体 13q14，只有两条同源染色体上的 Rb 等位基因都被灭活，即需两次突变后，才能使肿瘤发生。在家族性视网膜母细胞瘤患儿的基因组中已有一个 Rb 基因是缺陷的，当另一个基因再次受致癌因素作用而突变，即可形成肿瘤。

2. 常染色体隐性遗传的遗传性肿瘤综合征 表现为遗传性 DNA 修复调节基因缺陷，如 Bloom 综合征（先天性毛细血管扩张性红斑及生长发育障碍）时，易发生白血病及其他恶性肿瘤；毛细血管扩张性共济失调症患者，多发生急性白血病和淋巴瘤；着色性干皮病患者，经紫外线照射易患皮肤基底细胞癌、鳞状细胞癌或黑色素瘤。

3. 遗传与环境因素 遗传因素与环境因素在肿瘤发生中起协同作用，而环境因素尤为重要。决定这类肿瘤的遗传因素是多基因的，如乳腺癌、胃肠癌、食管癌、肝癌、鼻咽癌、白血病、子宫内膜癌、黑色素瘤等，可有家族史。不同肿瘤可能有不同的遗传方式，真正直接遗传的只是少数不常见的肿瘤。

（二）宿主对肿瘤的反应——肿瘤免疫

恶性转化是由遗传基因的改变引起的。有些异常基因表达的蛋白质可以引起免疫系统的反应，从而使机体能消灭这些"非己"的转化细胞。如果没有这种免疫监视机制，肿瘤的发生要比实际上出现的多得多。在此，CD8[+] 的细胞毒性 T 淋巴细胞（cytotoxic T lymphocyte，CTL）和自然杀伤（NK）细胞扮演着重要的角色。免疫因素在肿瘤发生中的作用主要体现在以下方面。

1. 肿瘤抗原 引起机体免疫反应的肿瘤抗原可分为两类：①只存在于肿瘤细胞而不存在于正常细胞的肿瘤特异性抗原；②存在于肿瘤细胞和某些正常细胞的肿瘤相关抗原。

对化学致癌的动物模型研究发现，肿瘤特异性抗原是个体独特的，即不同个体中的同一种致癌物诱发的同一组织学类型的肿瘤有不同的特异性抗原。其原因可能为癌变时基因突变的随机性引起产生的异常蛋白质的氨基酸序列变化不定。在人类肿瘤，CTL 可以通过其表面的 T 淋巴细胞受体，识别只存在于肿瘤细胞，而且与主要组织相容性复合体（major histocompatibility complex，MHC）分子一起组成复合物状态下的肿瘤特异性抗原，从而杀伤肿瘤细胞。

肿瘤相关抗原可分为两类：肿瘤胚胎抗原和肿瘤分化抗原。前者在正常情况下出现在发育中的胚胎组织而不见于成熟组织，但可见于癌变组织，如在胚胎肝细胞和肝细胞性肝癌中出现的甲胎蛋白（AFP），以及在胚胎组织和结肠癌中出现的癌胚抗原（CEA）。后者是指正常细胞和肿瘤细胞都具有的与分化程度有关的某些抗原，如：前列腺特异性抗原（PSA）见于正常前列腺上皮和前列腺癌细胞；酪氨酸酶见于正常黑色素细胞和黑色素瘤。肿瘤相关抗原在有关肿瘤的诊断和病情监测上是有用的标记，也可用此制备活性 T 淋巴细胞或抗体，用于肿瘤的免疫治疗。

2. 抗肿瘤的免疫效应机制 肿瘤免疫反应以细胞免疫为主，体液免疫为辅。参加细胞免疫的效应细胞主要有 CTL、NK 细胞和巨噬细胞。CTL 被白细胞介素-2（IL-2）激活后可以通过其 T 淋巴细

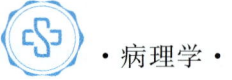

胞受体识别瘤细胞上的 MHC I 类分子而释放某些溶解酶将瘤细胞杀灭。CTL 的保护作用在对抗病毒所致的肿瘤(如 EBV 引起的 Burkitt 淋巴瘤和 HPV 导致的肿瘤)时特别明显。NK 细胞是不需要预先致敏的能杀伤肿瘤细胞的淋巴细胞。由 IL-2 激活后,NK 细胞可以溶解多种人体肿瘤细胞,其中有些并不引起 T 淋巴细胞的免疫反应,因此 NK 细胞是抗肿瘤免疫的第一线的抵抗力量。NK 细胞识别靶细胞的机制可能是通过 NK 细胞受体和抗体依赖性细胞介导的细胞毒作用(antibody-dependent cell-mediated cytotoxicity,ADCC)。巨噬细胞在抗肿瘤反应中与 T 淋巴细胞协同作用。T 淋巴细胞产生的 γ 干扰素可激活巨噬细胞,而巨噬细胞产生的肿瘤坏死因子(TNF-α)和活性氧代谢产物在溶解瘤细胞中起主要作用。此外,巨噬细胞的 Fc 受体还可与肿瘤细胞表面的 IgG 结合,通过 ADCC 杀伤肿瘤细胞。参与抗肿瘤反应的体液免疫机制主要是激活补体和介导 NK 细胞参加的 ADCC。

3. 免疫监视　在先天性免疫缺陷或接受免疫抑制剂治疗的患者中恶性肿瘤发病率明显增高,说明了免疫监视机制在抗肿瘤作用中的重要性,如先天性免疫缺陷病(X-性联无 γ 球蛋白血症)的患者有 5% 发生恶性肿瘤,比对照组高出 200 倍;器官移植的受者和 AIDS 患者发生淋巴瘤的可能性也大大增加。恶性肿瘤患者随着病程的发展和病情恶化可伴有免疫功能普遍下降,晚期患者尤为突出。相反有些肿瘤,如神经母细胞瘤、黑色素瘤和绒毛膜癌等,由于机体免疫功能增强可发生自然消退。但是大多数的恶性肿瘤发生于免疫功能正常的人群,肿瘤细胞是如何逃脱免疫系统的监视并破坏机体免疫系统的功能的机制还不完全清楚。可能与下列因素有关:①在肿瘤生长过程中,具有较强抗原性的亚克隆被免疫系统消灭,而无抗原性的或者抗原性弱的亚克隆则生长成肿瘤。②CTL 攻击肿瘤细胞时要识别瘤细胞膜上的 MHC I 类抗原。肿瘤细胞的 MHC 抗原表达丧失或减少,会使瘤细胞避开 CTL 的攻击。③在肿瘤细胞表达 MHC 抗原时,如果缺乏协同刺激因子,瘤细胞仍然可以逃避 CTL 的攻击。④肿瘤产物也可以抑制免疫反应,如许多肿瘤分泌的肿瘤转化生长因子-β(TGF-β)就是一种潜在的免疫抑制剂。肿瘤引发的有些免疫反应,如抑制 T 淋巴细胞的激活,本身就可抑制对肿瘤的免疫反应。⑤CTL 的凋亡。某些黑色素瘤和肝细胞癌表达 Fas 配体,可以与表达 Fas 的 T 淋巴细胞结合而使其发生凋亡。

综上所述,肿瘤的病因是相当复杂的,特别是对其发病机制的了解,还有许多未知的领域。但总结近年来分子遗传学研究的进展,有以下几点是比较肯定的:①从遗传学角度上来说,肿瘤是一种基因病;②肿瘤的形成是瘤细胞单克隆性扩增的结果;③环境和遗传的致癌因素引起的细胞遗传物质(DNA)改变的主要靶基因是原癌基因和肿瘤抑制基因,原癌基因的激活和(或)肿瘤抑制基因的失活导致细胞的恶性转化;④肿瘤的发生不只是单个基因突变的结果,而是一个长期的、分阶段的、多种基因突变积累的过程;⑤机体的免疫监视体系在防止肿瘤发生上起重要作用,肿瘤的发生是免疫监视功能丧失的结果。

小结

肿瘤是机体在各种致癌因素作用下,局部组织的易感细胞基因调控异常,导致其克隆性异常增生而形成的新生物。目前肿瘤已成为常见病、多发病,尤其是恶性肿瘤已成为危害人类健康和生命的重大疾病之一。因此认知肿瘤非常必要。根据肿瘤生物学特性及其对机体的危害不同,一般将肿瘤分为良性和恶性两大类,这在肿瘤的诊断、治疗和判定预后上均具有十分重要的现实意义。

肿瘤组织无论在细胞形态和组织结构上,都与其来源的正常组织有不同程度的差异,这种差异称为异型性。异型性的大小反映了肿瘤组织的成熟程度(即肿瘤的分化程度)。肿瘤的异型性是区别肿瘤性增生和非肿瘤性增生,诊断良、恶性肿瘤以及判断恶性肿瘤的恶性程度高低的主要组织学依据。良性肿瘤的异型性主要表现为组织结构的异型性上,而细胞形态的异型性非常小;恶性肿瘤的异型性无论组织结构还是细胞形态的异型性都非常明显,尤其表现在肿瘤细胞的多形性、肿瘤细胞核的多形性上,核体积大,核质比例增大、失调,甚至接近 1:1,核的大小、形状和染色不一,出现双核、多核、巨核或畸形核。核膜显得"增厚"、核仁肥大,数目增多,甚至出现病理性核分裂象,对诊断恶性肿瘤具有重要的意义。肿瘤细胞核的多形性常为恶性肿瘤的重要形态特征。

恶性肿瘤最重要的生物学特性是具有局部浸润和远处转移能力,也是恶性肿瘤威胁患者健康与生命的主要原因。恶性肿瘤在生长过程中,由于肿瘤的异质化,肿瘤不断地演进。

恶性肿瘤的发生是一个长期的、多因素参与的、分阶段的过程。这已由流行病学、遗传学和化学致癌的动物模型,以及分子遗传学研究所证明。要使得细胞完全恶性转化,需要多个基因的改变,包括几个癌基因的激活,两个以上肿瘤抑制基因的失活,以及凋亡调节基因和 DNA 修复调节基因的改变。

综上所述,①肿瘤从遗传学的角度上来说是一种基因病;②肿瘤的形成是瘤细胞单克隆性扩增的结果;③环境和遗传的致癌因素引起的细胞遗传物质(DNA)改变的主要靶基因是原癌基因和肿瘤抑制基因。原癌基因的激活和(或)肿瘤抑制基因的失活可导致细胞的恶性转化;④肿瘤的发生不只是单个基因突变的结果,而是一个长期的、分阶段的、多种基因突变积累的过程;⑤机体的免疫监视体系在防止肿瘤发生上起重要作用。

(沈阳医学院　张忠)

能力检测

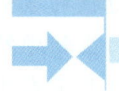

第六章　心血管系统疾病

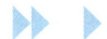

　　心血管系统由心脏和血管组成。心脏是血液循环的动力器官,依靠节律性搏动,推动血液不断地在血管中流动,通过动脉将血液运输到全身各个器官和组织,经过毛细血管时,血液与组织或细胞间完成物质交换和气体交换,最后各器官的血液汇入静脉回流到心脏。

　　心血管系统疾病是当今严重威胁人类健康的常见的重要疾病。在我国和欧美一些发达国家,心血管系统疾病的发病率和死亡率均高居榜首。本章节主要介绍常见的心血管系统疾病。

第一节　动脉粥样硬化

　　动脉硬化(arteriosclerosis)是动脉管壁增厚、变硬、弹性减退,动脉管腔缩小的一类疾病的总称。主要包括三种类型:动脉粥样硬化(atherosclerosis,AS)、动脉中层钙化(arterial medial calcification)和细动脉硬化(arteriolosclerosis)。

　　动脉中层钙化较少见,主要累及四肢中型动脉,尤其是下肢动脉。病变血管的管壁中膜出现钙盐沉积,一般没有明显的临床症状,常在动脉造影检查时被发现。细动脉硬化表现为细小动脉的玻璃样变性,主要发生在高血压和糖尿病患者。

　　动脉粥样硬化是三者中最常见和最具有危害性的疾病,是一种进行性病变,常从儿童时期即已开始,至成年中后期或老年后才逐渐表现出临床症状。动脉粥样硬化的特点是血管壁中富含脂质的斑块形成,外观呈黄色粥样,所以称为动脉粥样硬化。其损伤从血管内膜开始,出现脂质沉积、灶状纤维化、粥样斑块形成,致管壁变硬、管腔狭窄,引起相应器官缺血性改变。长期粥样斑块压迫还可引起中膜萎缩变薄、弹性下降,发生动脉瘤等并发症。动脉粥样硬化过去一直是西方发达国家首要的发病和死亡原因。随着我国的经济发展、生活习惯的日益西化,我国动脉粥样硬化的发病率也日趋增加,多见于中老年人,以 40～50 岁发展最快。

一、病因和发病机制

(一) 危险因素

　　动脉粥样硬化(AS)的病因至今仍不十分清楚,但有一些危险因素被认为与动脉粥样硬化发病密切相关。

　　1. 高脂血症(hyperlipidemia)　AS 的主要危险因素。血脂是血浆中所含的脂类的统称,包括胆固醇(cholesterol)、甘油三酯(triglyceride,TG)、磷脂(phospholipid,PL)、游离脂肪酸和类固醇等。流行病学资料表明,高胆固醇血症和高甘油三酯血症可促进 AS 的发生和发展。血脂不溶于水,在血液循环中以脂蛋白的形式转运,高脂血症实际上是高脂蛋白血症。脂蛋白的核心由胆固醇和甘油三酯组成,外周由磷脂和载脂蛋白包裹。根据脂质含量、超速离心密度、电泳速度以及表面的载脂蛋白的不同,可将脂蛋白分为乳糜微粒(chylomicron,CM)、极低密度脂蛋白(very low density lipoprotein,VLDL)、中密度脂蛋白(intermediate density lipoprotein,IDL)、低密度脂蛋白(low density lipoprotein,LDL)及高密度脂蛋白(high density lipoprotein,HDL)等。

　　各种脂蛋白对 AS 的作用不一样。LDL 是目前公认的首要致 AS 的脂蛋白。单纯 LDL 升高,而不需要其他危险因素的协同作用,就足以诱发和推进 AS 的发生发展。LDL 可使内皮细胞受损,触发炎症反应,在内皮下被单核/巨噬细胞吞噬并发生氧化修饰,生成氧化型 LDL(ox-LDL)。ox-LDL 的致 AS 的作用比 LDL 更强,其不能被正常 LDL 受体识别,而是被巨噬细胞的清道夫受体(scavenger receptor)识别而被快速摄取,促进巨噬细胞形成泡沫细胞。同时,LDL 能通过细胞间相互作用,促进平滑肌细胞(smooth muscle cell,SMC)迁移增殖和细胞外基质分泌增多,形成粥样斑块。

LDL,尤其是 LDL 亚型中的小颗粒致密低密度脂蛋白(sLDL),被认为是判断冠心病的最佳指标。此外,脂蛋白 a[lipoprotein(a),Lp(a)]是一种变异型 LDL,Lp(a) 可能是促进 AS 的独立因素,其水平越高,形成 AS 的危险就越大。Lp(a) 水平必须与 LDL 水平联合观察,才有更大的价值。

VLDL 和 CM 也与 AS 的发生有密切关系。VLDL 的增加往往体现在血浆甘油三酯水平的升高,VLDL 水解产生的 VLDL 残粒被证实有较强的致 AS 作用。CM 因其代谢迅速,本身并无致 AS 作用,但 CM 残粒可能与 AS 有关。

与上述脂蛋白相反,HDL 水平与 AS 发病呈负相关。HDL 能防止 LDL 氧化,可竞争性抑制 LDL 与血管内皮细胞受体结合而减少其摄取;还可动员 AS 斑块中的胆固醇,将其运输到肝脏再排泄至胆囊。HDL 还可促进内皮细胞修复损伤,抑制表皮因子诱导的血管平滑肌细胞增生,这些均可对抗粥样斑块的形成。因此,HDL 具有较强的抗 AS 和冠心病发病的作用,被称为"血管清道夫"。

此外,不同脂蛋白在 AS 发病中的不同作用还与其载脂蛋白(apolipoprotein,Apo)有关。载脂蛋白 A(apolipoprotein A,ApoA)是 HDL 的主要成分,载脂蛋白 B(apolipoprotein B,ApoB)是其余非高密度脂蛋白的主要载脂蛋白。目前认为,LDL、IDL、VLDL、ApoB 的异常升高与 HDL、ApoA 的降低是高危险性的血脂蛋白综合征的表现,可称为致动脉粥样硬化性脂蛋白表型,对动脉粥样硬化的发生、发展具有极为重要的意义。

2. 高血压(hypertension) 高血压患者与同年龄、同性别的无高血压患者相比,AS 发病较早,病变较重。究其原因,目前认为与下列因素有关:高血压时血流对血管壁的机械性压力和冲击作用较强;血压亦能直接影响动脉内膜结缔组织代谢;高血压还可引起内皮损伤和(或)功能障碍,使内膜对脂质的通透性增加;与高血压发病有关的肾素、儿茶酚胺和血管紧张素等也可改变动脉壁代谢。这些因素将导致血管内皮损伤,从而造成脂蛋白渗入内膜增多、血小板和单核细胞黏附、中膜平滑肌细胞迁入内膜等变化,促进 AS 发生和发展。

3. 吸烟 流行病学资料表明,吸烟是 AS 的危险因素之一,亦是冠心病主要的独立危险因子。吸烟可增加 AS 的发病率和病死率(达 2~6 倍),且与每日吸烟支数成正比,如吸烟与高血压或高胆固醇血症同时存在,冠心病的发病率可增加 16 倍。研究显示,大量吸烟可导致血管内皮细胞损伤和血中一氧化碳浓度升高,刺激内皮细胞释放各种生长因子,促使中膜平滑肌细胞向内膜迁入并增生,参与 AS 的发生。大量吸烟还可使血中 LDL 易于氧化,生成更多 ox-LDL,促进泡沫细胞形成。此外,烟草内还含有一种糖蛋白,可激活凝血因子 Ⅶ 及某些致突变物质,后者可引起血管壁平滑肌细胞增生。吸烟还可以促使血小板聚集、血中儿茶酚胺浓度升高及 HDL 水平降低,这些都有助于动脉粥样硬化的发生。但吸烟是可消除因素,戒烟后冠心病的危险性迅速降低。目前,吸烟依然是我们所面临的一个重要问题。在我国,青少年及年轻女性的吸烟比例在上升,这应该引起国家的广泛重视,积极倡导戒烟。

4. 糖尿病和高胰岛素血症 冠心病是糖尿病的重要并发症。糖尿病和高胰岛素血症是与继发性高脂血症有关的疾病。糖尿病在我国的发病率呈逐年上升趋势,目前,糖尿病已被列为冠心病的等危症。糖代谢的异常包括糖尿病是冠心病发生的一个独立的危险因素。糖尿病患者中动脉粥样硬化发生较早并更为常见,且病变较重。空腹血糖和血胰岛素水平是心血管疾病的一个独立预测指标。糖尿病患者血中 TG、VLDL 水平明显升高,而 HDL 水平降低,与 AS 和冠心病关系极为密切。高血糖状态可损伤内皮细胞功能,促进血小板聚集,诱发血管痉挛,可致 LDL 糖基化和高甘油三酯血症,后者易于产生 sLDL 并被氧化,有利于 LDL 促进血单核细胞迁入内膜而转为泡沫细胞。血中胰岛素水平越高,HDL 含量越低,冠状动脉性心脏病发病率和死亡率越高。

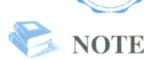

5. 遗传因素 AS有家族聚集性的倾向,家族史是较强的独立危险因素。家族性高胆固醇血症患者 AS 的发病率显著高于对照组。血浆脂蛋白在体内的分解代谢是通过与细胞膜上的脂蛋白受体结合而实现的。目前了解得较为清楚的脂蛋白受体有 LDL 受体,其主要参与 VLDL、IDL 和 LDL 的分解代谢。因此,当 LDL 受体缺乏或基因突变时,就产生家族性高胆固醇血症,患者血浆 LDL 水平极度升高,年龄很小就可发病。已发现有 200 多种基因可能对脂质的摄取、代谢和排泄产生影响。直接参与脂质代谢的载脂蛋白、酶和受体的基因多数已被证实和定位。这些基因及其产物的变化与饮食因素的相互作用可能是高脂血症的最常见原因。

6. 代谢综合征(metabolic syndrome,MS) 代谢综合征是一种包括糖耐量异常、脂代谢异常、高血压等多种代谢成分异常聚集的病理状态,伴有 LDL 升高和 HDL 降低。代谢综合征者患冠心病的风险是无代谢综合征者的 2 倍,其发生机制尚不明确,多数认为与胰岛素抵抗有关。胰岛素抵抗及其所产生的高胰岛素血症引起了多种代谢紊乱,如血脂异常增加了脂质在血管壁的沉积;交感系统兴奋性增加可刺激血管壁生长,并产生多种生长因子,致平滑肌细胞增殖;糖耐量异常、高血糖及纤溶系统功能异常引发高凝状态等,这些均促进了 AS 的形成。

7. 年龄和性别 病理研究表明,AS 是从婴儿期开始的缓慢发展过程,随年龄增长其发病率增加,49 岁后进展较快,而冠心病的死亡率也随年龄的增长而增高,因此预防 AS 应从青少年做起。AS 多见于男性,男性冠心病的病死率为女性的 2 倍,且发病较女性提早 10 年。女性在绝经期前冠状动脉粥样硬化的发病率低于同年龄组男性,其 HDL 水平高于男性,LDL 水平低于男性。女性绝经期后,两性间的这种差异消失,这与雌激素具有改善血管内皮功能、降低血胆固醇水平的作用有关。目前一些新的危险因素,如 C 反应蛋白、同型半胱氨酸和 Lp(a),也似乎对女性更有意义。

8. 其他因素 包括:①高同型半胱氨酸血症:同型半胱氨酸(homocysteine,Hcy)是甲硫氨酸代谢的中间产物,高 Hcy 血症可引起血管壁损伤,并影响凝血系统,促进凝血活性。②凝血因子的变化:机体纤维蛋白原增高,凝血因子Ⅶ含量增高,纤溶活性降低和纤溶酶原激活剂抑制物-1(plasminogen activator inhibitor 1,PAI-1)含量增高时,患冠心病的危险性增加。③肾功能不全:肾功能不全能使高血压和胰岛素抵抗恶化,降低 ApoA-1 水平,增高 Lp(a)、Hcy、纤维蛋白原和 C 反应蛋白水平,促进 AS 的发展。此外,体力活动减少、肥胖、A 型性格、缺氧、维生素 C 缺乏、动脉壁内酶的活性降低、血管紧张素转换酶基因的多态性和过度表达,肺炎衣原体、巨细胞病毒、单纯疱疹病毒等的感染等因素均对 AS 的进程有一定影响。

(二)发病机制

正常动脉壁由内膜、中膜和外膜三层组成。内膜由单层内皮细胞、内皮下疏松结缔组织基质和少量成纤维细胞、平滑肌细胞组成,具有抗凝血,阻止循环中单核细胞和巨噬细胞进入血管壁,调节平滑肌细胞的功能等作用。中膜为平滑肌细胞层,它具有收缩功能,能保持动脉壁、细胞外基质或纤维(包括弹力纤维等)的协调性,并提供血管结构的支撑作用。外膜则由松散的结缔组织构成,主要由成纤维细胞、胶原纤维、弹性纤维、肥大细胞和少量平滑肌细胞组成,并含有血管壁的滋养血管、淋巴管和神经。

有关 AS 的发病机制学说数量众多,内容繁杂,目前较多学者认可的是损伤应答学说,此外,经典的还有脂质渗入学说、血栓形成学说、炎症学说、动脉 SMC 增殖或突变学说、单克隆学说,新近的有氧化学说、免疫学说、干细胞学说等。AS 的发病机制是复杂的,也可能是多机制的。任何一种学说均不能单独而全面地解释 AS 的发生发展过程。下面以损伤应答学说为基础,结合其余各家学说阐述 AS 的发病机制。

损伤应答学说认为 AS 是动脉壁对内皮细胞损伤的一种慢性反应,通过氧化修饰的脂蛋白、单核源性巨噬细胞、T 淋巴细胞与动脉壁的正常细胞成分相互作用来促进病变的进展。此学说核心如下:①慢性内皮细胞损伤,常有功能障碍,引起血管通透性增加、白细胞和单核细胞黏附以及血栓形成;②含高胆固醇的 LDL 在血管壁蓄积;③脂蛋白的氧化修饰;④血液单核细胞黏附于内皮,迁入内膜下间隙,转化成巨噬细胞和泡沫细胞;⑤血小板黏附;⑥激活的血小板、巨噬细胞和中膜迁入内膜的SMC 等释放多种因子;⑦内膜的 SMC 增生,胶原和蛋白聚糖等细胞外基质蓄积;⑧细胞内外脂质蓄积增加。

目前,对 AS 发病机制中的某些方面有了较详细的了解。

1. 脂质的作用 高脂血症在 AS 发病中的作用机制,除了慢性高脂血症(主要是高胆固醇血症)可以直接引起内皮细胞的功能障碍及高脂血症可使内皮细胞的通透性增加外,主要与 LDL 的氧化修饰有关,特别是内皮细胞和单核/巨噬细胞可使 LDL 氧化修饰而成为 ox-LDL。ox-LDL 对动脉粥样硬化的病变形成有几种作用:可与单核/巨噬细胞的清道夫受体结合使之形成泡沫细胞;对血液中的单核细胞具有较强的趋化作用,使单核细胞在病灶内蓄积;通过内皮细胞黏附分子增加对单核细胞的黏附;刺激各种生长因子和细胞因子的产生;对内皮细胞和 SMC 产生细胞毒性作用等。

2. 内皮细胞损伤的作用 慢性或反复内皮细胞损伤是 AS 的起始病变,为损伤应答学说的基础。目前认为,多种危险因素如机械性因素、血流动力学、免疫复合物沉积、放射线、引起内膜增厚的化学物质、高脂饮食、低氧、吸烟或感染等均可引起内皮细胞的损伤。此外,早期的 AS 病变可发生于内皮细胞形态完整的动脉内膜,所以近年研究认为内皮细胞的非剥脱性功能障碍或活化在 AS 病变形成中可能更为重要。内皮细胞的功能障碍及形态学损伤可增加内皮通透性、增强白细胞黏附和改变内皮细胞基因产物的表达。如:内皮细胞的通透性增加使血液中的脂质易于沉积在内膜;内皮细胞的损伤或功能障碍可使单核细胞、血小板黏附增加,并产生多种生长因子,促进动脉粥样硬化斑块中 SMC 的增生及基质的分泌等。

3. 炎症的作用 炎症机制贯穿 AS 病变的开始、进展和并发症形成的全过程。正常内皮细胞不与血液中的白细胞黏附,而在 AS 的发病早期,内皮细胞就开始在其表面选择性地表达能黏附不同类型白细胞的黏附分子。单核细胞的黏附被认为是 AS 的早期病变。在 AS 的早期,单核细胞可在内皮细胞表达的黏附分子如细胞间黏附分子(intercellular adhesion molecule-1,ICAM-1)或血管细胞黏附分子(vascular cell adhesion molecule-1,VCAM-1)的作用下黏附于内皮细胞表面,并在趋化因子作用下迁入内膜下间隙,转化成巨噬细胞,吞噬脂质尤其是 ox-LDL,转变成泡沫细胞(巨噬细胞源性泡沫细胞),是 AS 的早期病变脂纹、脂斑的主要成分。

在 AS 的进展期,巨噬细胞通过产生多种生物活性物质而参与 AS 病变的形成,如:产生白细胞介素-1(IL-1)和肿瘤坏死因子(TNF),促进白细胞的黏附;产生单核细胞趋化因子(MCP-1)等化学趋化因子,使白细胞进入斑块内;产生活性氧,可促进斑块内 LDL 的氧化,并且产生生长因子,促进 SMC 的增生等。T 淋巴细胞($CD4^+$ 和 $CD8^+$)也被趋化吸引到内膜,通过与巨噬细胞相互作用,导致慢性炎症状态下的细胞免疫反应激活,通过信号传导使 T 淋巴细胞和巨噬细胞产生炎症介质,如 γ 干扰素和淋巴毒素等,逐渐刺激巨噬细胞、血管内皮细胞和 SMC 增生。

4. SMC 的作用 中膜 SMC 迁移入内膜并增生,是 AS 进展期病变形成的主要环节。由于渗入脂质的刺激,附着于内皮的血小板、单核细胞、内皮细胞以及 SMC 自身产生的一些生长因子,如血小板源性生长因子(PDGF)、成纤维细胞生长因子(FGF)、转化生长因子-α(TGF-α)和平滑肌源性趋化因子等,均具有促进 SMC 迁移和增生的作用,动脉中膜的 SMC 经内弹力膜窗孔迁入内膜并增生。迁移或增生的 SMC 发生表型转变,即由收缩型(细胞长梭形,胞质内含大量肌丝和致密体)转变为合成型(细胞类圆形,胞质内含大量粗面内质网、核蛋白体及线粒体)。此种 SMC 表面亦有 LDL 受体,可以结合、摄取 LDL 及 VLDL 而成为肌源性泡沫细胞,是此时泡沫细胞的主要来源。此外,这些增生的内膜 SMC 又称为肌内膜细胞(myointimal cell),能合成大量胶原蛋白、弹性蛋白和蛋白多糖等细胞外基质,而且巨噬细胞吞噬 LDL 并释放游离脂质,使病变的内膜显著增厚、变硬,促进硬化斑块的形成(图 6-1)。

此外,ox-LDL 具有细胞毒性作用,能使泡沫细胞坏死、崩解,被吞噬的脂质及其分解产物(如游离胆固醇)、各种分解酶等被释放出来,这些物质与局部组织共同形成糜粥样坏死物,导致粥样斑块形成

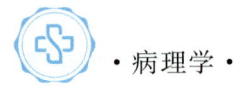
并进一步诱发局部炎症反应。

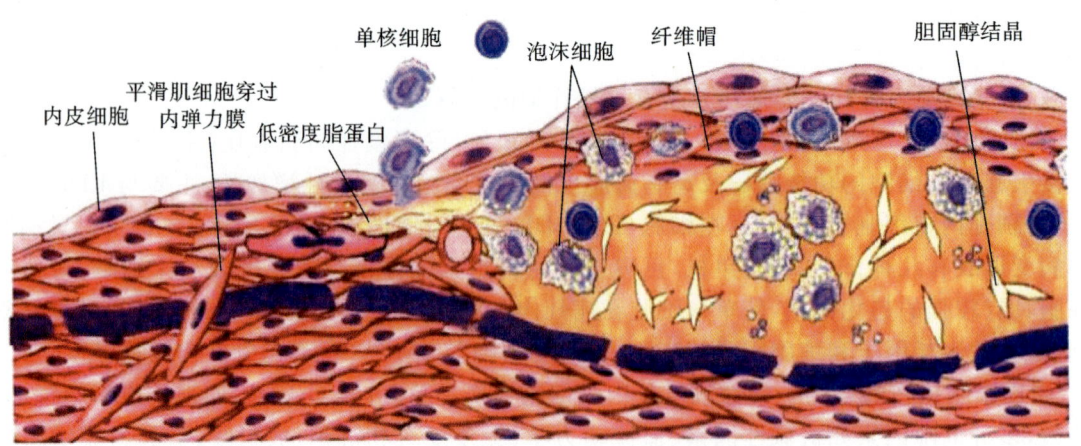

图 6-1　动脉粥样硬化发病机制示意图

LDL 通过内皮细胞渗入内皮下间隙,单核细胞迁入内膜;ox-LDL 与巨噬细胞表面的清道夫受体结合而被摄取,形成巨噬细胞源性泡沫细胞;动脉中膜的 SMC 经内弹力膜窗孔迁入内膜,吞噬脂质形成肌源性泡沫细胞;SMC 增生迁移,合成细胞外基质,形成纤维帽;ox-LDL 使泡沫细胞坏死崩解,形成粥糜样坏死物,粥样斑块形成

二、病理变化

AS 的病理变化主要累及体循环系统的大型弹力型动脉(如主动脉)和中型弹力型动脉(冠状动脉和脑动脉罹患最多,肢体各动脉、肾动脉和肠系膜动脉次之,脾动脉亦可受累),而肺循环动脉极少受累。病变多同时累及数个组织和器官,但有时亦可集中在某一器官的动脉,而其他动脉则正常。最早出现病变的部位多在主动脉后壁及肋间动脉开口等血管分支处。这些部位血压较高,管壁承受血流的冲击力较大,病变较明显。

典型病变的发生发展经过脂纹、纤维斑块、粥样斑块、继发性病变 4 个阶段。

1. 脂纹(fatty streak)　脂纹是 AS 的早期病变。脂纹最早可出现于儿童期,并非都发展为纤维斑块,是一种可逆性病变。肉眼观:动脉内膜面,见黄色帽针头大的斑点或长短不一的条纹,条纹宽为 1～2 mm,平坦或微隆起(图 6-2)。镜下见病灶处内皮细胞下有大量泡沫细胞聚集。泡沫细胞呈圆形,体积较大,在石蜡切片上胞质呈空泡状(图 6-3),此时大多数泡沫细胞为巨噬细胞源性泡沫细胞,少数为 SMC 源性泡沫细胞,并可见较多的细胞外基质(蛋白聚糖),数量不等的合成型 SMC,少量 T 淋巴细胞和中性粒细胞等。由于脂质条纹平坦或仅稍高出内膜,故不使受累的动脉阻塞,不引起临床症状,其重要性在于它有可能发展为纤维斑块。

2. 纤维斑块(fibrous plaque)　脂纹进一步发展则演变为纤维斑块。肉眼观,内膜表面散在不规则隆起的斑块,初为淡黄或灰黄色,后因斑块表层胶原纤维的增多及玻璃样变性而呈瓷白色,状如凝固的蜡烛油。斑块大小不等并可相互融合。光镜下:病灶表层为大量胶原纤维、散在的 SMC、少数弹性纤维及蛋白聚糖形成的纤维帽,胶原纤维可发生玻璃样变性。纤维帽下方可见不等量的泡沫细胞、SMC、细胞外脂质及炎症细胞。病变进一步发展,可见脂质蓄积及肉芽组织反应。

3. 粥样斑块(atheromatous plaque)　粥样斑块亦称粥瘤(atheroma),为动脉粥样硬化的典型病变。肉眼观:动脉内膜面见灰黄色斑块(图 6-4),既向内膜表面隆起,又向深部压迫中膜。切面见纤维帽的下方,有大量黄色粥糜样物质。镜下可见,在玻璃样变性的纤维帽的深层,有大量无定形物质,为细胞外脂质及坏死物质,其中可见胆固醇结晶(图 6-5),有时可见钙化。底部及周边部可见肉芽组织、少量泡沫细胞和淋巴细胞浸润。粥瘤处中膜 SMC 受压而萎缩,弹性纤维破坏,该处中膜变薄。外膜可见毛细血管新生、结缔组织增生及淋巴细胞、浆细胞浸润。

不稳定斑块(某些冠状动脉粥样硬化斑块)造成的狭窄并不十分严重,但容易发生破裂、出血、血

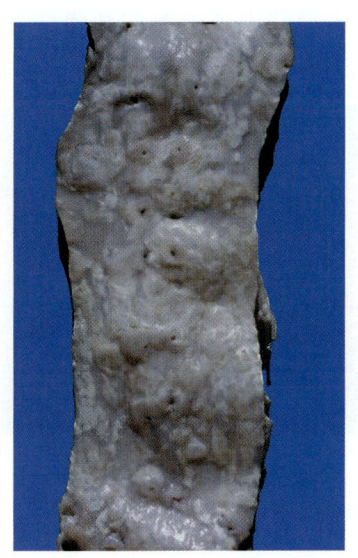

图 6-2　主动脉粥样硬化（脂纹）

内膜表面可见隆起的黄色帽针头大的斑点

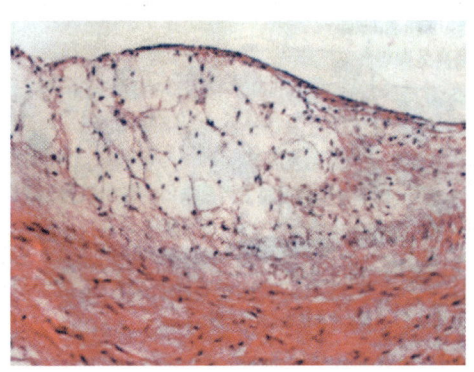

图 6-3　动脉粥样硬化（泡沫细胞）

动脉内膜局部增厚，其内见有大量泡沫细胞聚集

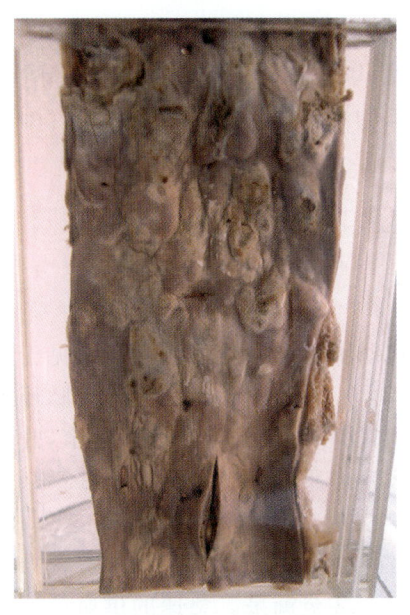

图 6-4　主动脉粥样硬化（粥样斑块）

灰黄色不规则隆起的为粥样斑块

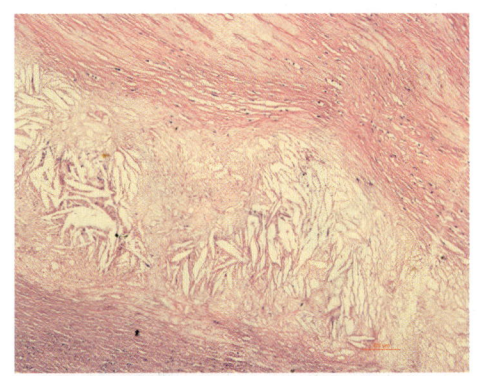

图 6-5　主动脉粥样硬化（粥样斑块）

表层为纤维帽，其下可见散在的泡沫细胞，
深层为一些坏死物质及细胞外脂质

栓形成或痉挛等。经研究证实，此粥样斑块的纤维帽薄、斑块内脂质增多、淋巴细胞及凋亡的巨噬细胞增多等是构成斑块不稳定性的主要因素。早期发现和判断不稳定斑块，对预防急性心肌梗死具有重要意义。

4. 继发性病变　继发性病变是指在纤维斑块和粥样斑块基础上的继发改变，常见有：①斑块内出血（图 6-6）：斑块内新生的毛细血管破裂出血，或因斑块纤维帽破裂导致血液流入斑块，形成斑块内血肿，此时斑块突然增大，甚至使较小的动脉管腔完全闭塞，急性供血中断，致使该动脉供血器官发生梗死，如冠状动脉粥样硬化伴斑块内出血可致心肌梗死。②斑块破裂：粥样斑块表面纤维帽破裂，粥样物质自破裂口逸入血流，可致胆固醇性栓塞，破裂处遗留粥瘤性溃疡易导致血栓形成。③血栓形成：病灶处的内皮损伤和粥瘤性溃疡，使动脉壁内的胶原纤维暴露，血小板在局部聚集形成血栓，加重血管腔阻塞，导致缺血及梗死；若脱落，可致栓塞。④钙化：钙盐沉着于纤维帽及粥瘤灶内，可导致动脉壁变硬变脆,易于破裂。⑤动脉瘤形成:严重的粥样斑块可引起相应局部中膜的萎缩和弹性下降,在血管内压力作用下,动脉管壁局限性扩张,形成动脉瘤(图6-7)。动脉瘤破裂可致大出血。

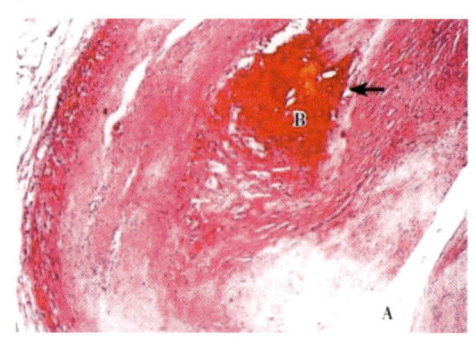

图 6-6　斑块内出血
A. 血管腔;B. 出血(箭头示)
斑块内血管破裂,形成血肿,致管腔进一步狭窄

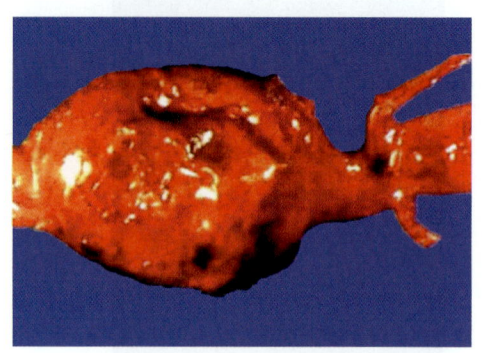

图 6-7　腹主动脉瘤
腹主动脉壁局部向外明显扩张

三、重要器官的动脉粥样硬化

(一)主动脉粥样硬化

主动脉粥样硬化的病变多见于主动脉后壁和其分支开口处,以腹主动脉最重,胸主动脉次之,升主动脉最轻。前述的各种动脉粥样硬化的基本病变均可见到。动脉瘤主要见于腹主动脉,可于腹部触及搏动性的肿块,听到杂音,并可因其破裂发生致命性大出血。

(二)冠状动脉粥样硬化

详见本章第二节。

(三)颈动脉及脑动脉粥样硬化

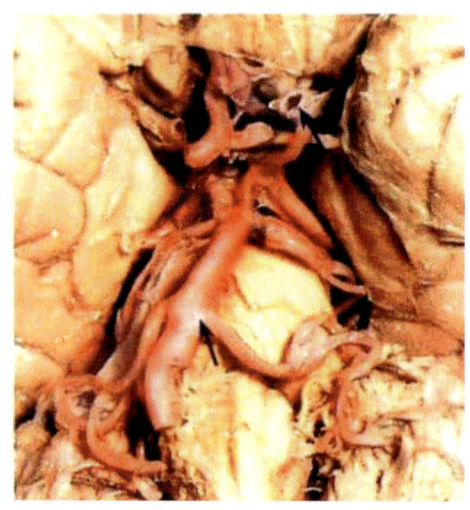

图 6-8　大脑基底动脉粥样硬化
箭头示动脉粥样硬化斑块

颈动脉及脑动脉粥样硬化的病变最常见于颈内动脉起始部、基底动脉、大脑中动脉和大脑动脉环(Willis环)。纤维斑块和粥样斑块常导致管腔狭窄,并可因血栓形成等继发病变加重狭窄甚至闭塞(图6-8)。长期供血不足可致脑实质萎缩,表现为脑回变窄,皮质变薄,脑沟变宽变深,脑重量减轻。患者可有智力及记忆力减退,精神变态,甚至痴呆。急速的供血中断可致脑梗死(脑软化)。因脑小动脉管壁较薄,脑动脉粥样硬化病变可形成小动脉瘤,动脉瘤常见于Willis环处,患者血压突然升高时,小动脉瘤可破裂引起致命性脑出血。

(四)肾动脉粥样硬化

肾动脉粥样硬化的病变最常累及肾动脉开口处及主干近侧端,亦可累及弓形动脉和叶间动脉,常引起顽固性肾血管性高血压;亦可因斑块合并血栓形成导致肾组织梗死,引起肾区疼痛、尿闭及发热。梗死灶机化后,遗留较大瘢痕,多个瘢痕可使肾脏缩小,称为动脉粥样硬化性固缩肾。

(五)四肢动脉粥样硬化

四肢动脉粥样硬化的病变以下肢动脉为重。当较大动脉管腔明显狭窄时,可因供血不足致耗氧量增加,行走时出现疼痛,休息后好转,即所谓的间歇性跛行(intermittent claudication)。当动脉管腔完全阻塞而侧支循环又不能建立时,可引起足趾部干性坏疽。

(六)肠系膜动脉粥样硬化

肠系膜动脉因粥样斑块而狭窄甚至闭塞时,可引起肠梗死,患者有剧烈腹痛、腹胀和发热,还可有便血、麻痹性肠梗阻及休克等症状。

第二节 冠状动脉粥样硬化及冠状动脉性心脏病

一、冠状动脉粥样硬化

冠状动脉粥样硬化(coronary atherosclerosis)是冠状动脉最常见的疾病,占95%~99%,其余可由冠状动脉的炎性疾病(如风湿性动脉炎、梅毒性动脉炎等)及畸形等引起。冠状动脉粥样硬化是动脉粥样硬化中对人体构成威胁最大的疾病,亦是最常见的狭窄性冠状动脉疾病。一般较主动脉粥样硬化晚发10年。在20~50岁人群中,男性多于女性,北方多于南方。

冠状动脉粥样硬化病变分布的特点,一般是左侧冠状动脉多于右侧;大支多于小支;同一支的近端多于远端,即主要累及在心肌表面走行的一段,而进入心肌的部分很少受累。按病变检出率及严重程度的大样本统计结果,冠状动脉粥样硬化的好发部位以左冠状动脉前降支为最高,其余依次为右主干、左主干或左旋支、后降支。重症者可有一支以上的动脉受累,但各支的病变程度可以不同,且常为节段性受累。

动脉粥样硬化的基本病变均可在冠状动脉中发生。由于其解剖学和相应的力学特点是走行于心肌表面的动脉靠近心肌侧缓冲余地小,内皮细胞受血流冲击力而损伤的概率大,因而病变多发生于血管的心肌侧,呈新月形,使管腔呈偏心性狭窄(图6-9)。按管腔狭窄(即缩小)的程度可分为4级:Ⅰ级,≤25%;Ⅱ级,26%~50%;Ⅲ级,51%~75%;Ⅳ级,≥76%(图6-10)。

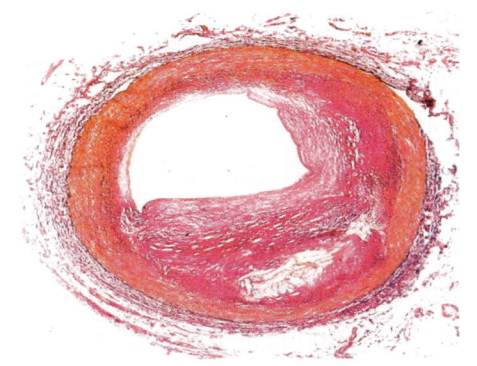

图 6-9 冠状动脉粥样硬化
内膜不规则增厚,粥样斑块形成

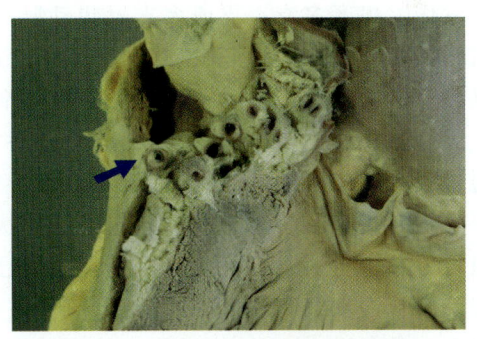

图 6-10 冠状动脉粥样硬化(Ⅲ级)
箭头示冠状动脉管壁增厚,管腔狭窄

冠状动脉粥样硬化常伴发冠状动脉痉挛,后者可使原有的管腔狭窄程度加剧,甚至导致供血的中断,引起心肌缺血及相应的心脏病变(如心绞痛、心肌梗死等),并可成为心脏性猝死的原因。

二、冠状动脉性心脏病

冠状动脉性心脏病(coronary artery heart disease)是指因冠状动脉狭窄、供血不足而引起的心脏功能障碍和(或)器质性病变,故又称缺血性心脏病(ischemic heart disease,IHD)。冠状动脉性心脏病是多种冠状动脉疾病的结果,但冠状动脉粥样硬化占冠状动脉性心脏病病因的绝大部分(95%~

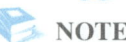

99%）。因此，习惯上把冠状动脉性心脏病视为冠状动脉粥样硬化性心脏病（coronary atherosclerotic heart disease，CHD）（简称冠心病）的同义词。根据 WHO 的统计，冠心病是世界上最常见的死亡原因，被称为"第一杀手"，男性多在 40～60 岁时出现临床症状，女性在绝经期前后出现临床症状，男性多于女性。

冠状动脉性心脏病虽然基本上是由冠状动脉粥样硬化引起，但只有在后者已引起心肌缺血缺氧的功能性和（或）器质性病变时，才可称为冠状动脉性心脏病。目前倾向于只有当冠状动脉狭窄程度＞50%，有临床症状，或有下列证据，如心电图、放射性核素心肌显影或病理检查显示有心肌缺血表现者，才属于冠状动脉性心脏病。

冠心病时心肌缺血、缺氧的原因及机制有：①冠状动脉供血不足。主要为冠状动脉粥样硬化斑块引起的管腔狭窄（＞50%），也包括继发病变及冠状动脉痉挛等。其他如低血压、冠状动脉灌注期缩短（如心动过速）、体内血液重新分配（如饱餐后）等也可使原已处于危险临界状态的冠状动脉供血减少。②心肌耗氧量剧增。主要有各种原因导致的心肌负荷增加，如血压骤升、过度劳累、情绪激动、心动过速及心肌肥大等使冠状动脉出现供血相对不足。冠心病临床可表现为心绞痛、心肌梗死、心肌纤维化和冠状动脉性猝死等。

（一）心绞痛

心绞痛（angina pectoris）是冠状动脉供血不足和（或）心肌耗氧量骤增致使心肌急剧的、暂时性缺血缺氧所引起的临床综合征。典型的临床表现为阵发性胸骨后部位的压榨性或紧缩性疼痛，可放射至心前区或左上肢，持续数分钟，可因休息或服用硝酸酯制剂而缓解消失。

心绞痛的发生机制：由于心肌缺血、缺氧而造成代谢不全的酸性产物或多肽类物质堆积，此物质刺激心脏局部的神经末梢，信号经 1～5 胸交感神经节和相应脊髓段传至大脑，产生痛觉。所以，心绞痛是心肌缺血所引起的反射性症状。

心绞痛根据引起的原因和疼痛的程度，国际上分为：①稳定型心绞痛（stable angina pectoris），又称轻型心绞痛，一般不发作，可稳定数月，仅在体力活动过度、心肌耗氧量增多时发作。冠状动脉横切面可见斑块阻塞管腔＞75%。②不稳定型心绞痛（unstable angina pectoris），是一种进行性加重的心绞痛。通常由冠状动脉粥样硬化斑块破裂和血栓形成而引发。临床上颇不稳定，在负荷增加、休息时均可发作。患者多有一支或多支冠状动脉病变。光镜下，常可见到因弥漫性心肌细胞坏死而引起的心肌纤维化。③变异型心绞痛（variant angina pectoris），又称 Prinzmetal 心绞痛，多无明显诱因，常在休息或梦醒时发作。患者冠状动脉明显狭窄，亦可因发作性痉挛所致。

近来，冠状动脉支架术和冠状动脉搭桥术的兴起为治疗心绞痛带来了新的希望。冠状动脉支架是通过股动脉或桡动脉的穿刺口，引入细导管，将特殊材料制作的支架，如镍合金支架放至冠状动脉狭窄处，并用球囊撑开，从而扩开狭窄处冠状动脉，来恢复冠状动脉血流。但支架放入后 15%～30% 的患者可发生再狭窄，为解决这一问题，现已开发了药物涂层支架。这种新型的支架是在支架表面涂上抑制血管内皮细胞增生的药物，可使再狭窄率降至 4% 以下。冠状动脉搭桥术是指在冠状动脉狭窄处建立一条通道，使血液绕过狭窄处到达远端。常用大隐静脉和乳内动脉作为血管通道。大隐静脉搭桥是用患者的大隐静脉与冠状动脉狭窄口和升主动脉吻合，也可同时和几支冠状动脉吻合，适合年龄大的患者；全动脉搭桥适合年轻患者。与支架应用相似，动脉搭桥也面临再狭窄的问题。

（二）心肌梗死

心肌梗死（myocardial infarction，MI）是指冠状动脉供血急剧减少或中断，使相应的心肌严重而持续性缺血所致的心肌缺血性坏死。通常是在冠状动脉粥样硬化病变基础上继发斑块内出血、血栓形成或持续性痉挛所致。临床上有剧烈而较持久的胸骨后疼痛，休息及给予硝酸酯类不能完全缓解，伴发热、白细胞增多、血清心肌酶活性增高及进行性心电图变化，可并发心律失常、休克或心力衰竭。多发生于中老年人，男性略多于女性，冬春季发病较多。部分患者发病前有某些诱因。

心肌梗死的部位与冠状动脉供血区域一致。心肌梗死多发生在左心室，其中 40%～50% 发生于

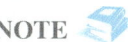

左心室前壁、心尖部及室间隔前 2/3,这些部位是左冠状动脉前降支供血区;30%～40%发生于左心室后壁、室间隔后 1/3 及右心室大部,相当于右冠状动脉供血区;15%～20%见于左冠状动脉旋支供血的左心室侧壁。心肌梗死极少累及心房。绝大多数病例的病变局限于左心室的一定范围,少数病例表现为心肌多发、广泛受累。

1. 类型 根据心肌梗死的范围和深度可分为心内膜下心肌梗死和透壁性心肌梗死。

(1)心内膜下心肌梗死(subendocardial myocardial infarction):梗死仅累及心室壁内侧 1/3 的心肌,并波及肉柱及乳头肌。常表现为多发性、小灶性(0.5～1.5 cm)坏死,坏死分布区域不限于某一支冠状动脉的供血区,而是不规则地分布于左心室四周,严重者可融合或累及整个左心室内膜下心肌,引起环状梗死(circumferential infarction)。患者通常有冠状动脉三大分支的严重动脉粥样硬化性狭窄,但绝大多数既无血栓形成也无粥瘤性阻塞。在严重、弥漫的冠状动脉狭窄的基础上,当附加某种诱因(如休克、心动过速或不适当的体力活动等)而加重冠状动脉供血不足时,可造成各冠状动脉分支末梢区域(心内膜下心肌)缺氧,而动脉原有的病变致使动脉管腔严重狭窄,不能通过建立侧支循环有效地改善供血,因而导致广泛的多灶性的心内膜下心肌梗死。

(2)透壁性心肌梗死(transmural myocardial infarction):典型的心肌梗死类型。心肌梗死的部位与闭塞的冠状动脉分支供血区一致,病灶较大,并累及心室壁全层(如未累及全层而深达室壁 2/3 以上则可称厚层梗死)。常为相应的冠状动脉分支病变严重,并继发血栓形成或动脉痉挛所致。

2. 病理变化 心肌梗死的形态变化是一个动态演变过程。一般梗死在 6 h 后肉眼才能辨认,梗死灶呈苍白色,8～9 h 后呈土黄色(图 6-11)。镜下,心肌纤维早期凝固性坏死,核碎裂、消失,胞质均红染或呈不规则粗颗粒状。间质水肿,有不同程度的中性粒细胞浸润(图 6-12)。4 天后,梗死灶外围出现充血出血带。7 天至 2 周,边缘区开始出现肉芽组织,或肉芽组织向梗死灶内长入,呈红色,3 周后肉芽组织开始机化,逐渐形成瘢痕组织(图 6-13)。

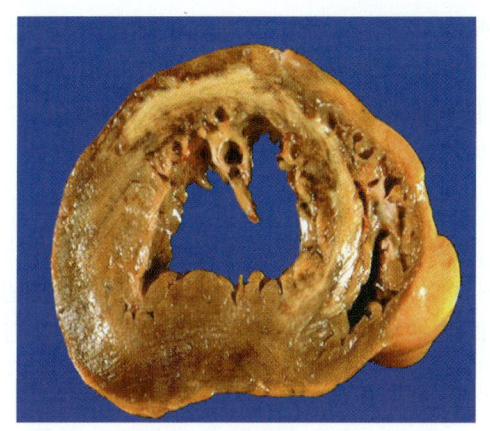

图 6-11 心肌梗死

左心室前壁及室间隔前 2/3 的梗死区被灰白色瘢痕组织代替

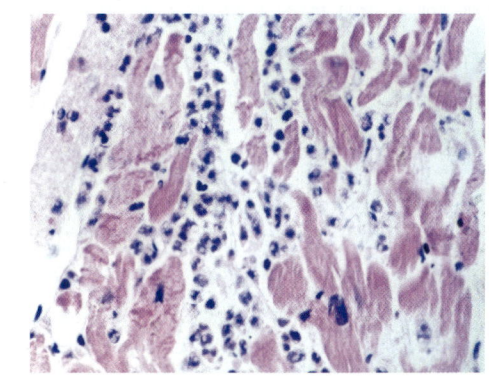

图 6-12 心肌梗死

心肌纤维凝固性坏死,中性粒细胞浸润间质

3. 生化改变 心肌缺血 30 min,心肌细胞内糖原即消失。心肌细胞受损后,肌红蛋白迅速从心肌细胞溢出入血,在心肌梗死 6～12 h 出现峰值。细胞坏死后,心肌细胞内的肌酸激酶(CK)、天冬氨酸转氨酶(AST,又称谷草转氨酶)及乳酸脱氢酶(LDH)透过细胞膜释放入血,引起相应酶在血液内浓度升高。其中 CK 的同工酶 CK-MB 和 LDH 的同工酶 LDH1 对心肌梗死的诊断特异性最高。

4. 并发症 心肌梗死,尤其是透壁性心肌梗死,常可并发下列病变。

(1)心力衰竭:这是最常见的死亡原因。因心脏收缩功能失调而引起左心衰竭,发生率约为 60%。此外,乳头肌功能失调,即乳头肌梗死断裂或附着处心肌梗死,可引起左心、右心或全心衰竭。

(2)心源性休克:当梗死面积大于左心室的 40% 时,心肌收缩力极度减弱,心排出量显著下降,即可发生心源性休克,由于心脏泵功能的丧失,故此种休克很难纠正。

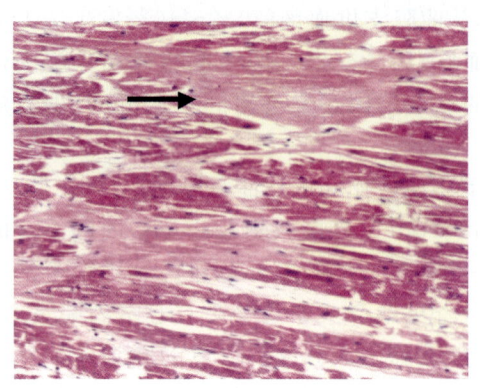

图 6-13 心肌梗死
箭头示梗死灶机化,形成瘢痕

（3）心律失常:占心肌梗死的 75%～95%。梗死累及传导系统,引起传导紊乱,严重者可导致心搏骤停、猝死。

（4）心室壁瘤(ventricular aneurysm):发生率为 10%～30%。可发生在心肌梗死的急性期,但常见于心肌梗死的愈合期,是梗死心肌或瘢痕组织在左心室内压力作用下形成的局限性向外膨隆。多发生于左心室前壁近心尖处,可引起心功能不全或继发血栓形成。

（5）附壁血栓(mural thrombosis):因心内膜受损及心室壁瘤等病变而诱发附壁血栓形成。较小的血栓可发生机化,但多数血栓因心脏舒缩脱落而引起动脉系统栓塞。

（6）心脏破裂:急性透壁性心肌梗死的严重并发症,占心肌梗死致死病例的 3%～13%,常发生于梗死后的 2 周内。好发部位是左心室下 1/3 处、室间隔和左心室乳头肌;破裂原因是坏死的心肌细胞、中性粒细胞和单核细胞释放大量蛋白水解酶,使梗死灶发生溶解,加之心脏收缩,心腔内加压,使梗死灶受冲击而破裂。发生于左心室前壁者,破裂后血液涌入心包腔造成急性心脏压塞而迅速死亡。室间隔破裂后,左心室血液流入右心室,导致急性右心室功能不全。

（7）急性心包炎:15%～30%患者心肌梗死后 2～4 天发生,由于坏死组织累及心外膜可引起急性浆液纤维素性心包炎。

（三）心肌纤维化

心肌纤维化(heart muscle fibrosis)是由于中、重度的冠状动脉粥样硬化性狭窄引起心肌纤维持续性和(或)反复加重的缺血缺氧所产生的结果。肉眼观,心脏体积增大,所有心腔扩张;心室壁厚度可正常,伴有多灶性白色纤维条块,甚至透壁性瘢痕;心内膜增厚并失去正常光泽,有时可见机化的附壁血栓。镜下见,广泛性、多灶性心肌纤维化,伴邻近心肌纤维萎缩和(或)肥大,常有部分心肌纤维肌质空泡化,尤以内膜下区明显。临床上可以表现为心律失常或心力衰竭。

（四）冠状动脉性猝死

冠状动脉性猝死(sudden coronary death)是指由于冠状动脉的改变而引起的出乎意料的突发性死亡,通常是由于心室纤维性颤动而发生。多见于 40～50 岁的患者,男性多见于女性。可发生于某种诱因后,如饮酒、劳累、吸烟、运动后。患者突然昏倒,四肢抽搐、小便失禁,或突然发生呼吸困难、口吐白沫、迅速昏迷。可立即死亡或在一至数小时后死亡。但有不少病例,在无人察觉的情况下,死于夜间。

在尸体解剖中最常见的是冠状动脉粥样硬化,常有一支以上的冠状动脉呈中至重度粥样硬化性狭窄,部分病例有继发病变(如血栓形成或斑块内出血),无其他致死性病变。而有的病例冠状动脉粥样硬化病变较轻,推测可能与合并冠状动脉痉挛有关。心肌纤维可有波浪状弯曲或肌质不匀,也可无明显病变。诊断冠状动脉性猝死必须具备 2 个条件:①法医学检查排除自杀和他杀;②病理解剖学检查除冠状动脉和相应心肌病变外,无其他致死性疾病。

第三节　高　血　压

高血压是以体循环动脉血压持续升高为主要特点的疾病。动脉血压的持续升高可导致心、脑、肾和血管的改变,并伴全身代谢的改变。人群中血压水平呈连续性正态分布,正常血压和高血压之间并无明确界线,临床诊断高血压的标准是在大量的流行病调查材料的基础上人为制定的。成年人收缩压≥140 mmHg(18.7 kPa)和（或）舒张压≥90 mmHg(12.0 kPa)被定为高血压。据世界卫生组织及国际高血压协会(WHO/ISH)的建议，对高血压的定义及血压水平的分类列于表6-1。如患者收缩压与舒张压属不同级别时，应按两者中较高的级别分类。

表 6-1 血压水平的定义和分类（WHO/ISH）

类别	收缩压/mmHg	舒张压/mmHg
理想血压	<120	<80
正常血压	<130	<85
正常高值	130～139	85～89
1级高血压（轻度）	140～159	90～99
2级高血压（中度）	160～179	100～109
3级高血压（重度）	≥180	≥110

高血压分为原发性高血压和继发性高血压两种。原发性高血压(primary hypertension)又称高血压病，最多见，是一种以血压升高为主要临床表现而病因尚未明确的独立疾病，占所有高血压患者的90%以上，是本节叙述的内容。继发性高血压(secondary hypertension)又称为症状性高血压(symptomatic hypertension)，较少见，占5%～10%，是继发于其他疾病（如肾动脉狭窄、肾炎、肾上腺或垂体肿瘤等）的一种临床表现，有明确的病因，如能及时治愈原发病，血压可能不再升高。

高血压是我国常见的心血管疾病之一，多见于中老年人，是以全身的细小动脉硬化为基本病变的全身性疾病，绝大多数病程漫长，症状不明显，不易被发现，发现者中有相当一部分没有坚持长期治疗。高血压是冠心病和脑血管意外非常重要的危险因素之一，发展至晚期，常引起心、脑、肾及眼底的病变并有相应的临床表现，严重者可因心力衰竭、脑卒中和肾衰竭而致死。研究表明，降低血压能明显地降低冠心病、心力衰竭和脑卒中的发病率和死亡率。

一、病因

原发性高血压的病因为多因素的，可分为遗传因素和环境因素两个方面。原发性高血压是遗传易患性和环境因素相互作用的结果，一般认为在比例上，遗传因素约占40%，环境因素约占60%。

（一）遗传因素

高血压具有明显的家族聚集性，如果父母都是高血压患者，子女的发病率高达46%。约60%的高血压患者有高血压家族史。近年来，虽然有关高血压的基因研究报道很多，但是尚无突破性进展。关于高血压的基因定位，在全世界进行的20多个高血压全基因组扫描研究发现共有30多个可能有关的染色体区段，分布在13号和20号染色体以外的所有染色体上。

高血压的遗传可能存在主要基因显性遗传和多基因关联遗传两种方式。血压升高不是一个基因，而是一组基因的功能，每一种可能只起轻微的作用。血压的复杂调节机制，更阻碍了人类高血压单纯的遗传分析。表面上微弱的血压遗传"信号"、强力的环境决定因素、大量无关的遗传信息，以及血压测量时大量的"干扰"，都可能增加假阳性和假阴性研究结果。

（二）环境因素

1. 高钠、低钾饮食 我国大多数高血压患者发病的主要危险因素。人群中钠盐摄入量与血压水平和高血压的患病率呈正相关，钾盐摄入量与血压水平呈负相关，膳食钠/钾值与血压的相关性更强。我国14组人群的研究表明，膳食中钠盐摄入量平均每日增加2 g，收缩压和舒张压分别平均升高2.0 mmHg和1.2 mmHg。不同地区人群血压水平和高血压的患病率与钠盐平均摄入量有显著关系，摄盐越多，血压水平和患病率越高。我国大部分地区，人均每日食盐摄入量在12 g以上，北方地区人群

高血压患病率高于南方,可能与北方地区人群食盐摄入量相对较高有关。然而,在同一地区人群中,个体间血压水平与摄盐量并不相关,摄盐过多导致血压升高可能主要见于对盐敏感的人群。

2. 超重和肥胖 超重和肥胖也是血压升高的重要危险因素。约 1/3 的高血压患者有不同程度的肥胖。体重常是衡量肥胖程度的指标,一般采用体重指数(body mass index,BMI),即体重(kg)/[身高(m)]² 衡量。人群中 BMI 与血压水平呈正相关,BMI 每增加 3,4 年内发生高血压的风险,男性增加 50%,女性增加 57%。我国 24 万成人随访资料的汇总分析显示 BMI≥24 者,发生高血压的风险是体重正常者的 3~4 倍。肥胖的类型与高血压的发生关系密切,腹部肥胖者更容易发生高血压。腰围男性>90 cm 或女性>85 cm,发生高血压的风险是腰围正常者的 4 倍以上。随着我国社会经济发展和生活水平的提高,人群中超重和肥胖的比例与人数均明显增加,在城市中年人群中,超重者的比例达到 25%~30%。超重和肥胖成为我国高血压患病率增长的又一重要危险因素。

3. 饮酒 饮酒量与血压水平呈线性相关,尤其是收缩压。每日饮酒超过 50 g 乙醇者有较高的高血压发病率。研究表明,长期过量饮酒可使血压明显升高。如果每日平均饮酒>3 个标准杯(1 个标准杯相当于 12 g 乙醇,约合 360 g 啤酒,或 100 g 葡萄酒,或 30 g 白酒),收缩压与舒张压分别平均升高 3.5 mmHg 与 2.1 mmHg,且血压上升幅度随着饮酒量增加而增大。饮酒还会降低降压治疗的疗效。过量饮酒常诱发急性脑出血或急性心肌梗死。

4. 精神紧张 长期精神紧张也是高血压发病的危险因素。长期从事高度精神紧张工作的人群高血压的患病率增加。一般而言,城市脑力劳动者高血压的患病率超过体力劳动者。从事高度精神紧张职业的人群发生高血压的可能性较大。高血压患者休息或精神松弛后,症状和高血压水平往往可获得一定程度的改善。

二、发病机制

遗传因素与环境因素通过什么途径和环节升高血压,至今还没有一个完整统一的认识。目前比较认可的是神经性、肾性、激素性和血管性机制共同参与高血压的发生。

血压水平主要取决于心输出量和总外周血管阻力,平均动脉血压(mean arterial blood pressure,MABP)=心输出量(cardiac output,CO)×总外周血管阻力(total peripheral vascular resistance,TPVR)。高血压的血流动力学特征主要是总外周血管阻力相对或绝对增高,其发病机制主要集中在以下几个环节。

(一)交感神经系统活性亢进

多种病因使大脑皮质下神经中枢功能发生变化、各种神经递质浓度与活性异常,包括去甲肾上腺素、肾上腺素、多巴胺、神经肽 Y、5-羟色胺、血管加压素(又称抗利尿激素)、脑啡肽、脑钠肽和肾素-血管紧张素系统,导致交感神经系统活性亢进、血浆儿茶酚胺浓度升高、阻力小动脉收缩增强。

(二)肾脏水钠潴留

各种原因可引起肾脏水钠潴留。为避免心输出量增高使组织过度灌注,全身阻力小动脉收缩增强,导致外周血管阻力增高,压力性利尿机制可将潴留的水钠排泄出去,也可能通过排钠激素(如内源性类洋地黄物质)分泌释放增加,在排泄水钠的同时使外周血管阻力增高。这个学说的理论意义在于将血压增高作为维持体内水钠平衡的一种代偿方式。

有较多因素可引起肾脏水钠潴留,如亢进的交感神经活性使肾血管阻力增加;肾小球有微小结构病变;肾脏排钠激素(前列腺素、激肽酶等)分泌减少,或者肾外排钠激素(内源性类洋地黄物质、心房钠尿肽)分泌异常,或者潴钠激素(18-羟-脱氧皮质酮、醛固酮)释放增多。

(三)肾素-血管紧张素-醛固酮系统激活

经典的肾素-血管紧张素-醛固酮系统(renin-angiotensin-aldosterone system,RAAS)包括:肾小球入球动脉的球旁细胞分泌肾素,激活从肝脏产生的血管紧张素原,生成血管紧张素 I,然后经肺循

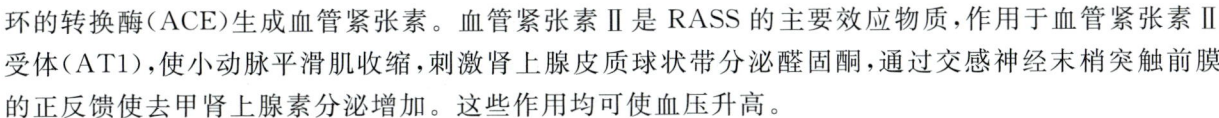

环的转换酶(ACE)生成血管紧张素。血管紧张素Ⅱ是 RASS 的主要效应物质,作用于血管紧张素Ⅱ受体(AT1),使小动脉平滑肌收缩,刺激肾上腺皮质球状带分泌醛固酮,通过交感神经末梢突触前膜的正反馈使去甲肾上腺素分泌增加。这些作用均可使血压升高。

(四)细胞膜离子转运异常

血管平滑肌细胞有许多特异性的离子通道、载体和酶,组成细胞膜离子转运系统,维持细胞内外钠、钾、钙离子浓度的动态平衡。遗传性或获得性细胞膜离子转运异常,包括钠泵活性降低、钠-钾离子协同转运缺陷、细胞膜通透性增强、钙泵活性降低可导致细胞内钠、钙离子浓度升高,膜电位降低,激活平滑肌细胞兴奋收缩耦联,使血管收缩反应性增强,平滑肌细胞增生肥大,血管阻力增高。

(五)胰岛素抵抗

胰岛素抵抗(insulin resistance,IR)是指必须以高于正常的血胰岛素释放水平来维持正常的糖耐量,表示机体组织对胰岛素处理葡萄糖的能力减退。约50%的原发性高血压患者存在不同程度的胰岛素抵抗。在肥胖、血甘油三酯升高、高血压与糖耐量减退同时并存的患者中最为明显。多数学者认为是胰岛素抵抗造成继发性高胰岛素血症从而引起高血压。继发性高胰岛素血症促使肾脏水钠重吸收增强,交感神经系统活性亢进,动脉弹性减退,从而引起血压升高。在一定意义上,胰岛素抵抗所致交感神经系统活性亢进使机体产热增加,是对肥胖的一种负反馈调节,这种调节以血压升高和血脂代谢障碍为代价。

三、类型和病理变化

高血压病分为良性高血压病和恶性高血压病两种类型。

(一)良性高血压病

良性高血压病(benign hypertension)又称缓进型高血压病,约占高血压病的95%,多见于中、老年人,病程长,进展缓慢,可达十数年甚至数十年,最终常死于心、脑病变,死于肾病变者少见。按病变的发展进程将本病分为三期。

1. 功能紊乱期 此期为高血压病的早期阶段,其基本变化是全身细小动脉间歇性的痉挛,无血管的器质性病变。细小动脉是指中膜仅有1～2层平滑肌的细动脉和血管口径在1 mm 以下的小动脉。

此期临床表现不明显,仅有波动性血压升高,可伴有头晕、头痛,在服用镇静药或心情放松后血压可恢复正常,症状减轻或消失,不一定需要服用降压药。

长期反复细小动脉痉挛和血压升高,受累的血管逐渐发生器质性病变,发展为下一期。

2. 动脉病变期

(1)细动脉硬化:细动脉硬化是高血压病最主要的病变特征,主要表现为细动脉壁玻璃样变性,如肾小球入球动脉、脾中央动脉及视网膜小动脉等玻璃样变性,均具有诊断意义。由于管壁持续痉挛及血压持续升高,管壁缺氧,内皮细胞间隙增大,血浆蛋白渗入血管壁中沉积、凝固;同时,内皮细胞及平滑肌细胞分泌大量细胞外基质,平滑肌细胞因缺氧而变性坏死,血管壁逐渐由上述血浆蛋白、细胞外基质和坏死的平滑肌细胞产生的修复性胶原纤维及蛋白多糖所代替,正常管壁结构消失,凝固成红染、无结构、均质的玻璃样物质,即出现玻璃样变性,导致病变血管管壁增厚、变硬,管腔缩小。光镜下,细动脉壁增厚,内皮下间隙以至管壁全层呈无结构的均质状伊红染色,管腔狭窄甚至闭塞(图6-14)。

(2)小动脉硬化:主要累及肌型小动脉,如肾小叶间动脉、弓形动脉及脑的小动脉等。光镜下,肌型小动脉内膜胶原纤维及弹性纤维增生,内弹力膜分裂,中膜平滑肌细胞有不同程度增生和肥大,并伴有胶原纤维及弹性纤维增生,最终血管壁增厚、管腔狭窄。

(3)大动脉:弹力肌型及弹力型大动脉无明显病变或伴发动脉粥样硬化。

此期临床表现为血压进一步升高,并保持在较高水平,失去波动性,常需降压药才能降低血压。

3. 内脏病变期 高血压病后期,多脏器可相继受累,现分述如下。

(1)心脏病变:长期慢性高血压可引起心脏病变,称为高血压性心脏病(hypertensive heart disease),主要表现为左心室肥大。由于细、小动脉硬化所致的外周阻力增高,左心室发生适应性改变以克服排出的阻力,以维持正常的心搏出量,便逐渐发生心肌肥大。在心脏处于代偿期时,其肥大心脏的心腔尚无明显扩张,称向心性肥大(concentric hypertrophy)。心脏重量增加,一般达 400 g 以上。肉眼观,左心室壁增厚,可达 1.5~2 cm,左心室乳头肌和肉柱明显增粗(图 6-15)。镜下见,心肌细胞增粗、变长、有较多分支;细胞核增大、深染、形状不整。病变继续发展,不断增大的心肌与间质毛细血管供养之间的需求关系不相匹配,肥大的心肌因供血相对不足而收缩力降低,发生失代偿,逐渐出现心室腔扩张,称离心性肥大(eccentric hypertrophy)。此时心脏仍然很大、左心室心腔扩大,室壁相对变薄,肉柱、乳头肌变扁平。如果合并冠状动脉粥样硬化,可进一步加重心肌供血不足,促进心力衰竭发生。高血压性心脏病者出现心力衰竭则预后不良,存活 5 年以上者仅有 50%。

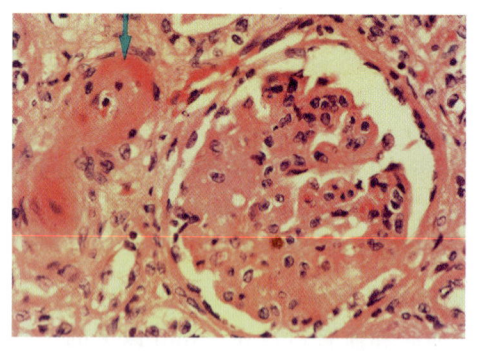

图 6-14 肾入球小动脉硬化

肾入球小动脉管壁增厚呈红染均质状,管腔狭窄

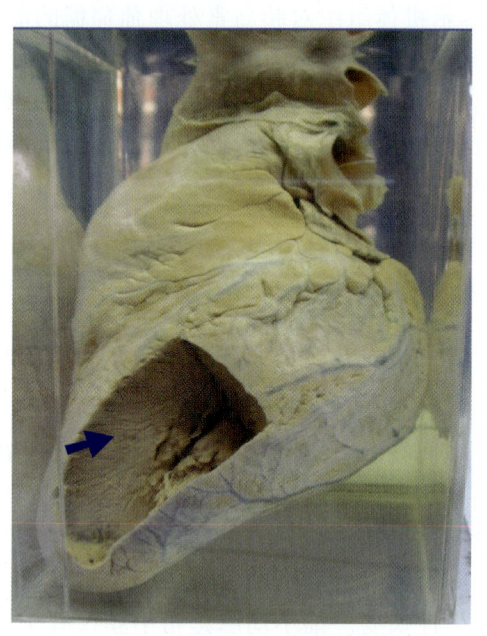

图 6-15 高血压性心脏病

箭头示左心室壁增厚

(2)肾脏病变:肾脏主要表现为原发性颗粒性固缩肾(primary granular atrophy of kidney),为双侧对称性、弥漫性病变。肉眼观,双肾体积缩小,重量减轻,一侧肾脏重量一般小于 100 g(正常成年人一侧肾重约为 150 g),质地变硬,表面呈均匀弥漫的细颗粒状(图 6-16)。切面,肾皮质变薄,一般在 2 mm 左右(正常 3~5 mm)。髓质变化不明显,但肾盂和肾周围脂肪组织明显增生。光镜下,肾入球动脉管壁增厚,呈无结构均质红染的玻璃样变性,管腔狭窄或闭塞(图 6-17)。小叶间动脉及弓形动脉内膜胶原纤维增多,管壁增厚、管腔狭窄。病变严重区肾小球因缺血发生纤维化和玻璃样变性,体积缩小;所属肾小管萎缩、消失,间质纤维化及少量淋巴细胞浸润(肉眼该区萎缩凹陷)。病变轻微区的肾小球及所属肾小管因功能代偿而肥大、扩张,肾小管内可见蛋白管型(肉眼该区向表面凸起)。萎缩区与代偿区弥漫性交杂分布,致肾表面形成肉眼所见的细颗粒状。随着病变的肾单位越来越多,可出现肾功能不全。

(3)脑病变:高血压时,由于脑的细小动脉痉挛和硬化,患者脑部可出现一系列病变,主要有三种:脑水肿、脑软化和脑出血。

①脑水肿:由于高血压病,脑内细小动脉硬化和痉挛,局部缺血,毛细血管通透性增加,发生脑水肿。临床上可出现头痛、头晕、眼花和呕吐等表现,严重时可发生高血压脑病及高血压危象。高血压脑病(hypertensive encephalopathy)是指因高血压时脑血管硬化及痉挛,脑水肿加重、血压急剧升高而

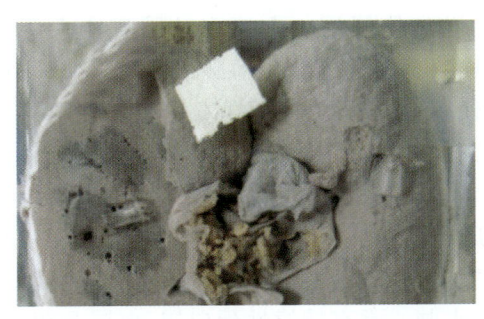

图 6-16 原发性颗粒性固缩肾
双侧肾脏对称性缩小，表面呈弥漫的细颗粒状

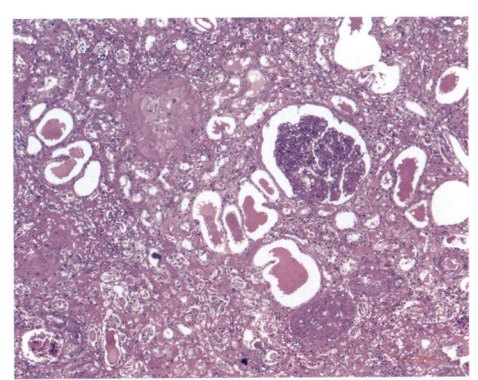

图 6-17 原发性颗粒性固缩肾（镜下）
部分肾单位萎缩、纤维化，部分肾单位代偿性肥大、扩张

引起的以中枢神经功能障碍为主要表现的综合征。临床上主要表现为颅内压升高、头痛、呕吐和视物障碍等症状。重者可出现意识障碍、抽搐，病情危重，如不及时救治易引起死亡，称之为高血压危象（hypertensive crisis），它可出现于高血压病的各个时期。

②脑软化：脑软化（encephalomalacia）是由于脑的细小动脉硬化和痉挛，供血区脑组织因缺血而发生坏死，坏死组织溶解液化，形成质地疏松的筛网状病灶。通常为多发而较小的梗死灶，故称微梗死灶或脑腔隙状梗死，一般不引起严重后果。最终坏死组织被吸收，由胶原瘢痕修复。

③脑出血：高血压病最严重且往往是致命性的并发症。多为大出血，常发生于基底节、内囊，其次为大脑白质，约15%发生于脑干。出血区脑组织完全被破坏，形成囊腔状，其内充满坏死脑组织和血凝块（图6-18）。当出血范围大时，可破入侧脑室。脑出血的主要原因是脑的细小动脉硬化使血管壁变脆，当血压突然升高时血管破裂。此外，血管壁病变致弹性降低，当失去壁外组织支撑（如位于微小软化灶处）时，可发生微小动脉瘤（microaneurysm），如再遇到血压升高或剧烈波动，可致微小动脉瘤破裂、出血。脑出血之所以多见于基底节区域（尤以豆状核区最多见），是因为

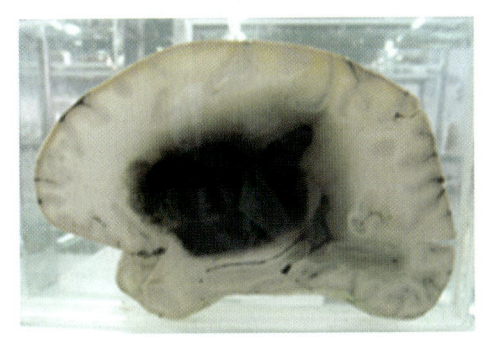

图 6-18 高血压病之脑出血
内囊、基底节区脑组织被血凝块代替

供应该区域血液的豆纹动脉是从大脑中动脉成直角分出，而且比较细，受到压力较高的大脑中动脉血流直接冲击和牵引，易使已有病变的豆纹动脉破裂出血。临床表现常因出血部位不同和出血量的大小而异：内囊出血可引起对侧肢体偏瘫而感觉消失；出血破入侧脑室时，患者可发生昏迷甚至死亡；左侧脑出血常引起失语；脑桥出血可引起同侧面神经及对侧上下肢瘫痪。脑出血可因血肿占位及脑水肿，引起颅内高压，并发脑疝形成。

④视网膜病变：视网膜血管是人体唯一可直接观察的细动脉，其变化直接反映高血压病的进展情况。细动脉硬化时，眼底镜检查可见视网膜中央动脉出现变细、迂曲、反光增强，动静脉交叉处静脉受压出现压痕；晚期可见视神经乳头水肿和视网膜出血等，视力可受到不同程度的影响。

（二）恶性高血压病

恶性高血压病（malignant hypertension）又称急进型高血压病，多见于青壮年，血压升高显著，尤以舒张压为明显，常高于130 mmHg，病变进展迅速，较早即可出现肾衰竭。多为原发性，也可继发于良性高血压病。

1. 病理变化 特征性的病变是增生性小动脉硬化和坏死性细动脉炎（necrotizing arteriolitis），主要累及肾。前者主要表现为动脉内膜显著增厚，伴有平滑肌细胞增生，胶原纤维增多，致血管壁呈同

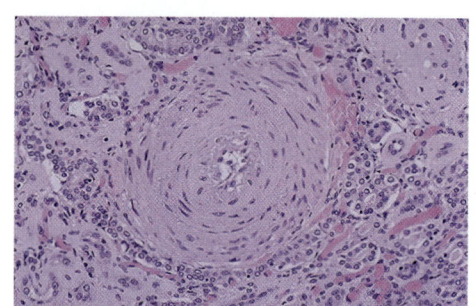

图 6-19　恶性高血压之增生性小动脉硬化
血管壁呈同心圆状增厚,如洋葱皮样,管腔狭窄

心圆状洋葱皮样增厚,管腔狭窄(图 6-19)。后者病变累及内膜和中膜,管壁发生纤维素样坏死,周围有单核细胞及中性粒细胞浸润。上述小动脉病变主要累及肾、脑和视网膜。肾的入球小动脉最常受累,病变可波及肾小球,使肾小球毛细血管袢发生节段性坏死。病变累及大脑时常引起局部脑组织缺血、微梗死形成和脑出血。

2. 临床表现　血压显著升高,常超过 230/130 mmHg,可发生高血压性脑病。常出现视网膜出血及视神经乳头水肿。常有持续性蛋白尿、血尿及管型尿。患者多在一年内迅速发展为尿毒症而死亡,也可因脑出血或心力衰竭致死。

第四节　风　湿　病

　　风湿病(rheumatism)是一种与 A 组乙型溶血性链球菌感染有关的变态反应性疾病,主要累及全身结缔组织,常形成特征性风湿性肉芽肿即阿绍夫(Aschoff)小体。最常累及心脏和关节,其次为皮肤、皮下组织、脑和血管等,其中以心脏病变最为严重。常反复发作,急性期有发热,称为风湿热(rheumatic fever),为风湿活动期,临床上除有心脏症状外,还有发热、关节痛、皮疹、皮下结节等症状和体征。实验室检查可有白细胞增多、血沉加快、血中抗链球菌溶血素 O(antistreptolysin O)抗体滴度增高及心电图 P-R 间期延长等表现。风湿热常反复发作,急性期过后,常造成轻重不等的心脏病变,特别是心瓣膜的器质性损害,形成风湿性心瓣膜病。

　　风湿病多发生在 5~15 岁,6~9 岁为发病高峰,出现心瓣膜变形常在 20~40 岁。男女患病率无差别。风湿病以秋、冬、春季为多发,潮湿和寒冷是重要诱因。从患病地区上看,风湿病多发生于寒冷地区,热带地区少见。在我国,以东北和华北发病较多,南方温暖地区较为少见。根据我国近年统计,风湿病的年发生率为 20.05/10 万,现有风湿性心脏病患者 237 万~250 万人。

一、病因和发病机制

(一)病因

　　1. 与链球菌感染有关　本病的发生与咽喉部 A 组乙型溶血性链球菌感染有关,其根据:①风湿病的好发季节、发病率、复发率、病变严重程度与链球菌性咽喉炎的流行季节、发病率、抗链球菌治疗密切相关;②患者血中多项抗链球菌抗体滴度增高;③咽部 A 组乙型溶血性链球菌感染的咽炎、喉炎儿童,在秋、冬、春季患病率高,也是风湿病的高发季节。虽然本病与 A 组乙型溶血性链球菌感染有关,但不是其直接引起的感染性疾病,而是一种与链球菌感染有关的变态反应性疾病,其根据:①风湿病的病变不是化脓性炎症,而是变态反应性炎常有的纤维素样坏死和迟发型变态反应引起的肉芽肿性病变,且患者血中可有抗心肌抗体和(或)抗 N-乙酰氨基酸葡萄糖(心瓣膜中常有的成分)抗体增高;②发病不在链球菌感染时期,多在感染后的 2~3 周;③典型病变不在链球菌感染的原发部位,而是在远离感染灶的心脏、关节、脑及皮肤;④在典型病变区从未培养出链球菌。

　　2. 机体的内因起重要作用　机体抵抗力与反应性的变化在风湿病的发生上是值得重视的内因。如:链球菌性咽喉炎患者中仅有 1‰~3‰ 发生风湿病;同为风湿性心肌炎,但儿童与成人表现不同;同为风湿病仅少数患者发生小舞蹈症;单卵双胎者的风湿病共同发生率高于双卵双胎;有研究发现风湿病患者淋巴组织的 B 淋巴细胞表面有遗传性标记物 833＋,称为 833＋B 淋巴细胞同种抗体,约 72%

· 128 ·

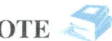

的风湿病患者此抗体呈阳性反应等。

3. 诱因 寒冷、潮湿及病毒感染等因素可能参与诱发本病。

（二）发病机制

风湿病的发病机制仍然不十分清楚，多数倾向于抗原抗体交叉反应学说，即链球菌细胞壁的 C 抗原（糖蛋白）引起的抗体可与结缔组织（如心脏瓣膜及关节等）的糖蛋白发生交叉反应；链球菌壁的 M 抗原（蛋白质）引起的抗体可与心肌及血管平滑肌细胞的某些成分发生交叉反应。也有些学者认为链球菌感染可能激发患者对自身抗原的自身免疫反应，而引起相应的病变，或与免疫复合物形成有关。例如，多数风湿热患者可检出针对心肌内膜或心肌原纤维、平滑肌、心内膜等起反应的自身抗体。此外，此病的发生有一定的遗传易感性。

除链球菌感染以外，某些病毒、细菌感染可能改变心、血管及全身结缔组织的分子结构，使之具有抗原性而引发自身免疫反应，也可能与风湿病的发病有关。

二、基本病变

风湿病病变主要是累及全身结缔组织的变态反应性炎症病变。这种病变的发展过程不尽相同，但典型病变的过程较长且具有一定的特征，可分为以下三期。

（一）变质渗出期

首先是心脏、关节等病变部位的胶原纤维发生黏液样变性，继而胶原纤维发生肿胀、断裂、崩解，与基质混合成无结构的纤维素样物质，称为纤维素样坏死。此期同时有浆液纤维蛋白渗出，伴有少量淋巴细胞、浆细胞、单核细胞浸润。此期约持续 1 个月。

（二）增生期或肉芽肿期

此期特点是在变质渗出期病变基础上形成具有特征性的肉芽肿性病变，称为风湿小体或 Aschoff 小体，此小体对风湿病的诊断有意义，提示有风湿活动。

Aschoff 小体是由成群的风湿细胞聚集于纤维素样坏死灶内，并由少量渗出的淋巴细胞和浆细胞等共同构成的椭圆形或梭形病灶（图 6-20）。风湿细胞的形成是在纤维素样坏死的基础上，附近的巨噬细胞增生、聚集，吞噬纤维素样坏死物，胞体变形转变而来，也称 Aschoff 细胞。风湿细胞体积大，圆形或多边形，胞界清而不整齐；胞质丰富均质、略嗜碱性；核大，圆形或卵圆形，核膜清晰，染色质集中于中央并呈细丝状向核膜放散，因而核的横切面似枭眼状，称枭眼细胞，长形核的纵切面像毛虫状，称毛虫细胞（图 6-21）。后期，核可变得浓染，结构不清。风湿细胞大多数为单核，亦可见少数双核或多核者，也有人称其为 Aschoff 巨细胞。此期持续 2～3 个月。

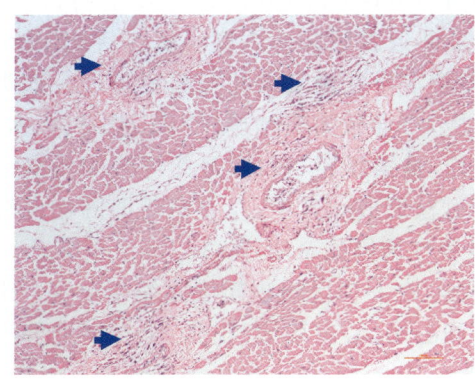

图 6-20 风湿性心肌炎

箭头示心肌间质见数个椭圆形或梭形病灶，为 Aschoff 小体

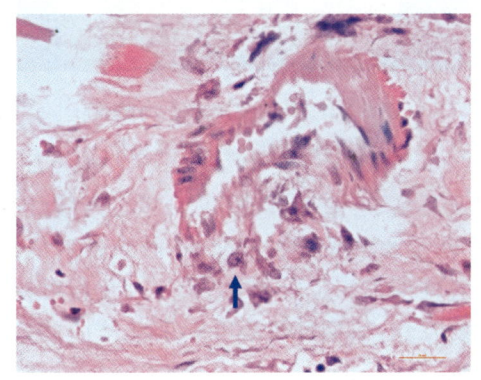

图 6-21 风湿细胞

箭头示风湿细胞体积大，圆形或多边形，胞质丰富，略
嗜碱性。核大，核膜清晰，核的横切面似枭眼状

（三）纤维化期或硬化期

此期肉芽肿中的纤维素样坏死物被溶解吸收，风湿细胞转变为成纤维细胞，细胞间出现胶原纤维，原来的 Aschoff 小体逐渐纤维化，最终成为梭形小瘢痕。此期持续 2～3 个月。

上述整个病程为 4～6 个月。由于风湿病常有反复急性发作，因此受累器官中可有新旧病变并存的现象。病变持续反复进展，可致较严重的纤维化和瘢痕形成。发生在浆膜（心包、胸膜等）的风湿病变以浆液性或浆液纤维素性炎为特征。愈复时，浆液可完全吸收，纤维素少量时也可被溶解吸收，量多时则可发生机化，导致浆膜脏层与壁层的粘连。

三、风湿病的各器官病变

（一）风湿性心脏病

风湿性心脏病（rheumatic heart disease）包括急性期的风湿性心脏炎和静止期的慢性风湿性心脏病（主要是心瓣膜病）。几乎每位风湿病患者都有心脏炎，只是轻者不易被察觉和可能不引起慢性风湿性心脏病而已。风湿性心脏病多见于青壮年，17～18 岁为高峰。两性间发病率无明显差别。

风湿性心脏炎（rheumatic carditis）包括风湿性心内膜炎、风湿性心肌炎和风湿性心外膜炎（即风湿性心包炎）。若病变累及心脏全层则称风湿性全心炎（rheumatic pancarditis）。儿童风湿患者中，65%～80%有心脏炎的临床表现。风湿性心脏炎常为全心炎。反复发作者，可能分别引起心瓣膜病、心肌（间质）纤维化及心包粘连或缩窄性心包炎，此时应称为慢性风湿性心脏病。临床上一般说的风心病就是指慢性风湿性心脏病。

1. 风湿性心内膜炎（rheumatic endocarditis） 风湿病最重要的病变，主要累及心瓣膜，引起瓣膜炎，也可累及瓣膜邻近的心内膜和腱索，引起瓣膜变形和功能障碍。瓣膜病变以二尖瓣最多见，其次为二尖瓣和主动脉瓣同时受累，三尖瓣、肺动脉瓣极少受累。

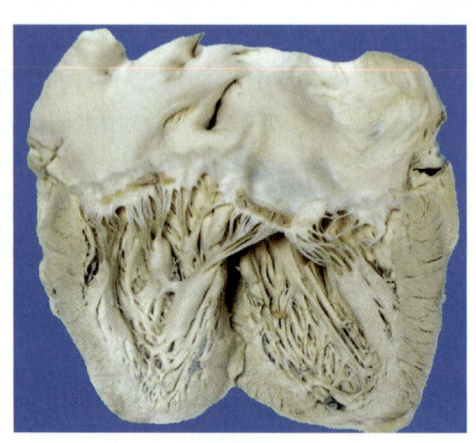

图 6-22 风湿性疣状心内膜炎
二尖瓣闭锁缘可见细小赘生物

在急性期，瓣膜肿胀，间质有黏液样变性和纤维素样坏死，偶见 Aschoff 小体。病变瓣膜表面，尤以闭锁缘面向血流面的内皮细胞，由于受到瓣膜开、关时的摩擦，易发生变性、脱落，暴露其下的胶原，诱导血小板在该处沉积、凝集，形成白色血栓，称赘生物（vegetation）。其单个大小如粟粒（1～3 mm），灰白色，半透明，呈疣状。常呈串珠状单行排列于瓣膜闭锁缘（图 6-22），与瓣膜粘连紧密，不易脱落，故称疣状心内膜炎（verrucous endocarditis）。赘生物较多时，可呈片状累及邻近腱索和心内膜。病变后期，赘生物发生机化，瓣膜本身发生纤维化及瘢痕形成。如类似病变反复发生，可导致瓣膜增厚、变硬、卷曲、短缩，瓣叶间相互粘连，腱索增粗、短缩，最终导致瓣膜病。当病变累及心房、心室内膜时，可引起心内膜灶性增厚及附壁血栓形成。其中，左心房后壁因病变瓣膜关闭不全，受血液反流冲击较重，故该处病变较重，常形成纤维性增厚的斑块，称 McCallum 斑。

急性期临床上可因发热、贫血及相对性二尖瓣关闭不全，在心尖区出现轻度收缩期杂音。由于病变反复发作，后期使瓣膜变形引起瓣膜病，出现心脏杂音和心房、心室肥大、扩张，全身淤血等心力衰竭表现。

2. 风湿性心肌炎（rheumatic myocarditis） 发生于成人者，常表现为灶性间质性心肌炎，以心肌间质内小血管附近出现 Aschoff 小体为特征。Aschoff 小体多见于室间隔和左心室后壁上部，其次为左心室后乳头肌，左心房后壁及心耳的心肌，以心内膜侧心肌内更为多见。此外可见间质水肿、淋巴细胞浸润。当累及神经传导系统及冠状动脉时，可引起相似的肉芽肿性病变。反复发作者，可导致心肌间质小瘢痕形成。发生于儿童者,常表现为弥漫性间质性心肌炎。心肌间质明显水肿,有较多的淋巴细胞、嗜酸性粒细胞甚至中性粒细胞浸润,心肌细胞水肿及脂肪变性,有时可见左心房心肌发生条束状纤维素样坏死。患儿心脏扩大,呈球体。

急性期临床上可出现与体温不相称的心动过速,第一心音减弱,心律失常以期前收缩和房室传导阻滞多见,ST-T 异常和 QT 延长等也可见到。儿童患者可发生急性充血性心力衰竭。

3. 风湿性心外膜炎或风湿性心包炎(rheumatic pericarditis) 常与风湿性心内膜炎和风湿性心肌炎同时发生,主要累及心包脏层,病变特点是浆液和(或)纤维蛋白渗出。当渗出以纤维蛋白为主时,覆盖于心包表面的纤维蛋白可因心脏搏动牵拉而呈绒毛状,称为绒毛心(cor villosum)(图 6-23),为临床上的干性心包炎;如渗出以浆液为主,则形成心包积液,为湿性心包炎。活动期后,渗出成分可被溶解吸收,少数患者的心包表面纤维蛋白渗出未被完全溶解吸收而发生机化粘连,甚至形成缩窄性心包炎,严重影响心脏的舒缩功能。

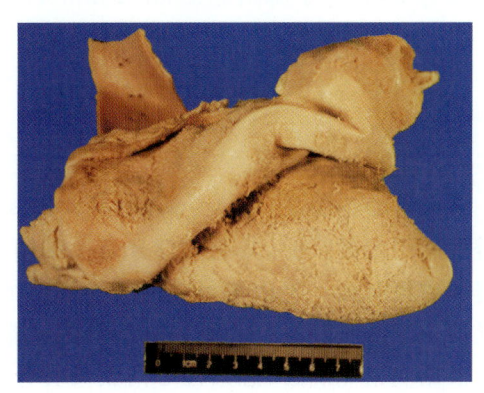

图 6-23　绒毛心
心外膜表面有大量纤维蛋白渗出,呈绒毛状

风湿性心包炎急性期的临床表现:干性心包炎患者可有心前区疼痛,听诊可闻及心包摩擦音;湿性心包炎患者可有胸闷不适,听诊心音弱而遥远,X 线检查示心影增大等。

(二) 风湿性关节炎

风湿病急性发作时约 70% 的患者可出现风湿性关节炎(rheumatic arthritis)。多见于成年患者,儿童少见。以游走性多关节炎为其临床特征。常侵犯膝、肩、腕、肘、髋等大关节,此伏彼起,相继发生。故临床常表现为大关节游走性疼痛,局部有红、肿、热、痛、活动受限等典型炎症表现。病变主要为关节滑膜的浆液性炎症,滑膜及关节周围组织充血、水肿,胶原纤维黏液样变性和纤维素样坏死,有时可见少数不典型的 Aschoff 小体形成。风湿性关节炎病程短,病变消退后,不遗留关节变形等后遗症。

(三) 皮肤病变

皮肤的风湿性病变可表现为皮肤环形红斑和皮下结节。

1. 环形红斑(erythema annulare) 对风湿病具有诊断意义,但临床上少见(< 5%)。多见于儿童,为风湿活动的表现之一。为淡红色环状红晕,微隆起,中央皮肤色泽正常。见于躯干及四肢,直径约 3 cm。镜下为非特异性渗出性炎,真皮浅层血管扩张充血,血管周围组织水肿,淋巴细胞、单核细胞及少许中性粒细胞浸润。常在 2 日内消退。

2. 皮下结节(subcutaneous nodule) 临床上少见(约 3%),多发生于腕、肘、膝、踝等大关节处的伸侧面皮下结缔组织,结节直径 0.5～2 cm,圆形或椭圆形,质地较硬,境界清楚,可活动,压之不痛。镜下为风湿性肉芽肿病变,结节中央为纤维素样坏死,周围有增生的成纤维细胞和风湿细胞围绕,呈栅栏状排列,伴有淋巴细胞浸润。皮下结节的出现常与风湿性心脏病的发生有关。风湿活动停止后,结节纤维化,形成小瘢痕。

(四) 风湿性动脉炎

风湿性动脉炎(rheumatic arteritis)时大小动脉均可受累,如冠状动脉、肾动脉、肠系膜动脉、脑动脉及肺动脉等,并以小动脉受累较为常见。主要病变在急性期表现为血管壁纤维素样坏死和淋巴细胞、单核细胞浸润,可有 Aschoff 小体形成。后期,血管壁可纤维化而增厚,使管腔狭窄,甚至闭塞。风湿性冠状动脉炎时,临床上可出现与冠心病相似的心肌缺血症状。

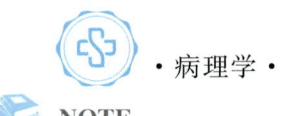

（五）风湿性脑病

多见于 5～12 岁儿童,女孩较多。病变主要累及大脑皮质、基底节、丘脑及小脑皮质。主要病变为脑的风湿性动脉炎和皮质下脑炎,后者表现为神经细胞变性及胶质细胞增生,胶质结节形成。当病变主要累及基底节(尤以纹状体)和尾核等锥体外系统时,患儿可出现面肌及肢体不自主运动,以上肢和面部为重,称为小舞蹈症(chorea minor)。

第五节　感染性心内膜炎

感染性心内膜炎(infective endocarditis,IE)是由病原微生物经血行途径直接侵袭心内膜特别是心瓣膜而引起的炎症,其绝大部分是由细菌引起,少数也可为真菌、立克次体、衣原体等。主要侵犯二尖瓣和主动脉瓣。赘生物形成为其病理特征。常多发于原已有瓣膜病、先心病、安置人工心脏起搏器或置换人工瓣膜等存在心腔内解剖结构异常及血流动力学异常的患者。

根据病情和病程,感染性心内膜炎可分为急性和亚急性两种。前者往往由毒力强的病原体所致,有严重的全身中毒症状,未经治疗可在数天或数周内死亡;后者更多见,感染的病原体毒力较弱,病情较轻,病程较长,中毒症状较轻。

另外,根据瓣膜类型,感染性心内膜炎还可分为自体瓣膜和人工瓣膜心内膜炎;根据感染的病原体,又分为金黄色葡萄球菌性心内膜炎、真菌性心内膜炎等。感染性心内膜炎可见于任何年龄,以男性成人多见。尽管临床上抗生素应用十分普遍,但感染性心内膜炎的发病率未见明显降低,可能与侵入性器械检查和心血管手术增多、吸毒者使用未消毒注射器以及病原体的耐药性等有关。

一、病因和发病机制

（一）病因

急性感染性心内膜炎以金黄色葡萄球菌感染最为多见,少数为肺炎球菌、A 组链球菌、流感杆菌和淋球菌等。亚急性感染性心内膜炎以草绿色链球菌感染最多见,但所占比例已由 75% 降为 40%～50%,而肠球菌、表皮葡萄球菌、厌氧球菌、真菌等感染呈增加趋势,这或许与心血管手术和介入性治疗、广谱抗生素及免疫抑制剂的应用有关。此外,自体瓣膜心内膜炎 5%～10% 由非肠道革兰阴性杆菌如嗜血杆菌、放线杆菌属、人类心杆菌属以及金氏杆菌属等感染引起,极少数由真菌、立克次体和衣原体的感染引起。人工瓣膜心内膜炎主要病因是凝固酶阳性的表皮葡萄球菌感染,其次为金黄色葡萄球菌、革兰阴性杆菌、类白喉杆菌和真菌感染等。静脉吸毒者所致的感染性心内膜炎主要病因是凝固酶阳性的金黄色葡萄球菌感染。

（二）发病机制

感染性心内膜炎是由病原微生物感染心内膜、瓣膜或心内移植物引起,因此其发病的必备条件为血液循环中存在有感染能力的微生物及可供微生物黏着或黏附的心内膜或瓣膜。

1. 血流中存在可黏着或黏附于瓣膜的细菌并在其上生长繁殖　正常人血流中也有少数细菌自口腔、鼻咽部、牙龈、检查操作或手术等伤口侵入引起菌血症,但大多是暂时的,细菌在血液中停留时间短,很快被机体防御机制清除。但反复暂时的菌血症能使机体产生特异的凝集抗体(凝集素),当特异的凝集素产生到足够的浓度,可促使原本短暂侵入的少量细菌凝集时,其黏附性和入侵能力增强,易黏附在血小板-纤维素血栓上而引起感染。此外,研究显示某些革兰阳性致病菌如肠球菌、金黄色葡萄球菌、表皮葡萄球菌等均有一种表面成分与心内膜细胞表面的受体发生附着,从而引起内膜炎症。

2. 可黏附细菌的心瓣膜或心内膜　感染性心内膜炎可发生在无基础心脏病的患者,但大多数发生于有器质性心脏病的患者,如有风湿性心瓣膜病、先天性心脏病、老年性退行性心脏病以及进行过人工瓣膜置换术的患者等。根据我国统计资料分析,感染性心内膜炎患者中约 80% 有风湿性心脏病,8%~15% 有先天性心脏病,无器质性心脏病者仅占 2%~10%。

在原有心瓣膜病、先天性心血管畸形、梗阻性肥厚型心肌病或后天性动静脉瘘的病变处,存在异常的血液压力阶差,引起血液强力喷射和涡流。血流的喷射冲击,使低压腔室的局部心内膜内皮受损,内皮下胶原暴露,激活血小板,促使血小板积聚和纤维蛋白沉积,形成无菌性血小板-纤维蛋白血栓;涡流有利于细菌沉积于低压腔室的近端、血液异常流出处受损的心内膜上,逐渐形成赘生物。二尖瓣反流时赘生物位于左心房侧,主动脉反流时赘生物位于左心室面,室间隔缺损时赘生物位于缺损附近的右心室面。而房间隔缺损及大的室间隔缺损时由于双侧心腔压力阶差不大,不易损伤心内膜,故很少发生感染性心内膜炎。

除上述的必须具有的重要条件外,感染性心内膜炎发病机制中还存在免疫机制的作用,感染性赘生物内的细菌可刺激体内免疫系统产生非特异性抗体,引起 IgA、IgG、IgM 球蛋白的增加。免疫球蛋白对肾小球基底膜、血管壁和心肌有特殊的亲和力,多固定在心肌的肌质网、肌纤维上、血管壁内膜和内膜下以及肾小球基底膜上。50%~60% 的感染性心内膜炎患者可查出循环免疫复合物,多出现在病程较长和低补体血症的患者中。高浓度的循环免疫复合物与心血管以外的临床表现有着密切的联系。这些患者常有关节炎、奥斯勒(Osler)结节、脾肿大和肾小球肾炎。循环免疫复合物在抗生素或手术治疗成功的 6 个月内消失,补体恢复正常。

二、类型

(一)急性感染性心内膜炎

急性感染性心内膜炎(acute infective endocarditis)或称急性细菌性心内膜炎(acute bacterial endocarditis),它可发生于有器质性心脏病基础的患者,也可发生于原来无病变的正常心内膜。主要是由致病力强的化脓菌(如金黄色葡萄球菌、溶血性链球菌和肺炎球菌等)直接侵袭和破坏瓣膜引起。上述细菌一般先在机体某局部引起化脓性病灶,如化脓性骨髓炎,皮肤的疖、痈,产褥热等,当机体的防御能力降低(如有肿瘤恶病质、行心脏手术、使用免疫抑制等)时,病原菌则侵入血流形成败血症,并可迁移至先前没有病变的瓣膜上,引起心内膜炎。发生于先前没有病变的瓣膜者以主动脉瓣最常见,其次为二尖瓣,两个瓣膜联合受累者少见。

1. 病理变化 此型心内膜炎为心内膜的急性化脓性炎,受累瓣膜均陷于脓性溶解,而有溃疡形成,故又称溃疡性心内膜炎(ulcerative endocarditis)。肉眼观,病变早期,瓣膜边缘可见到红色溃疡,表面可有污秽黄色脓性渗出物覆盖,至进展期,瓣膜如虫蚀状外观。溃疡底部可有血栓形成,血栓、坏死组织及大量细菌集落混合在一起,形成赘生物。赘生物体积一般较大,质地松软,灰黄色或浅绿色,颇易脱落。瓣膜可受到严重破坏,发生破裂或穿孔。腱索亦可受到炎症的破坏而发生断离。心壁内膜(心房、主动脉圆锥等处的心内膜)亦可被累及。

镜下,被累及心内膜局部组织坏死,周围有大量中性粒细胞浸润。赘生物主要为血栓物质,其中混有坏死组织和大量细菌集落,细菌达到血栓的表面,可不断进入血流。严重病例,瓣膜广泛坏死,有大量中性粒细胞浸润和小脓肿形成,瓣环被破坏。

2. 临床病理联系 赘生物颇易脱落而成为带有细菌的栓子,引起动脉系统的栓塞,导致心、脑、肾、脾等器官的败血性梗死(septic infarct),即在梗死处形成继发性多发小脓肿(脓毒血症)。瓣膜穿孔和腱索断离可导致急性瓣膜关闭不全,患者可因心力衰竭而死亡。

本病起病急,发展快,病程短,病情严重,抗生素应用之前,50% 以上的病例于数日或数周内死亡。随着抗生素广泛应用,患者的病死率已大为降低,预后获显著改善,病程延长,有时与亚急性感染性心内膜炎难以区分。赘生物可被吸收机化,受损伤的瓣膜也可修复,但多有大量瘢痕形成而转为慢性心瓣膜病。

（二）亚急性感染性心内膜炎

亚急性感染性心内膜炎（subacute infective endocarditis），也称为亚急性细菌性心内膜炎（subacute bacterial endocarditis），远比急性感染性心内膜炎多见，此型心内膜炎好发于先前受损伤的瓣膜（主要为风湿性心内膜炎）或并发于先天性心脏畸形（如法洛四联症、室间隔缺损、动脉导管未闭等），少有发生于无心脏病基础的患者。主要由毒力相对较弱、身体某些部位的常驻菌引起，最常见的是草绿色链球菌，其次是肠球菌、表皮葡萄球菌，立克次体、真菌等也可引起此病。机体抵抗力降低（如患肿瘤、营养不良）时，致病菌从身体某个感染灶，如扁桃体炎、牙周炎、咽喉炎处侵入血流，或通过医源性操作，如拔牙、心导管及心脏手术、膀胱镜检查、前列腺摘除术等侵入血流，形成菌血症，再随血流侵入瓣膜引起心内膜炎。由于病程迁延，患者的血清抗体滴度（补体结合和调理素化抗体）升高，病原菌不能大量繁殖，但却可形成毒性产物，引起免疫复合物形成和感染性变态反应，导致局部和（或）全身性组织损伤。

1. 病理变化 因亚急性细菌性心内膜炎多继发于风湿性瓣膜病变的基础上，因此肉眼观，被累瓣膜多已有不同程度增厚、变形甚至钙化。在这些瓣膜溃疡上有息肉状、质地松软的赘生物沉积（图 6-24）。赘生物大小不一（约 1 cm），可单个或多个，其多个者可呈菜花样。颜色灰黄、污秽，干燥，质脆，易脱落成为栓子。被累瓣膜可发生穿孔，腱索亦可被累，但均较急性者为少见。

镜下，赘生物由血小板、纤维素、细菌菌落、炎症细胞和少量坏死组织组成（图 6-25），与急性感染性心内膜炎不同，细菌菌落被包裹在赘生物内部，不达表面。赘生物附着处的瓣膜组织可见不同程度的肉芽组织增生和淋巴细胞、单核细胞及少量中性粒细胞浸润，有时可见到多核巨细胞反应。迁延时间较长的病例，赘生物往往有不同程度的机化或钙化。

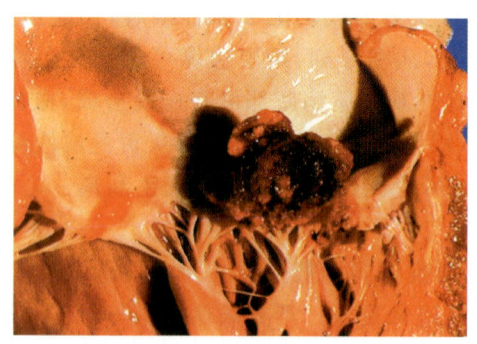

图 6-24 亚急性感染性心内膜炎
二尖瓣瓣膜处可见体积较大的鸡冠状赘生物

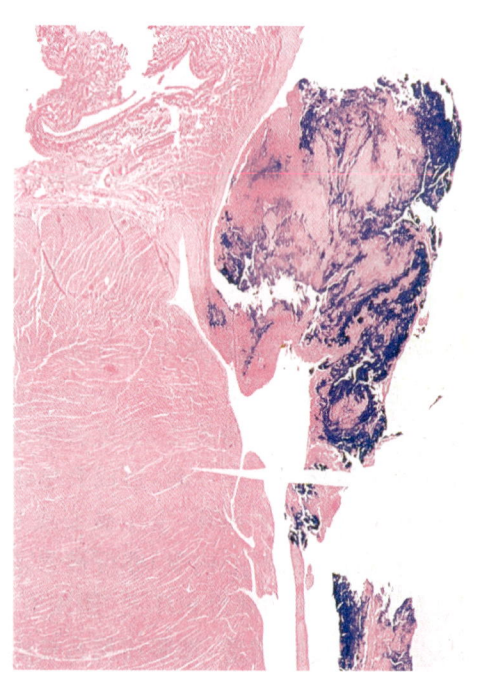

图 6-25 亚急性感染性心内膜炎（镜下）
赘生物由血小板、纤维素、坏死组织、炎症细胞和细菌菌落构成

2. 临床病理联系

（1）心脏：大多数病例经抗生素治疗后可获痊愈，心瓣膜的赘生物发生机化和钙化，但极易造成严重的瓣膜变形而导致慢性心瓣膜病。少数病例可发生瓣膜破坏穿孔或腱索断离而导致致命性瓣膜功能不全。

（2）血管：瓣膜上的赘生物可成为栓塞的源泉，尤其在活动期更易脱落，引起动脉系统的栓塞，好发于脑、脾和肾，一般表现为贫血性梗死。栓子来自血栓的最外层，因此，几乎或完全不含细菌，所以往往是无菌性梗死。由于毒素和（或）免疫复合物的作用，微小血管壁受损，引起血管炎，发生漏出性出血。临床表现为皮肤（颈、胸部）、黏膜（如口腔、睑结膜）及眼底有出血点（如罗特斑）。部分患者，由于皮下小动脉炎，于指、趾末节腹面，足底或大、小鱼际处，出现紫红色、微隆起、有压痛的小结节，称 Osler 结节。

（3）变态反应：主要发生在肾脏，可表现为局灶性或弥漫性肾小球肾炎。目前认为其发生与免疫复合物沉积有关。镜下，局灶性肾小球肾炎为节段性，即累及肾小球毛细血管袢的个别节段。该区域毛细血管坏死，伴有中性粒细胞浸润，邻近毛细血管内有纤维素性血栓。内皮细胞和血管间质细胞肿胀和增生。毛细血管袢和肾球囊可互相粘连，偶尔可见新月体形成。此型肾小球肾炎常见于轻型无症状感染病例（抗体形成过多，形成大的免疫复合物）。在感染性心内膜炎时所发生的弥漫性肾小球肾炎为急性弥漫增生性肾小球肾炎（由抗原过多，形成小的免疫复合物而引起）。

（4）败血症：亚急性细菌性心内膜炎是一种迁延性败血症，致病菌在赘生物内繁殖，仍可侵入血流，细菌抗原可引起免疫复合物介导的过敏性脉管炎，引起毛细血管和细动脉的损伤。患者的皮肤（颈、胸）可出现紫癜，黏膜（如口腔、睑结膜）和眼底可有点状出血，在临床诊断上有一定意义。由于败血症和毒血症的影响，脾脏网状内皮细胞增生，脾脏一般呈中度肿大，偶尔也有重达 900 g 者。由于脾功能亢进和草绿色链球菌的轻度溶血作用，患者常有贫血。由于瓣膜损害所致的心功能不全，脾组织内常有淤血、含铁血黄素沉积和含铁结节形成。

本病病程较长，可迁延数月，甚至 1 年以上。在原有心脏病基础上出现上述表现，应考虑并发亚急性感染性心内膜炎，及时合理地给予抗生素及对症治疗，可以挽救患者于重危之中。但瓣膜赘生物的机化和瘢痕形成，极易造成严重的瓣膜变形，而导致慢性心瓣膜病。

第六节　心瓣膜病

心瓣膜病（valvular vitium of the heart）是心瓣膜受到各种致病因素损伤后或先天性发育异常所造成的器质性病变，表现为瓣膜口狭窄和（或）关闭不全，是常见的慢性心脏病之一。心瓣膜病大多是风湿性心内膜炎和感染性心内膜炎的后果，其余如动脉粥样硬化和梅毒性主动脉炎亦可累及主动脉瓣造成该瓣口的瓣膜病，还有少数者是由瓣膜退变、钙化及先天发育异常等所致。

瓣膜口狭窄（valvular stenosis），是指瓣膜开放时不能充分张开，使瓣膜口缩小、血流通过障碍；瓣膜关闭不全（valvular insufficiency），是指心瓣膜关闭时瓣膜口不能完全闭合，使一部分血液反流。瓣膜口狭窄和关闭不全可单独发生，但常合并存在；病变可仅累及一个瓣膜，也可几个瓣膜同时或先后受累，后者称为联合瓣膜病。

心瓣膜病的病变，除少数先天性发育异常者外，几乎所有瓣膜病的组织学变化都是瓣膜机化、纤维化、玻璃样变性以致钙化。大体变化为瓣膜增厚、变硬、卷曲、短缩、相邻的瓣叶粘连；也可出现瓣膜破损、穿孔，腱索融合缩短等。这些变化中如以瓣叶粘连为主，则将引起瓣膜狭窄；如以瓣膜卷曲、短缩或破裂、穿孔为主时，则引起关闭不全。

心瓣膜病的主要危害是引起血流动力学的紊乱，加重相应心房和（或）心室的压力负荷（瓣膜口狭窄时）或容积负荷（瓣膜口关闭不全时），导致相应的心房和（或）心室代偿性肥厚。在代偿期，无明显的血液循环障碍征象；当病变加重进入失代偿期，则会出现肺循环和（或）体循环障碍的症状和体征。

一、二尖瓣狭窄

二尖瓣狭窄（mitral stenosis）大多由风湿性心内膜炎引起，少数由亚急性感染性心内膜炎所致，偶为先天性。正常成人二尖瓣口开大时，其面积约为 5 cm^2，可通过两个手指，瓣膜口狭窄时，可缩小到

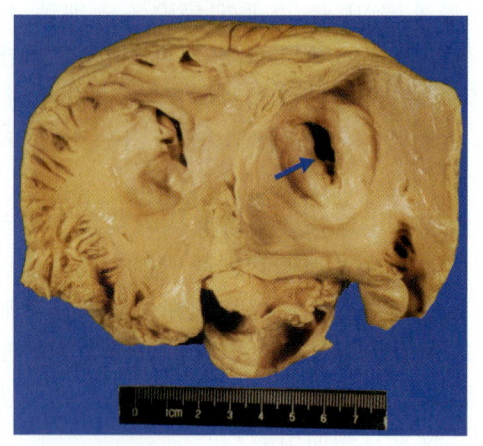

图 6-26　二尖瓣狭窄
箭头示二尖瓣呈鱼口状狭窄

1～2 cm²，甚至到 0.5 cm²，或仅能通过医用探针。根据瓣膜口狭窄的程度将二尖瓣口狭窄分为两种类型：①隔膜型，瓣膜轻度增厚，瓣叶边缘轻度粘连，瓣膜仍保持一定弹性。②漏斗型，瓣膜严重增厚、弹性丧失，瓣叶间明显粘连，瓣口明显缩窄，形似鱼口（图 6-26）。瓣膜环缩小，腱索和乳头肌明显硬化、增粗、缩短、融合，常合并关闭不全。

1. 血流动力学和心脏变化　早期，左心房可发生代偿性扩张和肥大。由于二尖瓣口狭窄，舒张期时血液从左心房注入左心室受到障碍，以致舒张末期仍有部分血液滞留在左心房内，加上来自肺静脉的血液，使左心房内血容量比正常增多。此时，心肌纤维拉长以加强收缩力，心腔扩大以容纳更多血液。这种心腔扩大称为代偿性扩张。随着心房肌工作负荷增加，心肌代谢增强，心肌细胞发生肥大（左心房代偿性肥大）。至疾病后期，左心房心肌逐渐不能克服由血容量不断增多所致的工作负荷，心肌细胞出现结构和功能障碍（代偿失调），心房收缩力减弱而高度扩张（肌源性扩张）。此时，左心房的血液在舒张期不能充分排入左心室。由于左心房内血液淤积，肺静脉回流受阻，引起肺淤血、肺水肿或漏出性出血。由于肺静脉压升高，通过神经反射引起肺内小动脉收缩，肺动脉压升高（可由正常的 15 mmHg 升高到 40～50 mmHg）。由于肺动脉压升高，久之，右心室发生代偿性肥大，心肌纤维增粗。同上原因，右心室亦可出现肌源性扩张，心室腔扩大，乳头肌和肉柱变扁平。继而发生右心房淤血。当右心室高度扩张时，右心室瓣膜环随之扩大，可出现三尖瓣相对性关闭不全。在心收缩期，一部分血液自右心室回流至右心房，加重右心房的血液淤积，引起大循环淤血。

2. 临床病理联系　二尖瓣口狭窄，左心房血液在加压情况下快速通过狭窄口，引起旋涡与震动，产生心尖区舒张期隆隆样杂音；左心房高度扩张，血流状态改变，可继发附壁血栓，血栓脱落可引起栓塞；由于肺淤血、水肿及漏出性出血，肺内气体交换受到影响，患者常咳出带血的泡沫样痰，出现呼吸困难和发绀等左心衰竭的表现；右心衰竭时，体循环静脉淤血，出现颈静脉怒张、肝淤血肿大、下肢水肿、浆膜腔积液等表现。整个病程中，左心室内流入血量减少，心室腔一般无明显变化；当狭窄严重时，左心室甚至轻度缩小，而左心房、右心房、右心室均肥大扩张。因而心脏是"三大一小"，X 线显示为倒置的"梨形心"。

二、二尖瓣关闭不全

二尖瓣关闭不全（mitral insufficiency）大多为风湿性心内膜炎的后果，其次由亚急性感染性心内膜炎引起，偶为先天性畸形。二尖瓣关闭不全常与狭窄合并发生。

1. 血流动力学和心脏变化　在心室收缩期，左心室一部分血液通过关闭不全的二尖瓣口反流到左心房，在局部引起旋涡与震动，产生心尖区收缩期吹风样杂音。左心房既接受肺静脉的血液又接受左心室反流的血流，血容量较正常增多，压力升高，发生代偿性肥大。在舒张期，大量血液涌入左心室，左心室容积性负荷增高而发生代偿性肥大。久之，左心房、左心室均可发生失代偿（左心衰竭），又依次出现肺淤血、肺动脉高压、右心室和右心房代偿性肥大进而出现失代偿、右心衰竭和体循环淤血。

2. 临床病理联系　听诊时，心尖区闻及收缩期吹风样杂音。X 线检查，左右心房、心室均肥大扩张，为"球形心"。

三、主动脉瓣狭窄

主动脉瓣狭窄（aortic stenosis）主要由风湿性主动脉炎引起，少数由先天性发育异常或动脉粥样

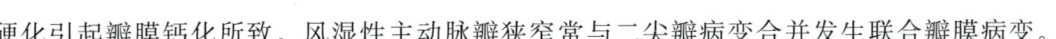

硬化引起瓣膜钙化所致。风湿性主动脉瓣狭窄常与二尖瓣病变合并发生联合瓣膜病变。

1. 血流动力学和心脏变化 在心室收缩期,左心室血液排出受阻,左心室因压力性负荷升高而发生代偿性肥大,此种肥大为向心性肥大,室壁增厚,而心腔不扩张。血液在加压情况下快速通过狭窄的主动脉瓣口,产生旋涡与震动,引起主动脉瓣区喷射性杂音。疾病后期,左心室失代偿而出现肌源性扩张,左心室血量增加,继之,出现左心房淤血。当左心室高度扩张时,可引起瓣膜环扩大而出现二尖瓣相对性关闭不全,在收缩期,部分血液反流,增加左心房的工作负荷。久之,又相继出现左心衰竭、肺淤血、肺动脉高压、右心衰竭和体循环淤血。

2. 临床病理联系 听诊,主动脉瓣听诊区可闻及收缩期喷射性杂音。主动脉瓣口严重狭窄者,心输出量极度减少,血压降低,脉压减小,内脏特别是心冠状动脉供血不足,可出现心绞痛。晚期,出现左心衰竭,引起肺淤血。X 线检查可见左心室影更加突出,故心脏呈靴形,称为"靴形心"。

四、主动脉瓣关闭不全

主动脉瓣关闭不全(aortic insuffciency)主要由风湿性心内膜炎、亚急性感染性心内膜炎累及主动脉瓣所致。此外,亦可因梅毒性主动脉炎、类风湿性主动脉炎及马方(Marfan)综合征等引起。梅毒性主动脉炎时,主动脉根和主动脉瓣环部因中膜弹性纤维被破坏而扩张,主动脉瓣叶联合处亦可因内膜纤维化和瓣膜收缩而增厚发生瓣叶间分离,均可导致主动脉瓣关闭不全。类风湿性主动脉炎时,主动脉根部和主动脉瓣的类风湿性肉芽肿经纤维化(和钙化)后可导致主动脉瓣关闭不全。Marfan 综合征(伴有主动脉囊性中膜坏死)时,可因主动脉根部的扩张而造成相对性主动脉瓣关闭不全。

1. 血流动力学和心脏变化 在心室舒张期,主动脉部分血液经未完全关闭的主动脉瓣口反流至左心室,使后者因容积性负荷增加而逐渐发生代偿性肥大。久之,依次引起左心衰竭、肺淤血、肺动脉高压、右心肥大、右心衰竭和体循环淤血。

2. 临床病理联系 听诊时,在主动脉瓣区可闻及舒张期杂音。在舒张期,由于主动脉部分血液反流,舒张压下降,故脉压差增大。患者可出现水冲脉、血管枪击音和毛细血管搏动现象。由于舒张压下降,冠状动脉供血不足,有时可出现心绞痛。

第七节 心 肌 病

心肌病(cardiomyopathy)是指以心肌结构和功能异常为主要表现的一组疾病,通常指除外冠状动脉粥样硬化性心脏病、高血压性心脏病、心瓣膜病、先天性心脏病和肺源性心脏病等以外的心肌病变。一般将病因不明的称为原发性心肌病(primary cardiomyopathy)或特发性心肌病,而将具有明确的病因,或是伴随有其他全身系统性疾病的心肌疾病,称为特异性心肌病(specific cardiomyopathy,SCM)或继发性心肌病。近年随着对心肌病病因和病理认知的提高和诊断技术的不断进步,两者之间的区别变得不十分清楚,1995 年世界卫生组织(WHO)和国际心脏病学会(ISFC)在已往的心肌病分类基础上,以病理生理或病因学/发病学为中心,制定了新的分类标准,将心肌病分为扩张型心肌病、肥厚型心肌病、限制型心肌病、致心律失常型右心室心肌病、未分类的心肌病、特异性心肌病。克山病曾在我国暴发流行,是我国的地方性心肌病,有其特点,被列入特异性心肌病中。

一、扩张型心肌病

扩张型心肌病(dilated cardiomyopathy,DCM)是原发性心肌病中最常见的一种类型,其主要特征为左心室或双心室扩张及收缩功能受损,最后导致充血性心力衰竭,故以往又称之为充血性心肌病(congestive cardiomyopathy)。由于其早期仅表现为心脏扩大及收缩功能障碍,充血性心力衰竭往往出现于后,因此,目前均采用扩张型心肌病命名。常伴发心律失常及血栓栓塞等并发症,甚至猝死。

近十余年来,此病发病率呈增长趋势,年发病率为(5～10)/10万,男性多于女性,以20～50岁多见。

(一)病因和发病机制

扩张型心肌病可以是特发性、家族/遗传性、病毒和(或)免疫性、酒精/中毒性或者是已知心血管疾病的心功能损害不能以心脏负荷状态或缺血损伤程度来解释的特异性心肌病。近年来研究证实,大多数扩张型心肌病的发生与持续性病毒感染和自身免疫反应有关。扩张型心肌病和病毒性心肌炎患者的心肌中肠病毒RNA的检出率为55%,此两种患者的血清中已发现抗心肌抗体,如抗ADP/ATP载体抗体、抗β_1-受体抗体、抗肌球蛋白重链抗体、抗M_2-胆碱能受体抗体。抗心肌抗体的产生可能与病毒感染后诱导机体自身免疫应答有关。抗ADP/ATP载体抗体和抗β_1-受体抗体能激活电压门控钙通道和受体门控钙通道,导致心肌细胞内钙超负荷和心肌损害。

(二)病理变化

肉眼观:心脏体积增大,重量增加,常超过正常人的1.5倍以上,可达500 g以上(诊断标准:男性＞350 g,女性＞300 g)。多见两心室腔明显扩张,尤以左心室扩大为甚。心室壁也肥厚,但易被扩大所抵消而不明显。二尖瓣和三尖瓣可因心室扩张致关闭不全。心尖部肌壁常呈钝圆形,可见附壁血栓形成(图6-27)。心内膜常有局部增厚,可能为机化血栓所致。心腔内血栓脱落可导致肺栓塞或周围动脉栓塞。冠状动脉通常正常。

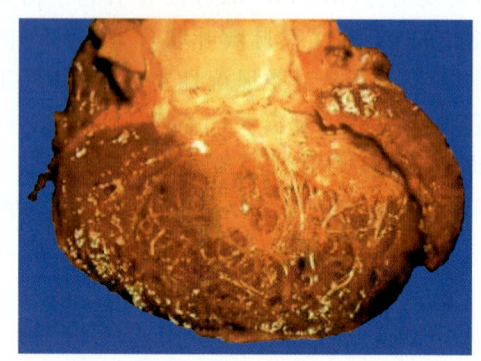

图6-27 扩张型心肌病
左心室明显扩张,肉柱和乳头肌变扁平

光镜下,心肌细胞不均匀性肥大、伸长,细胞核大,深染,核型不整。肥大和萎缩心肌细胞交错排列,心肌细胞常发生空泡变、小灶性肌溶解,心肌间质纤维化和出现微小坏死灶或瘢痕灶。肉柱间隐窝内常可见小的附壁血栓。

临床上常有运动后气急、乏力、胸闷、心律失常及充血性心力衰竭的症状和体征,部分(30%)患者可发生猝死。

二、肥厚型心肌病

肥厚型心肌病(hypertrophic cardiomyopathy,HCM)主要表现为心室肌肥厚,典型者主要累及左心室,以室间隔非对称性肥厚多见;左心室腔容积正常或减小,心室顺应性减退;偶尔有病变发生于右心室。根据左心室流出道梗阻与否,可将肥厚型心肌病分成梗阻性和非梗阻性。根据流行病学资料,男女比例为2:1,发病平均年龄为(38±15)岁。本病常为青年猝死的原因。

(一)病因和发病机制

本病发病可为家族性,亦可为散发性。目前多数学者认为本病为常染色体显性遗传性疾病,60%～70%的患者有家族史。目前已经确定的基因至少有8个相关致病基因,超过1400个突变位点。这8个相关致病基因是β肌球蛋白重链基因、肌球蛋白结合蛋白C基因、心肌肌钙蛋白T基因、心肌肌钙蛋白I基因、α原肌球蛋白基因、肌动蛋白基因、调节轻链基因和基本轻链基因。一个基因位点发生突变即可致病,约5%的患者有2个以上的位点突变。也有学者认为本病与人类白细胞抗原(human leukocyte antigen,HLA)系统有密切关系,本病人群中HLA-DRw、HLA-A、HLA-B抗原的出现率增多。鉴于本病还有散发性病例,也有人认为本病也可能是一个多因素的疾病。

其他可能的发病机制有:①心肌细胞钙通道数量增加,导致钙流量异常,引起细胞内钙浓度增高,钙负荷过重;②机体分泌儿茶酚胺增多或心脏对儿茶酚胺的反应增强或神经元摄取心脏去甲肾上腺素减少,导致交感异常兴奋;③心肌肥厚与原癌基因表达增强有关,原癌基因可因去甲肾上腺素通过α受体激活磷酸肌醇/蛋白激酶C系统而被激活;④心壁肌内冠状动脉异常的管壁增厚,导致血管的正常扩张受阻,从而引起心肌缺血,并因此而引起心肌纤维化和异常的代偿性心肌肥厚。

（二）病理变化

肉眼观,心脏外观增大,重量增加,可为正常的 1～2 倍,成人患者常重达 500 g 以上。左、右心室游离壁和心室间隔都可增厚,乳头肌肥大,充塞左心室腔,肥厚部位分布常不均匀,心室间隔部的肥厚常最显著(图 6-28),成年患者其厚度平均达 3 cm(左心室游离壁平均为 1.8 cm)。但约有 5% 的患者心室间隔与心室游离壁的厚度相仿。心房腔常增大,心室(尤其是左心室)腔常缩小,在左心室流出道处尤其明显。由于收缩期二尖瓣向前移动,与室间隔左侧心内膜接触,可引起二尖瓣增厚和主动脉瓣下的心内膜局限性增厚。冠状动脉正常,但心壁内小冠状动脉可有管壁增厚和阻塞性病变。

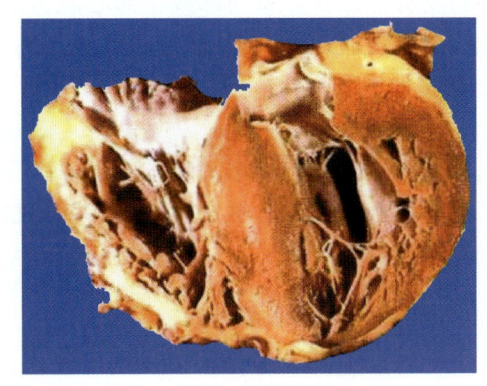

图 6-28　肥厚型心肌病
室间隔对称性肥厚,心室腔及左心室流出道狭窄

镜下见,心肌细胞普遍性高度肥大,单个心肌细胞横切面直径＞40 μm(正常约 15 μm);心肌细胞排列紊乱,呈环状分布而非平行分布,紊乱面积占心室肌的 30%～50%。心肌间质见多少不等的纤维化或大小不等的瘢痕。电镜下见心肌细胞内的肌原纤维甚至肌丝的排列也异常,它们常互相成直角地交错排列而非平行地排列。线粒体增多,核畸形,其周围有透亮带,内含大量糖原。

临床上,因心输出量下降,可引发心悸、心绞痛;肺动脉高压,可致呼吸困难;附壁血栓脱落,可引起栓塞性症状;长期左心室过度压力负荷,可引起心力衰竭。大多数患者有心律失常,部分患者出现一过性晕厥甚至猝死。

三、限制型心肌病

限制型心肌病(restrictive cardiomyopathy,RCM)是以单侧或双侧心室充盈受限和舒张期容量降低为特点的心肌病。典型病变为心室内膜和内膜下心肌进行性纤维化,导致心室壁顺应性降低,心腔狭窄,舒张期心室充盈受限。此病少见,男女之比为 3∶1,大多数年龄在 15～50 岁。

（一）病因和发病机制

本病病因尚不明确,可能是开始于心内膜的病毒或寄生虫感染所引起的炎症,同时累及心内膜下心肌,继而形成纤维化的结果;也可能与自身免疫、营养不良、过多摄入富含 5-羟色胺的食物有关。近年发现本病患者的嗜酸性粒细胞有脱颗粒现象,有人认为这是机体对变性的脱颗粒嗜酸性粒细胞的免疫性反应,或是嗜酸性颗粒对心内膜和心内膜下心肌的毒性作用所致。散发的及家族性病例均有报道,热带地区多发,我国仅有散发病例。

（二）病理变化

多数两侧心室受累(50%),也有单左心室(40%)或右心室(10%)受累者。肉眼观:心腔狭窄,心室内膜可纤维性增厚至正常 10 倍,达 2～3 mm,呈灰白色,质地较硬。以心尖部为重,向上蔓延,累及二尖瓣或三尖瓣(可引起关闭不全),心室容积及顺应性下降。严重者心室腔慢慢缩小甚至近乎闭塞。光镜下:心内膜纤维化、玻璃样变性,可见钙化及附壁血栓,内膜下心肌常呈萎缩、变性改变。具有上述变化者又称心内膜心肌纤维化(endomyocardial fibrosis)。

临床上主要表现为心力衰竭和栓塞,少数可发生猝死。

四、致心律失常型右心室心肌病

致心律失常型右心室心肌病(arrhythmogenic right ventricular cardiomyopathy,ARVC)又称为

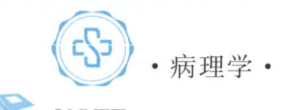

右心室心肌病(right ventricular cardiomyopathy),本病以右心室心肌被纤维脂肪组织进行性替代为特征,家族性发病颇为常见,多为常染色体显性遗传,心律失常和猝死多见,尤其是年轻患者。临床表现为右心室进行性扩大、难治性右心衰竭和(或)室性心动过速。

病变特点是右心室局部或全部心肌为纤维或脂肪组织替代,肌小梁变平,偶有少量单核细胞或其他炎症细胞浸润,心内膜可贴近心外膜。病变区心室壁变薄可伴瘤样扩张,部分病例亦可累及心房和左心室。

五、特异性心肌病

特异性心肌病也称继发性心肌病,多数特异性心肌病伴心室扩大和各种类型心律失常,临床表现类似扩张型心肌病。

(一) 克山病

克山病(Keshan disease)是在我国一些农业地区发生的一种地方性心肌病(endemic cardiomyopathy),本病1935年在我国黑龙江省克山县大流行而引起医学界的注意,因此命名为克山病。主要病变特点是心肌变性、坏死和瘢痕形成。临床上分为急型、亚急型、慢型和潜在型,常引起急、慢性心力衰竭,甚至危及生命。

本病是一种独立的与生活环境有关的地方性心肌病,主要流行于我国东北、西北、华北和西南一带山区或丘陵地带,多数学者认为可能与缺乏硒等某些微量元素有关。伴随国民经济的发展和农村生活水平的提高,近十余年发病率明显下降,其大规模暴发的现象已在全国范围内杜绝。但是由于全球性气温变暖,产业革命和农业生产的变化及世界性人口迁移(旅游)等所造成的生活习惯的改变,类似的与营养膳食相关的地方性疾病的发生仍应引起重视。因此,理解和认识克山病的防治也十分有必要。

1. 病因和发病机制 尚未完全明确,主要有生物地球化学病因学说和生物病因学说两种说法。生物地球化学病因学说认为,硒等微量元素的缺乏破坏了心肌的代谢引起心肌损伤。病区粮菜自产自给的农民,尤其是生育期妇女和断奶后儿童最易患病。病区居民口服亚硒酸钠可以预防克山病的发生,因此认为低硒与克山病的发生关系密切。生物病因学说认为克山病是由肠道病毒或食物真菌毒素引起,或在低硒与生物因素协同作用下发病。此外,本病也可能与高锰、某种氨基酸及维生素缺乏有关。

2. 病理变化 以心肌多灶性变性、坏死和瘢痕形成为特点。

肉眼观,心脏有不同程度扩大和重量增加,可达正常心脏的2倍以上,左、右心室均呈肌源性扩张,心室壁不增厚,心尖部反而变薄,使心脏略呈球体(图6-29)。慢型克山病心脏重量增加较明显,可超过500g。心室切面可见多数散在分布的变性坏死及机化的瘢痕病灶。坏死灶呈灰黄色,瘢痕灶呈灰白色、半透明,二者均界限不清,呈星状或树枝状,相互连接,可呈较大的片块状或带状。心肌病变新旧交杂,色泽斑驳。病灶在分布上,通常以左心室及室间隔部为重,右心室较轻,心室重于心房,心室壁内侧重于外侧。另外,在心室肉柱或心耳内可见附壁血栓或血栓机化后形成的附壁瘢痕。心瓣膜及冠状血管常无明显变化。

镜下,心肌细胞呈片灶状变性和坏死。变性主要为水肿和脂肪变性;坏死主要为凝固性肌溶解和液化性肌溶解。凝固性肌溶解表现为心肌细胞核消失,肌原纤维崩解、凝集成均质红染的横带,继而通过自身的或巨噬细胞的溶酶体溶解吸收;液化性肌溶解是在心肌水变性基础上发生的,心肌细胞仅遗留下肌纤维膜空鞘,使小灶呈网眼状空架(图6-30)。上述两种坏死灶大小、形状不一,常围绕冠状动脉呈套袖状分布。此外,还可见到由机化到瘢痕阶段的陈旧病灶,是以前的坏死灶修复的结果。

3. 临床病理联系 根据发病急缓、病程长短及心脏代偿情况,临床上把本病分为急型、亚急型、慢型和潜在型四型。前三者为心功能失代偿型,后者为代偿型。急型表现为急性心功能不全,常合并心源性休克和严重心律失常。亚急型主要发生在儿童,以全身性水肿和充血性心力衰竭为主要表现,可

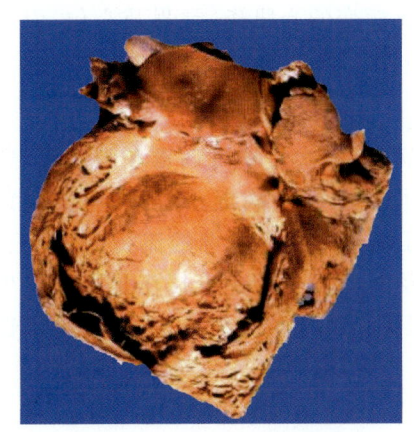

图 6-29 克山病（肉眼观）
心室明显扩张，心室壁变薄

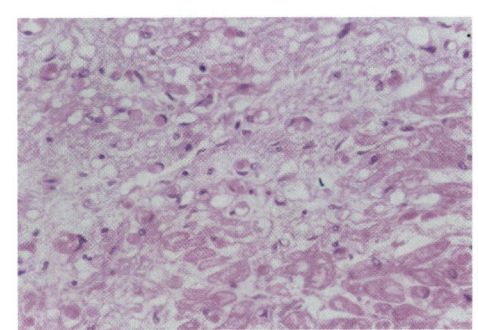

图 6-30 克山病（镜下观）
心肌纤维溶解坏死，残留肌细胞膜

以独立发生或由急型转变而来。慢型主要表现为慢性充血性心力衰竭，可以逐渐发生，也可由急型或亚急型过渡。潜在型患者心功能良好，没有自觉症状，甚至不能发现异常体征，而于健康普查中发现心电图异常，心电图异常可以是克山病的早期表现，也可能是各型治愈之后的表现。潜在型在病区为数最多。本病需根据流行病学、临床表现和 X 线、心电图、超声心动图等综合进行诊断。

（二）酒精性心肌病

酒精性心肌病（alcoholic cardiomyopathy）是以长期过量饮酒或反复大量酗酒后出现心脏扩大和心力衰竭为特点的心肌病，患者既往无其他心脏病病史。常见于 30～55 岁的男性，常为隐匿性，早期表现为酒后感到心悸、胸部不适或晕厥、阵发性心房颤动或心室颤动等，晚期患者发生心力衰竭，类似于扩张型心肌病。年轻的酒精性心肌病患者可由心室颤动引起猝死。

（三）围生期心肌病

围生期心肌病（peripartum cardiomyopathy）是指在妊娠末期或产后 5 个月内，首次发生以心肌受累为主的一种心脏病，临床主要表现为心力衰竭，类似于扩张型心肌病。病因不明，近年来发现病毒感染与本病有关。多数围生期心肌病患者经过临床治疗得以恢复，心脏大小可恢复正常；少数患者遗留有心脏扩大的问题，可在数年内死于心力衰竭或猝死。

（四）药物性心肌病

药物性心肌病（drug-induced cardiomyopathy）是指接受某些药物治疗的患者，因药物对心肌的毒性作用，引起心肌损害，临床表现以服药后出现心律失常、心脏增大和心功能不全，而服药前无其他心脏病表现为特点。常见的药物包括抗肿瘤药物（如阿霉素、柔红霉素），抗精神病药物（如氯丙嗪、奋乃静、三氟拉嗪），三环类抗抑郁药（如氯丙咪嗪、阿米替林、多虑平）等。

第八节　心　肌　炎

心肌炎（myocarditis）是各种原因引起的心肌局限性或弥漫性炎症病变。炎症可累及心肌细胞、间质及血管、心瓣膜、心包，甚至整个心脏。心肌炎根据病因可分感染性和非感染性。前者由病毒、细菌、螺旋体、立克次体、真菌及寄生虫等引起，后者由过敏、变态反应、理化因素或药物引起。病毒感染引起的心肌炎最为常见。

一、病毒性心肌炎

病毒性心肌炎（viral myocarditis）是临床较为常见的心血管疾病之一，由嗜心肌病毒（尤其是柯萨

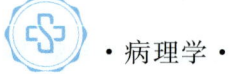

奇B组病毒)感染引起,是以心肌间质原发性非特异性炎症为主要病变的心肌炎,常累及心包,引起心包心肌炎。

(一)病因和发病机制

引起本病最常见的病毒是柯萨奇B组2~5型和A组9型病毒,其次是埃可病毒和腺病毒,还有风疹病毒、虫媒病毒、巨细胞病毒、肝炎病毒、流感病毒、HIV、流行性腮腺炎病毒、脊髓灰质炎病毒和合胞病毒等30余种。本病发病一般以夏季最多,冬季最少,这可能与柯萨奇病毒的流行多见于夏季和初秋季有关。大多数研究认为急性期嗜心肌病毒的直接损伤及随后发生的免疫损伤是本病发生发展的主要机制。病毒复制可直接损伤心肌细胞,也可通过T淋巴细胞介导的免疫反应,在攻击杀伤病毒的同时造成心肌坏死,引起心肌炎。

(二)病理变化

病毒性心肌炎的初期可见心肌细胞变性坏死及间质内中性粒细胞浸润。其后,代之以淋巴细胞、巨噬细胞和浆细胞等浸润(图6-31)以及肉芽组织形成。在成人,多累及心房后壁、室间隔及心尖区,有时可累及传导系统。镜下,以心肌损害为主的心肌炎表现为心肌细胞水肿、肌质溶解和坏死;以间质损害为主的心肌炎表现为间质内炎症细胞浸润。晚期有明显的间质纤维化,伴代偿性心肌肥大及心腔扩张。病变可局灶性或弥漫性分布。

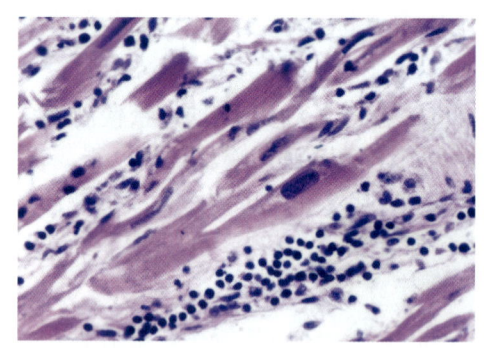

图 6-31 病毒性心肌炎
心肌间质淋巴细胞、单核细胞浸润

临床表现轻重不一,常出现不同程度的心律失常。一般预后较好,但病变严重者及婴幼儿可引起心力衰竭等并发症。

二、细菌性心肌炎

细菌性心肌炎(bacterial myocarditis)是由细菌引起的心肌炎症。常由白喉杆菌、沙门菌属、链球菌、结核杆菌、脑膜炎球菌和肺炎球菌等引起,并多为上述细菌性脓毒血症的继发性含菌性栓塞的结果。

病理变化:常表现为心肌及间质内多发性小脓肿,脓肿周围心肌有不同程度变性坏死及间质内中性粒细胞和单核细胞浸润,也可表现为心肌蜂窝织炎。

三、孤立性心肌炎

孤立性心肌炎(isolated myocarditis)或特发性心肌炎(idiopathic myocarditis),以往称Fiedler心肌炎,原因不明。多见于20~50岁青、中年人。急性型常导致心脏扩张,可突然发生衰竭引起死亡。

依组织学变化分为两型:

1. 弥漫性间质性心肌炎(diffuse interstitial myocarditis) 心肌间质小血管周围有大量淋巴细胞、浆细胞和巨噬细胞浸润,可伴有多少不一的嗜酸性及中性粒细胞浸润。心肌细胞较少发生变性坏死。

2. 特发性巨细胞性心肌炎(idiopathic giant cell myocarditis) 心肌内有灶性坏死及肉芽肿形成。病灶中央可见红染无结构的坏死物,周围有淋巴细胞、浆细胞、单核细胞和嗜酸性粒细胞浸润,夹杂有较多的多核巨细胞。多核巨细胞大小、形态变异较大,可为异物型巨细胞或郎汉斯巨细胞。

小结

动脉粥样硬化以大、中动脉内膜脂质沉积,内膜灶状纤维化、粥样斑块形成为病变特征,可继发斑块内出血、斑块破裂、血栓形成、钙化及动脉瘤形成。冠状动脉粥样硬化好发于左前降支。冠心病的临床类型有心绞痛、心肌梗死、心肌纤维化和冠状动脉猝死。心肌梗死常引起心力衰竭、心源性休克、心律失常、心脏破裂、心室壁瘤、附壁血栓形成、急性心包炎等并发症。

高血压是一种原因未明、以体循环动脉血压升高为主要表现的独立性全身性疾病,可分为良性和恶性两类。良性高血压病根据病变发展过程分为功能紊乱期、动脉病变期、内脏病变期。晚期可引起左心室肥大、左心衰竭、原发性颗粒性固缩肾、肾衰竭、脑水肿、脑软化和脑出血等内脏病变。其中脑出血是本病常见而严重的并发症。

风湿病是一种与 A 组乙型溶血性链球菌感染有关的变态反应性炎症性疾病,其特征性病变是风湿小体形成。病变主要侵犯全身结缔组织,尤以心脏病变为重,可形成风湿性心内膜炎、风湿性心肌炎和风湿性心外膜炎。风湿性心内膜炎最终可造成心瓣膜病。

心瓣膜病是各种原因引起的以心脏瓣膜损害为主的疾病,表现为瓣膜口狭窄和(或)关闭不全,最终可导致心力衰竭。

心肌病是以心肌结构和功能异常为主要表现的一组疾病,最常见的是扩张型心肌病。

心肌炎是各种原因引起的心肌局限性或弥漫性炎症病变,病毒性心肌炎最为常见。

(福建中医药大学 林瑶)

能力检测

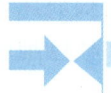

第七章　呼吸系统疾病

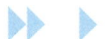

第一节　慢性阻塞性肺疾病

慢性阻塞性肺疾病(chronic obstructive pulmonary disease，COPD)是一组以慢性气道阻塞、呼气阻力增加、肺功能不全为共同特点的疾病总称，主要包括慢性支气管炎、肺气肿、支气管哮喘、支气管扩张症等疾病。临床及病理特征为持续存在的气流受限并呈进行性发展，伴有气道和肺对有害颗粒和气体所致慢性炎症反应的增加。这是一组可以预防和治疗的常见疾病，急性加重和并发症的出现会影响患者整体疾病的严重程度。

一、慢性支气管炎

慢性支气管炎(chronic bronchitis)是由于感染或非感染因素引起气管、支气管黏膜及其周围组织的慢性非特异性炎性。其病理特征是支气管腺体增生、黏液分泌增多。临床出现有连续 2 年以上，每年持续 3 个月以上的咳嗽、咳痰或伴有喘息症状者即可诊断。早期症状轻微，多在冬季发作或反复加重，晚期病变加重，可并发阻塞性肺气肿、肺源性心脏病，严重影响患者生活质量和劳动能力。这是一种常见病、多发病，中老年人群患病率达 15% 左右。

(一)病因及发病机制

慢性支气管炎的发病是多种内外因素长期综合作用的结果，呼吸道感染、大气污染、过敏因素等为常见的外因；机体抵抗力低下，尤其是呼吸道局部防御功能受损是重要的内因。

1. 病毒和细菌感染　慢性支气管炎与感冒关系密切，凡能引起感冒的病毒与细菌均能引起本病的发生与复发。常见病毒有鼻病毒、流感病毒、副流感病毒、腺病毒及呼吸道合胞病毒等；常见细菌多为呼吸道常驻细菌，如肺炎球菌、肺炎克雷伯杆菌、流感嗜血杆菌等。往往病毒感染可造成呼吸道黏膜上皮损伤，致局部防御功能下降而致病。

2. 吸烟　吸烟是导致慢性支气管炎发病及加重的重要因素，约 90% 的慢性支气管炎患者为吸烟者。吸烟者患病率较不吸烟者高 2~10 倍，且患病率与吸烟时间长短、日吸烟量呈正相关。香烟烟雾中的焦油、尼古丁、镉等有害成分可损伤呼吸道黏膜，降低局部抵抗力，利于细菌感染；烟雾还可刺激小气道产生痉挛，增加气道阻力。

3. 空气污染和气候变化　工业和生活排出的各种刺激性烟雾、粉尘，如二氧化硫、氯气、臭氧、矿物颗粒物、硫酸盐、硝酸盐、有机气溶胶粒子等能降低呼吸道自净功能，刺激腺体黏液分泌增加，为病毒、细菌入侵创造条件。寒冷空气刺激可使呼吸道黏液分泌增加，纤毛运动功能减弱，易发生病毒、细菌感染，因此，慢性支气管炎多在气候变化剧烈时发病和复发。

4. 过敏因素　过敏因素与某些慢性支气管炎关系密切，喘息型慢性支气管炎患者常常有过敏史，患者痰中嗜酸性粒细胞数量增多，组胺含量增高。

5. 机体内在因素　自主神经功能失调、副交感神经功能亢进者可致支气管痉挛、黏液分泌增加；维生素 A、维生素 C 缺乏可致支气管黏膜上皮细胞修复障碍，易患慢性支气管炎。

(二)病理变化

病变常起始于较大支气管，随病情进展逐渐累及各级支气管。

1. 黏膜上皮的损伤与修复 支气管黏膜上皮纤毛发生粘连、倒伏、变短,甚至缺失,上皮细胞变性、坏死、脱落,再生性修复时上皮杯状细胞增多,并可出现鳞状上皮化生。

2. 黏膜下腺体增生、肥大及黏液腺化生 随病情进展,黏膜下腺体逐渐增生、肥大,部分浆液腺泡发生黏液腺化生,加之黏膜杯状细胞增多,导致黏液分泌增多。病变后期,支气管黏膜及腺体可出现萎缩,黏液分泌减少。

3. 支气管壁其他慢性炎症损伤 支气管壁各层组织出现充血、水肿,淋巴细胞、浆细胞浸润。病变长期反复发作可使支气管壁平滑肌束断裂、萎缩(喘息型者,平滑肌束增生、肥大),软骨可变性、萎缩、钙化或骨化(图7-1)。

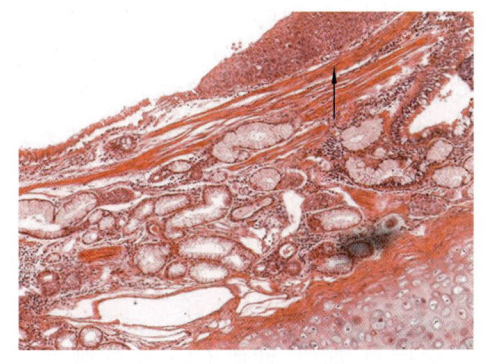

图7-1 慢性支气管炎
支气管壁增厚,部分支气管黏膜上皮发生鳞状上皮化生(↑),黏膜下黏液腺增生肥大,固有层及黏膜下层见慢性炎症细胞浸润

慢性支气管炎反复发作,病变逐渐加重,炎症沿支气管纵深发展引起越来越多的细支气管炎症,并且炎症易向细支气管壁周围组织及肺泡扩展,形成细支气管周围炎,终将导致受累支气管壁纤维化、增厚、狭窄,甚至纤维性闭塞。周围肺组织纤维化越多,受累细支气管越多,气道阻力越大,肺组织受损越严重,最终引发慢性阻塞性肺气肿。

(三)临床病理联系

支气管黏膜因受炎症刺激及黏液分泌亢进而出现咳嗽、咳痰,一般为白色黏液泡沫状痰液,黏稠不易咳出,易潴留于支气管腔形成黏液栓,造成支气管腔不完全性或完全性阻塞。急性发作伴有细菌感染时,咳嗽加剧,痰量增加,为黄色脓痰。部分患者因支气管痉挛或黏液分泌物及渗出物阻塞管腔较重致喘息,听诊可闻及哮鸣音、湿啰音。疾病后期,部分患者因支气管黏膜和腺体萎缩,分泌物减少,痰量少或无痰,出现干咳。支气管黏膜因炎性渗出,充血水肿而增厚,加之管腔内黏液潴留及黏液栓形成,造成支气管阻塞,使末梢肺组织过度充气而并发阻塞性肺气肿,继而发展为慢性肺源性心脏病。慢性支气管炎反复发作,长期病变,因管壁组织的炎性破坏,使管壁弹性支撑力削弱,加之长期慢性咳嗽,使支气管吸气时虽可被动扩张,但呼气时不能充分回缩,久而久之便形成支气管扩张症。细支气管慢性炎症及周围炎,在一些诱因作用下,易于扩散累及更多肺泡,并发支气管肺炎。

二、肺气肿

肺气肿(pulmonary emphysema)是指末梢肺组织(呼吸性细支气管、肺泡管、肺泡囊、肺泡)因弹性降低而过度充气,伴有肺泡间隔破坏、肺容积增大的一种病理状态。其是支气管和肺部疾病最常见的并发症。

(一)病因及发病机制

肺气肿的病因与吸烟、空气污染、小气道感染等有关,是肺和支气管慢性疾病常见的并发症,其中最常见的是慢性支气管炎。阻塞性通气障碍和末梢肺组织弹性下降是肺气肿发生的两大主要机制。

1. 阻塞性通气障碍 小气道及周围组织的慢性炎症,导致细、小支气管壁及肺间质的支撑组织遭受破坏;慢性炎症致管壁纤维组织增生以及炎性渗出物和黏液栓的形成,可导致管壁增厚、管腔狭窄甚至阻塞,上述病理改变最终导致通气障碍,尤其以呼气障碍为主,肺泡残气量不断增多,肺组织逐渐过度膨胀。

2. 末梢肺组织弹性下降 正常生理状态下,细、小支气管壁与其周围肺泡壁上的弹性纤维,对于维持通气过程中细小支气管管径与肺泡体积,具有重要的支撑作用。呼气时可通过回缩力排出末梢肺组织的残气。长期的慢性炎症破坏了大量弹性纤维,回缩力下降,使末梢肺组织内残气量逐渐增多。

3. α_1抗胰蛋白酶水平降低 α_1抗胰蛋白酶(α_1-antitrypsin,α_1-AT)是由肝细胞产生,广泛存在于组织和体液中的一种对弹性蛋白酶、胶原酶等多种蛋白水解酶有抑制作用的酶类。慢性支气管炎时,渗出的较多的炎症细胞(中性粒细胞、巨噬细胞)可释放大量的弹性蛋白酶和氧自由基,后者可氧化α_1-AT活性中心的蛋氨酸使之失活,从而减弱对弹性蛋白酶的抑制作用,使其活性增强,过多的分解小气道和肺组织的弹性蛋白、IV型胶原蛋白和蛋白多糖,使肺的支撑组织遭受破坏,弹性回缩力大大下降,残气量逐渐增多。遗传性α_1-AT缺乏是引发原发性肺气肿的主要原因,肺气肿的发生率较一般人高15倍,属全小叶型肺气肿,常无慢性支气管炎病史,患者年轻,病变进展快,我国少见。

总之,在上述机制的综合作用下,末梢肺组织残气量不断增多,压力增高,细支气管和肺泡不断扩张,甚至肺泡破裂形成融合的含气囊泡,发生肺气肿。

(二)类型及病理变化

根据病因、部位、性质不同,肺气肿可分为下述类型。

1. 肺泡性肺气肿(alveolar emphysema) 气体主要潴留于肺腺泡内,因常合并阻塞性通气障碍,又称阻塞性肺气肿(obstructive emphysema),根据气体潴留于肺腺泡的部位和范围,又将其分为以下三种类型(图7-2)。

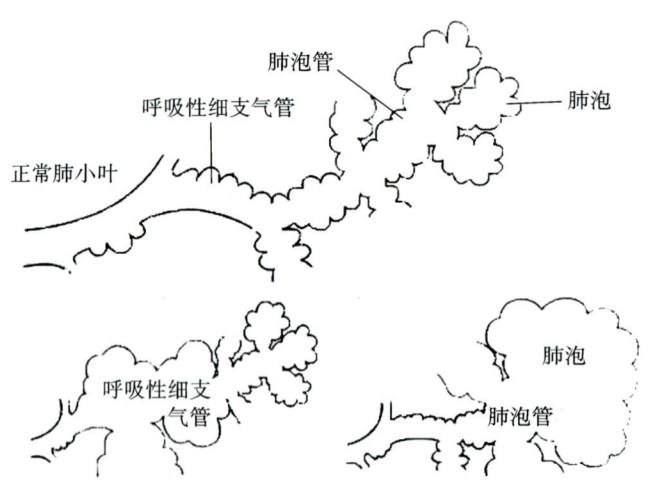

图 7-2 肺泡性肺气肿模式图

(1)腺泡中央型肺气肿(centriacinar emphysema):肺腺泡中央区呼吸性细支气管呈囊性扩张,肺泡管和肺泡囊无明显变化。此型最为常见,多伴有小气道炎症。见于中老年吸烟者和慢性支气管炎患者。

(2)腺泡周围型肺气肿(periacinar emphysema):肺腺泡远端的肺泡管和肺泡囊扩张,而近端呼吸性细支气管基本正常。此型多不合并慢性阻塞性肺疾病,而多因小叶间隔受牵拉或发生炎症所致,故又称隔旁肺气肿(paraseptal emphysema)。

(3)全腺泡型肺气肿(panacinar emphysema):整个肺腺泡从呼吸性细支气管直至肺泡均弥漫性扩张,气肿囊腔遍布整个肺腺泡。病变严重时,肺泡间隔破坏明显,发生气肿囊腔融合,若形成直径超过1 cm的较大囊腔,称为囊泡性肺气肿;若伴有小叶间隔破坏,气肿囊腔直径达到2 cm以上,称为大泡性肺气肿。此型常见于遗传性α_1-AT缺乏症患者。

肉眼观,肺体积不同程度膨胀,边缘钝圆,柔软而缺乏弹性,指压痕迹不易消退,灰白色(图7-3),切面因肺气肿类型不同,所见气囊大小、分布部位及范围均有所不同,严重者,肺切面呈蜂窝状,触之捻发音增强。

镜下肺泡显著扩张,肺泡间隔变窄甚至断裂,扩张的肺泡可融合成较大气肿囊腔(图7-4),肺泡壁毛细血管受压且数量减少,肺小动脉内膜纤维性增厚,小气道可见慢性炎症。

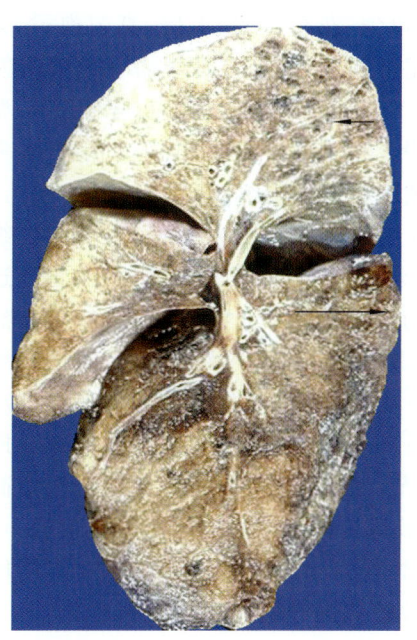

图7-3　肺气肿
右肺呈灰白色,体积增大,边缘圆钝,
切面见较多气肿囊腔(↑)

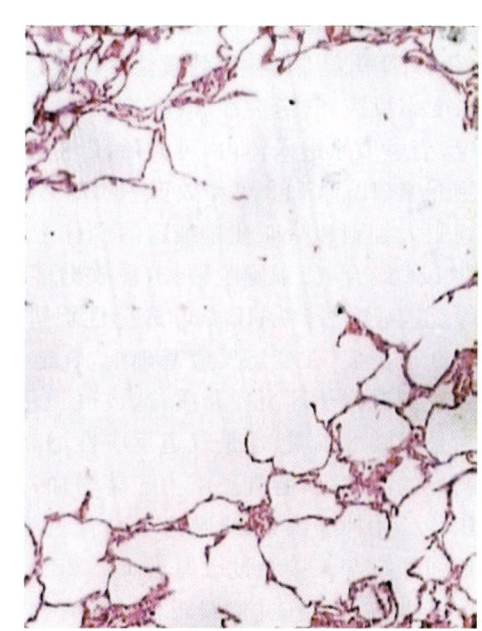

图7-4　肺泡性肺气肿
肺泡显著扩张,肺泡间隔变窄甚至断裂
融合成较大气肿囊腔

2. 间质性肺气肿(interstitial emphysema)　因剧烈咳嗽、胸部外伤、肋骨骨折等引起肺内压急剧升高,导致肺泡壁或细支气管壁破裂,气体进入肺间质所致。成串的小气泡呈网状分布于肺小叶间隔与肺膜下,气体还可沿组织间隙扩展至肺门、纵隔,甚至到达颈部、上胸部,引起皮下气肿。

3. 其他类型肺气肿　①瘢痕旁肺气肿(paracicatricial emphysema)是指肺组织瘢痕灶周围,因肺泡破裂融合形成的局限性肺气肿,其发生部位及形态各异,也称不规则型肺气肿。②代偿性肺气肿(compensatory emphysema)指肺叶切除后残余肺组织、肺萎陷及炎症实变等周围肺组织的肺泡过度充气,常不伴有肺泡间隔破坏。③老年性肺气肿(senile emphysema)因老年人肺组织退行性变,弹性回缩力下降,肺残气量逐渐增多而发生的肺容积增大,不伴有肺组织破坏,故不是真正意义上的肺气肿,而是过度充气。

(三)临床病理联系

早期,轻度肺气肿患者,除咳嗽、咳痰等慢性支气管炎症状外,常无明显其他症状;随着病变加重,出现渐进性呼气性呼吸困难,胸闷、气促,甚至发绀等缺氧症状。严重者出现肺气肿典型的临床体征,胸廓前后径增大,呈桶状胸,叩诊呈过清音,心浊音界缩小,肋间隙增宽,膈肌下降,触诊语颤减弱,听诊呼吸音弱,呼气延长。肺X线检查示肺野透亮度增加。进一步发展,肺泡壁毛细血管床受压及数量减少,使肺循环阻力增大,肺动脉高压,最终发展为慢性肺源性心脏病。

三、支气管哮喘

支气管哮喘(bronchial asthma)简称哮喘,是由多种内、外因素刺激引发的一种呼吸道过敏而导致以支气管发作性、可逆性痉挛为特征的慢性阻塞性炎性疾病。患者多数具有特异性过敏体质,各年龄组均可发病,但半数以上发生在儿童。临床表现为反复发作性伴有哮鸣音的呼气性呼吸困难、咳嗽、胸闷等症状,多在夜间或凌晨发病,可自行或经治疗缓解,发作间期可完全无症状,可合并慢性支气管炎,反复发作者可导致肺气肿和慢性肺源性心脏病。

(一)病因及发病机制

本病病因复杂,一般认为是多基因遗传与环境因素综合作用的结果。患者多属于特异性过敏反应体质,对过敏原易感。诱发哮喘的环境过敏原有多种,如各种粉尘、花粉、动物毛屑、真菌孢子、某些食物(鱼、虾等)、药物、各种刺激性气体等。哮喘发作机制尚未完全明了,目前多数学者认为哮喘发作主要与变态反应、气道炎症、气道高反应性及神经因素等相互作用有关。①变态反应:哮喘属Ⅰ型变态反应,当过敏原进入体内,可激活 T 淋巴细胞并使其分化为 Th1 和 Th2 两个亚群,它们能产生多种白细胞介素(ILs),Th2 可释放 IL-4、IL-5。IL-4 可诱导 B 淋巴细胞增殖、分化为浆细胞,产生 IgE,IgE结合到肥大细胞和嗜碱性粒细胞的受体上,当再次接触过敏原,过敏原便与肥大细胞、嗜碱性粒细胞表面的 IgE 结合,使细胞脱颗粒,释放出多种炎症介质而导致平滑肌痉挛、黏液分泌增加、血管通透性增强等反应,引发哮喘;IL-5 可选择性促进嗜酸性粒细胞分化与激活,聚集于炎症灶内,参与炎症反应。②气道炎症:在变态反应基础上,气道壁聚集并激活的肥大细胞、嗜酸性粒细胞及嗜碱性粒细胞释放大量细胞因子等炎症介质,造成气道平滑肌痉挛,黏液分泌增多,血管充血、渗出等炎症反应,这被认为是哮喘的本质,也是气道反应性增高的原因之一。③气道高反应性:支气管对轻微的刺激即可发生明显的收缩,引起气道阻力显著增加,是哮喘发生的重要环节。家族遗传及气道炎症与气道高反应性相关。④神经因素:哮喘患者 β 肾上腺素受体功能低下或敏感性降低,迷走神经功能亢进,可导致气道强烈痉挛。接触过敏原后 15~20 min 哮喘发作,称速发性反应,一般与肥大细胞和 T 淋巴细胞有关;6 h 左右发作并持续较长时间者称迟发性反应,与嗜酸性粒细胞和嗜碱性粒细胞有关。

(二)病理变化

肉眼观,早期肺组织无明显改变,随病情发展,肺组织因过度充气而膨胀,柔软、疏松而有弹性;切面见支气管壁增厚,黏膜肿胀、充血,管腔内有黏稠痰液及黏液栓,黏液栓阻塞处局部见灶状肺萎陷。

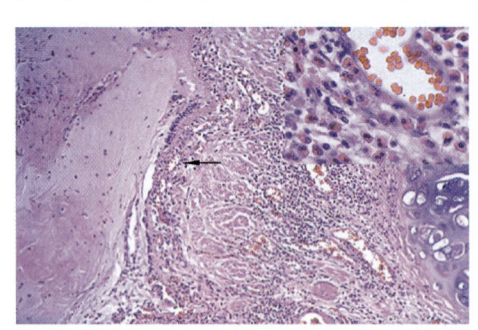

图 7-5 支气管哮喘

支气管腔内见黏液栓,基底膜增厚(←),
黏膜、黏膜下层有大量嗜酸性粒细胞浸润

镜下,支气管壁增厚,黏膜充血、水肿,可见大量炎症细胞浸润,有嗜酸性粒细胞、肥大细胞、中性粒细胞、淋巴细胞等,其中以嗜酸性粒细胞浸润为主。黏膜上皮局部损伤、脱落,有时可见鳞状上皮化生,黏膜上皮杯状细胞增多、黏液腺及平滑肌增生、肥大,基底膜显著增厚并玻璃样变性为较有特征性的病变;支气管腔内见黏液栓、炎性渗出物、坏死脱落的黏膜上皮,黏液栓中见嗜酸性粒细胞的崩解产物形成的尖棱状夏科-莱登结晶(Charcot-Leyden crystals)和由崩解的上皮细胞与黏液形成的螺旋状黏液丝,称库施曼(Curschmann)螺旋体(图 7-5)。

(三)临床病理联系

哮喘发作时,因支气管痉挛和黏液栓阻塞,引发呼气性呼吸困难伴有哮鸣音,胸闷、喘息,可自行或经治疗后缓解。少数患者可出现哮喘持续状态,导致严重缺氧、发绀,甚至神志模糊,需急救。反复发作者可导致胸廓变形及肺气肿,偶尔可发生自发性气胸。

四、支气管扩张症

支气管扩张症(bronchiectasis)是指因多种原因导致肺内支气管平滑肌和弹性成分遭受破坏而使支气管呈永久性扩张状态的慢性呼吸道疾病。临床表现以咳嗽、咳大量脓痰、反复咯血为特征。

(一)病因和发病机制

支气管、肺组织慢性感染及支气管先天发育缺陷是本病发病的主要病因。支气管扩张症常继发于慢性支气管炎、婴幼儿百日咳及麻疹后支气管肺炎、肺结核等疾病,由于反复感染、化脓性炎症损伤了支气管壁的平滑肌、弹性纤维以及软骨等支撑组织;加之细支气管周围炎所致纤维化对管壁的牵拉和持久咳嗽导致的支气管内压增高,最终导致支气管持久性扩张。先天性和遗传性支气管发育缺陷及异常,管壁平滑肌、弹性纤维及软骨等支撑组织薄弱或缺失,易发生支气管扩张症。例如,肺囊性纤维化(常染色体隐性遗传病),由于末梢肺组织发育不全,弹性较差,分泌物易于潴留在细支气管,引发阻塞并继发感染,反复感染造成支气管壁的损伤而发生支气管扩张。

(二)病理变化

肉眼观,病变可累及一个肺段或一个肺叶,也可累及双肺,以左肺下叶多见。病变的支气管节段性或连续性呈囊状或筒状扩张,可延伸至胸膜下,受累的支气管数目不等,严重者肺切面呈蜂窝状(图7-6)。

扩张的支气管腔内见黏液脓性渗出物,呈灰白色或灰黄色,管壁增厚,黏膜可萎缩变平滑,也可增生变肥厚或呈颗粒状。镜下,扩张的支气管壁内见弥漫性炎症细胞浸润并伴有不同程度组织破坏;黏膜上皮可萎缩、脱落或增生、鳞状上皮化生,亦可见糜烂或小溃疡形成;管壁增厚,腺体、平滑肌、弹力纤维及软骨不同程度破坏、萎缩或消失,代之以肉芽组织或纤维组织增生;周围肺组织常发生纤维化或肺气肿。

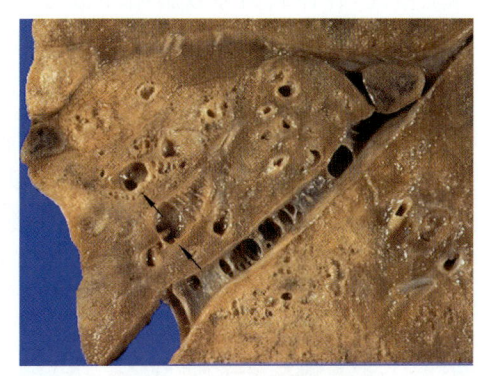

图7-6 支气管扩张症
肺切面见多个支气管呈囊状扩张(↖)

(三)临床病理联系

慢性咳嗽伴大量脓痰、反复咯血为支气管扩张症的典型临床症状。痰量与体位变化有关,严重者每天脓痰量可达数百毫升。咳嗽、咳脓痰与慢性炎症及化脓性炎性渗出物的刺激相关,当继发腐败菌感染时,咳出的脓痰呈恶臭;反复咯血是由慢性炎症损伤了支气管壁的血管所致,大量咯血可因失血过多或血凝块阻塞呼吸道而危及生命;反复感染可引发患者发热、盗汗、乏力、消瘦、贫血等全身症状;患者可因支气管引流不畅,痰液不易咳出而感胸闷、憋气,严重者出现呼吸困难、发绀,累及胸膜者可出现胸痛。少数患者可并发肺脓肿、脓胸、脓气胸。晚期肺组织广泛纤维化,可并发慢性肺源性心脏病。

第二节 慢性肺源性心脏病

慢性肺源性心脏病(chronic cor pulmonale)简称肺心病,是指因慢性肺疾病、肺血管疾病及胸廓运动障碍性疾病引起肺循环阻力增加、肺动脉压升高而导致右心室壁肥厚、心腔扩张甚或发生右心衰竭的心脏病。在我国,肺心病属常见病、多发病,患病率约0.5%。患者多为40岁以上年龄组,并随年龄增长而增加,高发区为东北、华北、西北地区,冬春季节气候骤变是肺心病急性发作、加重的重要原因。

(一)病因及发病机制

1. 支气管、肺疾病 以慢性支气管炎并发阻塞性肺气肿最常见,占80%~90%,其次为支气管哮喘、支气管扩张症、肺尘埃沉着病、慢性纤维空洞型肺结核、弥漫性肺间质纤维化、结节病等。这些疾病不仅引起阻塞性通气功能障碍,肺泡氧分压降低;同时肺气血屏障遭受破坏,气血交换面积减少,而发生低氧血症,缺氧可引起肺小动脉痉挛,肺循环阻力升高,致肺动脉高压;上述各种支气管、肺疾病的发展可造成肺毛细血管床大量丧失、闭塞,进一步使肺循环阻力升高,肺动脉高压;慢性缺氧、长期肺小动脉痉挛等因素可导致肺血管构型的改变,无肌型细动脉肌化、肺小动脉中膜增生肥厚,更加重肺循环阻力和使肺动脉压升高,最终导致右心室肥大、扩张。

2. 胸廓运动障碍性疾病 较少见。严重的脊柱后侧突、脊柱结核、类风湿关节炎、胸廓广泛粘连、胸廓成形术后造成的严重胸廓畸形,致胸廓运动受限,肺组织受压,不仅引起限制性通气功能障碍,还可引起肺血管受压、扭曲,最终导致肺循环阻力升高,肺动脉高压,发生肺心病。

3. 肺血管疾病 更为少见。反复发生的肺小动脉栓塞、肺小动脉炎、原发性肺动脉高压症等,可直接造成肺动脉高压而引发肺心病。

综上所述,各种病因导致肺循环阻力升高、肺动脉高压是引发肺心病的关键环节。长期肺动脉高压使右心负荷增加,先发生右心室代偿性肥厚,伴随病变不断加重,逐渐发生右心室肌源性扩张,致右心衰竭。

(二) 病理变化

肺心病病理变化包括肺部病变和心脏病变两个方面。

1. 肺部病变 除原有的肺疾病病变(慢性支气管炎、肺气肿、肺尘埃沉着病、肺结核等)外,主要病变是肺小动脉的病变,尤其是肺腺泡内小血管构型的重塑,表现为无肌型细动脉出现中膜肌层和内、外弹力层,即发生无肌型细动脉肌化;肌型小动脉中膜平滑肌增厚、细胞外基质增多、内皮细胞增生肥大、内膜下出现纵行肌束,使管壁增厚、管腔狭窄;还可见肺小动脉炎及血栓形成与机化,肺广泛纤维化使毛细血管数量显著减少。

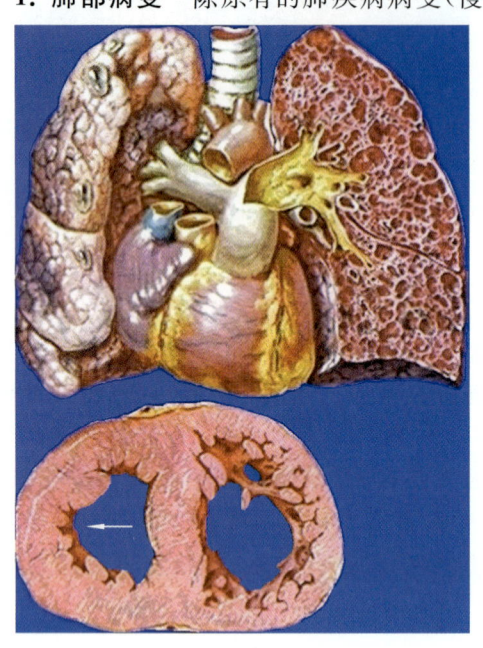

图 7-7 肺源性心脏病
右心室壁明显增厚(←),肉柱和乳头肌均增粗

2. 心脏病变 主要为右心室病变。心脏体积增大,重量增加,右心室壁肥厚,心腔扩张,心尖钝圆,主要由右心室构成。右心室前壁肺动脉圆锥显著膨隆,肥厚的右心室内乳头肌和肉柱显著增粗,室上嵴增厚(图 7-7)。

通常以肺动脉瓣下 2 cm 处右心室壁厚度超过 5 mm(正常为 3~4 mm)为诊断肺心病的病理形态学指标。镜下,可见右心室心肌纤维肥大,核大深染;也可见因缺氧所致心肌纤维萎缩、肌质溶解、横纹消失,间质水肿及胶原纤维增生等改变。

(三) 临床病理联系

肺心病病程发展缓慢,代偿期主要表现原有肺、胸廓疾病的症状、体征,随着病情发展,逐渐出现呼吸功能不全和右心衰竭失代偿症状,表现为气促、呼吸困难、发绀、心悸、心率快、全身淤血、肝脾肿大、下肢水肿等。并发急性呼吸道感染可诱发呼吸衰竭。因肺组织受损严重,导致缺氧、二氧化碳潴留,严重者发生肺性脑病,患者出现头痛、烦躁、抽搐、嗜睡乃至昏迷等神经系统症状,肺性脑病是肺心病的首要死因。此外,还可并发酸碱失衡、电解质紊乱、心律失常、DIC、上消化道出血等。预防和控制肺心病的发生发展,首先要尽早积极治疗引发肺心病的原发疾病并有效控制其发展,急性呼吸道感染往往是诱发肺心病急性发作、呼吸衰竭、右心衰竭、肺性脑病的主要原因,故积极防治急性呼吸道感染是控制肺心病恶化的关键。

第三节 肺 炎

肺炎(pneumonia)通常是指肺部发生的急性渗出性炎症,是呼吸系统的常见病和多发病。引发肺炎的病因有多种,各种病原体感染最常见,此外还有理化因素、免疫因素、过敏因素等。由于病因不同、机体反应性不同,肺炎的病变性质和累及的范围也不同,从而出现不同类型的肺炎。根据病因的不同,可分别有细菌性、病毒性、支原体性、真菌性、寄生虫性、过敏性、放射性、类脂性和吸入性肺炎等;根据病变累及的部位和范围,可分为大叶性、小叶性和间质性肺炎;根据病变性质,可分为浆液性、纤维素性、化脓性、出血性、干酪性及肉芽肿性等肺炎。其中,细菌性肺炎最常见,大约占肺炎的80%。

一、细菌性肺炎

最常见。病原体包括革兰阳性球菌,如肺炎球菌、金黄色葡萄球菌、溶血性链球菌等;革兰阴性杆菌,如肺炎克雷伯杆菌、大肠杆菌、流感嗜血杆菌等。随着抗菌药物的普遍使用、预防手段的进步与新病原菌的出现,细菌性肺炎病原菌分布规律正在发生变化,原来90%以上的细菌性肺炎由肺炎球菌所致,而近20年来革兰阴性杆菌所致的肺炎比例不断增加,占医院获得性肺炎的60%以上,新的病原菌肺炎(如嗜肺军团杆菌肺炎)的发生率亦逐年增多。结合病变累及的部位和范围,可分为大叶性肺炎和小叶性肺炎(二者区别见表7-1)。

表 7-1　大叶性肺炎与小叶性肺炎的区别

	大叶性肺炎	小叶性肺炎
病因	90%以上由肺炎球菌引起	主要由多种细菌混合感染引起
发病人群	多为青壮年	小儿、年老体弱者
发病特点	常有诱因	多继发于其他疾病(如麻疹后肺炎、坠积性肺炎、吸入性肺炎等)
病变范围	单侧肺受累多见,累及肺段或肺大叶(以左肺下叶多见)	两肺均受累,多发、散在,肺小叶为单位病灶,以两肺下叶、背侧为重
病变性质	纤维素性炎	化脓性炎
病变特点	病变可分四期,弥漫性、一致性病变	灶状、不一致性病变
临床特征	铁锈色痰,实变体征	黏液脓性痰,散在湿啰音
并发症	少见,可有肺肉质变、肺脓肿、脓胸、中毒性休克、败血症或脓毒败血症	多见,有呼吸衰竭、心力衰竭、肺脓肿、脓胸、脓毒败血症、支气管扩张症
预后	预后好,多数痊愈	预后差,可死于并发症

(一)大叶性肺炎

大叶性肺炎(lobar pneumonia)又名肺炎球菌性肺炎。主要由肺炎球菌引起,病变累及一个肺段以上范围的肺组织,是以肺泡内弥漫性纤维素渗出为主的急性渗出性炎症。一般病变始于局部肺泡,并迅速通过肺泡间孔、呼吸性细支气管等结构波及一个肺段乃至整个大叶。大叶性肺炎多为原发性疾病,患者以青壮年男性多见,临床表现有起病急、寒战、高热、胸痛、咳嗽、咳铁锈色痰、呼吸困难等。病程一周左右,之后体温骤降,症状消失。

1. 病因及发病机制　90%以上大叶性肺炎由肺炎球菌引起,以1、2、3、7型多见,尤其以3型致病力(毒力)最强,此外,金黄色葡萄球菌、溶血性链球菌、肺炎杆菌、流感嗜血杆菌等也可引起。肺炎球菌是机体口腔、鼻咽部正常寄生菌,当受凉、过度疲劳、醉酒、感冒、麻醉等使呼吸道防御功能降低时,细菌便会侵入肺泡,通过变态反应使肺泡壁毛细血管通透性升高,导致浆液、纤维素渗出,细菌在富含蛋白质的渗出物中迅速繁殖,并通过肺泡间孔及呼吸性细支气管向周围肺组织蔓延扩散,波及一个肺段乃至整个肺叶。大叶之间的蔓延则是通过叶支气管播散所致。

2. 病理变化及临床病理联系　大叶性肺炎的主要病变是肺泡腔的纤维素性炎症,一般累及单侧肺组织,以下叶多见,尤其是左肺下叶多见,也可先后或同时累及两个以上肺叶。典型的自然病程大致分四期。

(1)充血水肿期:发病后1~2天。肉眼观,病变肺叶肿胀、充血,暗红色,重量增加,挤压切面可见

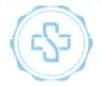
粉红色浆液溢出。镜下,肺泡壁毛细血管扩张充血,肺泡腔内可见大量淡粉红色浆液渗出,内含少量红细胞、中性粒细胞和巨噬细胞。渗出液中常可检出肺炎球菌。

此期临床表现:因毒血症患者出现寒战、高热,外周血白细胞计数增高,肺泡腔因有浆液渗出可闻及湿啰音,胸部 X 线检查病变部位可见片状淡薄的云絮状阴影。

(2)红色肝样变期:发病后 3～4 天。肉眼观,病变肺叶进一步肿胀,灰红色,重量增加,切面粗糙呈颗粒状,质实如肝脏,故称红色肝样变期(图 7-8)。病变常累及胸膜,胸膜表面可有纤维素性渗出物。镜下观,肺泡壁毛细血管仍扩张充血,肺泡腔内则充满以大量红细胞为主,一定量纤维素、少量中性粒细胞和巨噬细胞的渗出物,纤维素交织成网并可通过肺泡间孔与相邻肺泡中纤维素网连接(图 7-9)。

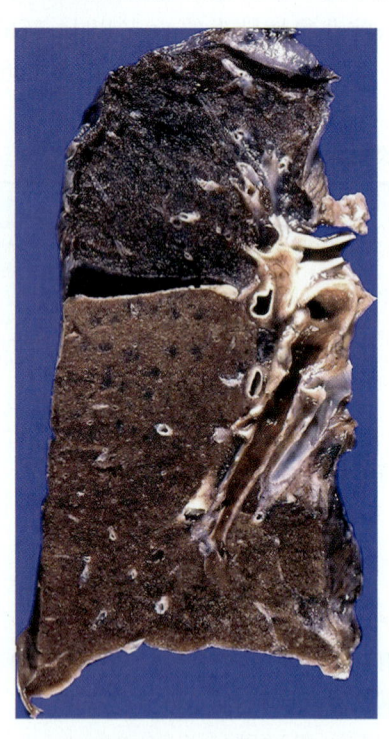

图 7-8　大叶性肺炎红色肝样变期(肉眼观)

左肺下叶肿胀,质实如肝脏,切面灰红色

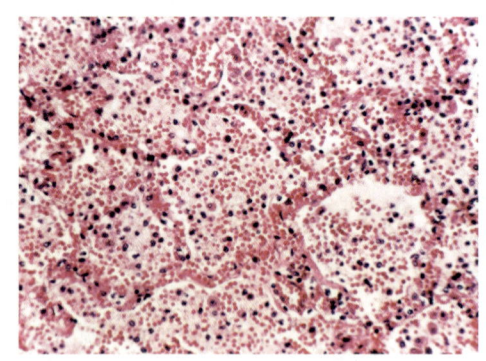

图 7-9　大叶性肺炎红色肝样变期(镜下观)

肺泡壁增厚,其内毛细血管显著扩张充血,肺泡腔内充满渗出物,主要有浆液、一定量纤维素、大量红细胞、少量中性粒细胞和巨噬细胞

此期临床表现:因病变肺组织实变,相应部位叩诊呈浊音、触诊语颤增强、听诊出现支气管呼吸音等典型肺实变体征;因病变肺组织实变但呈充血状态,发生通气/血流值减小,若病变范围较广,将导致动脉血氧分压降低,而出现发绀等缺氧症状;肺泡腔内红细胞被巨噬细胞吞噬、崩解后,形成含铁血黄素并混入痰液,故患者咳出铁锈色样痰;因并发纤维素性胸膜炎,患者出现胸痛,听诊可闻及胸膜摩擦音;X 线检查病变部位见大片均匀、密度增高阴影;渗出物中仍可检测出细菌。

(3)灰色肝样变期:发病后 5～6 天。肉眼观,病变肺叶仍肿胀,充血逐渐消退,呈灰白色,切面粗糙呈颗粒状,质实如肝脏,故称灰色肝样变期(图 7-10)。病变累及胸膜处可见纤维素性渗出物。镜下,肺泡腔内充满大量纤维素,纤维素网眼中有大量中性粒细胞,肺泡壁毛细血管受压呈贫血状态,甚至闭塞,相邻肺泡腔内纤维素网通过肺泡间孔相互连接增多(图 7-11)。

此期临床表现:仍存在肺实变体征;与红色肝样变期不同点在于,肺泡腔内纤维素等渗出物逐渐增多,肺泡实变加重,肺泡壁毛细血管受压贫血,病变肺组织血流量减少,使红色肝样变期的通气/血流值减小状态得以缓解,缺氧得以改善,发绀现象消退;此外,因肺泡腔内红细胞逐渐被大量纤维素和中性粒细胞取代,铁锈色样痰逐渐消失;患者仍可出现胸痛、胸膜摩擦音;X 线检查仍显示大片均匀、密度增高阴影;渗出物中致病菌除了被中性粒细胞吞噬消灭外,也可被此时机体产生的大量特异性抗

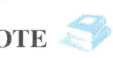

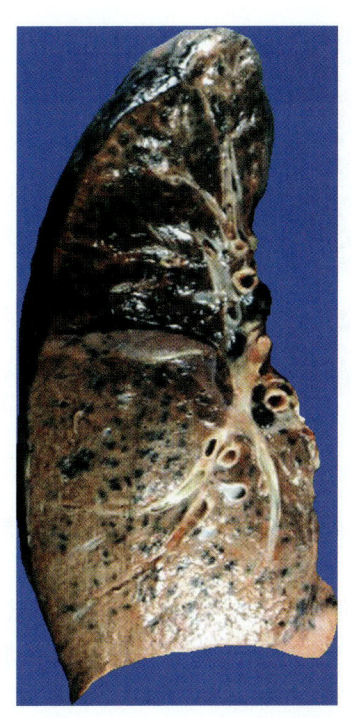

图 7-10 大叶性肺炎灰色肝样变期(肉眼观)
病变肺下叶质实如肝脏,灰白色

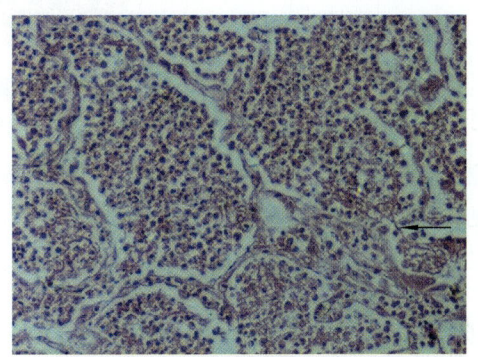

图 7-11 大叶性肺炎灰色肝样变期(镜下观)
肺泡壁受压呈贫血状态,肺泡腔内充满渗出的纤维素和中
性粒细胞,可见纤维素网通过肺泡间孔(←)

体消灭,故此期渗出物中不易检出细菌。

(4)溶解消散期:发病后 1 周左右。随着机体免疫力逐渐增强,病原菌被消灭,渗出的纤维素被变性坏死的中性粒细胞释放的蛋白溶解酶逐渐溶解,或经气道咳出,或经淋巴管吸收运走,使肺泡腔内渗出物得以清除,实变病灶逐渐消散。肉眼观,原实变肺组织质地变软,由灰白色渐变为黄色,挤压切面可见少量脓样混浊液体溢出。镜下,肺泡腔内渗出物逐渐减少消散(中性粒细胞变性坏死崩解,纤维素溶解,巨噬细胞数量增多),使病变肺组织结构逐渐复原,肺泡得以重新通气,肺泡壁毛细血管可以重新恢复血流。因病变过程未破坏肺泡壁结构,最终病变肺组织可完全恢复其正常结构和功能。疾病进入此期后,患者体温恢复正常,临床症状和体征逐渐减轻至消失,胸部 X 线检查示恢复正常。

上述大叶性肺炎的病理变化是一个连续演变的过程,各期病变之间无绝对界限,一个病变肺叶的不同部位可呈现不同的病变。若疾病早期使用抗生素治疗,病程可止于某一阶段,不见完整典型的四期病变,临床症状也不典型,病变范围较为局限,表现为节段性肺炎,病程将明显缩短。

3. 结局和并发症 大叶性肺炎经及时正确治疗,绝大多数可治愈,并发症比较少见。主要并发症有以下几种。

(1)肺肉质变(pulmonary carnification):又称机化性肺炎,指因渗出物中中性粒细胞数量过少,不足以将渗出的纤维素完全溶解消散,而由肉芽组织将其机化取代(图 7-12),最终病变肺组织呈褐色肉样外观,故称为肺肉质变。

(2)胸膜肥厚和粘连:大叶性肺炎常累及局部胸膜,发生纤维素性胸膜炎,若胸膜及胸膜腔内的纤维素不能被完全溶解吸收而发生机化,会导致胸膜增厚或粘连。

(3)肺脓肿、脓胸:合并感染金黄色葡萄球菌者易并发肺脓肿,进而伴发脓胸。

(4)败血症或脓毒败血症:见于严重感染者,细菌入血大量繁殖并产生毒素所致,可伴感染性休克,为大叶性肺炎严重并发症,死亡率较高,又称中毒性或休克性肺炎。

(二)小叶性肺炎

小叶性肺炎(lobular pneumonia)主要由化脓性细菌引起,病变以细支气管为中心,累及肺小叶为

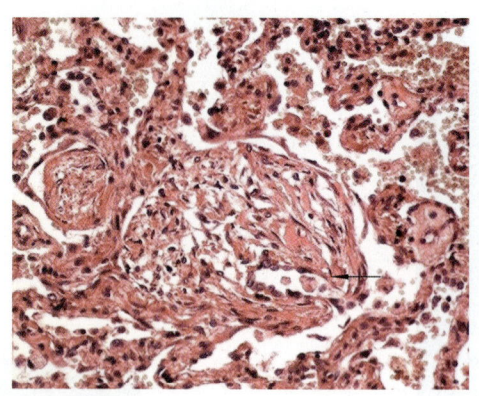

图 7-12 肺肉质变
肺泡腔内渗出物被机化,形成纤维结缔组织(←)

单位的急性化脓性炎症,又称支气管肺炎(bronchopneumonia)。患者以小儿、年老体弱及久病卧床者多见。临床主要表现发热、咳嗽、咳痰等。

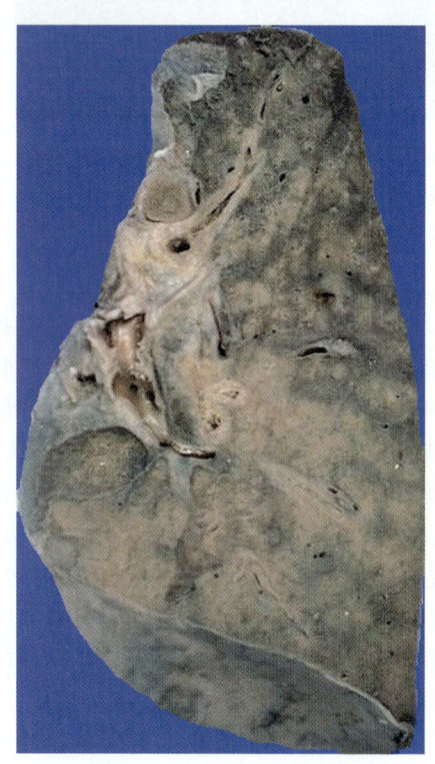

图 7-13 小叶性肺炎(肉眼观)
肺切面见大小不等的灰黄色实变病灶

1. 病因及发病机制 小叶性肺炎由细菌感染引起,常为多种细菌混合感染,常见的致病菌通常是口腔和上呼吸道内致病力较弱的常驻寄生菌,如葡萄球菌、肺炎球菌、肺炎克雷伯杆菌、流感嗜血杆菌、铜绿假单胞菌、大肠杆菌等,当出现诱因如急性传染病、营养不良、受寒、恶病质、昏迷、麻醉、手术后等机体抵抗力下降,呼吸道防御功能受损等状况,上述细菌即可下行侵入细支气管及末梢肺组织生长繁殖,引发小叶性肺炎,因此,小叶性肺炎通常是某些疾病的并发症,如:麻疹后肺炎;各种原因导致长期卧床者,因发生肺部淤血、水肿,防御功能低下,致病菌易于侵入繁殖,导致的坠积性肺炎(hypostatic pneumonia);各种原因导致误将分泌物、呕吐物等吸入肺内,引发的吸入性肺炎等。致病菌多通过呼吸道致病,少数致病菌经血道播散致病。

2. 病理变化 肉眼观,两肺表面及切面可见散在分布多发性实变病灶,直径多在 1 cm 左右,相当于一个肺小叶的范围,以两肺下叶及背侧为多,形状不规则,暗红色或灰黄色,病灶中央多见病变细小支气管断面,并可挤压出淡黄色脓性渗出物。严重者病灶可融合成片,累及较大范围甚至整个肺叶,形成融合性小叶性肺炎(图 7-13)。

镜下,典型的病变表现为,肺内见散在分布的化脓性病灶,病灶内可见:①化脓性细支气管炎及周围炎:病变细支气管壁充血、水肿,中性粒细胞浸润,黏膜上皮变性、坏死、脱落,管腔可见脓性渗出物(大量中性粒细胞、脱落的上皮细胞、脓细胞、浆液及少量红细胞和纤维素)。②化脓性肺泡炎:病变细支气管炎向纵深及周围发展,累及周围肺泡所致,见受累肺泡壁增厚,毛细血管扩张充血,肺泡腔内充满中性粒细胞、脓细胞、脱落的肺泡上皮细胞等,有时渗出物可将肺泡结构遮盖。③病灶周围肺组织表现出不同程度充血、浆液渗出,部分肺泡呈代偿性肺气肿状态。小叶性肺炎的病变随疾病的发生、发展,有轻重之分,在早期(轻者),多数病灶仅有细支气管炎及周围炎的病变,晚期(重者),病灶内中性粒细胞渗出过多,使细支气管及肺泡壁遭受破坏,呈化脓性炎症病变(图 7-14)。

3. 临床病理联系 细菌感染引起的急性炎症常致患者发热，外周血白细胞计数升高等全身反应；支气管黏膜受炎症、渗出物的刺激以及分泌物的增多而引起咳嗽、咳痰，为黏液脓痰或脓痰；由于病灶细支气管和肺泡腔内有渗出物，故听诊可闻及湿啰音，病变呈小灶状散在分布，故肺实变体征不明显；X线检查肺部显示散在分布、不规则小斑片状阴影。若病变发展融合呈大片病灶，则可出现肺实变体征，甚至出现呼吸困难、发绀表现。

4. 结局和并发症 经及时、正确的抗生素治疗，大多数患者可痊愈，小叶性肺炎本身常作为并发症出现，患者抵抗力往往十分低下，尤其婴幼儿、年老体弱者，易出现并发症，预后差，甚至会危及生命。小叶性肺炎的并发症比大叶性肺炎多见且严重，常见的并发症有呼吸衰竭、心力衰竭、脓毒败血症、肺脓肿、脓胸等，若反复发生或病程较长者，因支气管壁受损严重，可并发支气管扩张症。

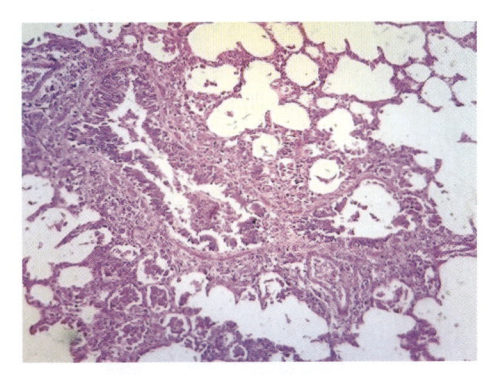

图7-14　小叶性肺炎
细支气管及周围肺泡腔内充满脓性渗出物，
部分支气管黏膜上皮脱落，病灶周围见代偿性肺气肿

（三）军团菌肺炎

军团菌肺炎（legionella pneumonia）是由革兰阴性嗜肺军团杆菌引起的以肺组织急性纤维素性化脓性炎为主要病变，并可致多脏器病变的一种急性传染病。本病因1976年美国退伍军人协会在费城聚会时发生暴发流行而得名。发病呈全球性分布，我国发病日渐增多。

1. 病因及发病机制 本病病原菌军团菌为需氧革兰阴性菌，广泛存在于自然环境中，已确定有40余菌种、近70个血清型，其中嗜肺军团杆菌为主要致病型，占90%左右。患者、含菌的水源、空调系统等为本病传染源，主要通过呼吸道传播。已证实不存在带菌状态的人群，一旦从疑似患者体内分离出该菌，即可确定诊断。

致病菌主要经呼吸道侵入机体，少数经创面进入。主要侵犯肺泡和细支气管，之后黏附于中性粒细胞和巨噬细胞，并被吞噬，但不能被杀死，而大量繁殖，最终导致细胞崩解，释放大量细胞毒因子和酶类，从而损伤肺组织。并因致病菌产生和释放多种毒素致肺组织持续性损伤，这些毒素可入血，进而引发肺外器官和组织病变。

2. 病理变化 多表现为小叶性或融合性小叶性肺炎，严重者病变波及整个大叶，呈大叶性肺炎外观。肉眼观，病变肺体积增大，表面较粗糙（有纤维素附着），质地较实，切面病灶呈片状分布，暗红色，质实，边缘模糊，严重者病变可融合。早期病变常累及单个肺叶，晚期可累及多个肺叶，严重者可见肺脓肿形成。镜下，病变表现为肺组织的急性纤维素性化脓性炎并伴有弥漫性肺泡及细支气管的损伤。早期，大量纤维素及以中性粒细胞、单核巨噬细胞为主的炎症细胞渗出，弥漫性肺泡、细支气管坏死，透明膜及组织细胞崩解、碎片形成，部分病例可见散在小脓肿；晚期，渗出物、坏死组织发生机化，间质纤维化。约1/3患者累及胸膜，呈浆液性、浆液纤维素性或化脓性胸膜炎，严重者致胸膜坏死。

肺外病变包括多脏器脓肿形成、间质性肾炎、肾小球肾炎及化脓性纤维素性心包炎等。

3. 临床病理联系 起病急，畏寒、发热、全身不适明显；咳嗽、咳痰，多为黏液痰或血痰，部分为脓痰。肺外症状为本病特征之一，常有腹痛、腹泻、意识障碍、行走困难及关节炎等。X线检查结果与普通细菌性肺炎相似，呈现单侧或双侧肺部斑片状实变灶，下叶多见。本病是一种严重的肺部感染，死亡率高达15%。

二、支原体肺炎

支原体肺炎（mycoplasmal pneumonia）是由肺炎支原体引起的一种急性间质性肺炎。寄生于人体的数十种支原体中仅有肺炎支原体致病，支原体常寄生于携带者的鼻咽部，通过飞沫经呼吸道传播、儿童、青少年为高发人群，秋、冬季是发病的高峰季节，散发多见，偶尔流行。该病起病急，临床表现可有发热、头痛、全身不适等一般症状以及以咽喉痛、顽固而剧烈的咳嗽而痰量少为主的呼吸系统症状，可伴气促、胸痛；听诊可闻及干、湿啰音；X线检查显示肺部有节段性纹理增强及网织状或斑片状阴影；外周血白细胞(淋巴细胞、单核细胞)计数轻度升高；患者痰、鼻分泌物及咽拭子可培养出肺炎支原体，并可以此与病毒性肺炎鉴别。本病预后良好，死亡率仅为 0.1%～1%。

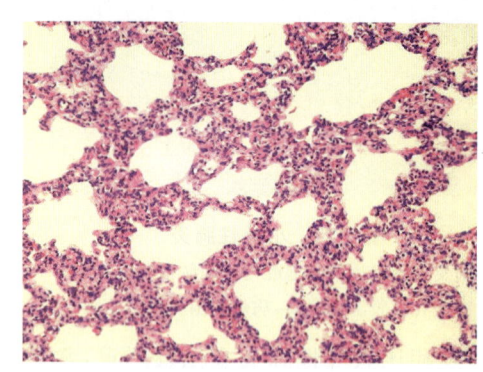

图 7-15　支原体肺炎

肺泡间隔增宽，大量淋巴细胞、单核细胞浸润，
肺泡腔内无渗出物

病理变化：可累及整个呼吸道和肺部。常累及单侧肺组织，以下叶多见，也可同时累及两肺多叶，病变主要发生在间质，实变病灶不明显，多呈节段性分布。肉眼观，病灶呈斑片状分布，充血、水肿，暗红色，切面有少量红色泡沫状液体溢出，一般不累及胸膜。镜下，病灶内肺泡间隔明显增宽，其间血管扩张、充血，间质水肿伴大量淋巴细胞、单核细胞浸润(图 7-15)；肺泡腔内无渗出物或仅有少量浆液、单核巨噬细胞、红细胞；小、细支气管壁及其周围组织也可见淋巴细胞、单核细胞浸润；病变严重者可致肺泡腔内有大量渗出物以及肺泡上皮的损伤、脱落，甚至透明膜形成。

三、病毒性肺炎

病毒性肺炎(viral pneumonia)多为上呼吸道病毒感染向下蔓延所致的肺炎，在非细菌性肺炎中最常见。常见病毒有流感病毒、副流感病毒、腺病毒、呼吸道合胞病毒、麻疹病毒、巨细胞病毒、鼻病毒等，可由一种病毒感染致病，也可由多种病毒混合或继发细菌感染致病。多通过飞沫经呼吸道传播，冬、春季为高发季节。一般为散发，偶可暴发流行，以流感病毒和腺病毒感染者多见。

1. 病理变化　炎症由支气管、细支气管开始，沿肺的间质纵深发展，基本病变主要为急性间质性肺炎。因感染病毒的不同或继发细菌感染，病变可多样化。肉眼观，病变常不明显，肺组织可因充血水肿而体积轻度增大。镜下，支气管、细支气管壁及其周围组织和小叶间隔、肺泡间隔等肺间质组织充血、水肿，淋巴细胞、单核细胞浸润，肺泡间隔明显增宽；肺泡腔无渗出物或仅有少量浆液(图 7-16)。

严重病例，病变波及肺泡腔，肺泡腔内出现浆液、少量纤维素、巨噬细胞等渗出物，甚至发生肺组织坏死。麻疹病毒、流感病毒、腺病毒引起的肺炎，肺泡腔内渗出的大量浆液常浓缩在肺泡表面形成均匀红染的膜状物，即形成透明膜；细支气管上皮和肺泡上皮可增生、肥大，并形成多核巨细胞，如麻疹病毒性肺炎，出现较多的巨细胞，称之为巨细胞肺炎；在增生的上皮细胞和多核巨细胞内可见病毒包涵体，呈圆形或椭圆形，红细胞大小，嗜酸性或嗜碱性染色，周围常有一清晰的透明晕(图 7-17)。

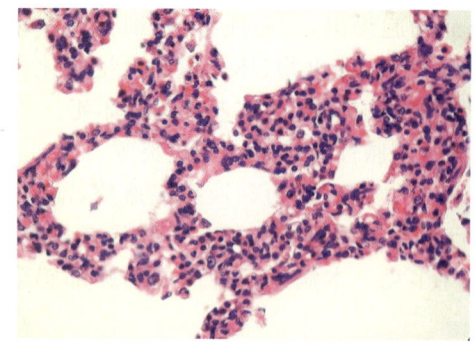

图 7-16　病毒性肺炎(一)

肺泡间隔明显增宽，其内有大量单核细胞和淋巴细胞浸润，
血管扩张充血，肺泡腔内基本无渗出物

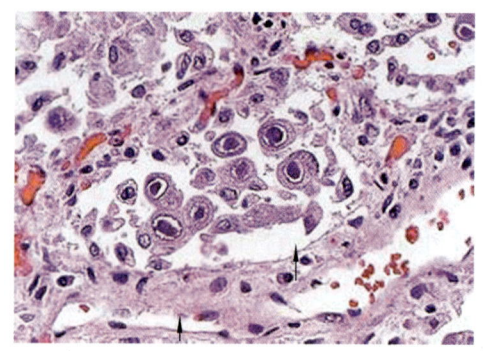

图 7-17　病毒性肺炎(二)

增生肥大的肺泡上皮细胞核内见嗜酸性、圆形或椭圆形，周
围有明显透明晕的病毒包涵体(↑)

病毒包涵体出现在细胞内的位置因病毒不同而异,如腺病毒、巨细胞病毒和单纯疱疹病毒感染时,病毒包涵体出现在上皮细胞核内并呈嗜碱性;呼吸道合胞病毒感染时,出现在胞质内,呈嗜酸性;麻疹病毒感染时,胞核、胞质内均可出现。病毒包涵体的出现是病理诊断病毒性肺炎的重要依据。

若病毒性肺炎为混合病毒感染或继发细菌感染,病变将更为严重或复杂,可出现明显坏死和出血或混杂化脓性炎症病变,从而可掩盖病毒性肺炎的病变。

2. 临床病理联系 因病毒血症而出现发热、头痛、全身酸痛、倦怠等全身症状;由于炎症刺激支气管壁,患者出现剧烈咳嗽,但无痰(支气管腔、肺泡腔内无渗出);若间质炎性渗出明显,患者可出现明显缺氧、呼吸困难和发绀(换气功能障碍)等症状。X 线检查肺部示斑点状、片状或均匀阴影。无并发症者预后较好。

四、严重急性呼吸综合征

严重急性呼吸综合征(severe acute respiratory syndrome,SARS)是 2003 年由世界卫生组织命名的以呼吸道传播为主的急性传染病,国内又称传染性非典型肺炎。本病传染性极强,以近距离空气飞沫传播为主,直接接触患者的排泄物、分泌物及血液等也可造成感染,因此,医务人员为高危人群,发病有家庭及公共场所聚集现象。本病病原体目前已确定是一种变异的冠状病毒,命名为 SARS 病毒。发病机制未完全阐明,现有研究显示,SARS 病毒的结构蛋白及一些未知蛋白可刺激机体产生免疫超敏反应,在肺部引起强烈的免疫损伤;目前还发现,SARS 患者早期外周血 CD4$^+$ 和 CD8$^+$ 淋巴细胞数量明显减少,后者尤为明显,表明患者 T 淋巴细胞免疫功能遭受严重破坏。

1. 病理变化 SARS 死亡病例尸检报告显示肺和免疫系统的病变最为突出,此外,心、肝、肾、肾上腺等实质性器官也有不同程度受累。

(1)肺部病变:肉眼观,双肺呈斑块状实变,严重者则完全实变;表面暗红,切面见出血灶或出血性梗死灶。镜下观,以弥漫性肺损伤病变为主。肺组织重度充血、出血、水肿;肺泡腔内充满大量脱落和增生的肺泡上皮细胞及渗出的巨噬细胞、淋巴细胞和浆细胞;可见广泛的透明膜形成;部分增生的肺泡上皮相互融合形成多核巨细胞,在肺泡上皮胞质内可见典型的病毒包涵体,电镜证实为病毒颗粒。随着病变发展,部分肺泡腔内的渗出物发生机化,呈肾小球样机化性肺炎;透明膜机化;肺泡间隔纤维化等,表现为弥漫性机化性肺损伤,最终导致肺纤维化。肺内小血管呈现血管炎改变,部分血管管壁发生纤维素样坏死并伴血栓形成,也可见微血栓形成。

(2)脾和淋巴结病变:肉眼观,脾体积略缩小,质变软。镜下观,脾小体高度萎缩,脾动脉周围淋巴鞘内淋巴细胞减少,红髓内淋巴细胞稀疏,白髓和被膜下淋巴组织大片状出血坏死。肺门淋巴结及腹腔淋巴结固有结构消失,皮、髓质分界不清,皮质区淋巴细胞数量明显减少,常呈灶状坏死。

心、肝、肾、肾上腺等实质性器官除有小血管炎症病变外,均发生不同程度变性、坏死和出血。

2. 临床病理联系 本病起病急,以发热为首发症状,体温一般超过 38 ℃,偶有畏寒,伴头痛、肌肉和关节的酸痛,干咳、少痰,严重者出现呼吸窘迫。外周血白细胞计数一般不升高,常有淋巴细胞计数减少。X 线检查显示肺部出现不同程度的斑片状浸润阴影。临床上如果发现及时并得到有效治疗,大多数病例可治愈;不到 5% 的严重病例可死于呼吸衰竭。

第四节 肺尘埃沉着病

肺尘埃沉着病(pneumoconiosis)简称尘肺,是指长期吸入的有害粉尘在肺内沉着,引起以粉尘结节和肺纤维化为主要病变并伴有肺功能损害的常见职业病。按照粉尘的性质不同将其分为无机尘肺和有机尘肺两大类。我国常见的无机尘肺主要是硅肺、石棉肺及煤尘肺。有机尘肺是吸入各种具有抗原性的有机粉尘,如含有真菌孢子的植物粉尘、细菌产物、动物蛋白等所诱发的肺组织变态反应性炎症,如农民肺、蔗尘肺、棉尘肺等。

硅沉着病(silicosis)简称硅肺(曾称矽肺),是因长期吸入大量含游离二氧化硅(SiO_2)粉尘微粒而引起的以硅结节形成和弥漫性肺纤维化为病变特征的一种尘肺,是一种十分常见的职业病。易患人群为长期从事开矿、采石、碎石、坑道作业以及在石英粉厂、玻璃厂、陶瓷厂、耐火材料厂工作的工人,一般在接触硅尘10年后发病,起病及病程进展缓慢,但是患者即使脱离了硅尘接触后,肺部病变仍可继续发展。晚期重症患者因肺组织受损严重可并发肺源性心脏病、肺结核等疾病。

(一)病因和发病机制

空气中游离的 SiO_2 粉尘是引发硅肺的直接病因,发病与否与粉尘颗粒的大小,粉尘中游离 SiO_2 的含量、形状,接触粉尘的时间,防护措施情况以及机体呼吸道防御功能状况等因素有关。一般直径 >5 μm 的硅尘颗粒被吸入呼吸道后易黏附于黏膜表面,可被呼吸道纤毛-黏液排送系统清除,不会进入肺泡致病;直径<5 μm 者可直达肺泡,并被肺内巨噬细胞吞噬,逐步引发硅肺病变。硅尘颗粒越小,致病力越强,尤其以直径 1~2 μm 的颗粒致病力最强。尽管不同形状的 SiO_2 晶体都可致病,但是以四面体的石英晶体致纤维化作用最强。不同种类粉尘中游离 SiO_2 的含量各不相同,含量越高,致病力越强,石英粉尘中游离 SiO_2 含量最高。在相同浓度的硅尘环境中,接触硅尘的时间越长,患病的概率越大且病变的严重程度越重。少量硅尘颗粒被吸入肺内后,通常可由肺内巨噬细胞吞噬并被运走清除,当吸入肺内硅尘量超出肺的正常清除能力或因呼吸道和肺部疾病导致清除能力降低时,均能使硅尘沉积于肺内致病。

目前认为进入肺内的硅尘与巨噬细胞的相互作用是硅肺发病的关键,当进入肺组织的硅尘被巨噬细胞吞噬后,SiO_2 与细胞内的水聚合形成硅酸。硅酸是一种强的成氢键化合物,其羟基与吞噬溶酶体膜上的磷脂或脂蛋白分子中的氢原子结合形成氢键,使溶酶体膜通透性升高或破裂,释放出多种溶酶体酶,加之激活的巨噬细胞形成的氧自由基,二者可使巨噬细胞崩解,同时释放出硅尘,又可被其他巨噬细胞再次吞噬,这一过程反复进行。此外,激活和崩解的巨噬细胞可释放多种细胞因子和炎症介质,如白细胞介素(IL)、肿瘤坏死因子(tumor necrosis factor,TNF)、纤维连接蛋白(fibronectin,NF)等,是引发肺组织炎症反应、成纤维细胞增生及胶原沉积,导致肺纤维化的主要原因。反复吸入并沉积于肺内的硅尘,尤其是巨噬细胞破裂再释放出的硅尘可使肺部病变持续发展而加重,即使患者脱离硅尘环境后,病变仍会继续发展。免疫因素在硅肺病变的发生上可能发挥一定的作用,有证据表明玻璃样变性的硅结节内含有较大量的免疫球蛋白,患者血清中存在 IgG、IgM 及抗核抗体等异常的现象,但确切机制不清楚。

(二)病理变化

硅肺的基本病变是硅结节(siliconic nodule)的形成和肺组织的弥漫性纤维化。肉眼观,硅结节呈圆形或椭圆形,境界清楚,直径为 3~5 mm,灰白色,质硬,触之有沙砾感。随病变发展,硅结节逐渐增大并可融合成较大结节乃至呈团块状,团块中央常因缺血、缺氧而发生坏死、液化形成空洞,称为硅肺性空洞。镜下,硅结节的发生发展分为三个阶段:①细胞性结节:早期病变,是由吞噬硅尘的巨噬细胞聚集而形成。②纤维性结节:随病程发展,细胞性结节内成纤维细胞增生,并产生胶原纤维,结节逐渐纤维化成为纤维性结节,镜下纤维组织可呈同心层状排列。③玻璃样结节:病变继续发展,纤维性结节中央发生玻璃样变性并向周边扩展,最终几乎整个结节玻璃样变性,形成典型的硅结节,由呈同心层状或旋涡状排列的玻璃样变性的胶原纤维组成,其内可见钙化灶、管壁增厚而管腔狭窄的小血管(图7-18)。偏光显微镜可观察到硅结节和病变肺组织内的硅尘

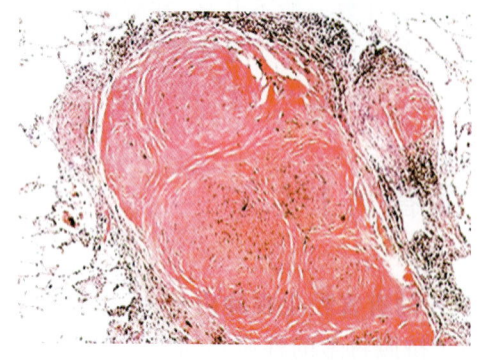

图 7-18 硅沉着病
典型的硅结节由玻璃样变性的胶原纤维排列成旋涡状结构构成

颗粒。此外,肺组织发生不同程度间质弥漫性纤维化的病变,血管、支气管周围及肺泡间隔纤维组织增生,镜下多由已玻璃样变性的胶原纤维构成。胸膜因纤维组织增生而增厚,厚度可达 $1\sim2$ cm。晚期,肺广泛纤维化。

(三)硅肺的分期和病变特点

根据肺内硅结节的数量、大小、分布范围和肺纤维化程度,将硅肺分为三期。

Ⅰ期硅肺:硅结节数量少,体积小,直径为 $1\sim3$ mm,主要聚集于肺门淋巴结,使肺门淋巴结肿大;肺内硅结节数量较少,主要分布于两肺中、下肺叶近肺门处;胸膜有硅结节形成,但增厚不明显。X 线检查示肺门阴影增大,密度增强,肺野内见少量类圆形或不规则形小阴影。此期肺的重量、体积、硬度无明显改变。

Ⅱ期硅肺:硅结节数量多,体积增大,散布于两肺,但仍以中、下肺叶近肺门部密度较大,总的病变范围不超过全肺的 1/3,伴有较明显的肺纤维化。X 线检查示肺门阴影增大,肺野内有大量直径小于 1 cm 的阴影,分布范围较广。肺的重量、体积、硬度均明显增加,胸膜增厚。

Ⅲ期硅肺:硅结节密集并可融合成团块,肺组织显著纤维化,胸膜明显增厚。X 线检查示肺内可见团块状阴影,有的直径超过 2 cm,有的团块状阴影中央见空洞形成。肺门淋巴结肿大,密度高,可见蛋壳样钙化。肺的重量、硬度明显增加,新鲜的硅肺标本可竖立,入水可下沉,切开阻力增大,有沙砾感。

(四)并发症

1. 肺结核　硅肺患者易并发结核病,称为硅肺结核(silicontuberculosis),这可能与肺部的病变导致对结核杆菌的防御能力降低有关,硅肺病变越严重,并发肺结核的比率越高,Ⅲ期硅肺发病率可达 70% 以上。硅肺病灶与结核病灶可分别单独存在或混合存在。硅肺结核比单纯结核病的病变发展更快,累及范围更广,更易形成空洞且数量多、直径大、极不规则,易出现大出血,导致死亡。

2. 慢性肺源性心脏病　据统计,60%～75% 的晚期硅肺患者并发慢性肺源性心脏病。硅肺病变肺组织弥漫性纤维化使肺毛细血管床减少,肺小动脉闭塞性脉管炎以及缺氧导致肺小动脉痉挛等,均可造成肺循环阻力增大,肺动脉高压,最终发展为慢性肺源性心脏病。

3. 肺部继发感染　因机体抵抗力低下,呼吸道防御功能低下,易继发严重的细菌、病毒等病原体感染,可诱发呼吸衰竭,导致患者死亡。

4. 阻塞性肺气肿　晚期硅肺患者可并发不同程度的阻塞性肺气肿,可有肺大疱形成,若发生破裂,将导致自发性气胸。

第五节　呼吸系统常见肿瘤

一、鼻咽癌

鼻咽癌(nasopharyngeal carcinoma,NPC)是鼻咽部黏膜上皮发生的恶性肿瘤。鼻咽癌在我国是一种常见的恶性肿瘤,好发于广东、广西、福建、湖南等省,香港、台湾地区发病率亦高。男性患者多见于女性,发病年龄多在 40～50 岁。临床表现为涕中带血、鼻衄、鼻塞、耳鸣、听力下降、复视、头痛、颈部淋巴结肿大等。

(一)病因

鼻咽癌的病因学尚未完全阐明,现有资料表明可能与下列因素有关。

1. EB 病毒　现有研究表明 EB 病毒(Epstein-Barr virus,EBV)与鼻咽癌的发生关系密切,依据是肿瘤细胞内存在 EBV-DNA 和核抗原(EBNA)。90% 以上患者血清中可检出 EB 病毒核抗原、膜抗

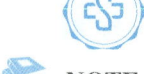
原、壳抗原等相应抗体，尤其是壳抗原的 IgA 抗体（VCA-IgA）的阳性率可高达 97％，具有一定的诊断意义。鼻咽癌中 EBV 感染表现为两种潜在形式，分别表达潜在膜蛋白-1（LMP-1）和 EBV 编码的早期 RNA（EBER），原位杂交检测 EBER 及免疫组织化学染色检测 LMP-1 对于鼻咽癌及转移性鼻咽癌的诊断均具有重要意义。但是 EB 病毒是如何使鼻黏膜上皮发生癌变的机制尚不清楚，因此无法确定 EB 病毒是导致鼻咽癌的直接因素还是间接因素。

2. 遗传因素　流行病学资料表明，鼻咽癌不仅有明显的地域性，也有明显的家族聚集现象。高发区居民移居外地或国外，其后裔的发病率仍远高于当地居民，提示本病与遗传因素相关。

3. 化学因素　环境及食品中的某些化学物质，如亚硝酸胺、多环芳烃类化合物及微量元素镍等，可能与鼻咽癌的发生有关。

（二）病理变化

鼻咽癌的发生以鼻咽顶部最为多见，其次是外侧壁和咽隐窝，前壁最少见，也可同时发生于两个以上部位。

1. 肉眼类型　早期表现为局部黏膜粗糙、略隆起或呈小结节状，之后发展为肉眼观的各种类型：①结节型，最多见；②菜花型，仅次于结节型；③黏膜下浸润型，此型黏膜表面尚可完好或仅有轻度隆起，而癌组织已在黏膜下发生广泛浸润甚至转移至颈部淋巴结，患者常以颈部淋巴结肿大为首发临床症状而就诊；④溃疡型。

2. 组织学类型　绝大多数鼻咽癌源自鼻咽黏膜柱状上皮的储备细胞，该细胞是一种原始多潜能细胞，即具有多向分化潜能，既可分化为柱状上皮，也可分化为鳞状上皮，致使鼻咽癌的组织学结构比较复杂，难以形成统一的分类意见，目前尚无统一的病理学分类，现按鼻咽癌的组织学特征及分化程度将其分为以下几种类型。

1）鳞状细胞癌　根据癌细胞的分化程度可分为分化性和未分化性两类。

（1）分化性鳞状细胞癌：又可分为角化型和非角化型鳞状细胞癌。前者也称高分化鳞状细胞癌，癌巢内细胞分层明显，可见大量角化珠，一些癌细胞间可见细胞间桥；后者又称低分化鳞状细胞癌，癌细胞异型性明显，形成大小不等、形状不规则的癌巢；癌细胞分层不明显，无细胞角化及角化珠形成（图 7-19）。无细胞间桥，此型为鼻咽癌最常见类型，与 EB 病毒感染关系密切。

（2）未分化性鳞状细胞癌：又可分为两种类型，一为泡状核细胞癌（vesicular nucleus cell carcinoma），癌细胞呈片状或不规则巢状分布，与间质分界不很明显，癌细胞体积较大，胞质丰富，境界不清，似呈合体状；核大呈空泡状，圆形或椭圆形，核膜清晰，可见 1～2 个大而明显的核仁，核分裂象少见。癌细胞间或癌巢周围常见较多淋巴细胞浸润（图 7-20）。此型约占鼻咽癌总数 10％左右，对放射治疗敏感。另一型未分化性鳞状细胞癌的特点是癌细胞较小，胞质少，呈小圆形或短梭形，弥漫性分布，无明显癌巢形成。此型恶性程度高，预后差，病理诊断方面需要与淋巴瘤及其他恶性小细胞肿

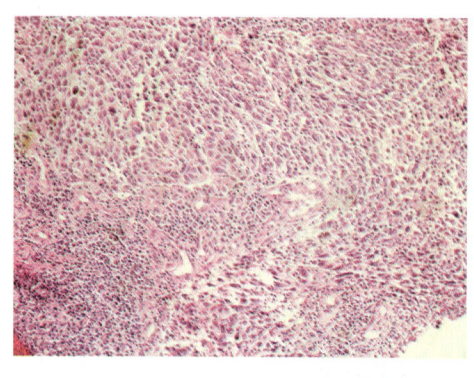

图 7-19　鼻咽低分化鳞状细胞癌
癌细胞异型性明显，无角化现象

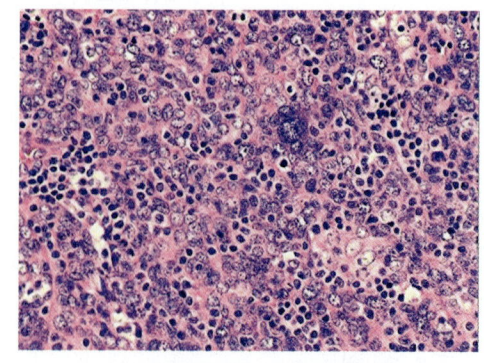

图 7-20　鼻咽泡状核细胞癌
癌细胞界限不清，胞质清楚，核大，呈圆形，染色质少，呈空泡状，可见核仁，癌细胞间或癌巢周围见淋巴细胞浸润

瘤如未分化性横纹肌肉瘤、神经母细胞瘤等相鉴别,必要时需通过细胞角蛋白(CK)、白细胞共同抗原(LCA)、结蛋白(desmin)以及神经微丝蛋白(NF)等免疫组织化学染色或电镜检查进行鉴别。

2)腺癌　少见,主要发生于鼻咽黏膜的柱状上皮或小腺体。高分化腺癌癌细胞排列成腺样结构或乳头状结构,极少见;低分化腺癌的癌细胞排列成不规则条索状或片状结构,腺样结构不明显,极少数为黏液腺癌。

(三)扩散途径

1. 直接蔓延　肿瘤组织侵袭性生长,向上可侵犯颅底骨,以卵圆孔处被破坏最多见,侵入颅内可损伤第Ⅱ～Ⅵ对脑神经;向下可侵犯咽隐窝、会厌及喉上部;向外侧可破坏耳咽管并侵入中耳;向前可蔓延至鼻腔甚至眼眶,也可经鼻腔向下破坏硬腭和软腭;向后可破坏上段颈椎、脊髓。

2. 淋巴道转移　鼻咽部淋巴组织及淋巴管网丰富,故鼻咽癌早期即可发生淋巴道转移。癌细胞可经咽后壁淋巴结转移至颈上深部淋巴结,患者可在胸锁乳突肌后缘上 1/3 和 2/3 交界处出现无痛性肿块,有半数以上患者以此为首发症状就诊。颈部淋巴结转移常发生于肿瘤同侧,对侧极少发生,到后期也可累及对侧。颈部肿大的淋巴结也可压迫第Ⅳ～Ⅺ对脑神经和颈交感神经,引起相应症状。

3. 血行转移　鼻咽癌的血行转移发生较晚,常转移到肝、肺、骨,其次为肾、肾上腺和胰腺等部位。

(四)临床病理联系

鼻咽癌起病隐匿,早期病灶小,症状不明显,易被忽视或误诊,伴随肿瘤的生长与浸润,可出现鼻塞、鼻衄、涕中带血、头痛、耳鸣、听力减退等症状。侵犯颅底并压迫脑神经可出现视物模糊、面部麻木、复视、眼睑下垂、吞咽困难及软腭瘫痪等症状。颈上深部淋巴结转移、肿大,压迫颈交感神经可出现颈交感神经麻痹综合征。半数以上患者因无痛性颈部肿块为首发症状就诊,可进行活检确诊。血清学 EB 病毒 VCA-IgA 检测、原位杂交检测 EBER、免疫组织化学染色检测 LMP-1 对鼻咽癌的诊断有重要参考价值。鼻咽癌的治疗以放射治疗为主,因鼻咽癌以低分化多见,对放射治疗敏感,疗效显著,尤其是泡状核细胞癌对放射治疗的敏感性最高,治疗后病情可明显缓解,但是复发率较高。

二、肺癌

据世界卫生组织下属的国际癌症研究机构(IARC)2012 年发布的最新统计数据,肺癌发病率分列男、女性恶性肿瘤的首位和第二位,死亡率在男、女性恶性肿瘤均居第一位,因此,肺癌是全球最常见的恶性肿瘤及首位的癌症死亡原因。在我国,据全国肿瘤登记中心的统计数据,肺癌位居恶性肿瘤发病率与死亡率双第一,发病年龄多在 40 岁以后,男性多见。近年来女性吸烟者不断增多,使男、女性发病比例在下降。随着我国工业化、城市化进程的进一步加速所导致的空气污染的加重及不良生活习惯的形成,吸烟率的居高不下,肺癌的危害将会继续加剧。

(一)病因

肺癌的病因十分复杂,尚未完全明了,目前的研究表明与下列因素有关。

1. 吸烟　目前国际上公认致肺癌最重要的危险因素。大量研究表明,与不吸烟者相比,吸烟者发生肺癌的危险性平均高出 4～10 倍,重度吸烟者可达 10～25 倍;吸烟与肺癌之间还具有明显的量-效关系,即开始吸烟的年龄越小,吸烟时间越长,吸烟量越大,肺癌发生率就越高。研究发现,点燃的香烟烟雾中含有 3000 多种有毒的化学物质,目前已确定的致癌物有 3,4-苯并芘、尼古丁、焦油等。长期吸烟,烟雾中的致癌物长期反复刺激支气管黏膜和腺体是导致肺癌危险性增加的重要原因。

2. 空气污染　越来越多的流行病学研究表明,空气污染与人群肺癌发病率与死亡率的升高存在显著相关性。来自工业废气、汽车尾气、家庭排烟等多种有害物质使空气污染,目前已知的空气污染物中,对人体健康危害最大的当属 PM2.5,PM2.5 中含有多种致癌或促癌成分,如多环芳烃、镉、铬、镍等。研究表明,PM2.5 的浓度与肺癌的发生率及死亡率呈正相关;空气污染物中的 3,4 苯并芘、二乙基亚硝胺及砷等致癌物含量与肺癌的发病率也呈正相关;此外,家居装修、装饰材料散发的氡及氡子体等物质也是诱发肺癌的危险因素。

3. 职业因素　研究资料表明，从事某些长期接触放射性物质（铀）或吸入含石棉、镍、砷等致癌粉尘职业的人群，肺癌发生率明显增高。

4. 分子遗传学因素　目前认为各种致癌因素导致细胞内多基因变化的累积，即癌基因的激活、抑癌基因的失活，最终使细胞发生癌变。现已知有 20 种左右癌基因的激活或抑癌基因的失活参与肺癌的发生，如：小细胞肺癌主要与 c-myc 的激活有关，肺腺癌与 K-ras 的突变活化有关，二者还存在抑癌基因 p53 的失活。

（二）病理变化

1. 肉眼类型　根据肿瘤在肺内生长的部位，将肺癌分为以下三种大体类型。

（1）中央型（肺门型）：肿瘤发生于主支气管或叶支气管，在肺门部形成瘤块，为最常见类型，占肺癌总数的 60%～70%。早期，病变支气管壁可弥漫性增厚或形成息肉状或乳头状肿物，向管腔内突出，使管腔狭窄或闭塞，肿块局限于支气管腔内，侵犯管壁，但未累及管壁外的肺组织时，称为管内型；随病情发展，肿瘤侵入管壁周围肺组织，并不断长大，可在肺门部形成包绕支气管的巨大肿块，称为管壁浸润型，同时，癌细胞可经淋巴管转移至肺门、支气管、气管旁淋巴结，转移的淋巴结肿大，可与肺门肿块融合（图 7-21）。

（2）周围型：肿瘤发生于肺段或肺段远端支气管，在肺叶周边靠近肺膜处形成结节状或圆形肿块（图 7-22），直径一般在 2～8 cm，肉眼观与支气管关系不明显，可侵犯胸膜，发生淋巴结转移较中央型晚，此型占肺癌总数的 30%～40%。

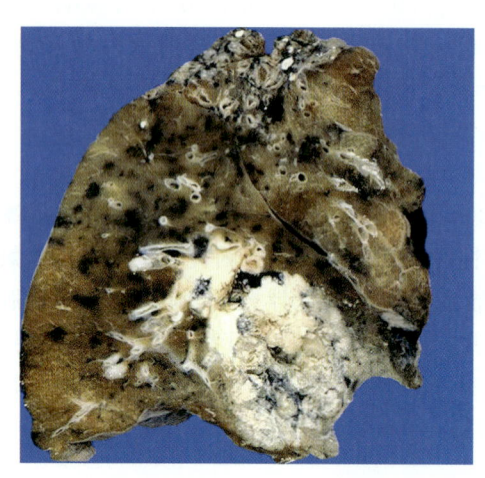

图 7-21　中央型肺癌（肺鳞癌）

肺门处见一灰白色肿物，周围支气管壁增厚并呈灰白色

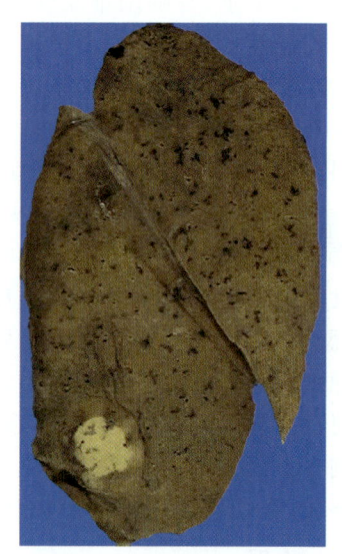

图 7-22　周围型肺癌（肺腺癌）

左肺下叶靠近肺底边缘处有一灰白色肿物

（3）弥漫型：肿瘤发生于末梢肺组织，沿肺泡管及肺泡弥漫性浸润生长，形成弥漫分布的粟粒样结节，可累及肺叶的一部分或整个肺叶，外观似大叶性肺炎或融合性小叶性肺炎；也可形成大小不等的多发性结节散布于多个肺叶内，形似肺转移性癌。此型较少见，仅占肺癌总数的 2%～5%。

关于早期肺癌和隐性肺癌，近年国内外进行了较多的研究。一般认为发生于段支气管以上的大支气管者，癌组织仅局限于管壁内生长，包括管内型和管壁浸润型，后者不突破支气管外膜，未侵及周围肺组织，且无局部淋巴结转移者，为中央型早期肺癌；发生于小支气管，在肺内形成直径小于 2 cm 的小结节，且无局部淋巴结转移者，为周围型早期肺癌。隐性肺癌是指痰细胞学检查示癌细胞阳性，临床和 X 线检查为阴性，手术切除标本经病理检查证实为支气管黏膜原位癌或早期浸润癌，但无淋巴结转移者。

2. 组织学类型 根据 2003 年 WHO 关于肺癌组织学的分类，将其分为鳞状细胞癌、腺癌、腺鳞癌、小细胞癌、大细胞癌、肉瘤样癌、类癌以及唾液腺癌 8 个基本类型，这一分类较好结合了各类型肺癌的临床及预后特点，有利于临床治疗方案的选择，临床应用价值较高。以下为肺癌常见的组织学类型。

(1) 鳞状细胞癌：最为常见，占肺癌手术切除标本的 60％以上，其中 80％～85％肉眼类型为中央型。由段及段以上支气管黏膜上皮经鳞状上皮化生恶变而来。患者多为中老年男性，并且多有吸烟史，因多发生于段及段以上大支气管，纤维支气管镜检查易被发现。根据分化程度的不同，可分为高分化、中分化、低分化鳞状细胞癌三个级别。高分化鳞状细胞癌，癌巢中有角化珠形成且常见细胞间桥；中分化鳞状细胞癌，有细胞角化但无角化珠形成，可见细胞间桥；低分化鳞状细胞癌，异型性明显，癌巢界限不明显，无细胞角化及角化珠形成，不见细胞间桥。

(2) 腺癌：发生率仅次于鳞状细胞癌，但据目前统计资料显示，肺腺癌发生率有明显上升趋势，已接近或超过鳞状细胞癌。患者以女性多见（＞50％），多为非吸烟者。因多发生于较小支气管黏膜上皮和腺体，故肉眼类型多为周围型。根据分化程度，肺腺癌也可分为高、中、低分化三个级别：高分化腺癌，表现为细支气管肺泡癌（bronchioloalveolar carcinoma, BAC），癌细胞沿肺泡壁、肺泡管壁、细支气管壁生长，不破坏肺泡间隔，故肺泡轮廓仍存在（图 7-23）；中分化腺癌，又根据腺管、乳头、黏液分泌等形态结构在癌组织中出现的比例多少，可分为腺泡型、乳头状及实体黏液细胞型等亚型；低分化腺癌，异型性明显，癌细胞不形成腺样结构，呈实性条索状，分泌少见。肺腺癌常伴有纤维化和瘢痕形成，有人称其为瘢痕癌，过去认为该癌起源于陈旧性结核病灶或坏死愈合后的瘢痕，现认为瘢痕的存在是对肿瘤的胶原纤维反应。

(3) 腺鳞癌：较少见。肺癌组织中含有腺癌和鳞状细胞癌两种成分，并且二者在数量上大致相等。目前认为腺鳞癌发生于支气管上皮的具有多向分化潜能的干细胞。

(4) 小细胞癌：又称小细胞神经内分泌癌，曾称小细胞未分化癌（已停用），占全部肺癌的 10％～20％。患者以中老年人居多，80％以上为男性，与吸烟关系密切。此癌是肺癌中恶性程度最高的一种，生长迅速，转移早，存活期大多不超过 1 年。手术切除效果差，但对化学药物治疗及放射治疗敏感。肉眼观多为中央型。镜下，癌细胞小，呈梭形或淋巴细胞样，核深染，胞质少，形似燕麦，癌细胞呈弥漫状、条索状或片状分布，故又称燕麦细胞癌（oat cell carcinoma）。有时癌细胞可围绕小血管形成假菊形团结构（图 7-24）。电镜观察，66％～90％病例的癌细胞胞质内可见神经内分泌颗粒，故被认为是起源于支气管黏膜上皮的 Kulchitsky 细胞，是一种异源性神经内分泌肿瘤，免疫组织化学染色显示癌细胞对神经内分泌标记物如神经元特异性烯醇化酶（neuron-specific enolase, NSE）、嗜铬蛋白 A（chromogranin A, CgA）、突触素（synaptophysin, Syn）及人自然杀伤细胞相关抗原（nature killer cell associated antigen）等呈阳性反应。

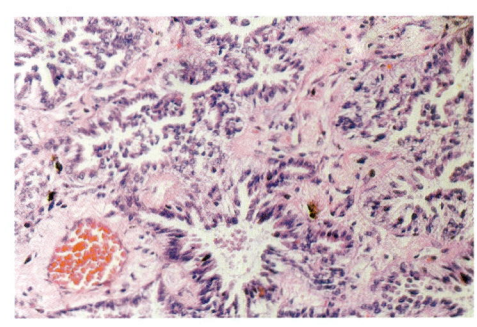

图 7-23　肺腺癌（细支气管肺泡癌）

癌细胞沿肺泡壁生长，部分可呈多层排列，有乳头形成，肺泡间隔未被破坏，肺泡轮廓保留

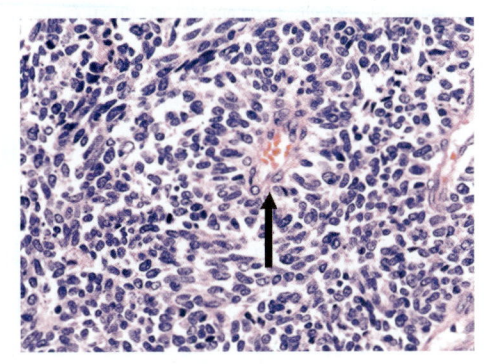

图 7-24　肺小细胞癌（燕麦细胞癌）

癌细胞小，呈梭形或圆形，胞质少，似裸核，片状排列，见癌细胞围绕小血管形成假菊形团结构（↑）

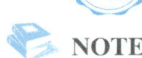

（5）大细胞癌：又称大细胞未分化癌，占全部肺癌的10％左右。恶性程度高，生长快，转移早而广泛，生存期短，多在1年内死亡。半数大细胞癌发生于大支气管，形成较大肿块。镜下，癌细胞排列成实性团块、片状或弥漫分布；癌细胞体积大，胞质丰富，均匀淡染或呈颗粒状或呈透明状；核圆形、卵圆形或不规则形，染色深，异型性明显，核分裂象多见。镜下无任何鳞状细胞癌或腺癌的结构特点，但电镜证实为低分化鳞状细胞癌或腺癌，后者更多见。有少数大细胞癌呈神经内分泌分化，又称大细胞神经内分泌癌。

（6）肉瘤样癌：少见，是近年WHO新列出的一种肺癌类型，表现高度恶性，癌细胞分化极差，根据细胞形态特点又可分为多形性癌、梭形细胞癌、巨细胞癌和癌肉瘤等亚型。

（三）扩散途径

1. 直接蔓延　中央型肺癌常直接侵犯纵隔、心包及周围血管，沿支气管蔓延至同侧甚至对侧肺组织。周围型肺癌可直接侵及胸膜乃至胸壁。

2. 转移　淋巴道转移通常较早，且扩散速度较快，首先转移到气管杈淋巴结、气管旁淋巴结、肺门淋巴结，进而转移到纵隔、锁骨上、腋窝及颈部淋巴结等。周围型肺癌癌细胞可进入胸膜下淋巴丛，导致胸膜下转移灶并引起胸腔血性积液。癌细胞可直接侵及肺小静脉或毛细血管入血，也可经淋巴液回流通过胸导管入血而发生血行转移，脑、骨、肾上腺等是常见转移部位，小细胞癌比鳞状细胞癌和腺癌更容易发生血行转移。

（四）临床病理联系

肺癌因初期症状不明显往往失去早期诊断机会。中晚期患者可出现咳嗽、痰中带血、胸痛，尤其是咯血等症状。肿瘤压迫或阻塞支气管，除引起咳嗽、痰中带血之外，可引起局限性肺气肿或肺萎陷，若继发感染，可引发肺炎或脓肿；大块癌组织坏死排出，局部形成空洞外，常因破坏血管致咯血；癌组织侵及胸膜引发胸痛外，可致血性胸水；侵蚀食管可导致食管-支气管瘘；肿瘤侵入纵隔压迫上腔静脉，可导致颈面部水肿及颈胸部静脉曲张；肿瘤若发生在肺尖部，可侵蚀或压迫颈交感神经链，引起Horner综合征，表现为同侧上眼睑下垂、瞳孔缩小、皮肤无汗等交感神经麻痹症状；肿瘤侵犯臂丛神经，可出现上肢疼痛和肌肉萎缩等；若是神经内分泌型肺癌，主要是小细胞肺癌，因产生异位内分泌激素而引起副肿瘤综合征。如分泌大量5-羟色胺，可引起类癌综合征，表现为支气管痉挛、阵发性心动过速、水样腹泻及皮肤潮红等；如分泌ACTH，则引起类库欣综合征。此外，还可有肺性骨关节病、肌无力综合征等，这些症状可以随肿瘤的治疗而消退。

肺癌不易早期发现，一经发现基本属于中晚期，治疗效果差，预后多数不佳，因此，早期发现、早期治疗是提高治愈率和生存率的关键。应该注意，40岁以上，特别有长期吸烟史者，如果出现咳嗽、痰中带血、憋气、胸痛或出现刺激性咳嗽、干咳无痰等症状需高度警惕，应及时进行影像学（X线、CT、磁共振）、痰细胞学、纤维支气管镜、病理活体组织检查，以便早期发现、早期诊断、早期治疗，以期提高患者存活率。

小结

以慢性支气管炎、肺气肿、支气管哮喘、支气管扩张症等组成的慢性气道炎症性疾病可引起慢性气道阻塞、呼气阻力增加、肺功能不全等共同病理临床特征，统称为慢性阻塞性肺疾病（COPD），这是一组中、老年人群常见病、多发病，因长期通气、换气功能障碍，发生缺氧，引发肺循环阻力增高，肺动脉高压，最终导致右心室肥大与扩张，发展为肺源性心脏病。肺炎中以细菌感染为代表的大叶性肺炎，青壮年人多见，是累及肺段乃至肺叶的纤维素性炎症，临床有实变体征、咳铁锈色痰、呼吸困难、发绀等特征性表现，并发症少见；小叶性肺炎，儿童、老年体弱人群多见，常以并发症出现，是累及肺小叶为单位的化脓性炎症，并发症多见；以病毒、肺炎支原体感染为代表的间质性肺炎，儿童、青少年多见，渗出物主要聚集于肺间质为主要病理特征，病毒感染因病毒种类的不同，病变程度、临床表现、预后差异较大,病毒包涵体的出现是诊断病毒性肺炎的重要依据。肺尘埃沉着病(尘肺、硅肺)是引起肺广泛纤维化为主要病变的一类肺部疾病,硅肺因吸入大量含游离 SiO_2 粉尘微粒,在肺内形成硅结节和肺间质弥漫性纤维化为主要病变,其主要危害在于患者即使脱离了硅尘环境,病变仍会继续发展。鼻咽癌最易发生于鼻咽顶部,EB病毒感染被认为与鼻咽癌的发生密切相关,血清学 EB 病毒 VCA-IgA 检测、原位杂交检测 EBER、免疫组织化学检测 LMP-1 对鼻咽癌的诊断有重要参考价值,其对放射治疗敏感。肺癌发病率和死亡率均列第一位,遗传和环境因素的共同作用与肺癌的发生相关,吸烟是最重要的危险因素,空气污染与肺癌的发生呈正相关;肺癌的大体类型与其发生部位相关;肺癌的组织学分型中肺鳞癌最常见,其次为腺癌。早期肺癌发生隐匿,一经出现症状而确诊,多已发展为中晚期,治疗效果及预后差。因此,应尽早进行相应的影像学、脱落细胞学、病理活体组织检查等,这对于肺癌的早期发现、早期诊断、早期治疗有重大意义。

(河南科技大学 张朝晖)

能力检测

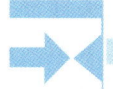

第八章 消化系统疾病

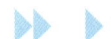

消化系统由与外界相通的消化管(口腔、食管、胃、肠和肛门)及相对封闭的消化腺(涎腺、肝、胰和消化管的黏膜腺体等)两个部分组成。具有消化、吸收、排泄、解毒和内分泌等多种生理功能。消化系统是体内各系统中最易患病的部位,如胃炎、消化性溃疡、病毒性肝炎、肝硬化等均是临床上常见的疾病。外科常见的急腹症也多由急性阑尾炎、胆囊炎、胆石症、急性胰腺炎及消化性溃疡穿孔等消化系统疾病引起。食管癌、胃癌、肝癌和大肠癌等消化系统肿瘤均属于我国发病率前 10 位的恶性肿瘤。消化系统疾病可表现为功能性和(或)器质性;既可原发,也可继发于全身其他系统疾病;既可仅局限于本系统,也可累及全身或其他系统。本章主要阐述消化系统的一些常见病、多发病。

第一节 慢性胃炎

胃炎(gastritis)是胃黏膜的保护屏障受损而导致的炎症性病变,是一种常见病。近年来随着胃镜技术的广泛采用,人们对胃炎的认识和诊断水平不断提高。胃炎依病程可分为急性胃炎、慢性胃炎,依部位分为局限性胃炎和弥漫性胃炎。急性胃炎常有明确的病因,以中性粒细胞浸润为主;慢性胃炎病因及发病机制较复杂,通常指胃黏膜的慢性非特异性炎症,发病率高,以淋巴细胞、浆细胞浸润为主,有时可伴有肠上皮化生和胃黏膜腺体的萎缩。本节仅介绍慢性胃炎。

一、病因和发病机制

慢性胃炎常见原因包括以下四种。

1. 幽门螺杆菌感染 幽门螺杆菌(helicobacter pylori,HP)是一种微弯曲棒状的革兰阴性杆菌,幽门螺杆菌有鞭毛,在胃内可以穿过黏液层到达胃黏膜上皮表面,可分泌酶类(尿素酶等)、代谢产物及毒素(细胞毒素相关蛋白、细胞空泡毒素等)和炎症介质(白细胞三烯、趋化因子等)。一方面可以保护细菌在高酸环境下长期定居于多数慢性胃炎患者的胃型上皮表面和胃腺体黏液屏障层中间,另一方面可引起胃黏膜上皮细胞和血管内皮细胞损伤,导致胃黏膜的慢性炎症。幽门螺杆菌在慢性胃炎、胃/十二指肠溃疡患者的胃镜活检标本中的检出率均较高。目前认为幽门螺杆菌感染与慢性胃炎、消化性溃疡的发病密切相关。流行病学提示可能存在幽门螺杆菌感染引起慢性胃炎及随后的胃黏膜萎缩、肠上皮化生到上皮内瘤变,从而导致胃癌发生的演变过程。

2. 长期慢性刺激 长期不良饮食或生活习惯等也可损伤胃黏膜,如酒烟过度,滥用对胃黏膜有损伤的药物(如水杨酸类药物),喜辛辣或热烫、浓碱食物等。

3. 十二指肠液反流 碱性的十二指肠液和胆汁等反流到胃内,对胃黏膜保护屏障具有破坏作用。

4. 自身免疫性损伤 患者血清中出现抗壁细胞、抗内因子等的自身抗体,导致胃黏膜损伤,主要累及胃体黏膜,常表现为不同程度胃酸缺乏、恶性贫血等症状。

二、类型和病理变化

慢性胃炎分类方法很多,按病理变化的不同,常分为以下四类。

(一)慢性浅表性胃炎

慢性浅表性胃炎(chronic superficial gastritis)又称为慢性单纯性胃炎,本病以黏膜浅层炎症细胞浸润,黏膜固有腺体保持完整为特点。其发病率较高,国内胃镜检出率高达 20%～40%。肉眼观(胃镜所见),病变可累及胃的各部,但以胃窦部最为常见,呈多灶性或弥漫性分布。病变处胃黏膜表现为一般炎症的充血、水肿,呈淡红色,有时伴散在的出血或糜烂,表面可有灰白或灰黄色黏液性渗出物覆盖。镜下炎症病变位于黏膜浅层,主要为淋巴细胞和浆细胞等慢性炎症细胞浸润,有时可见少量嗜酸性粒细胞和中性粒细胞,但腺体无明显破坏。此外,黏膜浅层可见水肿、充血或上皮坏死脱落。可根据炎症细胞浸润深度分为三级:轻度者仅累及黏膜的上 1/3,中度者为 1/3～2/3,重度者达 2/3 以上。慢性浅表性胃炎是慢性胃炎的早期变化,大多经治疗和合理膳食而痊愈,少数转变为慢性萎缩性胃炎。

(二) 慢性萎缩性胃炎

慢性萎缩性胃炎(chronic atrophic gastritis)多由慢性浅表性胃炎发展而来,主要累及胃窦部。本病以胃黏膜萎缩变薄、黏膜腺体减少或消失并伴肠上皮化生,黏膜层内慢性炎症细胞浸润为特点。

1. 分型 根据病因以及是否伴有恶性贫血,可将慢性萎缩性胃炎分为 A、B 两型。A 型发病与自身免疫有关,属于自身免疫性疾病,我国少见,患者血液中抗壁细胞抗体和抗内因子抗体检测阳性,常伴恶性贫血和维生素 B_{12} 吸收障碍,病变多位于胃体和胃底部。B 型发病与幽门螺杆菌感染关系密切,此型我国多见,无恶性贫血,病变多位于胃窦部,癌变率较高。两型胃黏膜病变基本相似。

2. 病理变化 肉眼观(胃镜所见):①胃黏膜层变薄,皱襞变浅或消失;②胃黏膜正常的橘红色变浅,呈灰白或灰绿色;③黏膜表面呈细颗粒状,可有出血和糜烂,黏膜下血管清晰可见。镜下见:①黏膜及腺体萎缩。病变处胃黏膜变薄,腺体萎缩变小、稀疏,有时可见腺体囊性扩张。依据腺体萎缩的程度将萎缩性胃炎分三级:轻度指仅个别或灶性腺体萎缩、减少,不超过原有腺体数量的 1/3;重度指胃黏膜厚度明显变薄,腺体萎缩、减少的数量超过 2/3;介于二者之间的为中度。②黏膜层内慢性炎症细胞浸润,纤维组织增生。黏膜全层均有淋巴细胞、浆细胞浸润,常有淋巴滤泡形成(图 8-1)。③腺上皮化生。包括肠上皮化生(intestinal metaplasia),指病变处胃黏膜上皮被肠型

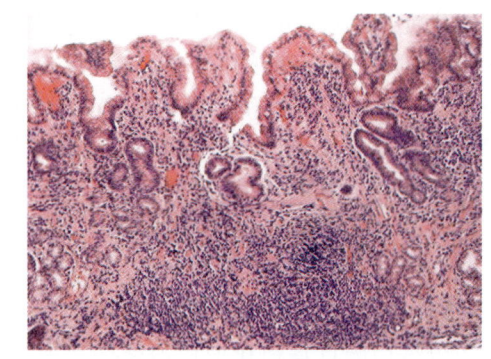

图 8-1 慢性萎缩性胃炎

腺上皮替代的现象;假幽门腺化生(pseudopyloric metaplasia),指在胃体和胃底部病变区,腺体壁细胞和主细胞消失,被类似幽门腺的黏液分泌细胞取代的现象,以肠上皮化生多见。肠上皮化生时可见细胞不典型增生。分为完全性肠上皮化生(Ⅰ型肠上皮化生或小肠型化生)和不完全性肠上皮化生(Ⅱ型肠上皮化生)。完全性肠上皮化生时,胃黏膜上皮被含有分泌黏液的杯状细胞、腔面形成纹状缘的吸收上皮和潘氏(Paneth)细胞所取代,其形态结构与小肠上皮相似,纹状缘呈 PAS 染色阳性,杯状细胞分泌唾液酸黏液,爱显蓝(Alcian blue)染色阳性。胃黏膜上皮被杯状细胞和无纹状缘或微绒毛发育不全而胞质内有黏液分泌颗粒的黏液柱状上皮细胞所取代时称为不完全性肠上皮化生。不完全性肠上皮化生又根据黏液的组织化学反应再分为Ⅱa 和Ⅱb 两型。Ⅱa 型不完全性肠上皮化生的黏液柱状上皮细胞类似胃腺窝上皮细胞,分泌中性黏液(PAS 阳性),杯状细胞分泌唾液酸黏液(爱显蓝染色阳性);Ⅱb 型不完全性肠上皮化生又称为大肠型不完全化生,其上皮与结肠上皮相似,黏液柱状上皮细胞分泌硫酸黏液(高铁二胺染色阳性),杯状细胞可分泌氧乙酰化唾液酸黏液。通常认为Ⅱb 型(大肠型)不完全性肠上皮化生与胃癌的关系相对密切。

3. 临床病理联系 由于胃腺体萎缩、壁细胞及主细胞减少或消失,导致胃酸及胃蛋白酶分泌减少,患者常有食欲减退、消化不良、上腹部不适或隐痛等症状出现。A 型患者因壁细胞破坏,内因子缺乏致使 B_{12} 吸收障碍,常引起恶性贫血。当萎缩性胃炎伴有不完全性肠上皮化生时局部上皮若出现异常增生,有发生癌变的可能性。

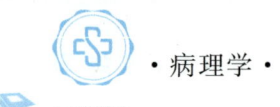

（三）慢性肥厚性胃炎

慢性肥厚性胃炎（chronic hypertrophic gastritis），又称巨大肥厚性胃炎，亦称 Menetrier 病。原因不明。病变主要累及胃底及胃体部。肉眼观（胃镜所见）：①黏膜层增厚，皱襞增粗肥大加深，呈脑回状；②黏膜皱襞出现横裂及疣状隆起的小结；③隆起的黏膜顶端常伴有糜烂。镜下见腺体增生、肥大，腺管延长，黏膜表面黏液分泌细胞增多，黏膜的炎症反应不明显。

（四）其他慢性胃炎

1. 疣状胃炎（gastritis verrucosa） 发病原因不明。病变主要累及胃窦部。以病变处胃黏膜表面呈现许多大小不等中心凹陷的痘疹样疣状隆起病灶为特征。

2. 嗜酸细胞性胃炎（eosinophilic gastritis） 以胃窦部全层大量嗜酸性粒细胞浸润为特征。

3. 肉芽肿性胃炎（granulomatous gastritis） 以黏膜内上皮样肉芽肿形成为特征。

4. 淋巴细胞性胃炎（lymphocytic gastritis） 以胃黏膜表层上皮和腺窝上皮内大量成熟的 T 淋巴细胞浸润为特征。

第二节　消化性溃疡

消化性溃疡（peptic ulcer）又称溃疡病。因以胃和十二指肠黏膜自身消化导致形成慢性溃疡为主要病变特征，故称为消化性溃疡，其中病变在胃称为胃溃疡（占 25%），病变在十二指肠称为十二指肠溃疡（占 70%），胃溃疡和十二指肠溃疡同时发生时称为复合性溃疡（占 5%）。其是消化道的一种常见病。多见于青壮年（年龄多在 20～50 岁之间），男多于女，本病呈慢性经过，易反复发作。临床上，患者有周期性上腹部疼痛、反酸、嗳气等症状。

一、病因和发病机制

消化性溃疡的病因和发病机制尚未完全阐明，但目前认为胃黏膜保护屏障的破坏是黏膜组织被胃酸和胃蛋白酶自身消化形成溃疡的主要原因。

正常情况下，胃和十二指肠黏膜具有保护屏障功能，保证胃和十二指肠黏膜不会被胃液自我消化而维持其黏膜完整性。这一屏障包括：①胃黏膜分泌的黏液（黏液屏障）的存在，可避免胃酸和胃蛋白酶与黏膜直接接触，同时碱性的黏液对胃酸还有中和作用（胃酸和胃蛋白酶是从腺体产生并通过腺体开口的隐窝处以喷射的方式排放到表面黏液层，不与胃黏膜上皮直接接触）；②黏膜上皮细胞之间连接紧密，其完整性和强的再生能力构成保护屏障的第二道防线（黏膜屏障），同时黏膜上皮细胞膜的脂蛋白还可以阻止氢离子逆向弥散；③黏膜内丰富的血液循环，除了向黏膜提供分泌和再生所需的营养物质外还及时清除逆向弥散至黏膜内的氢离子，构成保护屏障的第三道防线。一旦胃液的消化作用和黏膜保护屏障功能的这种动态平衡被打破，则可以引起黏膜损伤从而导致溃疡形成。

1. 幽门螺杆菌的感染 研究表明，幽门螺杆菌感染在消化性溃疡的发生中具有重要的作用，幽门螺杆菌能够破坏黏膜的保护屏障功能。其可能的机制：①分泌尿素酶催化游离氨生成，分泌裂解胃黏膜糖蛋白的蛋白酶，还可产生能破坏黏膜表面上皮细胞脂质膜的磷酸酯酶；②释放多种炎症介质，如释放细菌型血小板激活因子，可促进黏膜表面毛细血管内血栓形成，导致黏膜缺血损伤。释放白细胞三烯以及二十烷等生物活性物质，利于胃酸直接接触并进入胃黏膜内。幽门螺杆菌对中性粒细胞有趋化作用，导致中性粒细胞浸润胃黏膜，并诱导中性粒细胞髓过氧化物酶激活，产生活性氧中间产物，引起黏膜炎症和组织损伤，诱发溃疡形成；③幽门螺杆菌感染有促进胃黏膜 G 细胞增生和胃泌素分泌的作用，导致胃酸分泌增多；④溃疡患者中 O 型血者较多，可能与幽门螺杆菌易于黏附在表达 O 型血抗原的细胞有关。

2. 黏膜抗消化能力降低 以往认为胃酸分泌过多是消化性溃疡的主要原因。但许多胃溃疡患者的胃酸水平正常,部分十二指肠溃疡患者亦无高胃酸,而许多高胃酸分泌的人却无溃疡。因此才逐渐认识到,黏膜保护屏障功能的破坏是导致胃酸和胃蛋白酶消化胃或十二指肠黏膜组织形成溃疡的主要原因。当服用对胃黏膜有刺激性的药物(如水杨酸类药物)、吸烟、饮酒以及胆汁反流入胃等时,均可使胃黏液分泌不足或黏膜上皮受损,黏膜屏障功能受到破坏,使得胃黏膜抗消化能力降低,胃腔内胃液中的氢离子得以逆向弥散进入胃黏膜内,高浓度的氢离子可引起胃黏膜内毛细血管损伤,促使黏膜内肥大细胞脱颗粒释放组胺,同时激发胆碱能效应,促使胃蛋白酶原分泌,增强胃液的自身消化,导致胃黏膜糜烂,进而发展成慢性溃疡。氢离子的逆向弥散能力在胃窦部是胃底的 15 倍,而十二指肠部又是胃窦部的 2～3 倍,因此消化性溃疡多好发于胃窦部和十二指肠部。

3. 胃液的消化作用 多年研究已证明,溃疡的形成是胃壁或十二指肠壁局部黏膜组织被胃酸和胃蛋白酶消化的结果。临床发现,胃酸缺乏者(如恶性贫血患者)极少发生消化性溃疡。而胃酸分泌增加的患者易发生消化性溃疡,如十二指肠溃疡患者分泌胃酸的壁细胞数量明显增多;空肠及回肠内为碱性环境,极少发生十二指肠溃疡,但若做胃空肠吻合术后,吻合处的空肠亦可因胃液的消化作用发生溃疡等。这些现象说明胃液的自我消化作用是溃疡形成的重要而直接的因素,因此才有"无酸就无溃疡"之说。但这种自我消化作用只有在胃黏膜保护屏障被破坏,黏膜抗消化能力降低的基础上才能得以发挥。

4. 神经、内分泌功能失调 临床观察,长期精神过度紧张、过度忧郁、焦虑、迷走神经功能紊乱的患者易患消化性溃疡。精神因素刺激可引起大脑皮质及皮质下中枢的功能失调,从而导致植物神经的功能紊乱,引起胃壁血管痉挛和胃酸分泌增多,促进溃疡的形成。当迷走神经功能亢进时可引起胃酸分泌增多,十二指肠溃疡的发生与此有关;而当迷走神经的兴奋性降低时,可导致胃蠕动减弱,造成食物潴留于胃内,刺激胃窦部的 G 细胞分泌胃泌素增多,进而促使壁细胞分泌胃酸增加,促进胃溃疡的形成。

5. 遗传因素 消化性溃疡在某些家族中有相当高的家族发病率,提示本病的发生可能与遗传因素有关。

二、病理变化

肉眼观,胃溃疡发生部位多位于胃小弯近幽门侧,尤其多见于胃窦部;溃疡通常只有一个,呈圆形或椭圆形,直径多在 2 cm 以内;溃疡边缘整齐,状如刀切,底部较为平坦、洁净,深浅不一,通常穿破黏膜下层深达肌层或浆膜层。由于溃疡底部瘢痕组织的收缩牵拉,溃疡边缘的黏膜皱襞呈放射状向溃疡集中。胃溃疡的贲门侧较深,边缘呈潜掘状、屋檐状;幽门侧较浅,呈阶梯状,这与胃的蠕动方向有关(图 8-2)。

镜下溃疡底部由内向外分为四层:①炎症渗出层:溃疡表面有少量炎性渗出物(白细胞和纤维素等)覆盖。②坏死层:红染无结构的坏死组织。③肉芽组织层:由新生的肉芽组织构成。④瘢痕组织层:由肉芽组织移行来的陈旧性瘢痕组织构成(图 8-3)。瘢痕组织层内的中、小动脉因受炎症刺激常有增殖性动脉内膜

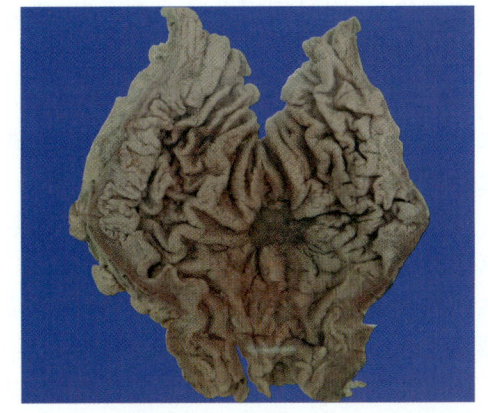

图 8-2 胃溃疡(肉眼观)

炎,使中、小动脉管壁增厚,管腔狭窄甚至闭塞或有血栓形成,这种血管改变可防止溃疡局部血管破裂出血,但也影响局部血液供应、妨碍组织再生,不利于溃疡愈合。另外,溃疡底部神经节细胞和神经纤维常发生变性、断裂,断端可呈扭曲状或小球状增生,形成创伤性神经瘤,这可能是导致患者产生疼痛的病变基础。需要注意的是溃疡底部各层之间相移行的界限不十分清楚,并且依病程不同,溃疡各层厚薄会有所不同。

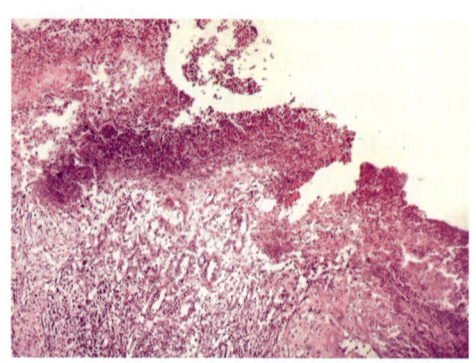

图 8-3　胃溃疡(镜下观)

溃疡底部由内向外的炎症渗出层、坏死层、肉芽组织层、瘢痕组织层

十二指肠溃疡发生部位多位于十二指肠球部(起始部)的前壁或后壁,其病变形态与胃溃疡相似,但溃疡一般较小而浅,直径多在 1 cm 以内,易愈合。

三、临床病理联系

1. 上腹部疼痛　长期性、周期性、节律性上腹疼痛是消化性溃疡的主要临床表现。疼痛的发生与胃酸刺激溃疡局部暴露的神经末梢以及与胃壁的平滑肌痉挛有关。胃溃疡多出现进食后疼痛,主要是由进食后胃泌素、胃酸分泌增多所致;而十二指肠溃疡患者疼痛常发生在空腹或夜间,这主要与迷走神经兴奋性增高,从而刺激胃酸分泌增多有关。

2. 反酸、嗳气　近幽门的慢性溃疡引起幽门括约肌痉挛,导致胃逆蠕动,引起反酸;嗳气是由早期幽门狭窄,胃内容物排空受阻而发酵,产气增多所致。

3. 上消化道 X 线钡餐检查　溃疡处见龛影。

四、结局和并发症

1. 愈合　多数溃疡通过适当治疗和调理,其局部组织的抗消化能力和修复作用占优势,溃疡不再发展,渗出物和坏死组织逐渐被吸收、排出,破坏的肌层不能再生,由底部肉芽组织增生并转化为瘢痕组织填充修复,同时周围黏膜上皮再生,覆盖创面而愈合。

2. 并发症

(1) 出血:最常见的并发症,发生率为 10%～35%。当溃疡底部毛细血管破裂,溃疡面会有少量出血,患者大便潜血试验常呈阳性;少数患者因溃疡底部较大血管破裂,导致上消化道大出血,表现为呕血和柏油样便,严重时发生失血性休克。

(2) 穿孔:发生率约为 5%,由溃疡穿透浆膜所致。因为肠壁较薄,十二指肠溃疡穿孔更多见。十二指肠球部前壁溃疡或胃前壁溃疡穿孔(称为游离性穿孔),造成胃或十二指肠内容物进入腹腔,引起急性弥漫性腹膜炎,表现为剧烈腹痛,严重者可发生休克。当胃后壁溃疡慢性穿孔,且穿透前已与邻近器官粘连、包裹,则称为穿透性溃疡,常形成局限性腹膜炎。

(3) 幽门狭窄:发生率约为 3%,近幽门管处的溃疡炎性充血、水肿和幽门括约肌痉挛,可引起功能性幽门狭窄、梗阻,此种狭窄随着炎症好转可消除。而慢性消化性溃疡反复发作可形成大量瘢痕组织,由于瘢痕收缩,易引起器质性幽门狭窄、梗阻。幽门狭窄可造成胃内容物潴留,继发胃扩张,临床上幽门狭窄梗阻患者可因胃逆蠕动而出现反复呕吐,严重者可引起水、电解质和酸碱平衡紊乱。

(4) 癌变:发生率不超过 1%,十二指肠溃疡几乎不发生癌变,癌变多发生于经久不愈的胃溃疡。癌变一般发生于溃疡周围边缘的黏膜上皮或腺体,由于不断被破坏及反复增生,加之某种致癌因素的作用,该处细胞可逐渐发生异型增生、癌变。

第三节 阑 尾 炎

阑尾炎(appendicitis)是一种常见疾病。临床主要有转移性右下腹痛、呕吐、体温升高和末梢血中性粒细胞数量增多、右下腹麦氏点有固定而明显的压痛等表现。各年龄均可发病,但以青壮年多见。根据病程可分为急性和慢性两种。

一、病因和发病机制

阑尾腔内的细菌在阑尾黏膜损伤或阑尾腔阻塞时易引起阑尾炎症。因此细菌感染和阑尾腔的阻塞是阑尾炎发病的两个主要因素。

1. 阑尾腔的阻塞 阑尾是附于盲肠的一条细长盲管,有丰富的淋巴组织,管腔狭小,阑尾系膜短于阑尾长度,常使阑尾呈屈曲扭折状,加之阑尾壁神经组织丰富(如肌神经丛),同时阑尾根部有类似括约肌结构,致阑尾开口、管腔受刺激时更易收缩变窄。由于存在上述解剖生理学特点,造成来自肠腔内的粪便和细菌易潴留在阑尾腔。有50%～80%阑尾炎病例伴有阑尾腔阻塞。粪石、寄生虫等是引起阑尾腔机械性阻塞的常见原因。而各种阑尾腔的机械性阻塞或阑尾痉挛,均可引起阑尾血液循环障碍致阑尾缺血、黏膜损伤坏死,易于造成细菌感染,发生炎症。

2. 细菌感染 感染常无特定的病原菌,以大肠杆菌为多,但必须在黏膜上皮损伤的基础上腔内的细菌才能侵入壁内引起阑尾炎。

二、类型和病理变化

根据病程,阑尾炎可分为急性阑尾炎和慢性阑尾炎。

(一)急性阑尾炎(acute appendicitis)

1. 急性单纯性阑尾炎(acute simple appendicitis) 多为阑尾炎早期病变,细菌首先侵入阑尾黏膜的隐窝中,引起阑尾浅层炎症。肉眼观,阑尾轻度肿胀,浆膜充血,失去正常的光泽。镜下,病变主要累及黏膜层或黏膜下层,阑尾局部一处或多处黏膜上皮脱落形成缺损,黏膜层内充血、水肿、中性粒细胞浸润和纤维素渗出。黏膜下各层病变较轻,主要为炎性水肿。此型阑尾炎病变较轻,临床如能采取合理非手术治疗可以痊愈,否则炎症进一步向阑尾各层扩展形成急性蜂窝织炎性阑尾炎。

2. 急性蜂窝织炎性阑尾炎(acute phlegmonous appendicitis) 或称急性化脓性阑尾炎,常由急性单纯性阑尾炎发展而来。肉眼观,阑尾高度肿胀、增粗,浆膜充血明显,表面有纤维素性渗出物附着。镜下炎性病变呈扇面形向深层扩展,达肌层和浆膜层。以阑尾壁各层大量中性粒细胞弥漫性浸润为特征,并有明显充血、水肿及纤维素渗出。部分病例可见微脓肿形成。阑尾浆膜面被由大量中性粒细胞和纤维素渗出构成的黄色脓苔覆盖时,形成阑尾周围炎,可引起局限性腹膜炎(图8-4)。

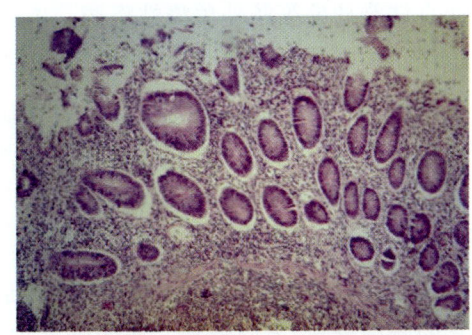

图8-4 急性蜂窝织炎性阑尾炎

3. 急性坏疽性阑尾炎(acute gangrenous appendicitis) 一种重型阑尾炎,在急性蜂窝织炎性阑尾炎基础上,阑尾因管腔阻塞、积脓、腔内压力升高,以及阑尾炎时系膜静脉受累发生血栓性静脉炎等,引起阑尾血液循环障碍,阑尾发生坏死,随后继发腐败菌感染形成坏疽。肉眼观,病变阑尾呈暗红色或黑色。此型易导致穿孔而引起弥漫性腹膜炎或阑尾周围脓肿。

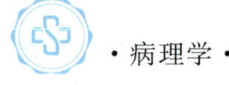
（二）慢性阑尾炎

慢性阑尾炎多为急性阑尾炎迁延不愈转变而来，也可开始就是慢性经过。其镜下主要见阑尾壁内以淋巴细胞、浆细胞为主的慢性炎症细胞浸润，伴不同程度纤维结缔组织增生。并常和周围组织发生粘连。可因纤维结缔组织增生导致阑尾管腔完全闭塞（闭塞性阑尾炎）。临床症状有时有右下腹疼痛。慢性阑尾炎伴急性发作时，阑尾壁内出现大量中性粒细胞浸润。

三、结局和并发症

急性阑尾炎经外科治疗效果良好。只有少数因治疗不及时或机体抵抗力低下而出现并发症或转为慢性。

最常见的并发症为阑尾穿孔引起的急性弥漫性腹膜炎和阑尾周围脓肿。阑尾急性穿孔时，由于炎症沿腹膜迅速蔓延引起急性弥漫性腹膜炎。而阑尾慢性穿孔前阑尾与周围组织先粘连，使炎症局限于阑尾周围，穿孔后主要引起阑尾周围脓肿或局限性腹膜炎。当阑尾炎并发阑尾系膜静脉的血栓性静脉炎时，细菌或脱落的含菌血栓可随门静脉血回流入肝内而形成肝脓肿。如果阑尾近端根部阻塞，阑尾腔内脓液或黏膜上皮分泌的黏液大量潴留则致使阑尾末端高度膨胀形成阑尾积脓或阑尾黏液囊肿（appendiceal mucocele）。黏液囊肿如果发生破裂，黏膜上皮和黏液可进入腹腔内，种植在腹膜表面形成腹腔假黏液瘤（pseudomyxoma peritonei）。

第四节 炎症性肠病

炎症性肠病（inflammatory bowel disease，IBD）是一类病因不明的肠道非特异性炎性疾病。多呈慢性经过，反复发作。主要包括局限性肠炎和溃疡性结肠炎。IBD 可见于任何年龄，男女发病率无明显差异，其发生可能与遗传、肠道菌群、免疫反应异常等多种因素相互作用有关。

一、局限性肠炎

局限性肠炎（regional enteritis）又称克罗恩（Crohn）病，是一种病因尚不十分清楚的主要侵犯消化道的全身性疾病。病变多见于回肠末端，可以累及全消化道。临床主要有慢性腹痛、腹泻、腹部肿块、肠溃疡穿孔、肠瘘形成和肠梗阻等症状，以及发热和营养障碍等全身表现，并可伴有游走性多关节炎和强直性脊柱炎等肠外免疫性疾病。本病青、壮年多见，常病程迁延，反复发作，不易根治。

（一）病因和发病机制

病因未明。研究发现单卵双胎发病率显著高于双卵双胎，提示发病可能与遗传相关。在患者血中可检测到抗结肠抗体，在病变部位常有免疫复合物的沉积，推测免疫反应异常引起的炎症过程在局限性肠炎发病中可能起着重要的作用。

（二）病理变化

肉眼观，病变主要累及回肠末端，其次是结肠、回肠近端和空肠等处。病变常呈节段性、跳跃性，由正常的肠段分隔，界限清楚。病变肠壁增厚、变硬，肠管狭窄。肠黏膜高度水肿，皱襞呈块状增厚，如鹅卵石样。黏膜面见纵行溃疡并发展成裂隙状溃疡，严重者溃疡穿透肠壁可引起瘘管形成，并易与相邻肠管等发生粘连，肠壁可粘连呈团。

镜下，病变复杂多样，可见：①裂隙状溃疡。溃疡深而窄呈裂隙状。②肉芽肿形成。50%～70%的病例肠壁各层中可见结核样肉芽肿，由上皮样细胞、多核巨细胞构成，但无干酪样坏死改变。③肠壁各层可见大量淋巴细胞、浆细胞和巨噬细胞浸润。黏膜下层高度水肿，并见大量扩张的淋巴管。

二、溃疡性结肠炎

溃疡性结肠炎(ulcerative colitis)是一种原因不明的结肠慢性炎症。病变可累及结肠各段,偶见于回肠。临床主要有轻重不一的腹痛、腹泻和黏液脓血便等症状。也常伴有游走性关节炎、原发性硬化性胆管炎、结节性红斑等肠外免疫性疾病。本病多见于中青年,常发作和缓解交替进行,持续数年至十几年。

(一)病因和发病机制

本病病因仍不明确,现多认为是一种自身免疫性疾病。不到半数的患者血清中可检测到抗结肠细胞的自身抗体,这种自身抗体可以和结肠组织浸液起交叉反应引起肠黏膜损伤。这表明自身免疫机制是导致结肠黏膜损伤的原因。一般认为溃疡性结肠炎和局限性肠炎可能是同一疾病的不同类型,由于免疫反应不同,导致组织损害的病变表现不同。

(二)病理变化

肉眼观,病变呈均匀和连续性分布。病变初期,结肠黏膜充血、水肿、点状出血,黏膜隐窝见小脓肿。当脓肿扩大,肠黏膜表层坏死脱落,形成表浅的椭圆形小溃疡,并可逐渐融合形成广泛、不规则的大片溃疡。溃疡较表浅,一般累及黏膜层和黏膜下层。溃疡边缘残存的黏膜增生形成细长、有蒂的多发性炎性息肉,称假息肉。有时病变可累及肠壁全层,造成溃疡穿孔并引起肠周围脓肿且继发腹膜炎。病变结肠也可与相邻腹腔脏器发生粘连。

镜下,早期结肠黏膜及黏膜下层内大量中性粒细胞、淋巴细胞、浆细胞和嗜酸性粒细胞浸润,肠黏膜隐窝处有小脓肿形成。继而隐窝脓肿溃破,黏膜广泛糜烂和片状溃疡形成。溃疡底部可见急性血管炎,血管壁纤维素样坏死。溃疡边缘黏膜上皮、腺体增生,可形成多个假息肉,假息肉处黏膜上皮可出现异型增生,提示有癌变的可能性。病程长者病变肠壁见大量纤维组织增生,溃疡瘢痕形成。

(三)并发症

溃疡如穿透肠壁可引起结肠周围脓肿、腹膜炎及肠瘘等并发症,但较局限性肠炎少见。部分暴发型病例,结肠病变严重,累及肌层及肌间神经丛,结肠丧失蠕动功能,引起麻痹性扩张,称为中毒性巨结肠。溃疡性结肠炎可发生癌变,癌变率与病程长短及病变范围有关。病变范围广泛、发病年龄小而病程漫长者,癌变的可能性越大。有报道,病程大于 20 年者,癌变的可能性增加到 12%～15%,而病程超过 30 年者可增加到 50%。

第五节 胰 腺 炎

胰腺炎(pancreatitis)是指多种原因导致胰腺酶的异常激活并作用于胰腺引起自身消化所形成的炎性疾病。根据病程可分为急性胰腺炎和慢性胰腺炎。

一、病因和发病机制

我国以胆道疾病尤其是胆道结石为主要发病因素,西方国家以酗酒为多。正常情况下,胰液内的胰蛋白酶原处于无活性状态,当其排入十二指肠后,被胆汁和肠液中的肠激酶(enterokinase)激活成为有活性的胰蛋白酶。当某些因素造成胰蛋白酶原提前在胰脏内被激活时,后者又激活胰腺其他酶类,如弹力蛋白酶、磷脂酶 A 等,使胰腺实质发生自身消化损伤,胰腺出血、坏死。以下为胰蛋白酶被激活的主要原因。

1. 胆汁或十二指肠液反流 胰管与胆总管共同开口于十二指肠壶腹部,胆道结石、酗酒、胆道蛔虫、暴饮暴食等均可引起壶腹括约肌痉挛及十二指肠乳头水肿,导致十二指肠壶腹部阻塞,从而使胆

汁或十二指肠液反流入胰管,进而激活胰蛋白酶原。

2. 胰液分泌亢进　暴饮暴食、酗酒刺激胃酸及十二指肠胰泌素分泌增多,进而使胰液分泌增加,造成胰管内压力增高,严重者可导致细小胰管及腺泡破裂,胰液进入胰腺组织间隙,胰蛋白酶原被激活为胰蛋白酶。

3. 腺泡细胞直接损伤　病毒或细菌毒素、创伤、缺血或药物等可直接损伤腺泡细胞,使其内胰蛋白酶原渗出并活化。

二、病理变化

1. 急性胰腺炎　多发生于中年男性暴饮暴食后或胆道疾病之后。临床症状主要表现为突然发作的上腹部剧烈疼痛、恶心、呕吐,严重者可出现休克症状。

（1）急性水肿性（间质性）胰腺炎:多见。病变多局限在胰尾。胰腺肿大变硬,间质充血、水肿伴中性粒细胞及单核细胞浸润。偶有局灶性脂肪坏死。胰腺导管和腺泡基本正常。腹腔内可有少量渗出液。本型为早期或轻型胰腺炎,预后较好,大部分经治疗后病变于短期内消退而痊愈。少数病例可转变为急性出血性胰腺炎。

（2）急性出血性胰腺炎:少见。病变以胰腺组织广泛的坏死、出血为特征。

肉眼观,胰腺明显肿大,质软,呈暗红色,切面分叶结构模糊。胰腺表面、大网膜及肠系膜等处可见散在的黄白色或灰白色、斑点状或小块状的脂肪坏死（是由于溢出的胰液中的脂肪酶将脂酶解为甘油及脂肪酸,随后释出的脂肪酸和组织液中的钙离子结合形成不溶性的钙皂）。

镜下胰腺组织大片凝固性坏死,细胞结构模糊不清,胰腺导管和腺泡严重破坏。间质内小血管壁也见坏死,造成大片状出血。在坏死区周围可见轻度中性粒细胞及单核细胞浸润。胰腺内外脂肪组织均见脂肪坏死。

此型发病急剧,病情和预后均比急性水肿性胰腺炎严重,常出现严重的并发症,死亡率很高。

2. 慢性胰腺炎　由于急性胰腺炎反复发作迁延而来,造成胰腺组织结构慢性进行性破坏。临床上患者常伴有胆道系统疾病或慢性酒精中毒,有时也可伴发糖尿病等其他疾病。病变主要特征为胰腺组织的慢性炎症和纤维化。

肉眼观,胰腺呈结节状,质较硬。切面可见间质纤维组织增生,胰管不同程度的扩张,管内偶见结石形成。有时可见胰腺实质灶状坏死,或坏死组织液化后被纤维组织包围的假囊肿。镜下可见腺泡和胰腺组织萎缩、消失,胰腺组织广泛纤维组织增生,间质淋巴细胞和浆细胞浸润。大小导管均有不同程度的扩张,胰管上皮受压变扁或增生、鳞状化生。

第六节　病毒性肝炎

病毒性肝炎（viral hepatitis）是一组由肝炎病毒引起的以肝细胞变性和坏死为主要病变的一种常见传染病。引起病毒性肝炎的肝炎病毒包括甲型肝炎病毒（HAV）、乙型肝炎病毒（HBV）、丙型肝炎病毒（HCV）、丁型肝炎病毒（HDV）、戊型肝炎病毒（HEV）和庚型肝炎病毒（HGV）六型,以甲型、乙型两型肝炎病毒最为多见。此外,乙、丙、丁三型还与肝硬化、肝癌的发生有一定关系。病毒性肝炎的发病率较高,并有不断升高的趋势,其传染性强,流行区域广泛,世界各地均有发病和流行,其患病无性别差异,各年龄组均可罹患,是全球重要的传染病之一,对世界人口健康威胁极大。我国是病毒性肝炎高发区,乙型肝炎病毒表面抗原携带者约有 1.2 亿人。我国每年因肝病而死亡者约 30 万人,其中半数为原发性肝细胞癌,大多与乙型肝炎病毒感染有关。乙型病毒性肝炎是我国重点防治的传染病。

一、病因和发病机制

从 1970 年起,经过多年的研究,现已明确甲、乙、丙、丁、戊型和庚型肝炎病毒能引起肝炎。各型

NOTE

肝炎病毒和相应病毒性肝炎的特点见表8-1。

表 8-1　各型肝炎病毒和相应病毒性肝炎的特点

病毒类型	病毒大小、核酸	传染途径	潜伏期/周	转成慢性肝炎	发生肝细胞肝癌
HAV	27 nm,单链 RNA	消化道	2～6	无	无
HBV	42 nm,DNA	血源性 密切接触	4～26	5%～10%	可转肝癌
HCV	30～60 nm,单链 RNA	血源性 密切接触	2～26	>70%	可转肝癌
HDV	35 nm,缺陷性 RNA	血源性 密切接触	4～7	同时感染<5% 先后感染80%	与 HBV 同
HEV	32～34 nm,单链 RNA	消化道	2～8	无	不清,概率不大
HGV	50～100 nm,单链 RNA	血源性	不详	无	无

注:同时感染指的是机体同时感染 HBV 和 HDV。先后感染指的是感染 HBV 的基础上再感染 HDV。

各型肝炎病毒所引起肝脏损害的机制不尽相同,至今尚未完全阐明。其与机体的免疫状态等多种因素密切相关。

1. 甲型肝炎病毒(HAV)　引起甲型病毒性肝炎,主要经消化道传播,潜伏期短,可散发或流行。甲型肝炎病毒经粪-口途径侵入人体后,先在肠黏膜和局部淋巴结增殖,继而进入血流,经门静脉系统,最终侵入靶器官肝脏,在肝细胞内复制后分泌入胆汁。过去认为甲型病毒性肝炎的发病机制是病毒直接损害肝细胞,但甲型肝炎病毒在组织培养细胞中增殖缓慢并且不直接引起细胞损害。现认为可能是通过甲型肝炎病毒特异的细胞免疫应答机制而导致肝细胞损伤。甲型病毒性肝炎常起病急,为自限性肝炎,短期内即恢复正常,极少数发生急性重型病毒性肝炎,一般不会出现无症状携带者状态,也不会转为慢性肝炎。

2. 乙型肝炎病毒(HBV)　乙型病毒性肝炎主要是经血液、血液污染的物品,注射、密切接触、母婴传播等进入人体内。完整的 HBV 呈圆形颗粒状,1970 年由 Dane 发现,也被称为 Dane 颗粒,颗粒分为外壳和核心两部分。HBV 表面抗原(HBsAg)嵌在脂质中形成外壳,外壳里面是核心颗粒,核心颗粒的外皮又称核壳体,构成核壳体的蛋白质是 HBV 核心抗原(HBcAg),核心区还有 HBV e 抗原(HBeAg),核心中间包着一个长约 3.2 kb 的 HBV 双链 DNA 基因组,HBV 基因组都是蛋白质编码区,主要有 S、C、P 和 X 蛋白基因。X 蛋白基因编码的 X 蛋白在原发性肝癌的发生中起重要作用,可能与病毒的感染能力以及肝细胞癌的发生有关。目前对 HBV 的发病机制研究认为 HBV 相关的肝损害和 CD8$^+$T 淋巴细胞对感染的肝细胞的杀伤有关。HBV 在肝细胞内复制时,在感染的肝细胞膜表面可以分泌大量 HBsAg,引起机体免疫系统,特别是 CD8$^+$T 淋巴细胞识别并结合肝细胞膜上的 HBsAg,发挥细胞毒作用,导致受感染的肝细胞发生变性、坏死或凋亡。此外,HBV 感染引起的肝损害可能还与自身免疫反应和免疫复合物沉积有关。HBV 在中国是慢性肝炎主要的致病原,可最终导致肝硬化形成,也能引起急性肝炎、急性重型病毒性肝炎以及无症状携带者状态。

3. 丙型肝炎病毒(HCV)　传播途径与 HBV 相同,以输血及注射为主。丙型肝炎病毒是单链 RNA 病毒,可分为 6 个基因型及不同亚型,有研究显示丙型肝炎病毒基因型与其致病性、肝细胞癌的发生有一定关系。HCV-1b 基因型与肝硬化及肝细胞癌发生密切相关。饮酒可促进丙型肝炎病毒的复制、激活和肝纤维化的发生。丙型肝炎病毒可直接损害肝细胞,也可能还与免疫因素有关。丙型肝炎病毒是西方国家慢性肝病主要的致病原。约 3/4 的感染者可演变为慢性肝炎,20% 的患者进展为肝硬化,部分可最终导致肝细胞性肝癌的发生。

4. 丁型肝炎病毒(HDV)　主要经血液传播,是一种复制缺陷型 RNA 病毒,必须依赖复合感染的 HBV 的辅助才能复制增殖。其感染可以通过两条途径:一是与 HBV 同时感染,临床 90% 可恢复,仅

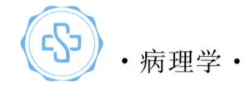

少数可转为 HBV/HDV 复合性慢性肝炎,或少数发生急性重型肝炎;二是 HBV 携带者再感染 HDV,此时约 80% 转为复合性慢性肝炎,而且发生急性重型病毒性肝炎的比例也增高。

5. 戊型肝炎病毒(HEV) 经消化道传播,主要是通过被污染的水传播,易在雨季或洪水过后环境和水源卫生状况差的地区流行。多发于秋冬季(10~11 月),流行率最高的地区是东亚和南亚等发展中国家。35 岁以上的成人中有感染症状的病例最为常见,老年人病情往往较重,但大多数病例预后良好。在妊娠期间发生戊型病毒性肝炎时较常为重型病毒性肝炎,死亡率较高。戊型肝炎病毒一般不产生无症状携带者状态或引起慢性肝炎。

6. 庚型肝炎病毒(HGV) 主要通过血源性传播,易感者为血液透析者。也可通过性接触传播。至今没有明确证据显示该病毒可致病,其致病性尚需进一步研究。

由于机体的免疫反应和感染病毒的数量与毒力不同,引起的肝细胞损害程度也不相同,因而病毒性肝炎表现出不同的临床病理类型。①机体免疫功能正常,感染病毒数量较少、毒力较弱时,常引起急性肝炎;②机体免疫功能正常/过强,感染病毒数量多、毒力强,引起重型肝炎;③机体免疫功能不足,未被杀灭的病毒反复感染肝细胞,引起慢性肝炎;④机体免疫功能缺陷或耐受,病毒与宿主共生,受感染的肝细胞不被杀伤,则机体成为无症状的病毒携带者。

二、基本病理变化

各型病毒性肝炎的病理变化基本相同,主要以肝细胞的变性、坏死为主,同时伴有程度不同的炎症细胞浸润、肝细胞再生和纤维组织增生。均属于变质性炎症。

(一)肝细胞变性、坏死

1. 肝细胞变性

(1)细胞水肿:最常见的病变,是由肝细胞受损后细胞内水分较正常明显增多所致。镜下见,肝细胞体积明显增大,胞质疏松淡染呈网状、半透明,称为胞质疏松化;病变进一步发展,肝细胞体积肿大更为显著,由多角形变为圆形,胞质几乎完全透明,状如气球,称为气球样变性。电镜下可见不同程度的内质网扩张和明显肿胀的线粒体。

(2)嗜酸性变:通常仅累及单个或数个肝细胞,散布于肝小叶内。镜下见,病变肝细胞胞质水分脱失、浓缩,细胞体积变小,颗粒性消失,胞质嗜酸性红染,细胞核染色也较深。目前认为肝细胞嗜酸性变为肝细胞凋亡的早期改变。

(3)脂肪变性:肝细胞脂肪变性最常发生在丙型病毒性肝炎。

2. 肝细胞坏死与凋亡

(1)溶解性坏死:由高度气球样变性的肝细胞发展而来,其胞核固缩、溶解、消失,最终整个细胞崩解。病毒性肝炎类型不同,肝细胞坏死的范围和分布特点也不同。

①点状或灶性坏死:肝小叶内单个或数个肝细胞的坏死,呈散在点灶状,同时该处伴有炎症细胞浸润。常见于急性肝炎。

②碎片状坏死:发生在肝小叶周边界板处的肝细胞灶状坏死和崩解。伴有炎症细胞浸润,易使小叶周边出现缺损。常见于慢性肝炎。

③桥接坏死:更严重的肝细胞损伤时,肝细胞坏死灶融合,造成两个中央静脉之间、两个汇管区之间或中央静脉与汇管区之间出现相互连接的坏死带。常见于中、重度慢性肝炎。

④大片坏死:几乎累及整个肝小叶的大片融合性肝细胞溶解坏死。由于坏死范围广,造成正常组织结构塌陷。常见于重型病毒性肝炎。

(2)凋亡:由嗜酸性变发展而来,胞质进一步皱缩,核固缩消失,最终形成深红色、均一浓染的圆形小体,称为嗜酸性小体。嗜酸性小体为单个细胞死亡形成的凋亡小体,属于细胞凋亡,过去曾被称为嗜酸性坏死。

（二）炎症细胞浸润

在汇管区或肝小叶内常有程度不等的炎症细胞散在或灶状浸润。浸润的炎症细胞主要为淋巴细胞和单核细胞,有时也见浆细胞及少量中性粒细胞。

（三）再生和增生

1. 肝细胞再生　坏死的肝细胞由其邻近的肝细胞通过分裂得以再生、修复。在肝炎恢复期或慢性阶段肝细胞再生更为明显。再生的肝细胞体积较大,核大而深染,有明显的核仁,有时可呈双核,胞质略呈嗜碱性。肝细胞是否能完全再生性修复还与肝细胞坏死的程度范围有关。若坏死轻微,再生的肝细胞可沿原有的网状支架排列,恢复正常结构;若坏死严重,肝小叶网状支架塌陷,再生肝细胞呈不规则团块状排列,称为肝细胞结节状再生。

2. 间质反应性增生和小胆管增生

（1）Kupffer 细胞增生:此为肝内单核吞噬细胞系统的炎症反应。增生的细胞呈梭形或多角形,突出于窦壁或自壁上脱入窦内,成为游走的吞噬细胞,参与炎症细胞浸润。

（2）间叶细胞和成纤维细胞增生:存在于肝间质内的间叶细胞,具有多向分化潜能,肝炎时可分化参与损伤的修复;慢性阶段,反复发生的实质细胞坏死促使间质大量成纤维细胞增生,进而可导致肝纤维化和肝硬化的发生。

（3）肝星状细胞增生:肝星状细胞也称贮脂细胞,存在于窦周隙,病毒性肝炎时,在肝脏反复发生严重坏死的情况下,可被激活并转化为肌成纤维细胞样细胞,合成并分泌胶原纤维沉积在窦周隙内,参与肝纤维化的形成和肝内结构的重建。

（4）小胆管增生:慢性并且坏死较严重的肝炎病例,在汇管区或大片坏死灶内,可见小胆管的增生。

病毒性肝炎时,间质胶原纤维广泛增生可引起纤维化,胶原的沉积对肝脏血流和肝细胞灌注有显著的影响。早期纤维化可沿汇管区或中央静脉周围分布,窦周隙内也可见胶原的沉积。后期,随纤维化的不断进展,纤维组织逐渐分割包绕肝小叶形成结节,最终形成肝硬化。

三、临床病理类型及病变特点

病毒性肝炎可以根据病因分为甲、乙、丙、丁、戊、庚 6 型。各型肝炎病毒引起的肝炎的病理变化和临床表现基本相同。在病因分类之外,根据临床病理特点,目前病毒性肝炎常用的分类方法如下（表 8-2）。

表 8-2　病毒性肝炎的分类

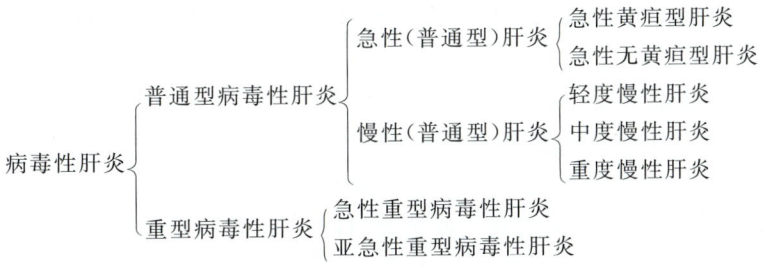

（一）急性（普通型）肝炎

急性（普通型）肝炎是最常见的一种肝炎类型,临床上根据有无黄疸分为黄疸型和无黄疸型两种。我国以无黄疸型肝炎居多,其中多为乙型病毒性肝炎,部分为丙型病毒性肝炎。黄疸型肝炎肝细胞病变略重,病程较短,多为甲型、丁型和戊型病毒性肝炎。黄疸型与无黄疸型肝炎病理变化大致相同。

1. 病理变化　肉眼观,肝脏肿大,包膜紧张,质地较软,表面光滑。切面边缘外翻。

镜下:①肝细胞广泛变性,主要以胞质疏松化和气球样变性为主,也可见嗜酸性变。由于肝细胞肿大,排列拥挤、紊乱,导致肝窦受压变窄,肝细胞内可有淤胆现象;②肝细胞坏死轻微,肝小叶内可见

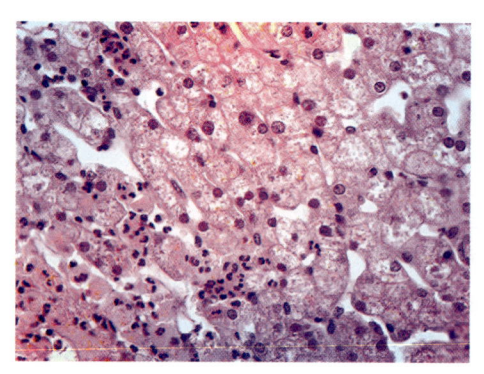

图 8-5 急性(普通型)肝炎
肝细胞广泛细胞水肿,点状坏死处伴有炎症细胞浸润

点状坏死和嗜酸性小体(图 8-5);③肝小叶内和汇管区有少量淋巴细胞、单核细胞等炎症细胞浸润;④肝细胞完全再生,由于坏死区网状纤维支架未塌陷,再生的肝细胞可以完全恢复其原有结构和功能。黄疸型肝炎坏死稍重,毛细胆管管腔内常有淤胆和胆栓形成。

2. 临床病理联系

(1)肝肿大、肝区疼痛或叩压痛。弥漫性肝细胞肿大,使肝脏体积增大,包膜紧张,感觉神经末梢受包膜的牵拉刺激,从而引起肝区疼痛或叩压痛。

(2)肝功能异常。当肝细胞变性、坏死,细胞内酶类可溢出入血,表现为血清谷丙转氨酶等升高,同时还可导致多种肝功能异常。

(3)消化道症状。由于肝细胞变性、坏死,肝功能异常,患者出现食欲不振、恶心、厌油等症状。

(4)黄疸。当肝细胞变性、坏死严重,加上毛细胆管内淤胆和胆栓形成,可导致胆红素代谢障碍,出现黄疸,患者的皮肤、黏膜,尤其是巩膜会发生黄染现象。

3. 结局 本型肝炎大多数在半年内可逐渐恢复。但乙型、丙型病毒性肝炎恢复较慢,需半年到一年,其中 5%～10%乙型病毒性肝炎和 70%丙型病毒性肝炎有可能发展为慢性肝炎。本型极少数病例可恶化为重型病毒性肝炎。

(二)慢性(普通型)肝炎

病毒性肝炎的病程持续在半年以上即为慢性肝炎,其中乙型病毒性肝炎占大多数。病毒类型对慢性肝炎的形成和是否进展为肝硬化十分重要。乙型病毒性肝炎、丙型病毒性肝炎有很高的概率可转为慢性肝炎和肝硬化,并与最初的病变程度无关。除病原因素外,治疗不当、营养不良或同时患有其他传染病、长期饮酒、服用损肝药物以及免疫功能低下等均是导致慢性肝炎的因素。以往根据患者症状体征及肝脏的病理改变,将慢性肝炎分为临床症状、病变均较轻的慢性持续性肝炎和症状明显、病变严重的慢性活动性肝炎两种类型。目前主要依据炎症程度、肝细胞坏死及纤维化的程度等将慢性肝炎分为轻度、中度、重度三种。

1. 轻度慢性肝炎 以点状坏死为主,偶有轻度碎片状坏死,汇管区周围有少量纤维组织增生,并见慢性炎症细胞浸润。肝小叶界板无破坏,小叶结构完整。

2. 中度慢性肝炎 肝细胞坏死较明显,多呈条带状,出现中度碎片状坏死,可见特征性的桥接坏死。肝小叶内有纤维间隔形成,汇管区周围纤维组织增生较明显。但肝小叶的结构大部分较为完整。

3. 重度慢性肝炎 肝细胞坏死广泛而严重,出现重度碎片状坏死和大范围桥接坏死,坏死区内肝细胞结节状再生,小叶内与小叶周边汇管区纤维条索增生相连通,纤维间隔分割、破坏肝小叶结构。晚期可形成假小叶,逐渐转变为肝硬化,肝脏表面呈颗粒状,质地较硬。

毛玻璃样肝细胞常见于乙型肝炎病毒表面抗原(HBsAg)携带者和慢性肝炎患者的肝组织。镜下肝细胞体积稍大,胞质内充满嗜酸性细颗粒状物质,不透明似毛玻璃样,故称毛玻璃样肝细胞。免疫组织化学染色显示 HBsAg 阳性反应,证实肝细胞胞质内有 HBsAg 存在。电镜下细胞胞质内滑面内质网明显增生,在内质网池内有较多呈线状或小管状的 HBsAg。

临床病理联系:轻度慢性肝炎大部分临床症状较轻,甚至无症状。部分仅有轻度肝功能障碍。中、重度慢性肝炎临床症状可有乏力、厌食、低热,可有持续或反复黄疸。重者可有早期肝硬化的表现(腹水、肝功能衰竭、消化道出血等)。

结局:慢性肝炎部分可在短期内发生肝硬化;部分可迁延或反复活动多年,后期可逐渐发展为肝硬化。如果经适当的治疗,病变可静止缓解。少数在慢性肝炎病变的基础上出现新鲜的大片坏死,恶化为重型病毒性肝炎。

（三）重型病毒性肝炎

较少见，为病情最严重的病毒性肝炎。根据起病急缓及病变程度，可分为急性重型和亚急性重型病毒性肝炎两种。

1. 急性重型病毒性肝炎 临床上常称为暴发型、电击型或恶性病毒性肝炎，少见，主要见于青壮年，起病急，病程短（10 天左右），病情进展迅速，病变严重，死亡率高。

（1）病理变化：肉眼观，肝脏体积明显缩小，以左叶为甚，重量减轻至 600～800 g。被膜皱缩，质软如泥。切面呈黄色（淤胆）或红褐色（出血），有的病变区域呈红黄相间的斑纹状，故又称为急性黄色肝萎缩或急性红色肝萎缩。

镜下：①肝细胞坏死广泛而严重，出现弥漫性大片坏死。肝细胞溶解，肝细胞索解离，肝细胞坏死从肝小叶中央区开始，并迅速向周围扩散，仅在小叶周边残存少量变性的肝细胞；溶解坏死的肝细胞迅速被清除，仅留网状纤维支架。肝窦明显扩张，充血并出血。②坏死灶及汇管区有大量以淋巴细胞、巨噬细胞为主的炎症细胞浸润。③Kupffer 细胞增生、肥大，吞噬活跃，胞质内常见吞噬色素。④残留的肝细胞和小胆管无明显再生现象（图 8-6）。

（2）临床病理联系：病程急剧，肝区疼痛，肝脏缩小。由于大量肝细胞的溶解坏死，可导致：①肝细胞性黄疸：胆红素代谢障碍，大量胆红素入血而引起严重的黄疸现象。②出血倾向：凝血因子合成减少，主要表现为皮肤、黏膜等出血，呕血或便血。③肝功能衰竭：肝脏功能严重损害，对各种代谢产物的解毒功能出现障碍，从而导致肝性脑病的发生。④肝肾综合征：由于胆红素代谢障碍及血液循环障碍等，致肾小球滤过率下降，诱发肾衰竭，称为肝肾综合征（hepatorenal syndrome）。

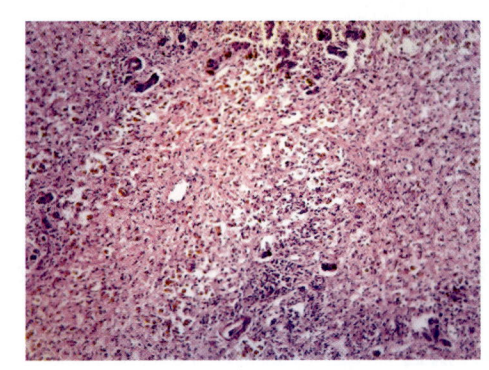

图 8-6 急性重型病毒性肝炎
肝细胞弥漫性大片坏死消失，小叶周边残存少量变性的肝细胞

（3）结局：急性重型病毒性肝炎预后极差，患者大多在短期内死于肝功能衰竭（肝性脑病），其次为消化道大出血、肾衰竭、弥散性血管内凝血（DIC）等。少数患者如能度过急性期，可转为亚急性重型病毒性肝炎。

2. 亚急性重型病毒性肝炎 本型肝炎起病较急性重型病毒性肝炎稍慢，病变稍轻，病程可达数周至数月。多由急性重型病毒性肝炎迁延而来，或起病就比较缓和，呈亚急性经过。少数病例可由急性（普通型）肝炎恶化进展而来。

（1）病理变化：肉眼观，肝脏体积缩小，重量减轻，被膜皱缩。病程长者部分区域可见大小不等的再生结节，质较硬。切面，坏死区呈红褐色或土黄色，再生结节区呈黄绿色（淤胆），因此又称为亚急性黄色肝萎缩或亚急性红色肝萎缩。

镜下：①肝细胞呈亚大片/大片坏死，又有肝细胞结节状再生，为本型肝炎的主要病变特点。由于坏死区网状纤维支架塌陷、融合，致使肝细胞再生时失去原有的支架依托，而呈不规则的结节状，从而失去原有小叶的结构和功能。②坏死区及汇管区可见明显的淋巴细胞和单核细胞等慢性炎症细胞浸润。③较久病变区，肝小叶内外有明显的纤维组织增生，形成较宽的纤维间隔。④小叶周边小胆管增生，并常有淤胆现象。

（2）结局：此型肝炎如得到及时、有效的治疗，可阻止病变继续发展，并有治愈的可能。但多数病例病程迁延，逐渐发展为坏死后性肝硬化。

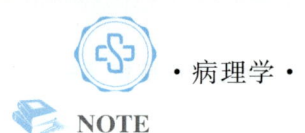

第七节 肝 硬 化

肝硬化(liver cirrhosis)为一种常见的慢性肝病,是多种原因导致的肝的终末期病变。是由于肝细胞弥漫性变性坏死,继而出现不同程度的纤维组织增生和肝细胞结节状再生,这三种病变反复交错进行,导致肝小叶结构和血液循环途径逐渐被改建,肝脏变形、变硬而形成肝硬化。疾病后期出现不同程度的门静脉高压症和肝功能障碍。大多发生在20～50岁年龄组,男女发病率无明显差异。

肝硬化按病因可分为肝炎后肝硬化、酒精性肝硬化、胆汁性肝硬化、血吸虫性肝硬化等;按病变形态可分为小结节型、大结节型、大小结节混合型和不全分割型肝硬化(肝内小叶结构尚未完全改建的早期肝硬化)。由于引起肝硬化的病因较多,发病机制复杂,病变亦多样,因此国际上至今尚无统一的分类方法。我国常采用结合病因、病变特点和临床表现的综合分类,将肝硬化分为门脉性、坏死后性、胆汁性、淤血性、寄生虫性和色素性肝硬化等。除坏死后性肝硬化相当于大结节型及大小结节混合型肝硬化外,其余类型均相当于小结节型肝硬化。本节主要介绍我国分类法中常见的门脉性、坏死后性和胆汁性肝硬化。

一、门脉性肝硬化

门脉性肝硬化(portal cirrhosis)是肝硬化中最为常见的一种类型,属于形态分类中的小结节型肝硬化,在世界各地其病因、发病率各不相同。

(一) 病因和发病机制

其病因和发病机制尚未完全清楚。多数研究显示,各种病因均可引起肝细胞损害进而发展为肝硬化。

1. 病因

(1) 病毒性肝炎:流行病学、临床、病理形态等方面均有大量研究表明,病毒性肝炎是我国引起门脉性肝硬化(肝炎后肝硬化)的主要原因,尤其是乙型和丙型慢性病毒性肝炎与门脉性肝硬化的发生密切相关。肝硬化患者组织内HBsAg阳性率高达76.7%。

(2) 慢性酒精中毒:在欧美国家长期大量酗酒是引起肝硬化(酒精性肝硬化)的主要原因。由于酒精在体内的代谢产物乙醛对肝细胞有直接毒性作用,可致肝细胞发生脂肪变性、坏死,并逐渐进展为肝硬化。

(3) 营养缺乏:动物实验表明,饮食结构中长期缺乏胆碱或蛋氨酸等高蛋白物质时,会造成磷脂合成受阻,导致营养性脂肪肝的产生,进而发展为肝硬化。

(4) 有毒物质的损伤作用:某些化学毒物如砷、磷、四氯化碳、黄曲霉毒素等有肝毒性作用,长期接触可引起肝硬化。

2. 发病机制 肝硬化始动因素是上述各种病因长期作用引起的肝细胞弥漫性变性、坏死和局部炎症反应。肝细胞的坏死一方面导致肝细胞再生时失去原有的支架依托,形成结节状再生,从而失去原有小叶的结构和功能;另一方面则引起肝内出现纤维组织的增生导致肝脏的弥漫性纤维化。肝硬化发病机制的关键环节是进行性肝纤维化。增生的胶原纤维主要有两个来源:其一,肝小叶内的胶原可来自肝细胞坏死后网状支架塌陷、融合、进一步胶原化(无细胞硬化),也可为位于窦周隙的星状细胞被激活转化为肌成纤维细胞样细胞产生的胶原纤维。激活星状细胞的因素包括:①慢性炎症细胞释放的细胞因子,如肿瘤坏死因子(TNF-α、TNF-β)和淋巴毒素等;②受损伤的内皮细胞、肝细胞、胆管上皮细胞等产生的细胞因子;③对细胞外基质破坏的反应;④毒素对星状细胞的直接作用。其二,为汇管区成纤维细胞增生、分泌产生胶原纤维。正常情况下,肝组织间质的胶原蛋白(Ⅰ和Ⅲ型)主要分布在汇管区和中央静脉周围,窦周隙有少量Ⅳ型胶原蛋白。肝硬化时大量Ⅰ型和Ⅲ型胶原蛋白沉

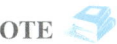

积于小叶各处。初期增生的纤维组织形成小的条索,但尚未互相连接改建肝小叶结构时,称为肝纤维化,如消除病因并经适当治疗,纤维化尚可逐渐被吸收,为可复性变。但随着病变继续进展,肝细胞不断坏死、结节状再生,肝小叶内外的纤维组织互相连接,分隔包绕原有的或再生的肝细胞团,最终形成弥漫全肝的假小叶,同时导致肝内血液循环途径改建和肝功能障碍而形成肝硬化。

（二）病理变化

肉眼观,早中期,由于肝细胞变性且实质细胞减少不明显,肝体积可正常或略增大,重量增加,质地正常或稍硬。晚期肝体积明显缩小,重量减轻(常低于 1000 g 以下),质地变硬,表面呈颗粒状或小结节状,结节大小近似,直径多在 0.1~0.5 cm 之间,最大不超过 1 cm。切面见圆形或类圆形结节弥漫分布于全肝,大小与表面的结节一致,常呈黄褐色(脂变)或黄绿色(淤胆),周围为灰白色纤维组织条索包绕(图 8-7)。

镜下观察可见如下特点。

(1) 正常肝小叶结构被破坏,由广泛增生的纤维组织将原来的肝小叶或再生肝细胞结节分割并包绕成大小不等的圆形或类圆形的肝细胞团,称为假小叶(pseudolobule),是肝硬化的特征性病变。其特点:①假小叶内肝细胞排列紊乱,肝细胞可见不同程度的变性、坏死和再生的肝细胞。②中央静脉缺如、偏位或出现两个以上。③可见再生的肝细胞结节(可形成假小叶)。结节内肝细胞排列紊乱,再生的肝细胞体积较大,核大深染,常出现双核。

(2) 外周包绕假小叶的纤维间隔宽窄比较一致,内有数量不等的淋巴细胞、单核细胞等慢性炎症细胞浸润,也可见到小胆管的增生和无管腔的假胆管(图 8-8)。

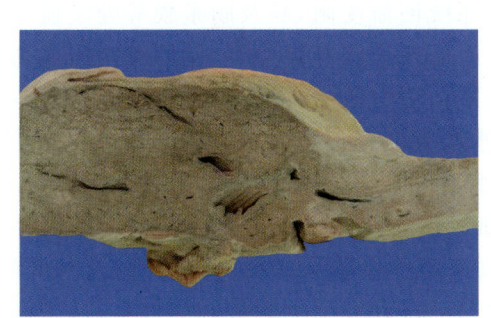

图 8-7　门脉性肝硬化(肉眼观)
表面及切面见弥漫分布于全肝的圆形或类圆形小结节

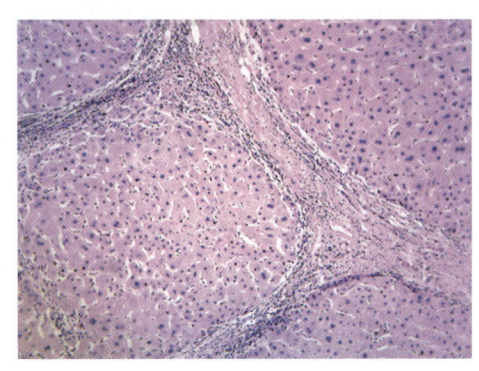

图 8-8　门脉性肝硬化(镜下观)
正常肝小叶结构被破坏,纤维间隔包绕大小不等的圆形或类圆形的肝细胞团形成假小叶。假小叶内中央静脉缺如、偏位

（三）临床病理联系

肝硬化早期肝功能尚可代偿,后期病变发展到一定程度,超出肝功能的代偿能力,称为肝硬化失代偿期,临床症状出现门静脉高压症和肝功能障碍。

1. 门静脉高压症(portal hypertension)　门静脉压升高主要是由肝内血液循环途径被改建所致。其发生机制:①窦性阻塞,由于肝内广泛的纤维结缔组织增生,小叶中央静脉及肝血窦闭塞或肝窦周围广泛纤维化,使门静脉回流受阻;②窦后性阻塞,假小叶及纤维结缔组织压迫小叶下静脉,致肝窦内血液流出和门静脉血液流入肝血窦受阻;③窦前性阻塞,肝动脉小分支与门静脉小分支在进入肝窦前形成异常吻合支,造成压力高的动脉血流入门静脉内(图 8-9)。此外,肝内原有血管网的破坏、减少,均增加了门静脉回流的阻力,致使门静脉高压形成。门静脉压力升高后,胃、肠、脾等器官的静脉回流受阻、淤血。患者临床常出现以下症状和体征。

(1) 慢性淤血性脾肿大(splenomegaly):有 70%~85% 肝硬化患者会出现脾肿大。肉眼观,脾体积增大,重量增加,一般多在 500 g 以下,少数可达 800~1000 g,质硬。切面呈红褐色。镜下脾窦扩张

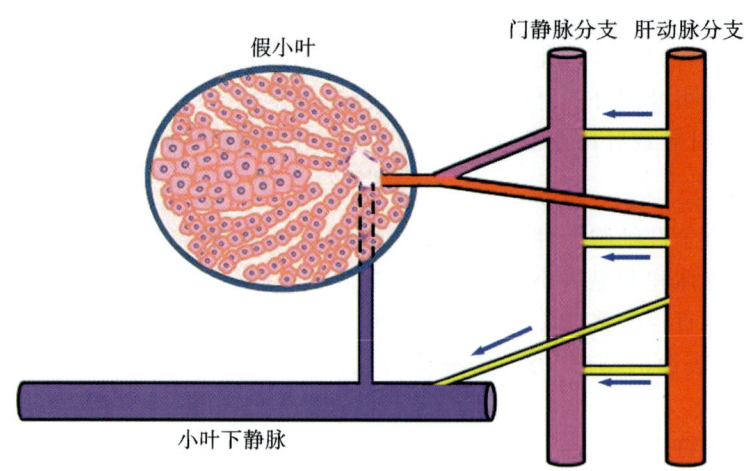

图 8-9 窦前性阻塞异常吻合支模式图

淤血,脾小体萎缩,窦内皮细胞增生(功能活跃,引起脾功能亢进,破坏血细胞增多,导致外周血液中红细胞、白细胞和血小板减少)。红髓内有含铁血黄素沉着及纤维组织增生,可形成黄褐色的含铁结节。临床症状有贫血、出血倾向、免疫力低下。

(2)胃肠淤血、水肿:胃肠静脉回流受阻,导致胃肠道淤血、水肿,影响食物的消化和吸收,患者出现腹胀、食欲不振、消化不良等症状。

(3)腹水(ascites):肝硬化晚期患者腹腔内常出现淡黄色透明的液体(漏出液),量大时腹部明显膨隆。腹水形成的主要原因:①门静脉压力升高,使门静脉系统回流受阻,肠及肠系膜等处淤血、毛细血管流体静压升高,液体漏入腹腔;假小叶压迫小叶下静脉及肝窦周围纤维化等,使肝窦内压升高,液体自窦壁漏出,部分经肝被膜漏入腹腔。②肝细胞损伤,合成白蛋白减少,以及胃肠道消化、吸收功能障碍,导致低蛋白血症,致使血浆胶体渗透压降低,这与腹水形成也有一定关系。③肝功能障碍,灭活醛固酮、抗利尿激素作用减弱,造成其血中水平升高,引起水钠潴留,进一步促使腹水形成。

(4)侧支循环形成:门静脉压力升高,使部分门静脉血经门-体静脉吻合支绕过肝脏直接回到右心。侧支循环的开放同时也会引起一些并发症。主要的侧支循环及并发症:①食管下段及胃底静脉丛曲张:最常见,为门静脉血经胃冠状静脉→食管下段静脉丛→奇静脉→上腔静脉而回右心。常引起食管下段及胃底静脉丛曲张,曲张处黏膜皱襞明显隆起迂曲、呈蚯蚓状,当腹内压升高或进食粗糙食物时,极易发生破裂,引起致命性的上消化道大出血,这是肝硬化患者常见的死亡原因之一。②直肠静脉丛曲张:门静脉血经肠系膜下静脉→直肠静脉丛→髂内静脉→下腔静脉回右心。可引起直肠静脉丛曲张,痔核形成,曲张严重或受摩擦时常破裂发生便血,长期便血可引起贫血。③脐周静脉网曲张:门静脉血经附脐静脉→脐周静脉网→胸腹壁上、下静脉→上、下腔静脉回右心。可引起脐周静脉及腹壁浅静脉高度扩张,出现"海蛇头"现象(图 8-10)。

2. 肝功能障碍(hepatic dysfunction) 肝细胞长期反复受到损伤,数量减少,结构破坏,失去代偿时可出现肝功能障碍的表现。

(1)蛋白质合成障碍:由于肝细胞合成白蛋白减少,血浆白蛋白降低。并且由于侧支循环开放,从胃肠道吸收的一些抗原性物质不经肝细胞处理,直接进入体循环,刺激机体免疫系统合成球蛋白增多,造成血清白蛋白含量降低,因此白/球蛋白值减小甚至倒置。

(2)出血倾向:主要由肝合成凝血酶原和其他凝血因子等减少,以及脾肿大、脾功能亢进时血小板破坏过多所致,患者可有皮肤、黏膜、牙龈出血,皮下淤斑,鼻衄等。

(3)胆色素代谢障碍:肝硬化晚期由于肝细胞坏死及毛细胆管内胆汁淤积、胆栓形成等,致血中胆红素含量升高,患者可出现肝细胞性黄疸表现。

(4)对激素的灭活作用减弱:肝脏灭活雌激素作用减弱,导致体内雌激素过多。可出现:①蜘蛛状

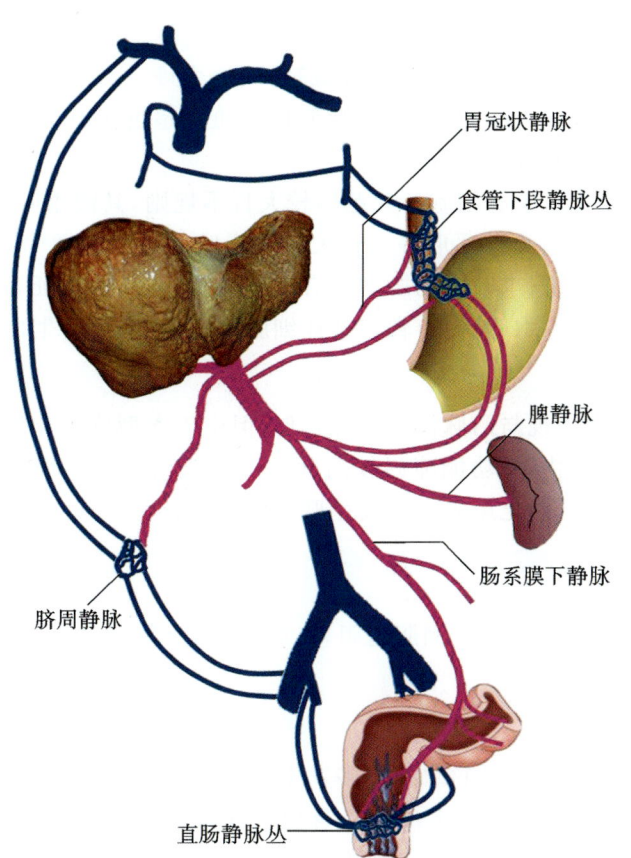

图 8-10 门静脉高压症时侧支循环模式图

血管痣和肝掌：由雌激素过多使体表的小动脉末梢扩张所致。蜘蛛痣多出现在患者面部、颈部、上胸部、前臂等处，压之褪色。肝掌主要表现为患者手掌大、小鱼际处呈斑状发红。②男性患者睾丸萎缩，有乳腺发育症状。③女性患者出现月经不调、不孕等。

（5）肝性脑病（肝昏迷）：由肝功能极度衰竭，造成机体代谢紊乱所导致的以意识障碍为主的中枢神经系统功能失调的综合征。这是肝硬化患者最严重的并发症，也是肝硬化患者又一常见死亡原因。

（四）结局

门脉性肝硬化早期，如能消除病因并适当治疗，肝脏结构和功能虽不能完全恢复，但肝组织有强大的代偿能力，可使病情较长期相对稳定，肝功能得以改善。但当病变不断进展，发展到晚期，患者常因一系列并发症而死亡。常见的死亡原因有肝性脑病、食管下段静脉丛曲张破裂引起的上消化道大出血、继发感染、合并肝癌或肾衰竭等。

二、坏死后性肝硬化

坏死后性肝硬化（postnecrotic cirrhosis），是在肝实质发生大片坏死的基础上形成的。相当于形态分类中的大结节型和大小结节混合型肝硬化。

（一）病因和发病机制

1. 病毒性肝炎 多由亚急性重型病毒性肝炎在病程迁延数月以后，逐渐发展而来。若慢性肝炎反复发作，肝细胞坏死严重时，也可进展为本型肝硬化。

2. 药物及化学物质中毒 一些药物或化学物质中毒可引起肝细胞严重的弥漫性坏死，继而肝细胞结节状再生，从而发展为坏死后性肝硬化。

（二）病理变化

肉眼观，肝脏体积缩小，常以左叶为甚，重量减轻，质地变硬。与门脉性肝硬化相比，坏死后性肝硬化的肝脏变形更明显，结节较大且大小悬殊，结节直径通常超过 1 cm，最大直径可达 5～6 cm。切面见纤维结缔组织间隔较宽，并且宽窄不均。

镜下观，坏死后性肝硬化由于肝细胞坏死范围较大且不规则，其假小叶特点：①假小叶大小、形态不一，可呈半月形、地图形、圆形及类圆形等。较大的假小叶内可见到数个完整的肝小叶。也可见到残存的汇管区呈集中现象。②假小叶内的肝细胞有不同程度的变性、坏死，以及胆色素沉着。③假小叶间的纤维间隔较宽，且宽窄不均，其内有较多炎症细胞浸润，小胆管增生也较显著。

（三）结局

坏死后性肝硬化的临床表现与门脉性肝硬化相似，但由于本型肝硬化的肝细胞坏死较严重，故病程较门脉性肝硬化短，进展较快，肝功能障碍较门脉性肝硬化明显且出现早，而门静脉高压症表现较轻并且出现较晚。坏死后性肝硬化患者多因发生肝性脑病而死亡。其癌变率也较门脉性肝硬化高。

三、胆汁性肝硬化

胆汁性肝硬化（biliary cirrhosis）是因胆道阻塞，胆汁淤积而引起的肝硬化，较少见。根据病因不同，可分为继发性与原发性两类。

（一）病因和发病机制

1. 原发性胆汁性肝硬化 在我国很少见，多发生于中年以上妇女。病因不明，因在患者血中检测到自身抗体，目前认为可能是针对胆管上皮的自身免疫性损伤，引起慢性胆管破坏，导致进行性胆汁淤积（故称为慢性非化脓性破坏性胆管炎），最终转变为肝硬化。

2. 继发性胆汁性肝硬化 主要是由于长期肝外胆管阻塞（如胆石症）和胆道上行性感染所导致的继发性肝脏病变。由于长期的胆道系统阻塞，引起胆管腔狭窄或闭锁，胆汁淤积，肝细胞发生变性、坏死而导致肝硬化。

（二）病理变化

肉眼观，原发性和继发性胆汁性肝硬化基本相同。早期肝脏常肿大，晚期肝体积缩小，但不如门脉性、坏死后性肝硬化明显，中等硬度，表面结节不明显或呈细小颗粒状。由于胆汁淤积，肝脏呈深绿色或绿褐色。

镜下：①原发性胆汁性肝硬化早期病变为小叶间胆管上皮细胞水肿、坏死，周围有淋巴细胞浸润。后期因小胆管慢性损伤而致结缔组织增生并伸入肝小叶内，形成假小叶，但假小叶结构并未完全分割开来。②继发性胆汁性肝硬化可见毛细胆管内胆汁淤积、胆栓形成。坏死区胆管可破裂，胆汁溢出，形成"胆汁湖"。肝细胞因胆汁淤积而发生变性、坏死，坏死的肝细胞出现体积肿大，胞质疏松呈网状，核消失，称为网状或羽毛状坏死。假小叶周围结缔组织的分割包绕不完全。肝小叶的改建及纤维组织的增生较门脉性、坏死后性肝硬化为轻。

第八节　消化系统常见肿瘤

一、食管癌

食管癌（esophageal carcinoma）是指食管黏膜上皮或腺体发生的恶性肿瘤，是我国常见恶性肿瘤之一。全世界每年死于食管癌的患者中一半是中国人。其发病有一定的地域分布特点，太行山区、苏北地区、大别山区、川北地区、闽粤交界等地区为高发区。发病年龄多在 40 岁以上，并随年龄的增长而升高。男性发病多于女性。早期临床症状不明显,中晚期出现进行性吞咽困难。

(一)病因和发病机制

1. 饮食及生活习惯　长期进食过热、过硬、过粗糙的食物,易引起食管黏膜损伤,为食管癌的发生创造条件。研究表明,食物中亚硝酸盐含量较高(如自制酸菜等),能导致多种动物发生食管癌。吸烟、饮酒等也可能与本病发生有关,酒精可促进致癌物进入食管壁,造成黏膜损伤,诱发食管癌形成。在食管癌高发区的食物中常发现有真菌存在。某些维生素和微量元素的缺乏均可能与本病有一定关系。

2. 慢性炎症　长期不愈的各种食管慢性炎症可能诱发食管癌。食管癌癌旁组织内均有不同程度慢性炎症改变。

3. 遗传因素　食管癌有家族聚集现象,家族中迁出高发区者,其发病率仍然较高,提示食管癌发病可能与遗传易感性有一定的关系。

(二)病理变化

食管癌常发生在食管的三个生理狭窄部,以食管中段最多见(50%),次之为下段,上段最少。

1. 早期癌　临床无明显症状,病变较局限,常为原位癌或黏膜内癌,也有部分侵及黏膜下层,但无肌层侵犯,无淋巴结转移。早期难以诊断,内镜检查或食管拉网脱落细胞学检出癌细胞有重要价值。

肉眼观,癌变处黏膜仅见轻度糜烂或细颗粒、微小乳头形成。钡餐造影显示正常或管壁轻度局限性僵硬。镜下以鳞状细胞癌为主。

2. 中晚期癌　病变进展,患者临床多出现明显的吞咽困难等症状。

肉眼形态可分为四型:

(1)髓质型:最多见。肿瘤在食管壁内浸润性生长,常侵及食管壁全层,管壁均匀增厚,表面常有浅溃疡,管腔狭窄。切面癌组织呈灰白色,质软如脑髓。

(2)蕈伞型:癌组织外生性生长明显,形成卵圆形扁平肿块向腔内突起,边缘外翻,呈蘑菇状(图8-11)。切面癌组织主要向管腔内生长,食管壁浸润破坏较轻。预后相对较好。

(3)溃疡型:较常见。表面形成深达肌层的溃疡,形态不规则,边缘隆起,底部凹凸不平,常见出血坏死。

(4)缩窄型:较少见。癌组织环壁浸润食管全周,同时伴有明显的纤维组织增生,从而引起食管腔环形狭窄,狭窄以上管腔显著扩张。此型梗阻症状出现早且重,转移较晚。

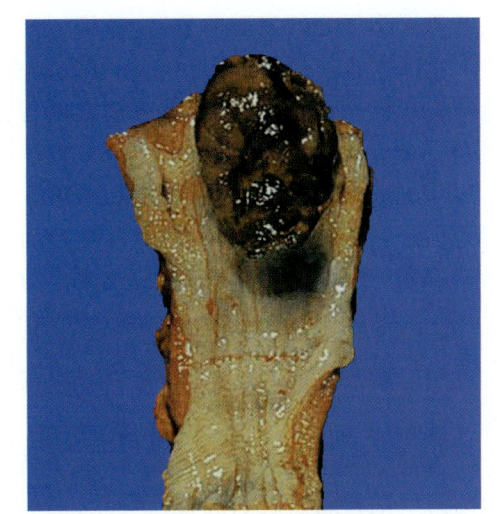

图8-11　蕈伞型食管癌

食管癌组织学类型有鳞状细胞癌、腺癌、腺鳞癌和神经内分泌系统来源的小细胞癌等。我国食管癌90%以上为鳞状细胞癌;其次为腺癌,占5%~10%,大部分腺癌由巴雷特(Barrett)食管恶变而来,少数来源于食管黏膜下腺体;其余类型均少见。

(三)扩散

1. 直接蔓延　癌组织浸润破坏食管壁层,并极易穿透管壁后侵入邻近组织和器官。食管上段癌可侵及喉、气管和颈部软组织;中段癌可侵及支气管、胸膜、肺等;下段癌主要侵入贲门、膈肌、心包等处。导致相应组织器官破坏和并发症的发生。

2. 转移

(1)淋巴道转移:为食管癌的常见转移方式。癌细胞沿淋巴引流途径,上段癌常转移至喉后、颈部和纵隔淋巴结;中段癌多转移至食管旁、肺门淋巴结;下段癌可转移至食管旁、贲门及腹腔上部淋

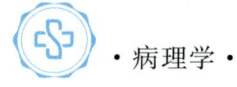
巴结。

（2）血行转移：主要见于晚期食管癌患者，多转移至肝和肺。

（四）临床病理联系

早期食管癌症状不明显，仅表现为吞咽不适、进食后胸骨后刺痛等，易被忽略。早期癌及时治疗预后良好。中晚期由于肿瘤组织导致管腔狭窄，最主要的临床表现就是出现进行性吞咽困难，最终可因无法进食，引起恶病质、全身衰竭而死亡。当累及周围组织、器官时可出现相应症状，如癌组织侵犯压迫喉返神经出现声音嘶哑等。

二、胃癌

胃癌（stomach carcinoma）是指由胃黏膜上皮和腺上皮发生的恶性肿瘤，为消化道常见的恶性肿瘤之一。在我国不少地区胃癌的发病率和死亡率均居恶性肿瘤第一位。胃癌好发年龄在 40～60 岁，男性约为女性 2 倍。

（一）病因和发病机制

确切病因尚未完全明了，可能与以下多种因素协同作用有关。

1. 幽门螺杆菌感染 流行病学调查显示，幽门螺杆菌感染可增加胃癌的发生。动物实验中，仅用幽门螺杆菌感染进行实验就可诱发出胃癌。幽门螺杆菌感染致黏膜损伤，胃黏膜保护屏障被破坏，合并其他细菌过度繁殖，进而合成具有致癌效应的化合物（如亚硝基化合物），进一步损伤黏膜，并诱发胃黏膜上皮细胞 DNA 异常甲基化，导致细胞逐渐异型增生、癌变。

2. 环境和饮食因素 胃癌发病率的地理分布存在明显地域差异，同时流行病学调查显示从胃癌高发区移居到胃癌低发区的移民，其第二代胃癌发病率显著下降，提示环境因素可能与胃癌的发病相关。不良的饮食习惯，如高盐饮食，过量饮酒，好食熏制、腌制等食物，均可增加胃癌发生的危险性，其可能与引起胃黏膜损伤，或导致亚硝酸盐等致癌物质的增多及食物中缺乏具有保护作用的抗氧化剂等因素有关。

3. 其他因素 在某些胃癌患者的直系亲属中，胃癌的发生率比一般人可高出几倍，提示发病与遗传因素也有一定关系。此外，慢性萎缩性胃炎、胃溃疡等胃黏膜的慢性疾病长久不愈时可导致恶变，其属于胃癌的癌前疾病。EB 病毒感染也与胃癌的发生有关。

（二）病理变化

胃癌好发于胃窦部，特别是胃小弯侧较多见；次之为贲门胃底部。根据病变进程分为早期胃癌与中晚期胃癌。

1. 早期胃癌 不论病变范围大小，有无淋巴结转移，只要癌组织浸润仅局限于黏膜层或黏膜下层者均称为早期胃癌。若病灶直径＜0.5 cm 者称为微小胃癌，0.6～1.0 cm 者称为小胃癌。胃镜检查胃黏膜活检确诊为癌，但手术切除标本经节段性连续切片未发现癌组织时，称之为一点癌。

肉眼观，早期胃癌分为以下三型。

（1）隆起型（Ⅰ型）：较少见，肿瘤明显隆起于胃黏膜面，高出黏膜面相当于黏膜厚度的 2 倍以上，有时呈息肉状。

（2）表浅型（Ⅱ型）：肿瘤表面较平坦，变化轻微，有时仅表现为黏膜稍粗糙，无明显隆起或凹陷。此型可再细分为Ⅱa、Ⅱb、Ⅱc 型，即表浅隆起型、表浅平坦型、表浅凹陷型。

（3）凹陷型（Ⅲ型）：此型最多见，病变有明显凹陷或溃疡形成，但仍局限于黏膜下层。

镜下以原位癌和高分化管状腺癌最多见，次之为乳头状腺癌，未分化癌最少见。

早期胃癌术后 5 年生存率＞90%，10 年的生存率约为 75%。而微小胃癌和小胃癌术后 5 年的生存率可达 100%。因此，早发现、早治疗，可很大程度上提高胃癌患者术后的生存率和改善其预后。

2. 中晚期胃癌 癌组织浸润超过黏膜下层到达肌层或浸润胃壁全层，又称为进展期胃癌。癌组织侵袭越深,预后越差,转移的可能性越大。

其肉眼形态分为以下三类型。

(1)息肉型或蕈伞型:肿瘤向黏膜表面生长,呈结节状、息肉状或蕈伞状突入胃腔内。表面常有深浅不一的溃疡形成。

(2)溃疡型:癌组织部分坏死脱落,形成边缘隆起呈皿状或火山口状的溃疡。溃疡一般较大,底部凹凸不平,有较明显出血、坏死(图8-12)。应注意溃疡型胃癌与慢性胃溃疡的鉴别(表8-3)。

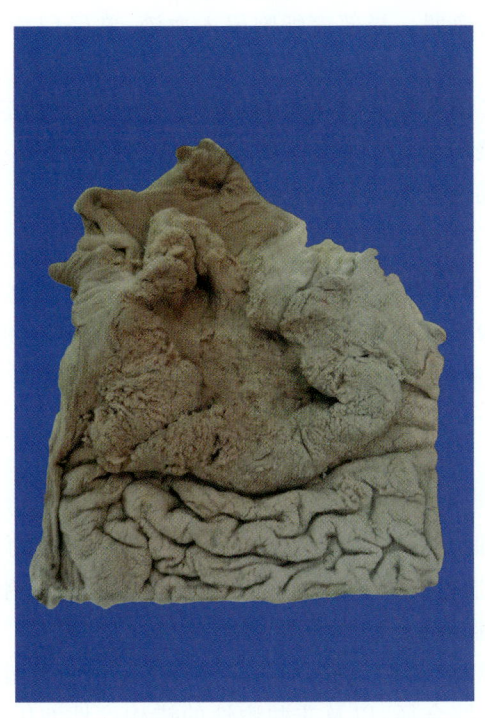

图 8-12　溃疡型胃癌

表 8-3　慢性胃溃疡与溃疡型胃癌的肉眼形态鉴别

	良性溃疡(慢性胃溃疡)	恶性溃疡(溃疡型胃癌)
外形	圆形或椭圆形	不规则、皿状或火山口状
大小	溃疡直径一般小于 2 cm	溃疡直径常大于 2 cm
深度	较深,低于周围黏膜	较浅,常高于周围黏膜
边缘	较整齐、不隆起	不整齐、隆起状
底部	平坦,洁净	凹凸不平,常有出血坏死
周围黏膜	皱襞向溃疡呈集中状	皱襞中断,呈结节状肥厚

(3)浸润型:癌组织在胃壁内呈局限性或弥漫性浸润,与周围正常组织分界不清楚。若弥漫浸润累及胃大部或全胃时,胃壁增厚变硬、弹性减退,黏膜皱襞大部分消失,胃腔缩小,形如皮革制成的囊袋,称为革囊胃。

当癌细胞分泌大量黏液,使癌组织肉眼呈灰白色、半透明胶冻状时,称为胶样癌。其肉眼形态可为以上三型中的任意一种。

镜下中晚期胃癌组织学类型主要为腺癌,其中以高、中、低分化的管状腺癌、黏液腺癌为常见,还可见乳头状腺癌、印戒细胞癌和未分化癌。少数发生于贲门部的胃癌可为鳞状细胞癌等。有时两种以上的组织学类型可同时存在于同一标本中。

(三)扩散

1. 直接蔓延　癌组织浸润破坏并穿透胃壁后可直接蔓延至脾、胰腺及大网膜等邻近器官和组织。

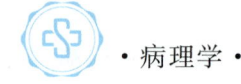

2. 转移

(1) 淋巴道转移：其最常见的转移方式。多数病例按淋巴引流的顺序，由近及远，由浅入深发生转移。其中以转移到胃小弯侧胃冠状静脉旁及幽门下淋巴结最为常见，其进一步可转移至腹主动脉旁、肝门淋巴结，继而至胰头上方或肠系膜根部淋巴结；胃大弯淋巴结处转移灶可进一步累及大网膜淋巴结。晚期，癌细胞经胸导管转移到左锁骨上淋巴结（菲尔绍（Virchow）淋巴结）。少数病例淋巴结可呈现跳跃式转移。

(2) 血行转移：多见于胃癌晚期。局部癌细胞侵入血液，常经门静脉转移到肝，也可见肺、骨及脑等器官转移。

(3) 种植性转移：胃癌尤其是胃黏液腺癌浸润胃壁穿透浆膜表面后脱落到腹腔内，广泛播撒种植于大网膜及腹腔、盆腔器官的浆膜上，常引起腹腔、盆腔器官的广泛粘连及血性腹水。常见种植于卵巢，当双侧卵巢处形成转移性黏液癌时，称为 Krukenberg 瘤。

（四）临床病理联系

胃癌缺乏典型临床表现。早期胃癌者常无明显症状。中晚期胃癌者常出现食欲减退、消瘦、上腹部不适或疼痛，疼痛无时间规律性并呈逐渐加重。癌性溃疡出血可出现呕血或便血，甚至大出血。穿孔导致弥漫性腹膜炎。贲门癌累及食管下端可导致吞咽困难，胃幽门癌可致幽门梗阻引起呕吐。肿瘤较大时，上腹部可触及肿块。

三、大肠息肉和腺瘤

大肠息肉是指大肠黏膜表面上所有突出到肠腔内的隆起状病变的总称。当息肉数目超过 100 枚以上，称为息肉病，其发生多与遗传因素有关。大肠息肉包括肿瘤性和非肿瘤性病变，从病理上可分为三类：①非肿瘤性息肉：如炎症性息肉、增生性息肉、幼年性息肉等。②散发性腺瘤性息肉：如管状腺瘤、绒毛状腺瘤、管状绒毛状腺瘤和锯齿状腺瘤等。③遗传性家族性息肉病：包括肿瘤性的家族性腺瘤性息肉病、特科特（Turcot）综合征，以及非肿瘤性的错构瘤性波伊茨-耶格（Peutz-Jegher，PJ）综合征、幼年性息肉病和增生性息肉病等。

（一）非肿瘤性息肉

1. 幼年性息肉　一种错构瘤性息肉。息肉呈球体，多为单发，主要由大小不等的增生腺体构成，腺体可呈囊性扩张，充满黏液，上皮分化成熟。常发生于儿童，成人亦可发病。

2. 增生性息肉　又称化生性息肉。发生原因不明，多出现在中年以后，以大肠较为常见，一般较小，直径约 0.5 cm。镜下主要由增大而规则的腺体构成，腺体呈锯齿状，细胞核排列规则，常无异型性。

（二）散发性腺瘤性息肉

腺瘤性息肉最常见。与癌发生关系密切。

1. 管状腺瘤（tubular adenoma）　最为多见。肉眼观表面光滑或有分叶，大小不一，常（80%）有蒂。镜下可见大小不等、形态不一的腺管状结构，腺上皮细胞数目增多，核细长、笔杆状，可呈假复层排列，伴不同程度的上皮内瘤变。管状腺瘤中可有绒毛状结构，只要不超过 25% 仍诊断为管状腺瘤。

2. 绒毛状腺瘤（villous adenoma）　肉眼观，绒毛状腺瘤多较大，常无蒂，表面可呈粗颗粒或粗绒毛状，质较软。镜下腺上皮增生并突起于黏膜面，呈多数纤细的绒毛状或乳头状，乳头中心为血管及纤维结缔组织，被覆上皮呈不同程度的上皮内瘤变。腺瘤中绒毛状结构至少占 50% 才能诊断为此型。绒毛状腺瘤较易恶变，研究显示 40% 绒毛状腺瘤可伴有散在浸润性癌灶。

3. 管状绒毛状腺瘤（tubulovillous adenoma）　该腺瘤是由绒毛状和腺管状两种结构构成，其中绒毛状结构占 25%～50%，余为腺管状成分，并伴有上皮内瘤变。

4. 锯齿状腺瘤（serrated adenoma）　即传统锯齿状腺瘤（traditional serrated adenoma，TSA），多

有蒂、突起,腺腔呈锯齿状结构,伴上皮内瘤变。也可见管状腺瘤和绒毛状腺瘤结构。常发生于直肠乙状结肠移行部。

5. 广基锯齿状腺瘤(sessile serrated adenoma,SSA) 又称为广基锯齿状腺息肉,形态不同于传统锯齿状腺瘤或增生性息肉,其息肉大,多扁平无蒂,镜下锯齿状结构更明显,通常缺乏上皮内瘤变的存在。特征性病变为锯齿状结构的腺窝扩张,可见腺窝基底部烧瓶状向两侧扩张。多发生于近端结肠。

多数文献证实,腺瘤越大、腺瘤结构中绒毛状成分越多,广基锯齿状腺瘤等腺瘤性息肉癌变的可能性越大。

(三)遗传性家族性息肉病

1. 家族性腺瘤性息肉病(familial adenomatous polyposis,FAP) 常染色体显性遗传病,因 APC 基因突变引起。主要特征为整个大肠黏膜密布成百上千个大小不等的腺瘤,多为管状腺瘤(图 8-13)。由于 APC 基因突变方式繁多,因此家族性腺瘤性息肉病可有多种特殊的变异类型,产生不同的临床表现,如伴有皮肤软组织肿瘤、骨瘤和伴随瘤变如甲状腺瘤、肾上腺瘤及肾上腺癌等特征表现的加德纳(Gardner)综合征等。腺瘤性息肉数目明显减少者称为轻型家族性腺瘤性息肉病,多发生于结肠近端,腺瘤癌变率和发生时间也有明显降低和推迟。家族性腺瘤性息肉病发病年龄早,如不及时治疗,几乎都会发生癌变。

2. Turcot 综合征 以多发性结肠腺瘤性息肉伴中枢神经系统肿瘤为特点。肠道息肉较大,数目较少。根据分子基础的不同该综合征可有两种基因突变类型,并伴有不同的中枢神经系统肿瘤:①APC 基因突变(FAP 家族),常伴小脑髓母细胞瘤。② hMLH1 及 hPMS2 基因突变(HNPCC 家族),常伴多形性胶质母细胞瘤。

3. Peutz-Jegher(PJ)综合征 又称黑斑息肉病,是一种少见的常染色体显性遗传病,以皮肤黏膜色素

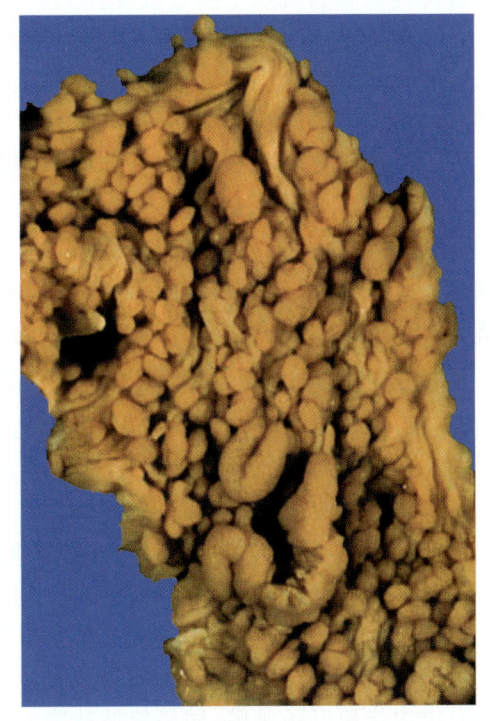

图 8-13 家族性腺瘤性息肉病(结肠多发性)

沉着及胃肠道出现多发性错构瘤性息肉为特征。患者多有口唇黏膜和四肢末端皮肤黑色素沉着。典型的肠道息肉较大、有蒂。镜下由树枝状增生的来源于肠壁黏膜肌层的平滑肌组织作为支架,其外被覆黏膜,腺上皮分化较好,由吸收细胞、杯状细胞、帕内特细胞及嗜银细胞等构成。最近的研究表明,Peutz-Jegher 综合征患者的息肉上皮由于 LKB1/ STK11 基因突变可恶变为癌。

四、大肠癌

大肠癌(large intestine cancer)又称结直肠癌(colorectal cancer),是由大肠黏膜上皮或腺体发生的恶性肿瘤。在消化管癌中其发病率仅次于胃癌和食管癌。中、老年人多见,欧美国家发病率高于我国。目前,世界多数国家大肠癌的发病率逐年升高。我国由于近年来饮食结构和生活方式的改变,大肠癌发病率处于恶性肿瘤的第五位,尤其是结肠癌的新发病率上升较快,发病呈现城市高于农村,男性发病比女性增长快等特点。与西方国家相比,我国青年人发病比例较高。临床上以腹痛、贫血、便血、便频、黏液便、腹部肿块等为表现,部分患者出现肠道狭窄梗阻症状。

(一)病因和发病机制

尚不完全清楚,可能是环境因素与遗传因素综合作用的结果。

1. 饮食因素 大肠癌发生多与饮食结构有关。高脂、低纤维饮食中,高脂促使胆汁分泌入肠道增

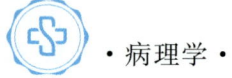

加,在肠道内菌群作用下产生的致癌物质增多;低纤维性食物使肠道内食物残渣减少,可造成通过时间延长,并且引起肠道中有害物质的形成及活性增加,导致腔内致癌物与肠黏膜接触时间增长。而喜食腌制、油炸食物也易引发大肠癌,因这些食物中含有亚硝胺类化合物等多种诱发大肠癌的致癌物质。

2. 遗传因素　大肠癌是一类遗传背景比较突出的恶性肿瘤,10％～15％的大肠癌患者为遗传性大肠癌,主要有两类:①家族性腺瘤性息肉病(FAP)癌变,多数家族性腺瘤性息肉病均可检出 APC 基因的突变,其发生多通过染色体不稳定途径引起 APC 基因(一种抑癌基因)的失活,从而导致大肠癌的发生。②遗传性非息肉病性大肠癌(HNPCC)。HPNCC 为错配修复基因突变引起,其中大部分与 hMSH2 及 hMLH1 突变有关,其导致机体错配修复功能的降低,进而出现遗传不稳定,容易发生肿瘤。遗传性大肠癌发病年龄较散发性大肠癌早 10 年以上。

3. 伴有肠黏膜增生的慢性肠疾病　大肠息肉状腺瘤、慢性溃疡性结肠炎、慢性血吸虫病等结、直肠的慢性炎症使肠黏膜反复损伤和修复,上皮过度增生而癌变。大肠腺瘤,尤其是绒毛状腺瘤被认为是癌前疾病。

分子机制研究中发现,除少数遗传性肿瘤外,在大肠癌的发生、发展过程中,APC、c-myc、ras、p16、DCC、MCC、DPC4、p53 等多种抑癌基因和原癌基因分阶段、经过不同通路参与了整个癌变过程,并逐渐累加导致大肠黏膜上皮演变为腺癌。研究表明,多数大肠癌是通过正常黏膜→上皮过度增生→腺瘤→腺癌这样一种规律演变而来的。和大肠癌发生机制有关的通路还有锯齿状病变通路、溃疡性结肠炎相关的大肠癌通路、幼年性息肉病至癌通路。

(二)病理变化

大肠癌多好发于直肠(50％),其次为乙状结肠(20％),其他依次为盲肠和升结肠(16％)、横结肠(8％)、降结肠(6％)。大肠癌约 1％呈多中心发生,常由多发性息肉癌变而来。

大肠癌的肉眼形态分为以下四型。

1. 隆起型　肿瘤向肠腔内突出,呈息肉状或蕈伞状,有蒂或广基。可伴浅表溃疡,使肿瘤形态如盘状。镜下多为分化较高的腺癌。多见于右半结肠癌。

2. 溃疡型　此型较多见。肿瘤中央坏死脱落形成较深溃疡,直径多在 2 cm 以上。溃疡可呈中央坏死凹陷,边缘明显隆起于肠黏膜表面的火山口状;也可由于肿瘤主要向肠壁深层浸润并坏死脱落,从而形成边缘覆以肠黏膜、稍呈斜坡状隆起的较深溃疡形状。

3. 浸润型　肿瘤向肠壁深层弥漫浸润性生长,病灶处肠壁增厚、变硬,表面黏膜皱襞增粗、不规则,一般无明显溃疡形成。病变常累及肠管全周,若伴间质纤维组织明显增生,使肠壁环状增厚、肠腔缩小,则形成环状狭窄,临床早期即可出现肠梗阻的症状。左半结肠癌以浸润型为多。

4. 胶样型　肿瘤形状不一,但其表面及切面均呈半透明、胶冻状。此型较少见,预后较差。

镜下大肠癌的组织学类型主要包括:①管状腺癌:癌细胞呈腺管状排列。根据其分化程度可分为高、中、低三级。②乳头状腺癌:细乳头状结构,乳头中心间质较少。③黏液腺癌、印戒细胞癌:癌组织内有大片黏液湖为其特征,恶性程度高,预后较差。④未分化癌:癌细胞不形成腺管状结构,细胞排列无规律,预后差。⑤腺鳞癌。⑥鳞状细胞癌。⑦大肠癌:以高分化管状腺癌和乳头状腺癌最为常见。⑧腺鳞癌、鳞状细胞癌:主要见于肛管部位,较少见。

(三)分期和预后

WHO 分类中明确界定了大肠癌的定义,大肠肿瘤组织只有穿透黏膜肌层侵及黏膜下层才称为癌。不超过黏膜肌层者则称为上皮内瘤变,而不称为癌。原来的重度非典型增生和原位癌被归入高级别上皮内瘤变,黏膜内癌(未突破黏膜肌层)则称为黏膜内瘤变。如此分类的原因是因为黏膜内癌 5 年生存率达 100％,而一旦肿瘤细胞浸润至黏膜下层,5 年生存率明显降低。

大肠癌的临床病理分期对正确选定治疗方案、判断预后有重要的意义。主要有 Dukes 分期和TNM 分期。目前常用的是最经典简明的 Dukes 分期,其主要依据大肠癌局部浸润扩散范围以及有无

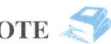

区域淋巴结转移和远处脏器转移而定(表 8-4、图 8-14)。

表 8-4 大肠癌的分期及预后

分期	肿瘤生长扩散范围	5 年生存率/(%)
A 期	肿瘤局限于黏膜层内(早期癌)	100
B₁ 期	肿瘤侵及肌层,但未穿透,无淋巴结转移	67
B₂ 期	肿瘤穿透肌层,但无淋巴结转移	54
C₁ 期	肿瘤未穿透肌层,但伴有淋巴结转移	43
C₂ 期	肿瘤穿透肠壁全层,并伴有淋巴结转移	22
D 期	肿瘤伴有远隔脏器转移	极低

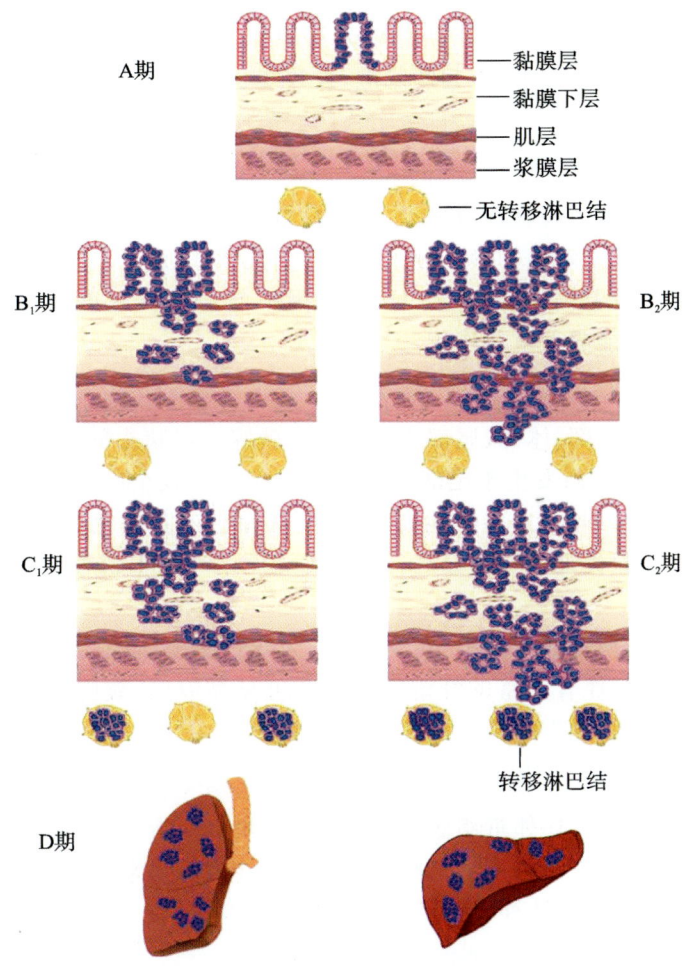

图 8-14 Dukes 分期模式图

(四)扩散

1. 直接蔓延 癌组织沿肠壁纵轴、环状肠管或深层浸润扩散,后浸润穿透浆膜层直接蔓延至邻近脏器如前列腺、肾、腹膜、子宫、膀胱等处。

2. 转移

(1)淋巴道转移:大肠癌主要转移途径。如果癌组织未穿透肠壁肌层,则较少有淋巴道转移。而一旦穿透肌层浸润到浆膜层后,转移率明显增高。通常按淋巴引流的顺序逐级扩散,先转移至癌组织部位局部淋巴结,再至远隔引流淋巴结,晚期可转移到锁骨上淋巴结。

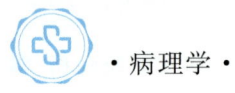
（2）血行转移：晚期癌组织侵入静脉后通过门静脉转移至肝，也可转移到肺、脑和骨等处。癌细胞也可经胸导管入血，发生血行转移。

（3）种植性转移：癌组织穿透肠壁浆膜后，癌细胞脱落并种植到大网膜及腹腔脏器表面，常导致血性腹水，脱落细胞学检查可见癌细胞。

（五）临床病理联系

大肠癌早期常无明显症状。随着肿瘤生长逐渐出现便秘或便频等排便习惯的改变，以及便血、便细、黏液便等粪便性状的变化，并出现腹部疼痛、腹部肿块、贫血、消瘦等症状，晚期出现腹水及恶病质。其中便血最多见。腹部肿块是右半结肠癌的常见症状。由于左半结肠癌浸润型为多，易引起肠管环形狭窄，因此腹痛伴肠梗阻症状常见于左半结肠癌和直肠癌。

五、胰腺癌

胰腺癌（pancreatic carcinoma）一般指胰腺外分泌腺体发生的恶性肿瘤。较少见，但近年来胰腺癌发病呈增多趋势。由于其恶性程度高，起病隐匿，发现多已中晚期，预后极差。患者年龄多在60～80岁之间，男性略多于女性。

（一）病因和发病机制

病因及发病机制尚未明确。调查资料显示，其发病危险因素主要有吸烟、高脂高蛋白饮食、遗传、慢性胰腺炎、长期接触某些化学致癌物等。分子生物学研究表明，约90％的胰腺癌患者有 K-ras 基因点突变，此外还可有 p53、p16 基因突变，以及 Her2 基因扩增、c-myc 过度表达等，这些基因的异常在胰腺癌的发生发展过程中可能起着重要作用。

（二）病理变化

胰腺癌可发生于胰腺的头部、体部、尾部或累及整个胰腺。以胰头部最为多见，占60％～70％；次之发生于胰体部，占20％～30％；发生于尾部者占5％～10％；累及全胰腺者占5％。

肉眼观，癌组织大小形态不一，大多质地硬韧，切面灰白色或黄白色，与周围组织界限不清，可弥漫浸润胰腺组织，与慢性胰腺炎难以区别分辨。有些肿瘤硬结埋藏于胰腺组织内，由胰腺外观看很不明显。

镜下胰腺癌的组织学类型较多。其中80％～90％为导管腺癌，癌细胞来自导管上皮，主要由不同分化程度的导管样结构构成，伴有丰富的纤维间质。还可见黏液癌、囊腺癌、实性癌、多形性癌，以及少见的来自胰腺导管上皮鳞状化生的鳞状细胞癌或腺鳞癌。

（三）扩散和转移

胰头癌在早期可直接浸润破坏邻近组织器官（如胆管和十二指肠等），然后经淋巴道转移至胰头旁和胆总管旁淋巴结。体尾部癌易早期经门静脉转移至肝内（最为常见），进而侵入腹腔神经丛周围淋巴间隙，发生远隔部位的淋巴道转移，还可经肝静脉血行转移至肺、骨等处。

六、原发性肝癌

原发性肝癌（primary hepatic carcinoma）是指肝细胞或肝内胆管上皮细胞发生的恶性肿瘤，常简称为肝癌，是我国和某些亚洲、非洲地区常见恶性肿瘤。我国肝癌发病率较高，男性多于女性。肝癌发病较隐匿，早期常无临床症状，发现时多数已为晚期，死亡率高。近年来由于广泛开展血中甲胎蛋白（AFP）检测与影像学检查相结合的方法，明显提高了早期肝癌的检出率。

（一）病因

尚未完全清楚，以下因素可能与肝癌发生有关。

1. 肝炎病毒　肝炎病毒是原发性肝癌最主要的致病因素，与肝癌关系最为密切的是乙型肝炎病毒（HBV），其次是丙型肝炎病毒（HCV），我国肝癌患者中 HBV 的检出率为60％～90％，欧美和日本肝癌患者中 HCV 的检出率最高。目前研究表明,HBV 阳性的肝癌患者可见 HBV 基因整合到宿主基因组内,HBVx 基因编码的产物 HBx 蛋白能与 p53 结合,使 p53 抑癌功能失活;HBx 蛋白还可通过激活细胞信号转导通路活化原癌基因,从而诱导肝癌的发生。HCV 的确切致癌机制尚不清楚,可能不同于 HBV,一些研究提示 HCV 致肝细胞癌变的主要原因可能是 HCV 的直接细胞毒作用以及免疫性损伤导致肝细胞反复损伤与修复,使再生肝细胞不断累加细胞基因的突变,最终导致恶性转化。

2. 肝硬化 在我国,肝癌合并有肝硬化者较常见,大多为坏死后性肝硬化。不同病因引起的肝硬化诱发肝癌形成的机制不同。肝硬化发展为肝癌的时间一般为 7 年左右。

3. 真菌及其毒素 摄入被黄曲霉菌、青霉菌等真菌及其毒素污染的食物可引起实验性肝癌。尤以黄曲霉素 B1 最为显著。而在肝癌高发区,食物被黄曲霉菌污染的情况也较为严重。

4. 酒精 长期饮酒可引起肿瘤生成或转移分子的释放、表达,同时又可导致肝硬化的形成,继而促进肝癌的发生。

5. 其他 亚硝胺类化合物、遗传、营养等因素被认为与肝癌的发生可能也有一定关联。

(二) 病理变化

1. 早期肝癌 也称小肝癌,是指癌结节数不超过 2 个,单个癌结节直径最大小于 3 cm,或两个癌结节直径合计小于 3 cm 的原发性肝癌。结节多呈圆形或分叶状,与周围组织边界清楚,灰白色质软,切面较均匀,无出血和坏死。患者常无任何临床症状,而血清 AFP 检测阳性。

2. 中晚期肝癌 肝脏体积明显增大,重量常可达 2000 g 以上,肉眼形态可分为三型。

(1) 巨块型:肿瘤为单个巨大实性肿块,圆形,直径一般在 15 cm 以上,肝右叶多见。质软,切面灰白色或偶尔可有淤胆呈黄绿色,中心部常有出血、坏死。瘤体周边常见大小不等的散在卫星灶。通常不伴或仅伴有轻度肝硬化。

(2) 多结节型:最多见。癌结节多个散在,呈圆形或椭圆形,直径由数毫米至数厘米不等,可相互融合形成较大结节(图 8-15)。被膜下的瘤结节向表面隆起导致肝表面凹凸不平。常伴有肝硬化。

(3) 弥漫型:少见。癌组织在肝内弥漫分布,一般无明显的结节。此型常在肝硬化基础上发生,形态上两者不易区分。

镜下分为以下三种组织类型。

(1) 肝细胞癌:最多见,发生于肝细胞。肿瘤细胞分化程度差异比较大:分化较好的(高分化)癌细胞与肝细胞相似,癌细胞呈多边形,胞质丰富,嗜酸性,核大

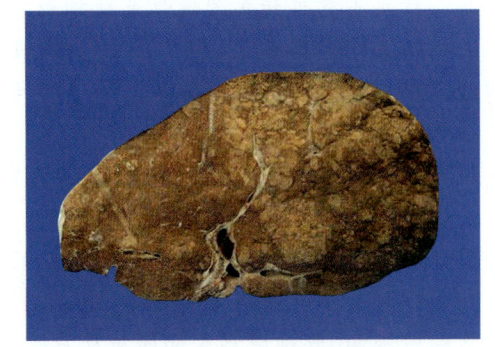

图 8-15 多结节型肝癌

而圆,核仁明显,癌细胞多排列呈条索状并常有腺泡样结构,有丰富的肝血窦样腔隙,间质少。分化程度较差的(低分化)癌细胞有明显异型性,常见巨核及奇异形核的瘤细胞,癌细胞多以实性生长为主。

(2) 胆管细胞癌:较少见,发生于肝内胆管上皮细胞。其组织结构多为不同分化程度的腺癌,癌细胞呈方形或柱状,呈腺管状排列,可见有黏液分泌,间质较多。一般不合并肝硬化。

(3) 混合细胞型肝癌:最少见,癌组织中同时具有肝细胞癌和胆管细胞癌两种成分。

(三) 扩散

1. 肝内蔓延、播散 原发性肝癌首先在肝内浸润、蔓延,并沿门静脉分支转移,在肝内形成多个转移癌结节。还可逆行蔓延至肝门静脉主干形成癌栓,堵塞管腔引起门静脉高压。

2. 肝外转移

(1) 淋巴道转移:癌细胞常侵入淋巴道转移至肝门淋巴结、上腹部淋巴结及腹膜后淋巴结。

(2) 血行转移:晚期癌细胞可经肝静脉转移到肺、肾上腺、脑、肾及骨等处。

(3) 种植性转移:癌细胞浸润到肝表面后,可脱落直接种植到腹膜、大网膜、腹腔和盆腔各脏器表

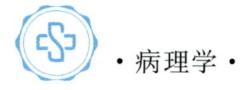
面,并发生癌性腹水。

(四)临床病理联系

原发性肝癌起病隐匿,多有病毒性肝炎和肝硬化病史,早期症状不明显,临床就诊时多已是中晚期。患者多有肝区疼痛、进行性消瘦、食欲减退、肝肿大、黄疸、腹水等表现。肝癌的首发症状多为肝区疼痛,可能是癌组织迅速增大使肝包膜被牵张所致。黄疸多见于胆管细胞癌或弥漫型肝癌,主要由癌块直接侵犯或压迫肝内外胆管所致,也可为癌细胞广泛浸润引起肝细胞性黄疸。腹水呈草黄色或血性,与门静脉高压、腹膜浸润等有关,可对其进行脱落细胞学检查。患者多因肝功能衰竭,胃肠道或腹腔内大出血及合并感染而死亡。原发性肝癌预后不良,平均存活期仅为 7 个月,预后主要取决于能否早期诊断、早期治疗。

小结

慢性浅表性胃炎以黏膜浅层炎症细胞浸润,黏膜固有腺体保持完整为特点。慢性萎缩性胃炎以黏膜内慢性炎症细胞浸润,纤维组织增生,胃黏膜萎缩变薄、黏膜腺体减少或消失并伴肠上皮化生和假幽门腺化生为特点。

消化性溃疡以胃黏膜保护屏障被破坏,导致黏膜组织被胃酸和胃蛋白酶自身消化形成慢性溃疡为主要特征。胃溃疡多位于胃小弯近幽门侧,尤其胃窦部;十二指肠溃疡多位于十二指肠球部。溃疡底部由内向外分为炎症渗出层、坏死层、肉芽组织层、瘢痕组织层。常见并发症有出血、穿孔、幽门狭窄、癌变。

急性阑尾炎分为急性单纯性、急性蜂窝织炎性、急性坏疽性三种主要类型,最常见的并发症为阑尾穿孔。迁延不愈可转变为慢性炎症细胞浸润、伴不同程度纤维结缔组织增生为特征的慢性阑尾炎。

炎症性肠病病因不明,慢性经过,反复发作。包括局限性肠炎和溃疡性结肠炎。局限性肠炎多见于回肠末端,病变常呈节段性,肠壁内见非干酪样肉芽肿形成。溃疡性结肠炎可累及结肠各段,病变呈连续性分布,广泛溃疡伴假息肉形成。

胰腺炎是多种原因导致的胰腺酶溶性变化所形成的炎性疾病。可分为急性胰腺炎和慢性胰腺炎。急性胰腺炎主要表现为胰腺炎性水肿、出血、坏死,又分为急性水肿性胰腺炎和急性出血性胰腺炎。慢性胰腺炎病变主要特征为胰腺组织的慢性炎症和纤维化。

病毒性肝炎由肝炎病毒引起的,基本病变以肝细胞变性(主要为细胞水肿)和坏死为特征,同时伴有炎症细胞浸润、肝细胞再生和间质反应性增生。急性病毒性肝炎以肝细胞广泛变性、坏死轻微为特点。慢性病毒性肝炎分为轻、中、重度。轻度慢性肝炎:肝细胞变性、坏死轻,点灶状及轻度碎片状坏死,汇管区及周围轻度纤维化,肝小叶结构较完整。中、重度慢性肝炎:肝细胞变性、坏死明显,中到重度的桥接及碎片坏死,汇管区、小叶内逐渐形成纤维间隔。重型病毒性肝炎分为急性重型和亚急性重型病毒性肝炎。急性重型病毒性肝炎肝脏体积明显缩小,肝细胞出现弥漫性大片坏死、无明显再生现象。亚急性重型病毒性肝炎既有肝细胞亚大片/大片坏死,又有肝细胞结节状再生。

肝硬化由多种原因引起的肝细胞变性、坏死继而出现纤维组织增生和肝细胞结节状再生,最终导致肝脏体积变小、变硬、变形。其特征性病变为假小叶形成。我国以门脉性肝硬化最为常见。失代偿期临床出现门静脉高压症和肝功能障碍表现。

食管癌以食管中段最为多见。早期病变较局限,常为原位癌或黏膜内癌,未侵及肌层,无淋巴结转移。中晚期大体分为髓质型、蕈伞型、溃疡型、缩窄型。组织学上以鳞状细胞癌最多见。患者临床多出现明显的吞咽困难等症状。

胃癌好发于胃窦部,早期胃癌指癌组织浸润仅局限于黏膜层或黏膜下层者。中晚期胃癌大体分为息肉型或蕈伞型、溃疡型、浸润型。组织学上主要为腺癌。

大肠息肉是大肠黏膜表面上所有突出到肠腔内的隆起状病变总称。可分为非肿瘤性息肉、散发性腺瘤性息肉、遗传性家族性息肉病三类。散发性腺瘤性息肉最常见,与癌发生关系密切。

大肠癌多好发于直肠,大多是由腺瘤恶变而来。大体分为隆起型、溃疡型、浸润型、胶样型。组织学上主要为多种类型的腺癌。

胰腺癌近年发病呈增多趋势。起病隐匿,发现时多已为中晚期,预后极差。以胰头部最为多见,组织学上导管腺癌最多。

原发性肝癌在我国发病率较高。早期肝癌癌结节直径最大小于 3 cm。中晚期肝癌大体分为巨块型、多结节型、弥漫型。组织学上肝细胞癌最多见。

(河南科技大学　吉巧红)

能力检测

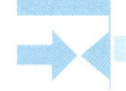

第九章　泌尿系统疾病

泌尿系统由肾、输尿管、膀胱和尿道组成。病变包括炎症、肿瘤、尿路阻塞、代谢性疾病、血管疾病和先天性畸形等。本章主要介绍肾小球肾炎、肾盂肾炎以及肾和膀胱常见肿瘤。

肾是泌尿系统最重要的脏器。肾的解剖生理单位为肾单位,由肾小球和与之相连的肾小管构成。肾小球包括血管球和肾球囊。血管球由入球小动脉分支盘绕形成毛细血管襻,再汇合成出球小动脉离开肾小球,营养周围肾小管。所以,当肾小球处于缺血状态时,相应肾小管也会失去血液供应,发生萎缩、消失,继发纤维组织增生。肾小球毛细血管壁分为三层:中间为致密层,内、外两侧为疏松层;基膜(又称为基底膜)内侧由扁平的内皮细胞覆盖,内皮细胞胞体有许多直径为 70～100 nm 的窗孔;基膜外侧为胞质丰富、有许多细长突起的足突细胞,足突之间为许多宽为 20～30 nm 的间隙,称为滤过间隙,基膜、内皮细胞、足突间隙三者共同构成肾小球的滤过膜或滤过屏障,滤过膜受损,患者常出现尿的改变。毛细血管丛之间为血管系膜,由系膜细胞和系膜基质组成,起支持毛细血管网的作用。系膜细胞还有一定收缩及吞噬功能,可吞噬进入肾小球的大分子物质,参与炎症反应及损伤后的修复。肾球囊是肾小管的盲端凹陷而成的杯状双层囊结构,两层间的狭窄腔隙称为肾球囊腔。肾球囊的壁层由单层扁平上皮细胞构成,其脏层上皮细胞为有许多突起的足突细胞,紧贴附于毛细血管丛的外侧(图 9-1),肾球囊狭窄、闭塞会影响尿液的形成。

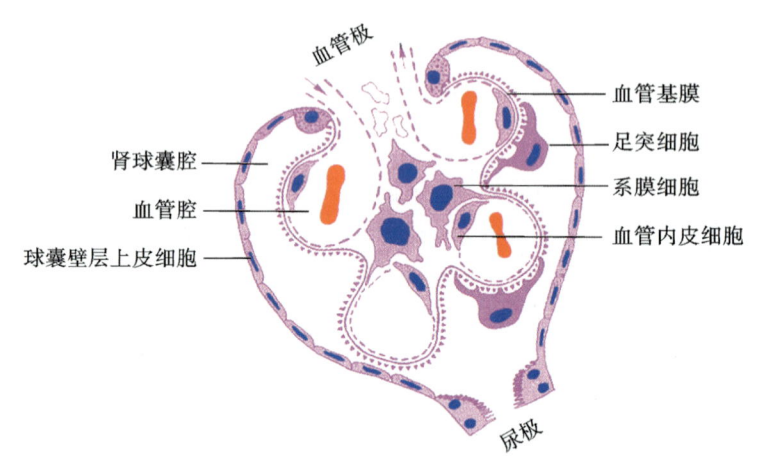

图 9-1　肾小球超微结构(示意图)

肾小球是形成原尿的滤过结构,肾小管对原尿起重吸收、浓缩和稀释作用。通过形成尿液,将代谢产物和毒物排出体外,维持体内水、电解质和酸碱平衡;同时肾脏还具有内分泌功能,分泌肾素、前列腺素、促红细胞生成素、1,25-二羟维生素 D_3 等多种生物活性物质,参与血压调节、红细胞生成以及钙、磷的吸收等代谢活动。肾脏具有强大的代偿储备能力,肾小球损伤后不能完全再生,只能通过残存的肾单位肥大来代偿功能,所以肾小球发生弥漫性严重损伤时,会给患者造成严重的后果,出现肾功能障碍及一系列临床病理过程。肾小管再生能力很强,发生损伤后,只要引起损伤的因素及时消除,肾小管即可再生,并能恢复功能。

第一节 肾小球肾炎

肾小球肾炎(glomerulonephritis),简称肾炎,是以肾小球损伤为主的变态反应性炎症。主要表现为尿的变化、水肿和高血压等。早期症状不明显,容易被忽略,发展到晚期可出现肾衰竭,严重威胁患者的健康和生命。

一、肾小球肾炎分类

肾小球肾炎的分类较为复杂,根据病因和发病机制将肾小球肾炎分为原发性、继发性和遗传性三种类型。原发性肾小球肾炎指原发于肾脏的独立性疾病,多为弥漫性的病变,少数是局灶性或节段性,发病与抗原抗体反应有关,肾脏为唯一或主要受累的脏器;继发性肾小球肾炎常继发于其他疾病或是全身疾病的一部分,如红斑狼疮性肾炎、过敏性紫癜肾炎、高血压、糖尿病等;遗传性肾炎是指一组以肾小球改变为主的遗传性家族性疾病,是基因异常导致的肾脏病变,最常见的遗传性肾炎是奥尔波特(Alport)综合征,是由编码Ⅳ型胶原α链的基因突变引起。另外,如果肾小球疾病的炎症反应不明显,可称之为肾小球病(glomerulopathy)。

通常所谓的肾小球肾炎一般是指原发性肾小球肾炎,现在国内较为普遍采用的是根据肾组织活检的病理变化进行分类的方法,可分为以下几种类型:①急性弥漫增生性肾小球肾炎;②急进性肾小球肾炎;③局灶性节段性肾小球硬化;④膜性肾小球肾炎;⑤轻微病变性肾小球肾炎;⑥膜增生性肾小球肾炎;⑦系膜增生性肾小球肾炎;⑧IgA肾病;⑨慢性硬化性肾小球肾炎。这是本节介绍的主要内容。

二、病因和发病机制

肾小球肾炎的病因不十分清楚,但近年来的研究在阐明肾小球肾炎的病因和发病机制方面取得了很大进展。大量动物实验和临床研究证明大多数类型的肾小球肾炎都是抗原抗体反应引起的免疫性疾病。

(一)引起肾小球肾炎的抗原

引起肾小球肾炎的抗原分为内源性和外源性抗原两大类。

1. 内源性抗原 抗原存在于机体内,分为两种。

(1)肾性抗原:如肾小球基膜抗原、内皮细胞和系膜细胞的细胞膜抗原、足细胞的足突抗原等。

(2)非肾性抗原:如核抗原、DNA抗原、免疫球蛋白抗原、肿瘤抗原等。

2. 外源性抗原 抗原来自外界环境,分为两种。

(1)生物性抗原:细菌如链球菌、葡萄球菌、肺炎球菌、脑膜炎球菌等。病毒如乙型肝炎病毒、麻疹病毒、EB病毒等。霉菌如白色念珠菌等。另外,还有寄生虫如疟原虫、血吸虫及丝虫等。

(2)非生物性抗原:如异种血清、外源性凝集素及某些药物等。

各种不同的抗原物质引起的抗体反应和形成免疫复合物的方式及部位不同,与肾小球肾炎的发病和引起的病变类型有密切关系。

(二)发病机制

抗原抗体反应是肾小球损伤的主要原因。肾小球肾炎的发生主要由肾小球内免疫复合物的形成或沉积(图9-2),再激活补体等炎症介质引起。

1. 免疫复合物引起的肾小球肾炎有两种方式

(1)肾小球原位复合物的形成:抗体与肾小球内固有的抗原成分或植入在肾小球内的非肾小球抗原成分结合,在肾小球原位直接形成免疫复合物,引起肾小球损伤。研究证明,肾小球原位免疫复合

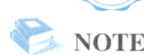
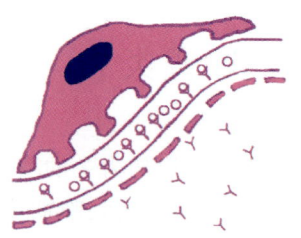 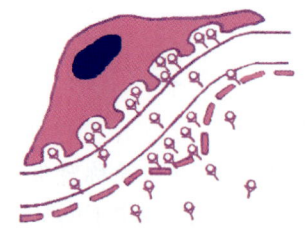

原位免疫复合物形成　　　　　循环免疫复合物形成

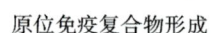

○·抗原　Y·抗体　♀·免疫复合物

图 9-2　肾小球肾炎免疫复合物形成（示意图）

物的形成在肾小球肾炎的发病中起着重要作用。抗原性质不同,引起的抗体反应也不同,可引起不同类型的肾炎。①肾小球基膜抗原:肾小球毛细血管基膜本身作为抗原成分,刺激机体产生抗自身肾小球基膜的抗体,形成免疫复合物,并激活补体引起肾小球的损伤。免疫荧光法可见免疫复合物沿肾小球毛细血管基膜沉积,形成连续的线性荧光。关于机体产生抗自身肾小球基膜抗体的原因目前尚未十分清楚。可能在感染或某些因素的作用下,基膜的自身结构发生改变而具有抗原性,刺激机体产生自身抗体;或者某些抗原如细菌、病毒或其他物质与肾小球基膜有相同的抗原性,这些抗原刺激机体产生的抗体可与肾小球毛细血管基膜发生交叉反应,引起肾小球的损伤。抗肾小球基膜抗体引起的肾炎称为肾小球基膜性肾炎,是一种自身免疫性疾病。这类肾小球肾炎在人类较少见,约占人类肾小球肾炎的 5％。②植入性抗原:非肾小球抗原进入肾小球内可与肾小球内的某种成分结合,形成植入性抗原而引起抗体生成。抗体与植入性抗原在肾小球内原位结合形成免疫复合物引起肾小球肾炎。植入性抗原可以是内源性的,也可以是外源性的。例如,免疫球蛋白、聚合的 IgG 等大分子物质常在系膜内沉积与系膜结合形成植入性抗原。此外,细菌、病毒、寄生虫等感染的产物和某些药物均能和肾小球内的成分结合形成植入性抗原。免疫荧光法检查多数可见免疫复合物在肾小球内呈不连续的颗粒状荧光。

（2）循环免疫复合物沉积:机体在非肾小球抗原物质的刺激下,产生相应抗体,抗原和抗体在血液循环中形成免疫复合物,免疫复合物随血液循环流经肾脏时,在肾小球内沉积下来,与补体结合引起肾小球的损伤。电子显微镜观察可见肾小球内有高电子致密物质沉积,免疫荧光法证实免疫复合物为免疫球蛋白和补体,在肾小球内呈颗粒状荧光。

循环免疫复合物是否在肾小球内沉积、沉积的部位和数量受多种因素的影响,其中两个最重要的因素是复合物分子的大小和复合物所携带的电荷。大分子复合物不能通过内皮细胞,被血液中的吞噬细胞清除,小分子复合物易通过肾小球滤过膜,不易在肾小球内沉积。含阳离子的复合物可穿过基膜,易沉积于上皮细胞下(即足突细胞和基膜之间);含阴离子的复合物不易通过基膜,常沉积于内皮细胞下(即血管内皮细胞和基膜之间);中性电荷的复合物易沉积于血管之间的系膜区。其他影响免疫复合物沉积的因素包括肾小球血流动力学,系膜细胞的功能和滤过膜的电荷状况等,引起不同类型的肾小球肾炎。

2. 引起肾小球肾炎的介质　免疫复合物无论是通过血液循环沉积,还是肾小球原位形成,都不能直接引起肾小球损伤,需通过各种炎症介质的释放才能导致肾小球受损而发生肾小球肾炎。其中激活补体系统在肾炎的发生中起重要作用。如补体在激活过程中产生的 C3a 和 C5a 具有过敏毒素作用,可使肥大细胞、嗜碱性粒细胞脱颗粒释放组胺、5-HT 等血管活性物质,使毛细血管壁通透性增加;C5a 具有趋化性,能吸引中性粒细胞积聚在肾小球内,中性粒细胞又可释放溶酶体内的蛋白酶,损伤内皮细胞和基膜;C5b～C9 可直接使基膜溶解。补体的激活可使细胞溶解破坏。中性粒细胞、巨噬细胞、淋巴细胞、自然杀伤细胞和血小板等可产生多种蛋白溶解酶、血管活性物质等,参与肾小球肾炎的变质、渗出和增生等病理变化过程。

三、临床表现

肾小球肾炎的病变种类较多,临床表现也不相同,主要表现为尿量变化、尿质的改变、水肿和高血压等。正常成人尿量一般 1500 mL/24 h 左右,尿量变化包括少尿、无尿、多尿或夜尿。如果尿量少于 400 mL/24 h 为少尿;少于 100 mL/24 h 为无尿;超过 2500 mL/24 h 为多尿。尿质的改变包括血尿、脓尿和菌尿、蛋白尿和管型尿。血尿指尿液内含有一定量的红细胞,分为肉眼血尿和镜下血尿;脓尿和菌尿指尿中含有大量的脓细胞、炎性渗出物或细菌;尿中蛋白质含量超过 150 mg/24 h 为蛋白尿;管型是指由蛋白质、细胞或细胞碎片在肾小管内凝集形成的圆柱形凝聚体,尿中出现大量管型则为管型尿。肾炎的病理类型与临床表现虽有密切关系,但并不完全平行。相似的症状可由不同的病变引起,而相似的病变也可引起不同的临床症状。一般可把肾小球肾炎的临床表现大致分为以下几种类型。

1. 急性肾炎综合征 多见于急性弥漫增生性肾小球肾炎。起病急,常表现为少尿或无尿,明显的血尿,不同程度的蛋白尿以及水肿和高血压;病变严重者可出现氮质血症或肾功能不全。

2. 急进性肾炎综合征 多见于急进性(新月体性)肾小球肾炎。起病急,进展快。出现血尿和蛋白尿后,迅速出现少尿甚至无尿,快速进展为肾衰竭。

3. 肾病综合征 临床上膜性、轻微病变性肾小球肾炎等均可出现肾病综合征(nephrotic syndrome)。表现为大量蛋白尿、严重水肿、低蛋白血症,并常有高脂血症。肾病综合征的各种临床表现之间具有内在的联系。引起综合征的关键性病变是免疫复合物沉积,损伤滤过膜,使其通透性显著增高,血浆蛋白滤过增加,出现大量蛋白尿;长期大量蛋白尿使血浆蛋白减少,引起低蛋白血症;低蛋白血症可刺激肝脏合成更多脂蛋白,从而出现高脂血症;低蛋白血症引起血浆胶体渗透压降低,引起全身性水肿。水肿使组织间液增多,血容量减少,肾小球血流量和滤过减少,醛固酮及抗利尿激素分泌增加引起水钠潴留,进一步加重水肿。

4. 无症状血尿或蛋白尿 主要见于 IgA 肾病。表现为反复发作性或持续性的肉眼或镜下血尿,可伴有轻度蛋白尿,一般无肾小球肾炎的其他症状。

5. 慢性肾炎综合征 各型肾小球肾炎终末阶段的表现,主要见于慢性肾小球肾炎。起病缓慢,主要表现为多尿、夜尿、低比重尿、高血压、贫血、氮质血症,逐渐发展为慢性肾功能不全和尿毒症。

四、原发性肾小球肾炎的临床病理类型

(一)急性弥漫增生性肾小球肾炎

急性弥漫增生性肾小球肾炎(acute diffuse proliferative glomerulonephritis)为临床上的急性肾炎,病变特征是肾小球弥漫性受累,肾小球内毛细血管内皮细胞及系膜细胞明显增生,伴中性粒细胞和巨噬细胞浸润,又称为毛细血管内增生性肾小球肾炎(endocapillary proliferative glomerulonephritis)。因发病与感染有关,所以又称为感染后性肾小球肾炎(postinfectious glomerulonephritis)。病变主要由免疫复合物沉积引起。临床表现为急性肾炎综合征。此型肾炎多见于 5～14 岁儿童,以 6～10 岁学龄期儿童最为多见;成人也可以发生,但病变一般比儿童严重,预后较差。

1. 病因和发病机制 发病与 A 组乙型溶血性链球菌感染有关,患者往往在发病之前 1～4 周有咽峡炎、猩红热等链球菌感染史,也称为链球菌感染后性肾小球肾炎(poststreptococcal glomerulonephritis)。除链球菌外,其他细菌如葡萄球菌、肺炎球菌和病毒及寄生虫也可以引起本型肾小球肾炎,称非链球菌感染性肾小球肾炎。多数患者血清抗链球菌溶血素"O"和抗链球菌其他抗原的抗体滴度升高,而补体水平降低。说明患者近期有链球菌感染,补体已被激活消耗。其发生机制多数是链球菌抗原成分刺激机体产生相应的抗体在血液循环中形成免疫复合物,沉积在肾小球的滤过膜上,在补体参与下引起肾小球肾炎。

2. 病理变化 肉眼可见两侧肾脏同时受累,早期变化不明显。随着病变的发展,肾轻度或中度肿

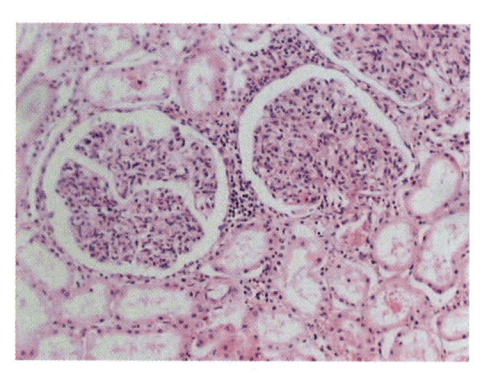

图 9-3　急性弥漫增生性肾小球肾炎
病变肾小球体积明显增大,细胞数目显著增多

大,包膜紧张,表面光滑、充血,色较红,故称大红肾。如果肾小球毛细血管破裂出血,肾表面和切面均可见散在的小出血点,如蚤咬过,称蚤咬肾。

镜下病变累及绝大多数肾小球,肾小球体积明显增大,细胞数目显著增多(图 9-3)。主要表现为肾小球内毛细血管内皮细胞和系膜细胞增生肿胀,同时伴有中性粒细胞及巨噬细胞浸润。

病变发展,肾小球内细胞增生加重,增生肿胀的内皮细胞和系膜细胞压迫毛细血管,使毛细血管腔狭窄甚至闭塞,肾小球呈缺血状。病变严重时,毛细血管腔内血栓形成,血管壁可发生纤维素样坏死。红细胞进入肾小管腔内,随尿排出形成血尿。不同的病例病变表现形式可能不同,有的以渗出为主,称为急性渗出性肾小球肾炎。有些病变严重,肾小球毛细血管袢坏死,有大量出血者称为出血性肾小球肾炎。

由于肾小球内细胞数目增多呈缺血状,可引起出球小动脉血流量减少,相应的肾小管血液供应不足,常有水肿、玻璃样变性和脂肪变性等改变。因免疫复合物沉积,导致滤过膜受损,管腔内含有滤过的蛋白质、红细胞、白细胞和脱落的上皮细胞,这些物质在肾小管内凝集,形成各种管型,如蛋白管型(又称透明管型)、细胞管型(如红细胞、白细胞或上皮细胞管型)、颗粒管型(坏死细胞碎片凝集而成)。肾间质常有不同程度的充血、水肿,中性粒细胞和少量淋巴细胞浸润。

免疫荧光检查,在肾小球毛细血管壁表面免疫球蛋白 IgG、IgM 和补体 C3 沉积,呈颗粒状荧光。

电镜下,肾小球系膜细胞和内皮细胞增生肿胀。在脏层上皮细胞和基膜之间有大小不等的电子致密物质沉积,在基膜表面呈驼峰状或小丘状,基膜有时厚薄不均。有时免疫复合物也可沉积在内皮细胞下、基膜内或系膜区。

3. 临床病理联系　临床上,一般在链球菌感染 10 天左右发病,主要表现为急性肾炎综合征。

(1)尿的改变:①少尿或无尿:主要由于毛细血管内皮细胞及系膜细胞的增生肿胀,压迫肾小球毛细血管,使肾小球血流量减少,滤过率降低,而肾小管的重吸收功能基本正常,所以出现少尿或无尿症状。②血尿、蛋白尿和各种管型尿:由于肾小球滤过膜的损伤,使其通透性增强引起。

(2)水肿:主要因肾小球滤过率降低,使水钠潴留,血容量增加;另外,由于变态反应使毛细血管的通透性增强,而导致患者出现轻度到重度的水肿。水肿一般先出现在组织疏松的眼睑周围,以后蔓延到整个面部及全身。

(3)高血压:本型肾小球肾炎的大多数患者均可出现轻或中度高血压,主要原因是水钠的潴留,引起血容量增加。患者血浆肾素水平一般不增高。

4. 结局　儿童链球菌感染后性肾小球肾炎的预后较好,95%以上可在数周或数月内症状消失,病变逐渐消退,完全恢复。少数患者病变消退较慢,肾小球系膜增生,可持续数月甚至 1~2 年。不到 1%的患者病情严重,发展较快,可发展为急进性肾小球肾炎,这些患者常迅速发生急性肾衰竭,预后差。也有少数患者虽然临床症状消失,而病变持续不退,以后症状可反复,逐渐发展为慢性硬化性肾小球肾炎。

成人患链球菌感染后性肾小球肾炎一般预后较差,发生肾衰竭和转变为慢性肾小球肾炎者较多。此外,由其他细菌感染引起的肾小球肾炎转变为慢性肾小球肾炎者,比链球菌感染后性肾小球肾炎转为慢性者多见,预后较差。

(二)急进性肾小球肾炎

急进性肾小球肾炎(rapidly progressive glomerulonephritis)又称为新月体性肾小球肾炎(crescentic glomerulonephritis),以肾球囊壁层上皮细胞增生形成大量新月体为主要病变特点。临床

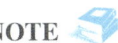

上,本病大多见于青年人和中年人,起病急骤,进展迅速,临床表现为急进性肾炎综合征。患者常在数周至数月内发生肾衰竭,死于尿毒症,故又称快速进行性肾小球肾炎。

1. 病因和发病机制 本病多数为原因不明的原发性肾小球肾炎,也可以继发于其他疾病。根据免疫和病理检查结果,分为以下三个类型。

Ⅰ型为抗肾小球基膜(glomerular basement membrane,GBM)抗体引起的肾小球肾炎。患者血清中可检出抗GBM抗体,一些患者的抗GBM抗体与肺泡基膜发生交叉反应,形成肺出血-肾炎综合征。血浆除去法可清除血液中抗体。免疫荧光检查显示线性荧光,主要为IgG沉积,部分病例有C3沉积。

Ⅱ型为免疫复合物性肾小球肾炎,我国较常见。由链球菌感染后性肾小球肾炎、系统性红斑狼疮、IgA肾病和过敏性紫癜等不同原因形成的免疫复合物引起。电镜检查显示电子致密沉积物,血浆除去法治疗通常无效。免疫荧光显示颗粒状荧光。

Ⅲ型为免疫反应缺乏型肾小球肾炎。免疫荧光和电镜检查均不能显示病变肾小球内有抗GBM抗体或免疫复合物沉积。大部分患者血清内可检出抗中性粒细胞胞质抗体,该抗体与某些类型血管炎的发生有关,是韦氏(Wegener)肉芽肿病或显微型多动脉炎等系统性血管炎的组成部分。

2. 病理变化 肉眼可见肾体积增大,颜色苍白,皮质内有时可见散在的点状出血。

镜下病变弥漫,在增生的球囊壁层上皮细胞间可见中性粒细胞、巨噬细胞、红细胞及纤维蛋白渗出。以壁层上皮增生为主的细胞成分在肾球囊一侧形成似月牙状的结构或环绕球囊一周,称其为新月体或环状体(图9-4)。纤维蛋白渗出是刺激新月体形成的主要因素。早期的新月体以球囊壁层上皮细胞成分为主,称为细胞性新月体;随着病变发展,纤维成分逐渐增多,称其为纤维-细胞性新月体;最后新月体纤维化,称为纤维性新月体。有时可见球丛毛细血管发生纤维素样坏死和出血,系膜和内皮细胞也增生,但一般程度较轻。肾小球内新月体形成后压迫毛细血管丛,与肾小球毛细血管丛粘连,使球囊腔狭窄或闭塞,肾小球的结构和功能严重破坏,影响血浆从肾小球滤过,最后毛细血管丛萎缩,整个肾小球纤维化玻璃样变性,功能丧失。肾小管上皮细胞常有细胞肿胀或脂肪变性,管腔内有蛋白质凝固形成的蛋白管型。

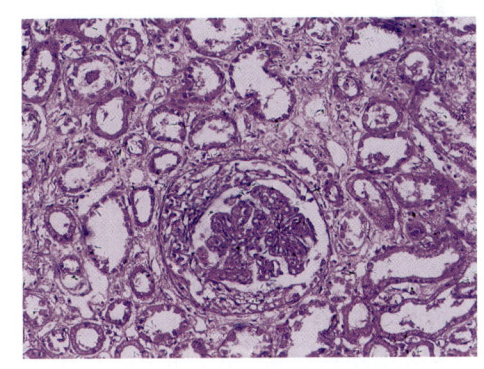

图9-4 急进性肾小球肾炎

可见球囊壁层上皮增生为主的细胞成分在肾球囊一侧形成似月牙状的结构

电镜下,部分病例显示电子沉积物,部分病例无电子沉积物出现。肾小球毛细血管基膜厚薄不均,出现裂孔、断裂。

免疫荧光检查,结果不一,与致病原因有关。部分病例在肾小球毛细血管基膜下呈现连续的线形荧光,可能与抗肾小球基膜型肾小球肾炎有关。部分在肾小球基膜上出现不规则的粗颗粒状荧光,可能为急性链球菌感染后性肾小球肾炎(免疫复合物肾小球肾炎),但约半数病例免疫荧光阴性。

3. 临床病理联系 临床主要表现为急进性肾炎综合征。

(1)尿的改变:急进性肾小球肾炎肾小球毛细血管纤维素样坏死,基膜出现缺损和裂孔,因此血尿常比较明显,蛋白尿相对较轻,水肿不明显。大量新月体形成后,阻塞肾球囊腔,出现少尿甚至无尿。

(2)氮质血症及肾衰竭:新月体形成,球囊腔狭窄、闭塞,代谢废物不能排出,在体内潴留引起氮质血症,血清尿素氮、肌酐等持续升高,酸碱平衡失调和水、电解质代谢紊乱,最后发展为肾衰竭。

(3)高血压:晚期大量肾单位纤维化、玻璃样变性,肾组织缺血,通过肾素-血管紧张素的作用,出现高血压的临床表现。

4. 结局 急进性肾小球肾炎,由于病变广泛,发展迅速,预后较差,如不及时采取措施,多数患者

往往于数周至数月内死于尿毒症。预后一般与病变的广泛程度和新月体的数量有关。如果双侧肾内有80%以上肾小球出现新月体形成,则预后不佳,患者多死于尿毒症。新月体形成少于80%者进展较慢,存留的肾小球可保留部分功能,患者可维持较长时间,逐渐发展为慢性硬化性肾小球肾炎。受累的肾小球少于50%者预后较好。多数严重或晚期患者,血液透析或肾移植为临床主要采取的治疗措施。

附:肺出血-肾炎综合征

肺出血-肾炎综合征主要临床表现及病变为肺出血合并肾小球肾炎,与抗肾小球基膜抗体和肺泡基膜发生交叉反应,引起肺出血有关。大多是抗肾小球基膜抗体引起的急进性肾小球肾炎。肉眼观,肺红褐色实性。镜下肺泡壁坏死,腔内出血,肺泡隔增宽,纤维组织增多。临床表现一般发病急,可有反复发作的咯血,常发展为肾衰竭。本病较少见,多发生于男性青壮年,小儿及老年人发生较少。

(三)肾病综合征相关的肾炎

1. 局灶性节段性肾小球硬化 局灶性节段性肾小球硬化(focal segmental glomerulosclerosis, FSG)的病变特点为病变累及部分肾小球的部分小叶或毛细血管祥。临床主要表现为肾病综合征,部分患者可只出现蛋白尿。

(1)病因和发病机制:局灶性节段性肾小球硬化可为原发性疾病,也可以为继发性疾病。原发性局灶性节段性肾小球硬化的发病机制尚未阐明,主要由脏层上皮细胞的损伤和改变引起,导致血管通透性增高,使血浆蛋白和脂质在细胞外基质内沉积,激活系膜细胞,导致节段性的玻璃样变性和硬化。

(2)病理变化:镜下病变为局灶性,早期从肾皮质深部近髓质部分的肾小球开始,其他肾小球无明显病变或病变轻微。继续发展可累及皮质全层。病变的肾小球毛细血管丛的部分血管萎陷,系膜增宽、硬化、玻璃样变性。相应的肾小管也萎缩、纤维化。肾间质纤维组织增生,有少量淋巴细胞和单核细胞浸润。最终由于大量肾小球硬化可发展为弥漫性硬化性肾小球肾炎,而导致肾功能不全。

电镜下,部分毛细血管基膜增厚、塌陷,系膜区内基质增加,脏层上皮细胞足突消失。

免疫荧光检查,硬化节段的血管球内有 IgM 和 C3 沉积。

(3)临床病理联系:80%患者临床表现为肾病综合征,约2/3同时伴有血尿,并常有高血压,少数仅表现为蛋白尿,多为非选择性。本病的病程和预后与微小病变性肾小球病有显著差异,两者的鉴别诊断非常重要。

(4)结局:本病为进行性,多发展为慢性肾小球肾炎,50%的患者10年内发展为终末期肾小球肾炎。小儿患者预后较好。此病变肾上腺皮质激素治疗效果不佳,常进行性发展,导致肾功能不全。

2. 膜性肾小球肾炎 膜性肾小球肾炎(membranous glomerulonephritis)主要病变特点是弥漫性肾小球毛细血管基膜增厚,因此称为膜性肾小球肾炎。由于肾小球无明显炎症性反应,故又称为膜性肾病(membranous nephropathy)。临床上是引起成人肾病综合征的常见原因。

(1)病因和发病机制:约85%的患者原因不明,属于原发性膜性肾小球肾炎。与自身抗体和肾小球上皮细胞膜抗原反应,在上皮细胞与基膜之间形成免疫复合物有关。病变部位通常没有中性粒细胞、单核细胞浸润和血小板沉积,有补体出现。实验研究提示,病变的发生与补体 C5b~C9 组成的攻膜复合物的作用有关。C5b~C9 可激活肾小球上皮细胞和系膜细胞,使之释放蛋白酶和氧化剂,引起毛细血管壁损伤和蛋白质漏出。部分患者为继发性的,与本病相关的疾病包括系统性红斑狼疮、糖尿病及慢性乙型病毒性肝炎等。

(2)病理变化:肉眼可见早期肾脏明显肿胀,体积增大,色苍白,故称大白肾。切面皮质明显增宽,髓质无特殊改变。

镜下病变为弥漫性,肾小球毛细血管壁明显增厚,早期病变轻,不易观察,随着病变进展,管壁增厚逐渐加重。六胺银染色显示毛细血管基膜上有许多与基膜垂直的钉状突起形如梳齿,其染色反应与基膜相同呈黑色。此型肾炎既无毛细血管内皮细胞增生,也无肾小球内炎症细胞渗出。发展到晚期,基膜极度增厚,有少量系膜细胞轻度增生,使肾小球毛细血管管腔狭窄、闭塞,肾小球硬化。

电镜下,肾小球毛细血管基膜表面,脏层上皮细胞下有许多细小的丘状沉积物,基膜增生伸出许多钉状突起或梳齿,插入沉积物之间。随病变的发展,钉状突或梳齿逐渐由细变粗,将沉积物包埋于基膜内,使基膜显著增厚且不规则。而后沉积物逐渐被溶解和吸收,使基膜出现虫蚀状空隙(图 9-5)。

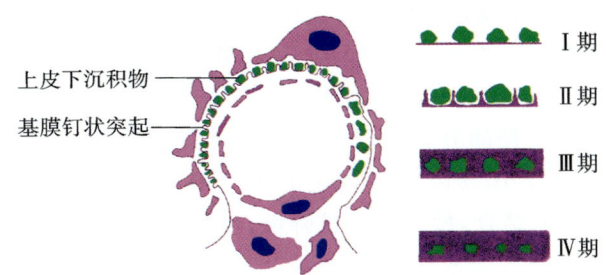

图 9-5　膜性肾小球肾炎(示意图)

由于肾小球毛细血管基膜损伤严重,滤过膜通透性明显增加,大量的蛋白质由肾小球滤过到肾球囊,进入肾小管,一部分被肾小管上皮细胞重吸收。近曲小管上皮细胞常出现水肿、玻璃样变性和脂肪变性,细胞内可见大量脂肪空泡。晚期随肾小球的纤维化,肾小管也萎缩,间质纤维组织增多,炎症细胞浸润。

(3)临床病理联系:临床常表现为肾病综合征。由于基膜损伤严重,患者常有非选择性蛋白尿。水肿较严重,往往为全身性水肿,以眼睑和身体下垂部分最明显,严重者可有胸水和腹水。早期膜性肾小球肾炎,肾小球内无明显增生和炎症反应,毛细血管不狭窄,血流通畅,故血尿不多见,血压不高,无明显氮质血症。晚期,毛细血管阻塞,肾小球硬化,可引起高血压和肾衰竭。

(4)结局:膜性肾小球肾炎起病缓慢,病变为慢性进行性。病变轻者,症状可消退或部分缓解。多数则反复发作,皮质激素治疗效果不显著。发展到晚期,约 40% 的患者大量肾单位纤维化、硬化,可导致肾功能不全和尿毒症。

3. 轻微病变性肾小球肾炎　轻微病变性肾小球肾炎(minimal change glomerulonephritis)是引起儿童肾病综合征的最常见原因。镜下肾小球无明显变化,炎症反应不明显,故又称微小病变性肾病。

(1)病因和发病机制:轻微病变性肾小球肾炎与其他类型肾炎不同,电镜观察无沉积物出现,通过免疫荧光检查也未发现肾小球内有免疫球蛋白或补体。多数学者认为本病的发生与患者的免疫功能异常有关,好发于特异性的体质或病毒感染者,如霍奇金病患者。超微结构显示原发性的脏层上皮细胞损伤。实验研究表明肾小球滤过膜阴离子丧失,患者蛋白尿的形成可能与电荷依赖性屏障功能的丧失有关。最近的研究显示,轻微病变性肾小球病的肾小球病变与编码 nephrin 等肾小球蛋白基因的突变有关。

(2)病理变化:镜下轻微病变性肾小球肾炎的肾小球基本正常,肾小管上皮细胞内有多数玻璃样小滴和脂类沉积,又称为脂性肾病(lipoid nephrosis),是由肾小球毛细血管通透性增加,大量脂蛋白通过肾小球滤出,而由肾小管重吸收所致。

电镜下,弥漫性肾小球脏层上皮细胞足突消失,细胞胞体扁平,可见空泡及微绒毛形成,因此又称为足突病(foot process disease)。

(3)临床病理联系:本病多发生于 2～6 岁的儿童。可发生在呼吸道感染或预防接种后。临床上大多表现为肾病综合征,水肿出现早,蛋白尿具有高度选择性,尿内蛋白质主要为小分子的白蛋白。因肾小球的病变轻微,故一般无血尿和高血压,肾功能也不受影响。

(4)结局:大多数患者对糖皮质激素治疗敏感,90% 以上儿童可以完全恢复,病变在数周内消失。成人预后也很好。少数患者可有反复,一般不发展成慢性。

4. 膜增生性肾小球肾炎　膜增生性肾小球肾炎(membranoproliferative glomerulonephritis)的病变特点是基膜不规则增厚及弥漫性的系膜细胞增生、系膜基质增多。此型肾小球肾炎多见于中年人和青年人。临床上起病缓慢,是一种慢性进行性疾病。早期症状不明显,临床症状表现不一,常有血尿、蛋白尿,约半数患者起病时就出现肾病综合征,也常伴有高血压和肾功能不全。

(1)病因和发病机制:膜增生性肾小球肾炎可以是原发性的,也可以是继发性的。原发性膜增生性肾小球肾炎根据超微结构和免疫荧光的特点主要分为两型。

Ⅰ型由循环免疫复合物沉积于滤过膜和系膜区引起,伴有补体的激活。其抗原成分尚未确定,但许多抗原可能是肝炎病毒等病原体的蛋白质成分。这些抗原既可"植入"肾小球,也可在循环中形成免疫复合物,沉积于肾小球内。

Ⅱ型患者常伴有补体替代途径的异常激活,50%～60%患者的血清 C3 水平显著降低,而 C1 和 C4 等补体水平正常或轻度降低。70%以上患者血清中可检出自身抗体 C3 肾炎因子(C3 nephritic factor,C3NeF)。可与 C3 转化酶结合,使该酶不被降解,导致 C3 被持续分解,补体替代途径被异常激活。由于 C3 的过度消耗和肝脏 C3 合成减少,患者常出现低补体血症。C3NeF 引起肾小球损伤的确切机制和致密沉积物的性质目前还不清楚。

(2)病理变化:镜下两型病变相似。表现为肾小球体积增大,细胞数目增多。由于肾小球系膜细胞增生,同时分泌的基质增多,使系膜区增宽,毛细血管丛呈分叶状。系膜区可见数量不等的中性粒细胞浸润,并且可见增生的系膜组织沿血管内皮细胞下逐渐向周围毛细血管基膜伸展,插入基膜的基质与基膜染色性状相似,因此六胺银染色显示增厚的基膜呈双轨状或分层状。外侧为原有的基膜,内侧为新形成的基膜样物质,内有系膜细胞、内皮细胞或白细胞的嵌入。病变继续发展,增生的系膜组织可环绕全部毛细血管壁,使管壁显著增厚,管腔明显狭小,甚至阻塞。

电镜和免疫荧光检查,可见肾小球系膜增生,增生的系膜细胞和分泌的基质插入邻近的毛细血管祥,使基膜分离。肾小球内有大量电子致密物沉积。根据超微结构和免疫荧光特点,可将膜增生性肾小球肾炎分为两型:Ⅰ型较多见,电子致密物沉积在肾小球基膜内侧的内皮细胞下,聚积成大团块状。系膜内和上皮细胞下偶然也可见少量小而不规则的沉积物。免疫荧光检查显示 IgG 和 C3,以及 C1q 和 C4 早期补体成分沿肾小球毛细血管壁和系膜区内呈颗粒状荧光分布。Ⅱ型肾小球毛细血管基膜不规则增厚。在基膜致密层内有高电子密度的粗大呈带状的沉积物(图 9-6)。免疫荧光检查显示 C3 沉积于基膜或系膜区,无 IgG、C1q 和 C4 沉积。

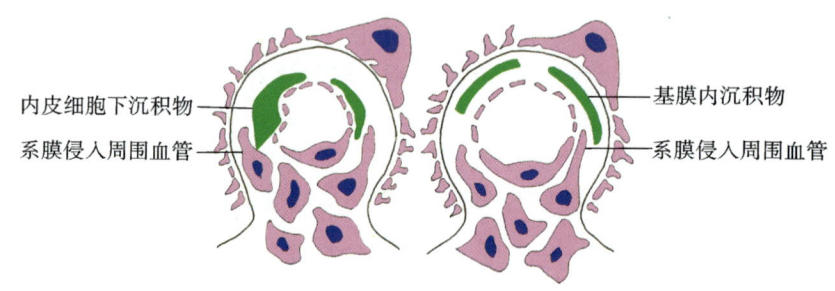

内皮细胞下沉积物　　　　基膜内沉积物
系膜侵入周围血管　　　　系膜侵入周围血管

图 9-6　膜增生性肾小球肾炎(示意图)

(3)临床病理联系:①血清补体降低,由于Ⅰ型和Ⅱ型在肾小球内均有大量 C3 沉积,大量补体被消耗,患者血清补体降低,可作为临床诊断该病的参考指标;②尿的变化,早期病变主要局限在系膜区,血管壁变化较轻,症状不明显,或仅有轻度的蛋白尿或血尿;病变逐渐发展,当侵犯毛细血管壁时,可引起肾病综合征;③高血压,病变发展到晚期,系膜细胞增生、纤维化,使肾小球硬化,肾小球毛细血管腔狭小或阻塞,肾小球血流减少,可导致高血压;④氮质血症和尿毒症,病变发展到晚期,由于纤维化、硬化的肾小球比例逐渐增多,代谢毒物难以排出,致肾功能不全。

(4)结局:本病为一种慢性进行性疾病,预后较差。对肾上腺皮质激素和免疫抑制剂治疗不敏感。有的病例可转化为急进性肾小球肾炎。约 50%的患者在 10 年内出现慢性肾衰竭。尤其是Ⅱ型膜增生性肾小球肾炎复发率较高,预后更差。

5. 系膜增生性肾小球肾炎 系膜增生性肾小球肾炎(mesangial proliferative glomerulonephritis)病变特点为弥漫性肾小球系膜细胞增生及系膜基质增多。多见于青少年,东方国家比西方国家多见。

(1)病因和发病机制:本病可为原发性,机制不清。可能存在多种致病途径如循环免疫复合物沉积或原位免疫复合物形成等。免疫反应通过介质的作用刺激系膜细胞导致系膜细胞增生、系膜基质增多。也可为继发性疾病,如系统性红斑狼疮、过敏性紫癜等也可以引起此型肾小球肾炎。

(2)病理变化:镜下病变特点是弥漫性肾小球系膜细胞和系膜基质增生,系膜区增宽。毛细血管壁无明显变化,管腔通畅。系膜区内可有少数单核细胞和中性粒细胞浸润。病变严重可引起系膜硬化。

电镜下,系膜区系膜细胞增生和系膜基质增多,系膜区有电子致密物沉积。

免疫荧光法检查示我国患者系膜区内主要是 IgG 及 C3 沉积。其他国家患者主要是 IgM 及 C3 沉积,又称为 IgM 肾病。有的病例仅为 C3 沉积或无沉积物。

(3)临床病理联系:患者多见于青少年,男性多于女性,起病前常有上呼吸道感染等症状。因病变主要累及系膜,早期症状不明显。仅有轻度蛋白尿或复发性血尿,容易被忽视。部分患者表现为肾病综合征。

(4)结局:一般病变可及时消退,预后较好。有时病变持续 2 年以后仍可消退。晚期可发展为慢性硬化性肾小球肾炎和肾功能不全。

(四)IgA 肾病

IgA 肾病(IgA nephropathy)主要病变特点是免疫荧光显示系膜区有 IgA 沉积。可能是全球最常见的肾炎类型,但分布差别很大,在亚洲和太平洋地区发病率很高,也是我国较常见的肾病类型,约占原发性肾小球肾炎的 30%。临床主要表现为反复发作的肉眼或镜下血尿。本病由 Berger 于 1968 年最先描述,又称 Berger 病(Berger disease)。

1. 病因和发病机制 IgA 肾病的发病机制尚未明了,患者血清中 IgA 含量增高,患者血液中出现含有 IgA 的免疫复合物;部分患者与遗传有关。另外本病的发生可能与先天性或后天性免疫调节异常有关,呼吸道或消化道黏膜受到细菌或食物蛋白等环境因素刺激后合成 IgA 增多,导致 IgA 在系膜区沉积,并启动补体替代途径,引起肾小球损伤。

2. 病理变化 镜下病理变化呈多样性,HE 染色示肾小球正常或系膜增生,也可出现局灶性节段性增生或硬化,甚至有时可见新月体形成。

电镜下,系膜区内出现电子致密物沉积。

免疫荧光检查,特征性改变为系膜区内出现 IgA 沉积,常伴有 C3 和备解素,也可有少量 IgG 和 IgM,通常无补体早期成分。

3. 临床病理联系和结局 多发生于儿童及青年,发病前常有上呼吸道、胃肠道或尿路感染,临床主要表现为复发性血尿,30%~40% 的患者仅有镜下血尿,有时伴有轻度蛋白尿,5%~10% 的患者出现肾病综合征。血尿通常持续数天,以后消失,但每隔数月复发。本病预后差异较大,多数患者肾功能可长期维持正常,但 15%~40% 的患者呈慢性进行性发展,在 20 年内发生慢性肾衰竭。

(五)慢性硬化性肾小球肾炎

慢性硬化性肾小球肾炎(chronic sclerosing glomerulonephritis)即慢性肾小球肾炎,病理特征是两侧肾单位弥漫性损害造成的纤维化和瘢痕收缩,与残留肾单位代偿性肥大交错并存,引起肾脏体积缩小,表面呈颗粒状,形成颗粒性固缩肾。其是各型肾小球肾炎发展到晚期的病理类型,多见于成人,预后差。临床表现比较复杂、多样,常出现慢性肾炎综合征。

1. 病因和发病机制 慢性肾小球肾炎为其他肾小球肾炎演变而来的晚期变化。链球菌感染后的急性弥漫增生性肾小球肾炎以及轻微病变性肾小球肾炎,只有少数转变为慢性肾小球肾炎。但急进性肾小球肾炎,如患者度过急性期,几乎全部发展为慢性肾小球肾炎。膜性、膜增生性、系膜增生性肾

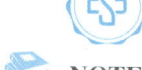

小球肾炎以及局灶性节段性肾小球硬化和 IgA 肾病均可缓慢演变为慢性肾小球肾炎。有相当数量的慢性肾小球肾炎患者发病隐匿,没有明确的急性或其他类型肾小球肾炎的病史,发现时已进入慢性阶段。不同原因的肾小球损伤最终引起肾小球纤维化和硬化。

2.病理变化　肉眼可见两侧肾脏对称性体积缩小,质地变硬,表面呈弥漫性大小比较一致的细颗粒状,形成颗粒性固缩肾(图 9-7)。切面可见肾皮质变薄,纹理模糊不清。肾盂周围脂肪组织增多。

镜下:慢性肾小球肾炎的病变弥漫分布于双侧肾脏。由于本病多由其他类型肾小球肾炎转变而来,因此在早期,常可见到相应肾小球肾炎的残存病变。病变继续发展,出现特征性的肾小球纤维化、玻璃样变性,相应肾小管萎缩、消失,间质纤维化,慢性炎症细胞浸润,肾小球出现集中靠拢现象;同时,残存的相对正常的肾小球代偿性肥大,肾小管也代偿扩张,腔内可出现各种管型(图 9-8)。由于肾性高血压,肾内细、小动脉硬化,内膜增厚,管腔狭窄。

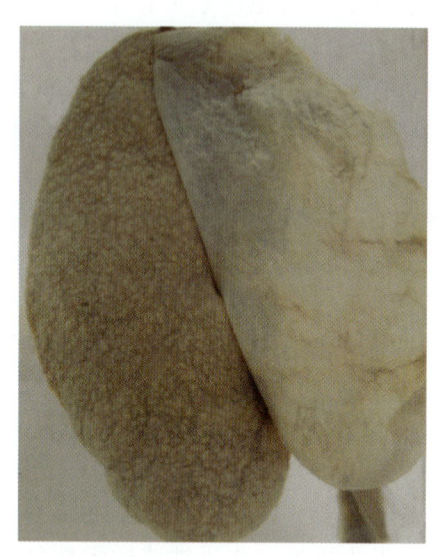

图 9-7　慢性肾小球肾炎(肉眼观)

病变肾脏体积缩小,质地变硬,表面呈弥漫性大小比较一致的细颗粒状,被膜易剥离

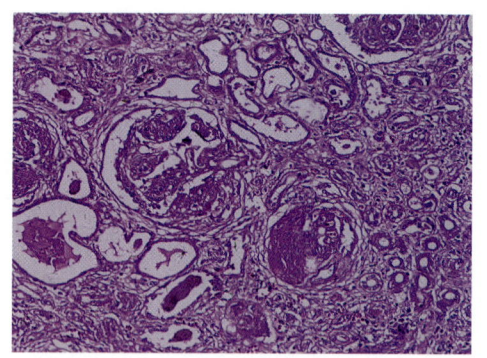

图 9-8　慢性肾小球肾炎(镜下观)

可见肾小球的纤维化、玻璃样变性,相应肾小管萎缩、消失,间质纤维化,慢性炎症细胞浸润。同时,残存的相对正常的肾小球代偿性肥大,肾小管也代偿扩张

3.临床病理联系　慢性肾小球肾炎常继发于其他类型肾小球肾炎,因此其临床早期常出现相应肾小球肾炎的表现。部分患者起病隐匿。早期可出现食欲差、贫血、呕吐、乏力和疲倦等症状。晚期,由于大量肾单位丧失,血流只能通过少数残留的肾单位,血流通过肾小球的速度加快,肾小球的滤过率增加,但因肾小管的重吸收有一定限度,所以患者出现多尿、夜尿、尿的比重降低,常固定在 1.010 左右。此外,由于大量肾单位的丧失,而残留的肾单位相对正常,因此血尿、蛋白尿和管型尿不明显,水肿也较轻。大量肾单位纤维化,肾组织严重缺血,肾素分泌增加,患者可出现明显高血压。由于细动脉硬化可进一步加重肾缺血和高血压。慢性肾小球肾炎时的高血压,一般不出现波动,并保持在较高水平。长期高血压可引起左心室肥大,甚至导致左心衰竭。随着残留的相对正常的肾单位逐渐减少,最后出现体内代谢废物不能排出,水、电解质代谢和酸碱平衡发生障碍,可导致氮质血症和肾衰竭。此外,由于肾组织大量破坏,促红细胞生成素生成减少,长期肾功能不全引起的氮质血症和自身中毒抑制造血功能,患者常出现贫血。

4.结局　慢性肾小球肾炎早期合理治疗控制疾病发展,可取得较好的治疗效果。病变发展到晚期,大量肾单位破坏,可导致肾衰竭和心力衰竭。患者主要因肾功能不全引起的尿毒症而死亡,另外,也可因高血压引起的脑出血和心力衰竭及机体抵抗力降低继发感染而死亡。

第二节 肾盂肾炎

肾盂肾炎(pyelonephritis)是一种常见的以肾小管、肾盂和肾间质病变为主的急、慢性炎症性疾病,可发生于任何年龄,由于解剖生理原因,多见于女性,发病率为男性的 9～10 倍。临床上患者常有发热、腰部酸痛、脓尿和血尿等症状。

一、病因和发病机制

肾盂肾炎是细菌直接感染引起,大部分尿路感染的病原体为肠道菌属,属于内源性感染。感染途径有两种。

1. 上行性感染 上行性感染为最常见的感染途径。主要的致病菌是革兰阴性的大肠杆菌,其次为产气杆菌、变形杆菌、肠杆菌和葡萄球菌。在尿道炎和膀胱炎等下泌尿道感染时,细菌从尿道或膀胱通过输尿管或输尿管周围的淋巴管上行到达肾盂、肾盏和肾间质引起化脓性炎症,病变可累及一侧或双侧肾脏。

2. 血源性(下行性)感染 较少见的感染途径,发生于败血症或感染性心内膜炎时,细菌在原发感染部位进入血流,形成细菌性栓子,栓塞于肾小球或肾间质的毛细血管,从而引起肾脏出现化脓性炎症。病原菌以革兰阳性的金黄色葡萄球菌最多见,两侧肾脏常同时受累。

细菌能否引起肾盂肾炎还取决于机体的防御能力及是否有诱因存在。①尿路完全或不完全阻塞,是诱发肾盂肾炎的主要因素。引起尿路阻塞的原因很多,如泌尿系统结石、尿道炎症或尿道损伤后的瘢痕收缩、前列腺肥大等因素均可引起尿路阻塞,影响正常排尿,引起尿液潴留。尿液是细菌良好的培养基,细菌可在尿液中大量生长繁殖而引起肾盂肾炎。即使是血源性感染,从血流进入肾脏的细菌能否在肾脏繁殖,也和尿路阻塞有关。②医源性因素,如导尿、膀胱镜检查和其他尿道手术等有时可将细菌带入膀胱,并易损伤膀胱黏膜,导致细菌感染,诱发肾盂肾炎。③性别因素,女性尿道短,上行性感染机会较多。此外,妊娠子宫压迫输尿管可引起不完全梗阻;黄体酮可使输尿管的张力降低、蠕动减弱,容易引起尿潴留,易诱发感染,故女性肾盂肾炎发病率比男性高。④慢性消耗性疾病,如糖尿病和截瘫等全身抵抗力低下时也常并发肾盂肾炎。⑤膀胱输尿管反流,正常情况下,输尿管斜插入膀胱壁,在膀胱壁开口处缺乏括约肌,靠膀胱壁的收缩和充盈来关闭输尿管开口,以阻止尿液反流。如果膀胱三角区发育不良(如膀胱壁变薄)或输尿管开口异常(如输尿管进入膀胱壁的部分变短),当膀胱收缩时,输尿管开口不能关闭而致尿液反流到输尿管,细菌得以侵入并生长繁殖。

二、类型

根据临床表现和病理变化可分为急性和慢性两种类型。急性肾盂肾炎常由细菌感染引起,多与尿路感染有关。慢性肾盂肾炎缓慢起病或是急性反复发作的结果,多与膀胱输尿管反流和长期尿路阻塞等因素有关。

(一)急性肾盂肾炎

急性肾盂肾炎(acute pyelonephritis)是细菌感染引起的以肾盂、肾间质和肾小管为主的急性化脓性炎症。

1. 病理变化 肉眼可见肾体积增大、血管扩张充血,表面散在多数大小不等、黄白色的脓肿灶,周围有紫红色充血带环绕;切面髓质内可见黄色条纹向皮质伸展,皮质和髓质均可见脓肿形成。肾盂黏膜充血、水肿,可有散在的小出血点,黏膜表面有脓性渗出物覆盖,严重时,肾盂腔内有积脓现象。

镜下,上行性感染引起的急性肾盂肾炎首先引起肾盂化脓性炎。可见肾盂黏膜充血、水肿,并有大量中性粒细胞浸润。以后炎症沿肾小管及其周围组织扩散,中性粒细胞在肾间质内弥漫浸润或形

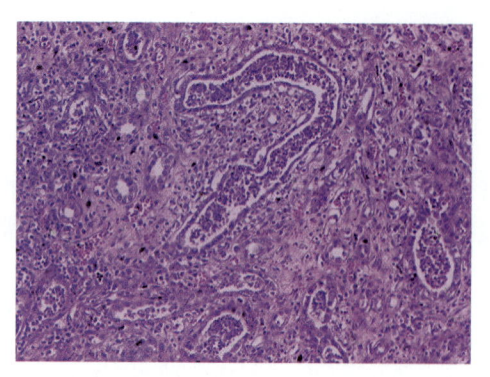

图 9-9 急性肾盂肾炎
可见肾间质内中性粒细胞弥漫浸润,肾小球病变不明显

成大小不等的脓肿(图 9-9)。肾小管腔内充满脓细胞和细菌,故常有脓尿、菌尿和蛋白尿。尿培养可找到致病菌。早期肾小球多不受影响,病变严重时大量肾组织坏死,可破坏肾小球。

血源性感染时病变首先累及皮质的肾小球或肾小管周围的间质,病变逐渐扩大,破坏邻近组织,肾组织内出现多数散在的小脓肿,并可破入肾小管,进而蔓延到肾盂,引起肾盂肾炎。

2. 并发症

(1)急性坏死性乳头炎:主要发生于糖尿病或有尿路阻塞的患者。病变可为单侧或双侧。肉眼观可见肾切面乳头部坏死,范围大小不等,坏死区呈灰黄或灰白色,周围有充血出血带与邻近组织分界明显。镜下见坏死区为凝固性坏死,坏死区内可见肾小管轮廓,周围有充血和中性粒细胞浸润。

(2)肾盂积脓:严重尿路阻塞,特别是高位完全性尿路阻塞时,脓性渗出物不能排出,淤积充满肾盂,引起肾盂积脓。

(3)肾周围脓肿:肾组织内的化脓性炎可穿过肾包膜扩展到肾周围的组织中,引起肾周围脓肿。

3. 临床病理联系 急性肾盂肾炎出现急性化脓性炎的全身表现。起病急,突然出现发热、寒战、外周血中性粒细胞增多等症状。因肾肿大使被膜紧张,患者腰部酸痛;尿检查可见脓尿、菌尿、蛋白尿、管型尿或血尿,其中白细胞管型尿对肾盂肾炎的临床诊断有重要意义,说明中性粒细胞已经浸润肾小管。上行性感染的患者由于膀胱和尿道急性炎症的刺激可出现尿频、尿急、尿痛等症状。

急性坏死性乳头炎时常有明显血尿。乳头坏死组织脱落可阻塞肾盂,有时坏死组织碎块通过输尿管排出可引起绞痛。急性肾盂肾炎多呈灶状分布,肾小球很少受累,所以,患者一般不伴有高血压、肾衰竭。

4. 结局 急性肾盂肾炎如能及时彻底治疗,大多数可以治愈;如治疗不彻底,尿中细菌持续存在或尿路阻塞长期存在,则易反复发作而转为慢性。

(二)慢性肾盂肾炎

慢性肾盂肾炎(chronic pyelonephritis)可由急性肾盂肾炎发展而来,常见原因有:①尿路梗阻未解除或因治疗不彻底,病变迁延,反复发作而转为慢性;②反流性肾病,具有先天性膀胱输尿管反流或肾内反流的儿童常反复发生感染,可引起一侧或双侧的肾脏慢性肾盂肾炎;③慢性肾盂肾炎患者肾组织中因细菌抗原持续存在,可在体内引起免疫反应,使炎症继续发展。此外,多种抗生素主要作用于细菌的细胞壁,而细菌的 L 型无细胞壁,故抗生素对细菌的 L 型无效,使其在肾髓质高渗环境中长期存在。细菌 L 型长期存在与肾盂肾炎发展为慢性有一定关系。

1. 病理变化 肉眼可见病变累及一侧或两侧肾脏,病变肾脏体积缩小,质地变硬。特征性表现为肾脏表面高低不平,有不规则大的凹陷性瘢痕形成,又称"土豆肾"(图 9-10);切面可见皮、髓质界限不清,肾乳头萎缩。肾盂、肾盏因瘢痕收缩而变形。肾盂黏膜增厚、粗糙。如累及两侧肾脏,则两侧肾脏不对称,大小不等。

镜下病变呈不规则的片块状,夹杂于相对正常的肾组织之间。瘢痕区的肾组织破坏,肾间质和肾盂黏膜纤维组织大量增生,其中有大量淋巴细胞等慢性炎症细胞浸润;肾小管多萎缩、坏死,由纤维组织替代。有些肾小管发生潴留性扩张,腔内有红染的蛋白管型,呈现甲状腺滤泡样改变。早期肾小球很少受到累及,由于间质的慢性炎症,肾球囊周围呈同心层状纤维化,而球囊壁常因纤维化增厚,这是慢性肾盂肾炎时肾小球病变的一个特征(图 9-11)。后期肾间质病变严重,部分肾小球发生纤维化和玻璃样变性,部分肾单位呈代偿性肥大。如伴有急性发作,则呈现急性肾盂肾炎的表现。

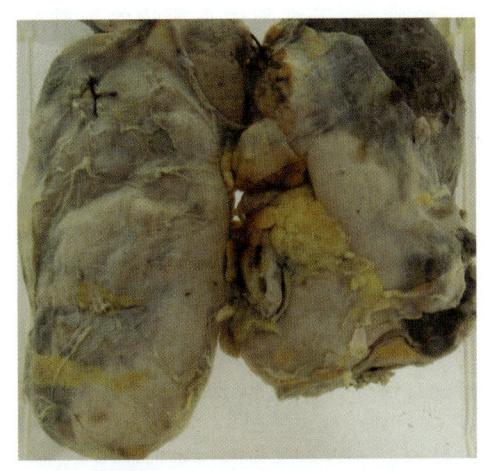

图 9-10　慢性肾盂肾炎(肉眼观)
病变肾脏体积缩小,质地变硬,肾脏表面高低不平,有不规则大的凹陷性瘢痕形成

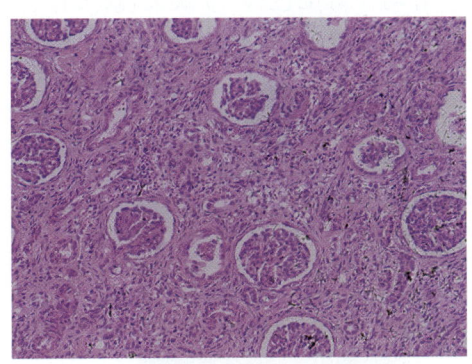

图 9-11　慢性肾盂肾炎(镜下观)
肾小球很少受到累及,由于间质的慢性炎症,肾球囊周围呈同心层状纤维化

2. 临床病理联系　由于在慢性肾盂肾炎时病变首先累及肾小管,肾小管功能障碍出现较早,也比较严重。肾小管浓缩功能下降,患者可有多尿和夜尿。远端肾小管的受累使钠、钾和重碳酸盐丧失,患者可有缺钠、缺钾和酸中毒。在急性发作时,出现脓尿、菌尿、蛋白尿,并伴有急性肾盂肾炎的其他症状,如发热、腰背酸痛等。在慢性肾盂肾炎晚期,肾组织纤维化和小血管硬化造成肾缺血,肾素分泌增加,常引起高血压症状。严重和持久的高血压可引起心力衰竭。晚期病例,由于肾单位大量破坏,可引起氮质血症甚至尿毒症。慢性肾盂肾炎是引起慢性肾衰竭的一个重要原因。X 线肾盂造影显示肾脏不对称性缩小,伴有不规则瘢痕和肾盂、肾盏变形。

3. 结局　慢性肾盂肾炎病变迁延,常反复急性发作,如能及时彻底治疗,可控制其病变发展。如诱因未能去除,治疗较晚或不彻底,两侧肾脏受累严重时,患者可死于尿毒症,也可因顽固的高血压而死于心力衰竭。

第三节　泌尿系统常见肿瘤

一、肾细胞癌

肾细胞癌(renal cell carcinoma)是由肾小管上皮细胞发生的恶性肿瘤,简称肾癌,是泌尿系统的重要肿瘤。肾细胞癌占肾脏恶性肿瘤的 85%,多见于 50～60 岁的老年人,男性发生率较高,男女之比约为 2:1。

(一)病理变化

肉眼观察肾细胞癌大都发生于一侧肾脏,少数同时原发于两侧肾脏。可发生在肾脏任何部位,多见于肾脏上、下两极,以上极更为常见。肿瘤一般为单个、圆形,大小差别较大,直径 3～5 cm。肿瘤与周围肾组织常有较明显分界,可有假包膜形成。因肿瘤细胞富含脂质和糖原,并有坏死、钙化及出血等继发性变化;切面一般呈灰黄色、灰白色或红棕色等多彩状(图 9-12)。肿瘤还可侵入肾静脉,沿着静脉管腔生长,并引起血行转移,这种血管内生长的倾向,是肾细胞癌的特点之一。有时肿瘤可穿破肾被膜向外生长,侵犯肾上腺和肾周围纤维脂肪组织。

镜下肾细胞癌组织学可分为三种类型。

1. 透明细胞(非乳头状)癌　最为常见,占肾细胞癌的 70%～80%。癌细胞呈圆形或多角形,胞

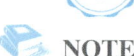

质丰富、透明或颗粒状,细胞核圆形,大小较一致,染色质细颗粒状,位于细胞中央或边缘。肿瘤细胞呈片状、梁状或管状排列,无乳头结构(图 9-13)。大部分病例为散发性,少数为家族性。散发性和家族性患者均伴有染色体 3p 缺失,缺失位置含有抑癌基因 VHL 基因,80% 的患者未缺失的 VHL 等位基因常出现突变、甲基化,造成 VHL 基因失活,从而导致肿瘤发生。

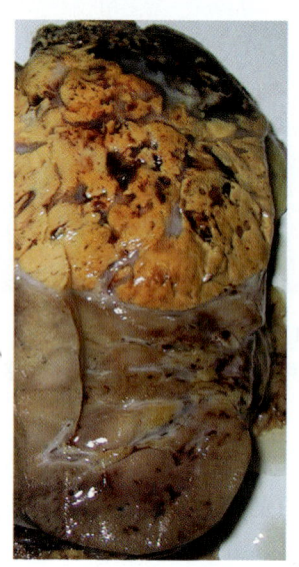

图 9-12　肾透明细胞癌(肉眼观)
肾上极可见单个、圆形肿瘤组织,与周围肾组织有较明显分界,假包膜形成。切面呈灰黄色、灰白色或红棕色等多彩状

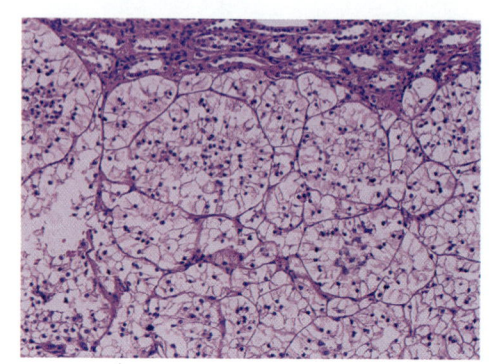

图 9-13　肾透明细胞癌(镜下观)
肿瘤细胞呈片状、梁状或管状排列。癌细胞呈圆形或多角形,胞质丰富、透明或颗粒状,细胞核圆形,位于细胞中央或边缘

2. 乳头状癌　占肾细胞癌的 10%～15%。瘤细胞呈立方体或矮柱状,有明显乳头状结构形成。乳头有纤细的纤维血管轴心,间质内可见泡沫样组织细胞、砂砾体、胆固醇结晶及水肿。组织学上分为两种类型:Ⅰ型,乳头上被覆的癌细胞小,胞质少,单行排列;Ⅱ型,肿瘤细胞核分级高,胞质嗜酸性,呈假复层排列。本型又分为散发性和家族性两种类型,与 VHL 基因改变无关。散发性乳头状肾细胞癌的细胞遗传学改变主要是 7、16 和 17 号染色体三体性及男性患者的 y 染色体丢失。家族性乳头状肾细胞癌的改变主要是 7 号染色体三体性。

3. 嫌色细胞癌　在肾细胞癌中约占 5%。镜下癌细胞大小不一,有明显胞膜,胞质淡,嗜酸性,核周常有空晕,癌细胞排列呈实性片状结构,比透明细胞癌或乳头状癌预后好。间质少,但血管丰富。细胞遗传学检查常显示多个染色体缺失和亚二倍体。

(二)临床病理联系

肾细胞癌的早期临床表现较为隐蔽,无明显症状,不易早期诊断,有些患者可有发热、乏力、消瘦等全身性症状,20% 没有任何症状,10% 的病例则由于转移的部位出现症状后才被发现。临床上主要表现为血尿、肾区疼痛和肿块三联症,但临床上三者同时出现的比例很小。早期可表现为镜下血尿,随病变发展,出现肉眼可见的间歇性无痛性血尿,是肾细胞癌的主要症状。

肿瘤细胞可产生异位激素和激素样物质,患者可出现多种副肿瘤综合征,如高钙血症、红细胞增多症、库欣综合征和高血压等症状。

(三)扩散及转移

肾细胞癌可直接侵入肾盂、肾盏及输尿管引起尿路阻塞,并突破肾包膜向周围邻近组织和器官蔓延扩散。也可通过血行和淋巴道转移,以血行转移更为重要和常见;肾细胞癌间质血管丰富,半数以上病例有侵犯血管倾向。最常见的血行转移部位是肺,其次是骨、肝、肾上腺和脑;肾细胞癌转移的另一特点是肾脏局部无任何症状,而首先出现转移灶的症状。淋巴道转移常先至肾门及主动脉旁淋巴结。

（四）预后

肾细胞癌患者预后较差,5年生存率约为45%,无转移者可达70%,肿瘤侵及肾静脉和肾周组织时5年生存率可降至15%～20%。

二、肾母细胞瘤

肾母细胞瘤(nephroblastoma)又称维尔姆斯瘤(Wilms瘤)。98%的患者小于10岁,部分患者伴有不同的先天性畸形,是儿童期肾脏最常见的恶性肿瘤。起源于肾内残留的后肾胚基组织。多数为散发性,1%～2.4%的患者有家族性病例的报道,表现为常染色体显性遗传,伴不完全外显性。

（一）病因和发病机制

肾母细胞瘤可能是由间叶胚基细胞向后肾组织分化障碍并且持续增殖造成的。患者常可检测到染色体11p15.5的缺失,并且在三种先天性畸形综合征患者中发病率较高。这三种先天性畸形综合征为:①WAGR综合征,33%的患者发生Wilms瘤,表现为Wilms瘤的症状、虹膜缺如、生殖泌尿道畸形和智力迟钝。WAGR综合征的患者染色体11p13缺失,研究发现11p13含有与Wilms瘤相关的抑癌基因WT1;②德尼-德拉什(Denys-Drash)综合征,该综合征患者的Wilms瘤发生率很高,主要表现为WT1基因突变,表现为男性假两性畸形等性腺发育不全和幼年发生的弥漫性肾小球系膜硬化等肾脏病变;③贝-维(Beckwith-Wiedemann)综合征,表现为器官肥大、偏身肥大、巨舌、脐突出和肾上腺皮质细胞肥大。

（二）病理变化

肉眼观察肾母细胞瘤为体积较大的单个圆形实性肿物,常有假包膜,境界清楚;切面呈灰白或灰红色鱼肉状,并可见钙化、出血、坏死和囊腔形成。有时可见少量骨或软骨。

镜下肾母细胞瘤的特征是具有胚胎发育过程不同阶段的幼稚的肾小球或肾小管结构,细胞成分多样,有上皮样细胞、间叶组织和胚基的幼稚细胞;上皮样细胞体积小,圆形、多边形或方形,可形成肾小球样和肾小管样的结构,也可见鳞状上皮分化;间叶组织多为纤维性或黏液性,可出现软骨、骨、横纹肌或脂肪成分等分化;胚基幼稚细胞为小圆形或卵圆形的原始细胞,核分裂活跃,胞质少。

（三）临床病理联系

肿瘤的发生与先天性畸形有一定的关系,部分患者伴有不同的先天性畸形。大多数患儿的主要症状是腹部肿块,肿块巨大时可越过中线深入盆腔。大的肿块可压迫邻近组织,引起肠梗阻、腹痛、呕吐。部分患者还可出现血尿、高血压等症状。肿瘤可侵及肾周脂肪组织或肾静脉,出现肺等脏器的转移。通过手术切除和化学药物治疗可取得良好效果。

（四）转移

肾母细胞瘤可较长时期在局部生长,但也可经血行和淋巴道转移。血行转移较多见,且以肺转移最多,其次为肝脏。淋巴道转移主要在局部淋巴结和主动脉旁淋巴结。

三、膀胱尿路上皮肿瘤

膀胱尿路上皮肿瘤中约95%来自膀胱移行上皮;少数来源于间叶组织,如纤维组织和肌组织等。由膀胱尿路上皮发生的肿瘤包括膀胱乳头状瘤及膀胱癌等。膀胱癌主要为移行细胞癌,少数也可为鳞状细胞癌和腺癌。

（一）病因和发病机制

膀胱尿路上皮肿瘤的发生与吸烟、苯胺染料等化学物质、辐射、埃及血吸虫感染和膀胱黏膜上皮的慢性炎症刺激有关。吸烟可明显增加膀胱癌发病的危险性,是最重要的影响因素,与香烟中的芳香

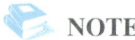
胺类致癌物质有关。

研究表明30％～60％的病例9号染色体为单体或发生9p或9q的缺失。其他改变包括17p、13q、11p和14q的缺失。9号染色体的改变主要见于浅表乳头状肿瘤。许多侵袭性尿路上皮癌发生17p（含p53基因）的缺失或p53基因的突变，p53基因的改变与尿路上皮癌的进展有关。

膀胱癌发生的分子模式包括两条途径。第一条途径是通过位于9p和9q的抑癌基因缺失，引起浅表乳头状肿瘤，一些病例在此基础上发生p53基因缺失或突变，肿瘤发生浸润；另一条途径是通过p53基因突变导致尿路上皮原位癌，再发生9号染色体的缺失，发展为浸润癌。

（二）病理变化

膀胱癌多发生于膀胱三角区和膀胱侧壁的输尿管开口处，易阻塞输尿管口引起肾盂肾炎和肾盂积水。肿瘤可单发或多发，大小不等，分化好的呈乳头状、息肉状等（图9-14），分化差的呈扁平状突起，基底宽、无蒂并可向周围浸润。由于肿瘤乳头纤细、脆弱，易折断脱落，因此，易引起无痛性血尿。

尿路上皮肿瘤绝大多数来源于膀胱黏膜上皮（即移行上皮），按世界卫生组织（WHO）和国际泌尿病理学会（ISUP）泌尿系统肿瘤分类，将尿路上皮肿瘤分为尿路上皮乳头状瘤、低度恶性潜能尿路上皮乳头状瘤、低级别尿路上皮乳头状癌、高级别尿路上皮乳头状癌。

1. 尿路上皮乳头状瘤　尿路上皮乳头状瘤即传统分类中的良性乳头状瘤，较少见，患者多为青年。来自膀胱移行上皮，故又称移行上皮乳头状瘤。肿瘤呈绒毛状或纤细的乳头状突起，乳头纤维血管轴心外覆的上皮与正常尿路上皮相似，上皮细胞分化好，没有异型性。

2. 低度恶性潜能尿路上皮乳头状瘤　属于交界性肿瘤。与乳头状瘤的根本区别是其上皮增厚，并且厚度超过正常尿路上皮，并可伴有很小的异型性。乳头粗大，偶有分支但不融合，极性清楚，没有核分裂象或仅在基底层偶见正常核分裂象。手术切除后，有局部复发的倾向，易发生癌变。

3. 低级别尿路上皮乳头状癌　肿瘤组织大多呈乳头状结构，乳头分支较多，与正常移行上皮细胞相似，上皮层次增加，极性基本上保存，肿瘤细胞有一定的异型性，并且有明显的小灶性核异型性改变，表现为核浓染，大小、形状不一，可见少量核分裂象（多位于基底部）（图9-15）。术后易复发，不到10％的低级别尿路上皮乳头状癌可发生浸润。

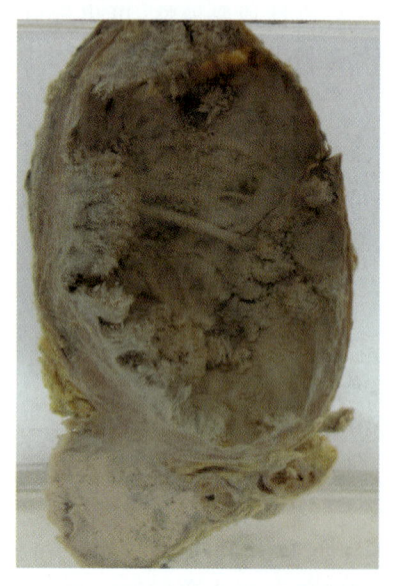

图9-14　膀胱尿路上皮乳头状癌

肿瘤呈菜花状向膀胱腔内呈外生性生长，同时浸润膀胱壁

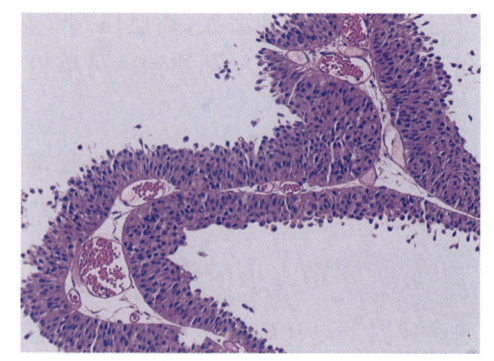

图9-15　低级别尿路上皮乳头状癌

肿瘤呈乳头状结构，乳头分支较多，上皮层次增加，极性基本上保存，肿瘤细胞有一定的异型性，可见少量核分裂象

4. 高级别尿路上皮乳头状癌　癌细胞分化较差，异型性明显，细胞和细胞核大小、形状不一，核深染，核分裂象较多；细胞排列紊乱，极性消失；癌细胞弥漫分布或形成不规则的实性巢状结构，很少看

到乳头状结构。约80%的高级别尿路上皮乳头状癌为浸润性癌。

（三）临床病理联系

膀胱尿路上皮肿瘤的典型表现早期为无痛性血尿。血尿是由肿瘤乳头状结构折断、肿瘤组织坏死或膀胱炎症所致。癌组织浸润膀胱壁或继发感染可出现尿频、疼痛等症状。如输尿管开口处受累，尿路阻塞，可导致肾盂肾炎和肾盂、输尿管积水。

（四）扩散和转移

浸润性强的肿瘤可侵袭邻近的组织、器官，如前列腺、输卵管等。

移行细胞癌易复发，浸润性癌易发生转移，约40%浸润性癌可发生局部淋巴结转移，主要通过淋巴道转移至局部淋巴结、髂动脉旁和主动脉旁淋巴结。血行转移一般发生在晚期，见于分化较差的肿瘤。血行转移常见于肝、肺和骨髓。患者常因广泛转移或因癌组织浸润输尿管引起阻塞和感染而导致死亡。

（五）结局

膀胱尿路上皮肿瘤无论分化程度如何，手术后均易复发，且复发肿瘤的分化程度可能较手术前的肿瘤差。患者预后与肿瘤的组织学分级和肿瘤浸润深度密切相关。尿路上皮乳头状瘤、低度恶性潜能尿路上皮乳头状瘤和低级别尿路上皮乳头状癌的患者10年存活率可达90%以上。少数患者（少于10%）进展为高级别的肿瘤，而高级别尿路上皮乳头状癌患者的10年存活率仅为40%左右。早期诊断、早期治疗、密切随访是诊治本病的关键，膀胱镜检查和活检为其主要诊断方法。

小结

1. 原发性肾小球肾炎的临床病理类型及病变特点。

类型	肉眼	光镜	电镜	免疫荧光	临床表现	预后
急性弥漫增生性肾小球肾炎	大红肾、蚤咬肾	肾小球体积大、细胞数目增多、贫血状；弥漫性系膜细胞和毛细血管内皮细胞增生	上皮下有驼峰状沉积物	毛细血管壁颗粒状 IgG 和 C3 沉积	急性肾炎综合征	多数预后较好
急进性（新月体性）肾小球肾炎	肾体积增大、苍白、点状出血	肾小球球囊壁层上皮细胞增生形成新月体或环形体	出现电子致密物沉积或无沉积物	IgG、C3 沿毛细血管壁呈线状沉积或无	急进性肾炎综合征	新月体形成越多，预后越差
局灶性节段性肾小球硬化	—	局灶性分布，部分肾小球的部分小叶硬化	弥漫性脏层上皮细胞足突消失，部分上皮细胞从肾小球基膜剥离	病变区有IgM和C3沉积	肾病综合征：①血尿；②非选择性蛋白尿	50% 患者在10年内发展为慢性。小儿预后较好
膜性肾小球肾炎（膜性肾病）	肾肿大、色苍白，即"大白肾"	毛细血管壁厚、管腔狭小、银染可见钉状突起形如梳齿	上皮细胞下有电子致密物沉积，基膜增厚，形成钉状突起或在基膜内溶解呈虫蚀状	IgG、C3 沿毛细血管壁呈颗粒状沉积	肾病综合征，蛋白尿为非选择性	慢性肾功能不全

类型	肉眼	光镜	电镜	免疫荧光	临床表现	预后
轻微病变性肾小球肾炎(脂性肾病)	肾肿大、色苍白,切面可见黄色条纹	肾小球无明显变化或有轻度节段性系膜增生	足细胞足突消失,基膜轻度不规则增厚	阴性	肾病综合征,蛋白尿为选择性	儿童皮质类固醇治疗效果较好
膜增生性肾小球肾炎		肾小球基膜增厚、肾小球基膜增生和系膜基质增多。六胺银染色显示增厚的基膜呈双轨状	Ⅰ型:系膜区和内皮下电子致密物沉积;Ⅱ型:基膜有大量块状高电子密度沉积物	Ⅰ型,IgG和C3,C1q和C4;Ⅱ型,C3,无IgG、C1q、C4	肾病综合征,可引起血尿或仅表现蛋白尿	慢性进展性,预后较差
系膜增生性肾小球肾炎		肾小球系膜细胞及系膜基质增多	系膜内电子致密物沉积	我国最常见IgG和C3沉积	肾病综合征,无症状性血尿、蛋白尿	病变轻的预后好,重的预后不佳
IgA肾病(Berger病)		免疫荧光显示系膜区有IgA沉积	系膜区有电子致密沉积物	系膜区有IgA沉积,常伴有C3和备解素	反复发作的血尿或蛋白尿	多数患者可长期维持正常,少数患者缓慢进展
慢性硬化性肾小球肾炎	颗粒性固缩肾	①大量肾小球纤维化、玻璃样变性,相应肾小管萎缩,消失;②残留的肾单位代偿性肥大;③病变肾小球呈集中趋势;④间质纤维组织大量增生、慢性炎症细胞浸润,小动脉壁增厚	如原有病变仍在活动,就有相应的病变	多无特异性发现,因肾炎起始类型而定	慢性肾炎综合征	是各型肾小球肾炎发展到晚期的结果(终期肾),慢性肾衰竭

2. **肾盂肾炎** 累及肾盂黏膜、肾间质和肾小管为主的急、慢性化脓性炎症。感染途径有两种:血源性感染和上行性感染,后者多见。最常见致病菌为大肠杆菌。

(1)急性肾盂肾炎:肾脏表面和切面散在分布大小不等的脓肿;镜下,肾间质内有大量中性粒细胞浸润和较多大小不等的脓肿。患者可有尿路刺激征、脓尿、菌尿等临床表现。

(2)慢性肾盂肾炎:两侧肾不对称缩小,表面有不规则凹陷性瘢痕形成("土豆肾");镜下病变早期肾小球囊周纤维化,肾小管萎缩或潴留性扩张,肾间质和肾盂黏膜大量纤维组织增生,慢性炎症细胞浸润。晚期可引起氮质血症甚至尿毒症。

3. **肾细胞癌** 来源于肾小管上皮细胞的恶性肿瘤。好发于肾脏的两极,上极更多见,切面多彩状;多为透明细胞癌。临床上主要表现为血尿、肾区疼痛和肿块三联症。

4. **肾母细胞瘤** 肿瘤起源于后肾胚基组织,为儿童期肾脏最常见的恶性肿瘤。其为较大的单个实性肿物,界清,可有假包膜形成。镜下具有胚胎发育过程不同阶段的幼稚肾小球或肾小管结构。细胞成分多样,有上皮样细胞、间叶组织和胚基的幼稚细胞。

5. **膀胱尿路上皮肿瘤** 呈乳头状生长,好发于膀胱侧壁和膀胱三角区近输尿管开口处,以移行细胞癌最多见。典型临床表现为无痛性血尿。

能力检测

(首都医科大学燕京医学院 刘立新)

第十章 生殖系统和乳腺疾病

男性和女性生殖系统及乳腺疾病最常见的是炎症和肿瘤,此外,还有由内分泌功能紊乱引起的疾病以及与妊娠相关的疾病。由于女性生殖系统和乳腺的解剖、生理特性导致女性患者比男性多见,因此,本章重点讲述女性生殖系统和乳腺疾病。

第一节 子宫颈疾病

一、慢性子宫颈炎

慢性子宫颈炎又称慢性宫颈炎(chronic cervicitis),是由各种病原微生物引起的子宫颈慢性非特异性炎症;也是中青年女性最常见的妇科疾病。主要临床表现是白带增多。好发部位是子宫颈鳞状上皮和柱状上皮交界处。引起慢性子宫颈炎的常见病原微生物有链球菌、肠球菌、沙眼衣原体、淋球菌和单纯疱疹病毒(herpes simplex virus)等。此外,分娩、机械损伤也是慢性子宫颈炎的诱发因素。

镜下见子宫颈黏膜下血管扩张充血、间质水肿,并伴有淋巴细胞、浆细胞等炎症细胞浸润(图10-1)。如覆盖在子宫颈阴道部的鳞状上皮坏死脱落,形成浅表的缺损,称为子宫颈真性糜烂;而临床上常见的子宫颈糜烂实际上是假性糜烂,子宫颈损伤修复后的鳞状上皮被子宫颈管黏膜柱状上皮增生下移取代,由于柱状上皮较薄,上皮下面的血管较易显露而呈红色,病变黏膜呈边界清楚的红色糜烂样区,实际上不是真实糜烂。子宫颈腺体及周围组织增生可伴部分腺上皮发生鳞状上皮化生,若阻塞子宫颈管腺体的开口,使黏液潴留,腺体逐渐扩大呈囊,则形成子宫颈腺囊肿,称为纳博特囊肿(Naboth cyst)。如果子宫颈黏膜上皮、腺体和间质纤维结缔组织呈局限性增生,可形成子宫颈息肉(图10-2)。长期慢性炎症的刺激也可导致子宫颈和子宫颈管黏膜及黏膜下组织充血、水肿、炎症细胞浸润,腺体和间质增生而使子宫颈肥大。

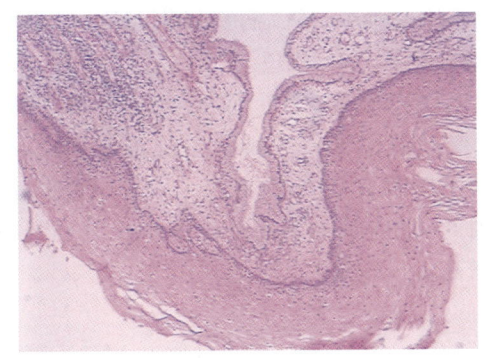

图 10-1 慢性子宫颈炎
子宫颈腺体增生,间质内可见大量淋巴细胞、浆细胞等

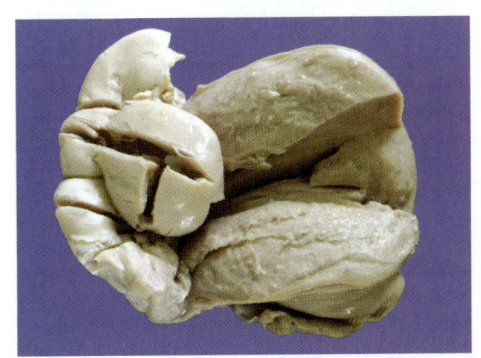

图 10-2 子宫颈息肉
子宫颈管内可见一椭圆形息肉

二、子宫颈上皮内瘤变

子宫颈上皮内瘤变(cervical intraepithelial neoplasia,CIN)是子宫颈上皮异型增生逐渐演变为原位癌的一个连续发展的病理过程。依据其病变程度的不同将其分为三级:CINⅠ级相当于Ⅰ级异型增

生;CINⅡ级相当于Ⅱ级异型增生;CINⅢ级则包括Ⅲ级异型增生和原位癌。

(一) 子宫颈上皮异型增生

子宫颈上皮异型增生(cervical epithelial dysplasia)是指子宫颈上皮不同程度被异型细胞所取代,属癌前病变。表现为细胞形态大小不一,核增大深染,核质比例增大,核分裂象增多,细胞极性紊乱。病变由基底层逐渐向表层发展。根据异型细胞累及上皮程度不同分为三级:Ⅰ级,异型细胞局限于上皮下 1/3;Ⅱ级,异型细胞累及上皮层下 1/3 至 2/3;Ⅲ级,增生的异型细胞超过上皮全层 2/3,但还尚未累及上皮全层(图 10-3)。

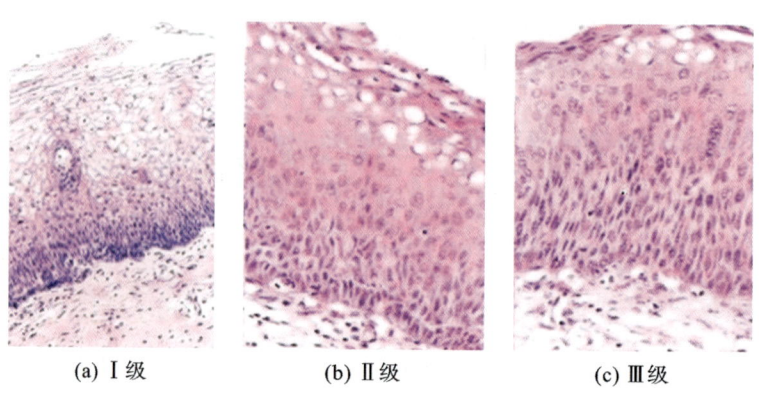

(a) Ⅰ级　　　　　(b) Ⅱ级　　　　　(c) Ⅲ级

图 10-3　子宫颈上皮异型增生

(二) 子宫颈原位癌

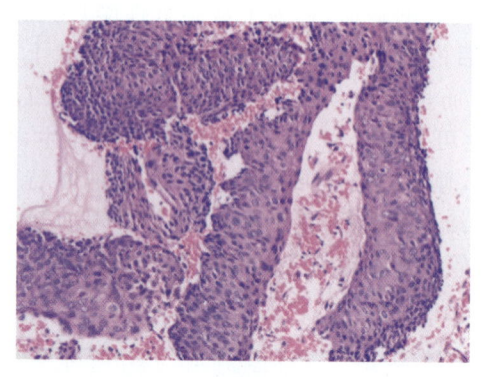

图 10-4　子宫颈原位癌
上皮细胞完全被癌细胞取代并累及腺体

子宫颈原位癌(carcinoma in situ)是异型增生的细胞累及子宫颈黏膜上皮全层,但病变仅局限于上皮层内,未突破基底膜。原位癌的癌细胞可由表面沿基底膜通过子宫颈腺管开口蔓延至子宫颈腺体内,并取代部分或全部腺上皮细胞,但仍未突破腺体的基底膜,称为原位癌累及腺体(图 10-4)。

子宫颈上皮异型性增生并不一定都会发展为原位癌乃至浸润癌,CINⅠ级经适当治疗是完全可以治愈的。CINⅠ级属低级别上皮内肿瘤,CINⅡ级和 CINⅢ级属高级别上皮内肿瘤,而 CINⅢ级在 10 年内发展为浸润癌的概率则高达 20%。病变级别越高,其转化为癌的概率越高,所需时间越短。

子宫颈上皮内瘤变(CIN)多无自觉症状,肉眼观亦无特殊改变。正常子宫颈鳞状上皮富含糖原,故对碘着色,如患处对碘不着色,则提示有病变。此外,醋酸可使子宫颈有 CIN 改变的区域呈白色斑片状。若要进一步确诊,需进行组织病理学或脱落细胞学检查。因此,目前子宫颈脱落细胞学检查已经成为女性的常规体检方法,子宫颈上皮内瘤变的检出率也明显增高。

三、子宫颈癌

子宫颈癌(cervical carcinoma)是女性生殖系统肿瘤中最常见的恶性肿瘤,也是女性肿瘤死亡的主要原因之一。多发生于 40~60 岁的女性。好发部位是子宫颈鳞状上皮和柱状上皮交界处。通过各种流行病学调查和大量科学研究发现,HPV 感染是子宫颈癌主要致病因素,尤其是 HPV-16、18、31、33 亚型等与子宫颈癌发生密切相关,为高风险性亚型,另外,早婚、多产、子宫颈裂伤、局部卫生不良、包皮垢刺激、性生活过早和性生活紊乱也是子宫颈癌发病的主要原因。

(一)子宫颈早期浸润癌

子宫颈早期浸润癌又称微小浸润癌或表浅浸润癌,是子宫颈原位癌的部分癌细胞已穿破上皮层的基底膜向下浸润,但浸润深度未超过上皮层下 5 mm,长度不超过 7 mm 者。无血管浸润,也无淋巴道转移。早期浸润癌一般肉眼不能判断,只有在显微镜下才能确诊。可采取保守治疗,预后好。

(二)子宫颈浸润癌

子宫颈浸润癌是癌组织向间质内浸润性生长,浸润深度超过基底膜下 5 mm 者。

1. 病理变化 肉眼形态分为四型。

(1)糜烂型:病变部位黏膜潮红、颗粒状,质脆,触之易出血。

(2)外生菜花型:癌组织主要向子宫颈表面生长,呈乳头状或菜花状,表面常形成坏死和浅表溃疡(图 10-5)。

(3)内生浸润型:癌组织主要向子宫颈深部呈浸润性生长,使子宫颈前后唇增厚变硬,表面常较光滑。由于在子宫颈表面没有形成明显的病灶,临床检查容易漏诊。

(4)溃疡型:癌组织表面有大块坏死组织脱落,形成溃疡,似火山口状,并向子宫颈深部组织浸润。

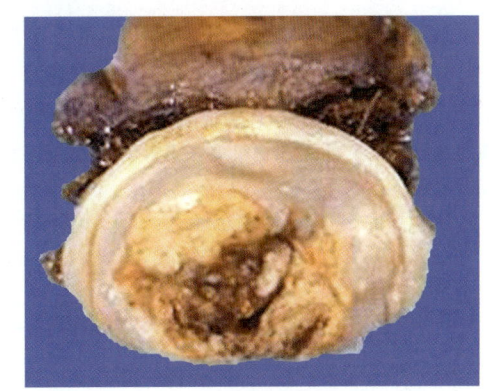

图 10-5 子宫颈癌(菜花状)
子宫颈表面形成乳头状或菜花状突起,
表面有坏死和浅表溃疡形成

2. 组织学类型 子宫颈癌 80%～90% 属于鳞状细胞癌,原发性子宫颈腺癌较鳞状细胞癌少见,占子宫颈癌的 5%～10%,另外,其他类型子宫颈癌占 5%,包括腺鳞癌、腺样囊腺癌、小细胞未分化癌、类癌等。

(1)子宫颈鳞状细胞癌:鳞状细胞癌大多累及子宫颈鳞状上皮和柱状上皮交界处,即移行带(transformation zone)。癌细胞依据分化程度可分为高分化鳞状细胞癌,癌细胞分化程度高,癌巢中央有角化珠(癌珠),有细胞间桥,对放射治疗不敏感(图 10-6);中分化鳞状细胞癌,细胞多为梭形,无明显癌珠及细胞间桥,对放射治疗敏感;低分化鳞状细胞癌,癌细胞体积小,梭形,有明显异型性,对放射治疗最敏感。也可以简单地分为角化型鳞状细胞癌和非角化型鳞状细胞癌。

(2)子宫颈腺癌(cervical adenocarcinoma):肉眼观其类型和鳞状细胞癌无明显区别。依据腺癌组织结构和细胞分化程度亦可分为高分化、中分化和低分化三型。包括黏液腺癌、内膜样腺癌、透明细胞癌、浆液性腺癌等。

3. 扩散

(1)直接蔓延:癌细胞向上蔓延浸润可破坏整段子宫颈,偶尔可侵犯子宫体。向下可侵入阴道,向两侧可累及子宫旁及盆壁组织,如癌组织压迫或侵犯输尿管,可引起肾盂积水,导致肾衰竭。晚期向前可侵及膀胱,向后可累及直肠。

(2)淋巴道转移:子宫颈癌最常见和最重要的转移途径。癌组织首先转移至子宫旁淋巴结,然后依次至闭孔、髂内、髂外、髂总、腹股沟及骶前淋巴结,晚期可转移至锁骨上淋巴结(图 10-7)。

(3)血行转移:血行转移较少见,晚期可经血行转移至肺、骨及肝。

4. 临床病理联系 子宫颈癌早期表现为接触性出血,中晚期癌由于癌组织浸润破坏血管,患者表现出不规则阴道流血。若癌组织坏死继发感染,同时癌组织刺激子宫颈腺体分泌亢进,患者的白带增多如米泔样,并伴有特殊恶臭味。当癌组织侵及直肠及膀胱时,可引起子宫直肠瘘、子宫膀胱瘘,或引起尿路阻塞。晚期因癌组织浸润盆腔神经,可出现腰骶部及下腹部疼痛。

依据子宫颈癌的累及范围,临床分期如下:0 期,原位癌(CIN Ⅲ 级);Ⅰ 期,癌局限于子宫颈以内;Ⅱ 期,肿瘤超出子宫颈进入盆腔,但未累及盆腔壁,癌肿侵及阴道,但未累及阴道下 1/3;Ⅲ 期,癌组织扩展至盆腔壁及阴道下 1/3;Ⅳ 期,癌组织已超越骨盆,或累及膀胱黏膜或直肠。浸润性癌的预后取决于肿瘤的分化程度和临床分期。

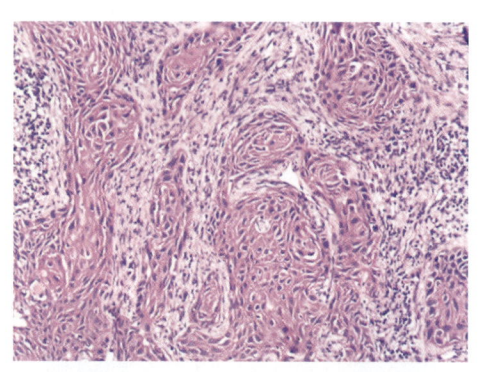

图 10-6 子宫颈高分化鳞癌

癌细胞排列呈巢状,癌巢内见癌珠或角化珠,细胞间桥比较明显

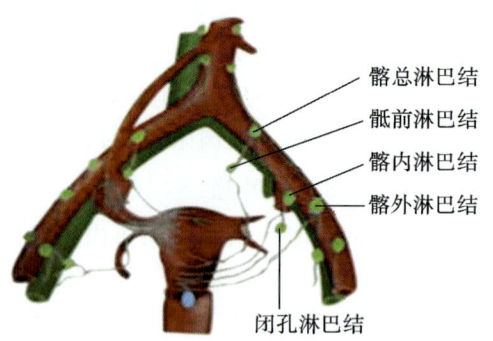

髂总淋巴结
骶前淋巴结
髂内淋巴结
髂外淋巴结
闭孔淋巴结

图 10-7 子宫颈癌局部淋巴道转移途径

第二节 子宫体疾病

一、子宫内膜异位症

子宫内膜异位症(endometriosis)是指子宫内膜腺体和间质出现在子宫内膜以外的其他部位,最常发生的器官是卵巢,其余依次为子宫阔韧带、直肠阴道陷窝、盆腔腹膜、腹部手术瘢痕处、脐部、阴道、外阴和阑尾等。病因未明,有以下三种学说:①种植学说:月经期子宫内膜经输卵管反流至腹腔器官,或子宫内膜因手术种植在手术切口。②播散学说:子宫内膜经淋巴管及静脉播散至远处器官。③化生学说:异位的子宫内膜由体腔上皮化生而来。

1. 病理变化 肉眼观,发生子宫内膜异位的部位呈结节状或弥漫状,紫红或棕黄色,质软似桑葚,可因反复出血后机化与周围组织器官发生纤维性粘连。如发生在卵巢,反复出血可致卵巢体积增大,形成囊腔,内含黏稠的咖啡色液体,称巧克力囊肿。镜下,可见与正常子宫内膜相似的子宫内膜腺体、子宫内膜间质及含铁血黄素;时间较久,可仅见含铁血黄素的巨噬细胞和增生的纤维组织。

2. 临床病理联系 子宫内膜异位症的临床症状和体征因子宫内膜异位的位置不同而表现不一,患者常表现为痛经或月经不调。如子宫肌层出现岛屿状的子宫内膜腺体及间质(距子宫内膜基底层 2 mm 以上),称子宫腺肌病(adenomyosis)(图 10-8)。

二、子宫内膜增生症

子宫内膜增生症(endometrial hyperplasia)是由于雌激素增高引起的子宫内膜间质和腺体增生的一组疾病,包括子宫内膜增生、不典型增生和子宫内膜癌。三者无论是形态学还是生物学行为上都是一个连续演变的病理过程,病因和发生机制也极为相似。临床主要表现为不规则的阴道流血。发病年龄为育龄期和更年期。

依据腺体结构的增生和细胞形态及分化程度不同,分型如下。

1. 单纯性增生（simple hyperplasia） 又称囊性增生,主要表现为腺体数量多,大小不一,部分腺体扩张成囊状,个别腺体甚至可达到正常腺体 10 倍以上。被覆腺上皮细胞与子宫内膜相似(图 10-9)。单纯性子宫内膜增生很少进展为子宫内膜腺癌。

2. 复杂性增生（complex hyperplasia） 又称腺瘤型增生,腺体明显增生拥挤,结构复杂且不规则,间质明显减少,部分腺上皮向腔内呈乳头状或出芽状增生;腺上皮细胞无异型性,呈柱状,可排列成假复层(图 10-10)。复杂性子宫内膜增生癌变率为 3%。

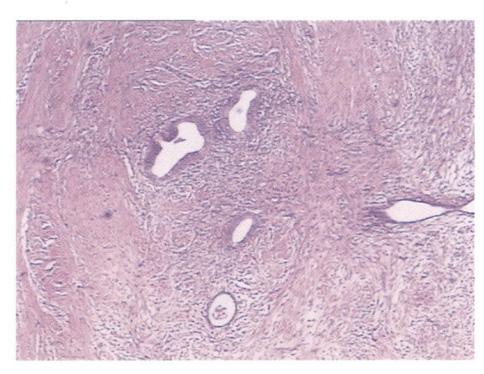

图 10-8 子宫腺肌病

子宫肌壁间可见内膜样腺体及间质

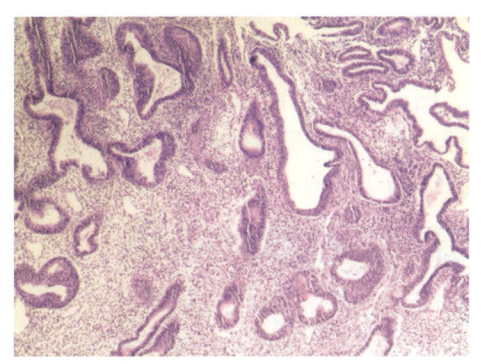

图 10-9 单纯性子宫内膜增生

子宫内膜腺体和间质数量增加,腺体大小不一,部分腺体扩张成囊状,腺上皮细胞呈柱状,无异型性

3. 异型增生(atypical hyperplasia) 腺体显著增生,呈背靠背现象;上皮细胞呈非典型增生,细胞极性紊乱,体积增大,形态不一,核大,核质比例增大,核染色质浓集,核仁增大,并可见病理性核分裂象(图 10-11)。依据分化程度不同分为轻、中、重三型。重度异型增生有时和子宫内膜癌较难鉴别,伴有间质浸润时则为癌,子宫内膜异型增生的患者在 5 年内约 1/3 可发展为腺癌。

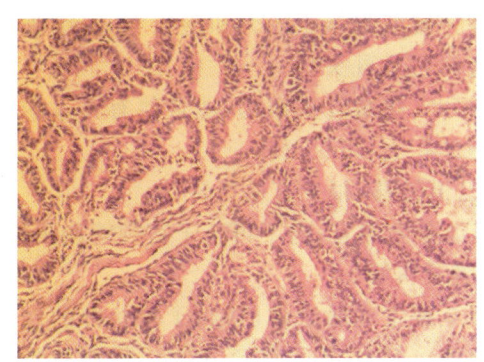

图 10-10 子宫内膜复杂性增生

腺体明显增生拥挤,结构复杂且不规则,间质明显减少,细胞无异型性

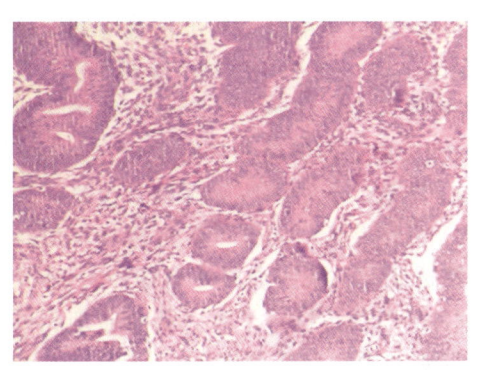

图 10-11 子宫内膜异型增生

腺体显著增生拥挤,呈背靠背现象,腺上皮细胞异型性明显

三、子宫肿瘤

(一)子宫内膜腺癌

子宫内膜腺癌(endometrial adenocarcinoma)是由子宫内膜上皮细胞发生的恶性肿瘤。依据发病机制不同可将其分为两种类型:Ⅰ型,子宫内膜癌的腺体与正常子宫内膜相似,称子宫内膜样腺癌,占子宫内膜腺癌 90% 以上,以 50~59 岁为高峰,多见于绝经期和绝经期后妇女,这型子宫内膜癌与子宫内膜增生及雌激素长期增高有关,此外,肥胖、糖尿病、不孕和吸烟也是其高危因素。Ⅱ型,多见于 60~65 岁的老年女性,发生似乎与雌激素增加及子宫内膜增生无关,而是在非活动性或萎缩的子宫内膜基础上发生。子宫透明细胞癌和浆液性癌均属Ⅱ型,这类子宫内膜腺癌恶性程度高,尤其是子宫浆液性癌。

1. 分型

1)子宫内膜样腺癌 肉眼观,呈局灶型和弥漫型。局灶型多位于子宫角或子宫底,呈乳头状或息肉状向子宫腔长入。如果癌组织小而表浅,可在诊断性刮宫时全部刮出,在切除的子宫内可找不到癌细胞。弥漫型表现为子宫内膜弥漫性增厚,表面粗糙不平,质脆灰白,常有出血坏死。向子宫肌层呈弥漫浸润(图 10-12)。

镜下依据分化程度可分为高、中、低分化,以高分化腺癌居多。

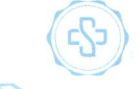

（1）高分化腺癌：腺管排列拥挤、紊乱，细胞轻度异型，结构与增生的内膜腺体相似（图 10-13）。

（2）中分化腺癌：腺体排列紊乱，且不规则，细胞向腺腔内生长形成乳头状或筛状结构，并见实性癌灶。癌细胞异型性明显，核分裂象易见。

（3）低分化腺癌：癌细胞分化差，很少形成腺样结构，多呈实体片状排列，核异型性明显。核分裂象多见。约 1/3 的子宫内膜样腺癌伴有鳞状细胞分化。

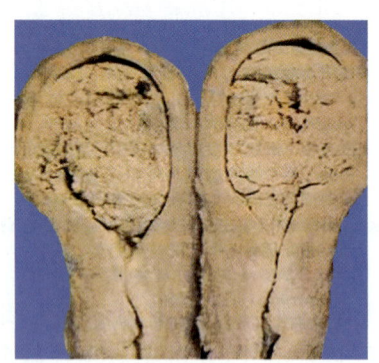

图 10-12　子宫内膜样腺癌（肉眼观）
子宫腔内见癌组织呈灰白色，充满子宫腔

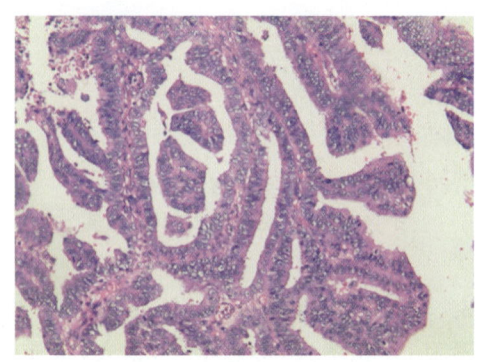

图 10-13　子宫内膜样腺癌（镜下观）
腺管排列拥挤、紊乱，局部可见腺体共壁，细胞异型性明显

2）子宫透明细胞癌　子宫透明细胞癌最突出的特征是肿瘤细胞体积较大和胞质空亮，细胞境界清楚，核比较一致，核仁明显，排列呈实性的巢状、腺管状，有时可呈乳头状。

3）子宫浆液性癌　子宫浆液性癌主要特征为具有复杂分支状微乳头结构，通常伴有宽大的血管轴心，乳头由明显的复层细胞被覆；癌细胞高度异型性，细胞体积大，可见巨核。

2. 扩散　子宫内膜腺癌以直接蔓延为主，晚期可经淋巴道转移，很少有血行转移。

1）直接蔓延　向上可蔓延至子宫角、输卵管、卵巢和其他盆腔器官；向下可至子宫颈管和阴道；向外可浸透肌层达浆膜而蔓延至输卵管、卵巢，并可侵入大网膜及腹膜。

2）淋巴道转移　子宫底部的癌细胞可通过淋巴道转移至腹主动脉旁淋巴结；子宫角部的癌可经圆韧带的淋巴管转移至腹股沟淋巴结；发生在子宫颈管的癌可转移至子宫旁、髂内、髂外和髂总淋巴结。

3）血行转移　晚期可经血行转移至肺、肝及骨骼。

3. 临床病理联系　极早期的患者一般无临床症状，主要的临床症状为不规则阴道流血。如伴有感染或癌灶坏死，可有脓性分泌物伴有恶臭。晚期，癌组织侵犯盆腔神经，可引起下腹部及腰骶部疼痛并向同侧下肢放射等症状。

根据癌组织的累及范围，子宫内膜腺癌临床分期如下：①Ⅰ期，癌组织局限于子宫体；②Ⅱ期，癌组织累及子宫体和子宫颈；③Ⅲ期，癌组织向子宫外扩散，尚未侵入盆腔外组织；④Ⅳ期，癌组织已超出盆腔范围，累及膀胱和直肠黏膜。Ⅰ期患者手术后的 5 年生存率接近 90%，Ⅱ期降至 30%～50%，晚期患者则低于 20%。

（二）子宫平滑肌瘤

子宫平滑肌瘤（leiomyoma of uterus）是女性最常见的肿瘤。多见于 30 岁以上妇女，20 岁以下少见。多数肿瘤在绝经期以后可逐渐萎缩。发病有一定的遗传倾向，雌激素可促进其生长。

1. 病理变化　肉眼观，平滑肌瘤多发生于子宫肌壁，也可发生在黏膜或浆膜下，脱垂于子宫腔或子宫颈口。肿物呈结节状，境界清楚，无包膜，大小不等。可单发或多发，多者达数十个，称多发性子宫肌瘤。切面灰白，质硬，旋涡状或编织状（图 10-14）。有时可出现均质的黏液变性、玻璃样变性或钙化。子宫肌瘤间质血管内有血栓形成时，肌瘤局部可发生梗死伴出血，肉眼呈暗红色，称红色变性。

镜下，肿瘤细胞与正常子宫平滑肌细胞相似，排列呈束状或旋涡状，形态大小一致，两端钝圆，胞质红染，核呈长杆状，核分裂象少见，无异型性（图 10-15）。

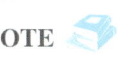

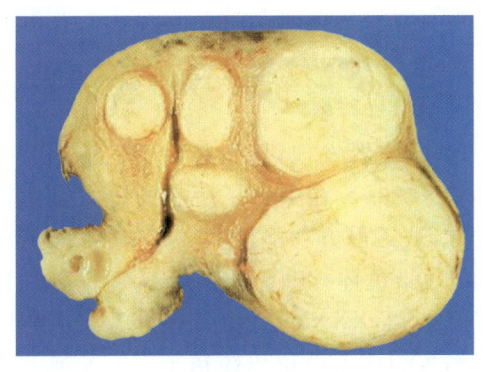

图 10-14 子宫平滑肌瘤（肉眼观）
子宫肌壁间见多个结节，切面灰白，境界清楚

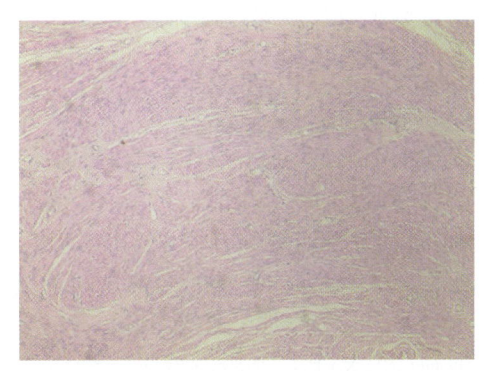

图 10-15 子宫平滑肌瘤（镜下观）
瘤细胞呈束状或旋涡状排列，呈长梭形，与正常子宫平滑肌细胞相似

2. 临床病理联系 子宫平滑肌瘤即使体积很大，也可没有症状。子宫功能性出血是子宫平滑肌瘤最主要的症状。子宫平滑肌瘤也可压迫膀胱引起尿频，有时候也会导致自然流产、胎儿先露异常和绝经后流血。

（三）子宫平滑肌肉瘤

子宫平滑肌肉瘤（leiomyosarcoma of uterus）极少由子宫平滑肌瘤发展而来，绝大多数子宫平滑肌肉瘤自开始即为恶性。

病理变化 肉眼观，子宫平滑肌肉瘤一般境界较清楚，无包膜，体积较大，质地较软，呈鱼肉样，常伴有出血、坏死或囊性变（图 10-16）。镜下，细胞体积大、异型性大、肿瘤细胞呈梭形，大小不等，核大深染、核分裂象增多（图 10-17）。

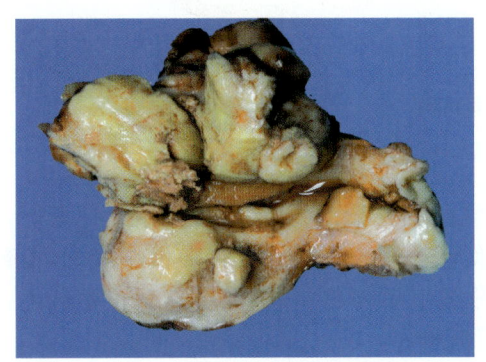

图 10-16 平滑肌肉瘤（肉眼观）
肿瘤位于子宫肌壁，无包膜，体积较大，质地较软，呈鱼肉样外观

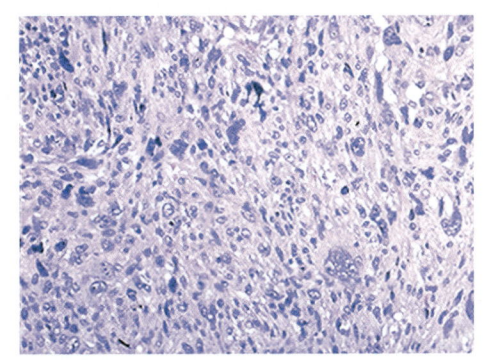

图 10-17 平滑肌肉瘤（镜下观）
肿瘤细胞密集，呈梭形，细胞体积大，核大深染、核分裂象增多

平滑肌肉瘤切除后有很高的复发倾向，一半以上可通过血行转移到肺、骨、脑等远处器官，也可在腹腔内播散。免疫组织化学染色显示平滑肌肌动蛋白（SMA）和结蛋白阳性。

第三节 滋养层细胞疾病

滋养层细胞疾病（gestational trophoblastic diseases，GTD）是源自胎盘绒毛滋养层细胞异常增生的一组疾病，包括葡萄胎、侵袭性葡萄胎、绒毛膜癌等。

一、葡萄胎

葡萄胎（hydatidiform mole）又称水泡状胎块，是发生在胎盘绒毛的一种良性病变，孕龄期的任何年龄均可发生,以 20 岁以下和 40 岁以上的女性多见,这可能与卵巢功能不足或衰退有关。葡萄胎分为完全性和部分性,多数为完全性葡萄胎,而且转为恶性者(侵袭性葡萄胎)较多。

(一)病因和发病机制

确切病因未明,近年来,随着对葡萄胎染色体的不断研究,研究者发现,导致胚胎不发育的完全性葡萄胎,85% 以上为 46,XX。可能在受精时,父方的单倍体精子 23,X 在丢失了所有的母方染色体的空卵中,自我复制而成纯合子 46,XX,两组染色体均来自父方,缺乏母方功能性 DNA。其余 15% 的完全性葡萄胎,为空卵在受精时和两个精子结合(23,X 和 23,Y),染色体核型为 46,XY。而部分性葡萄胎的核型绝大多数为 69,XXX 或 69,XXY,极偶然的情况下为 92,XXXY,是由带有母方染色体的正常卵细胞(23,X)和一个没有发生减数分裂的双倍体精子(46,XY)或两个单倍体精子(23,X 或 23,Y)结合所致(图 10-18),能见到部分发育的胚胎。

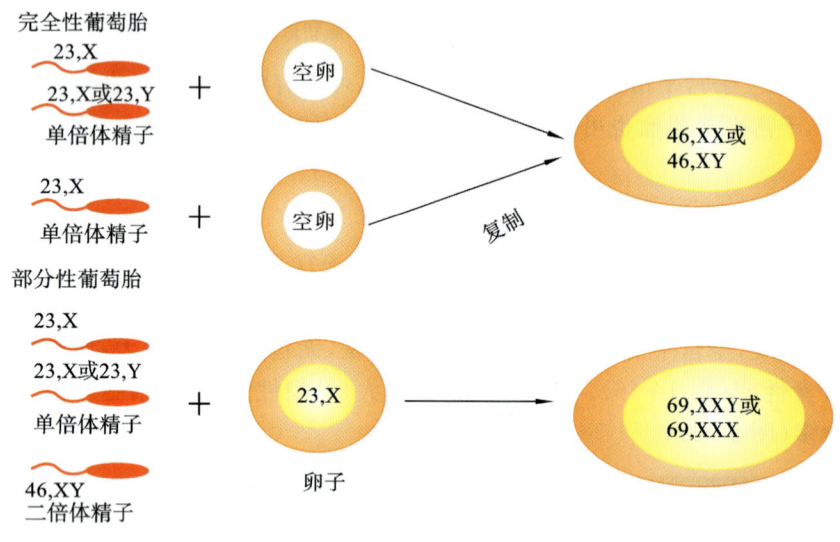

图 10-18 葡萄胎发病机制

(二)病理变化

肉眼观,绝大多数葡萄胎发生于子宫腔内,致使子宫增大,不侵入肌层。也可发生异位妊娠,但非常少见。胎盘绒毛高度水肿,形成透明或半透明的薄壁水泡,内含清亮液体,有蒂相连,形似葡萄(图 10-19)。若所有绒毛均呈葡萄状,称为完全性葡萄胎;部分绒毛呈葡萄状,仍保留部分正常绒毛,伴有或不伴有胎儿或其附属器官者,称为不完全性或部分性葡萄胎。

镜下,葡萄胎有以下三个特点:①绒毛间质内血管消失,或见少量无功能的毛细血管,内无红细胞;②绒毛因间质高度水肿而胀大;③合体滋养层细胞和细胞滋养层细胞增生,两者以不同比例混合存在,并有轻度异型性。滋养层细胞增生为葡萄胎的最重要特征(图 10-20)。

(三)临床病理联系

患者绝大多数在妊娠的第 11 至 25 周出现症状,滋养层细胞侵袭血管能力很强,故子宫常反复不规则流血。由于胚胎早期死亡,妊娠超过 5 个月,仍听不到胎心,也无胎动。滋养层细胞增生,患者血和尿中 HCG 会显著增高,是协助临床诊断的重要指标。葡萄胎经彻底清宫后,绝大多数能痊愈,若血、尿中 HCG 水平持续阳性或不断升高,表示有胎块残留或恶变可能,应进一步检查并确定治疗方案。约有 10% 患者可转变为侵袭性葡萄胎,2% 左右可恶变为绒毛膜癌。

二、侵袭性葡萄胎

侵袭性葡萄胎(invasive mole)是介于葡萄胎和绒毛膜癌之间的交界性肿瘤。多在清宫后 6 个月发生。侵袭性葡萄胎和葡萄胎的主要区别是侵袭性葡萄胎水泡状绒毛侵入了子宫肌层(图 10-21)。

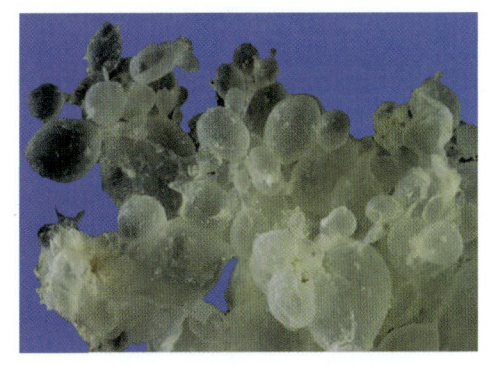

图 10-19　葡萄胎（肉眼观）
胎盘绒毛高度水肿，形成透明或半透明的薄壁水泡，内含清
亮液体，有蒂相连，形似葡萄

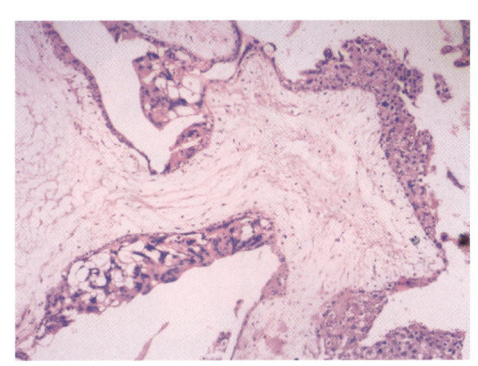

图 10-20　葡萄胎（镜下观）
绒毛间质内血管消失；绒毛因间质高度水肿而胀大；合体滋
养层细胞和细胞滋养层细胞增生

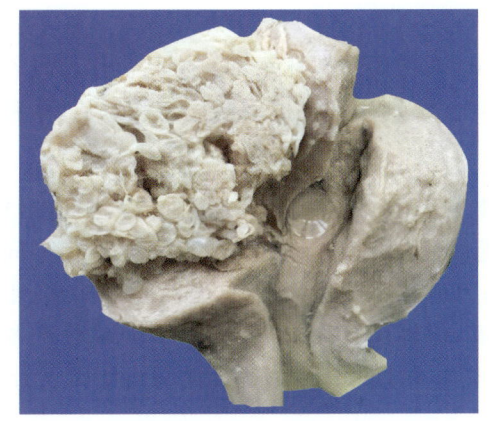

图 10-21　侵袭性葡萄胎
水泡状绒毛侵入子宫肌层

病理变化　子宫肌层有侵袭的水泡状绒毛，绒毛可穿透子宫壁，甚至向子宫外侵袭阔韧带，或经血管栓塞至阴道、肺和脑等远处器官。镜下，滋养层细胞增生程度和异型性比葡萄胎显著。常见出血坏死，其中可查见水泡状绒毛或坏死的绒毛。有无绒毛结构是本病与绒毛膜癌的主要区别。大多数侵袭性葡萄胎对化学药物治疗敏感，预后良好。

三、绒毛膜癌

绒毛膜癌（choriocarcinoma）简称绒癌，是来源于妊娠绒毛滋养层上皮细胞异常增生的高度恶性肿瘤。绝大多数与妊娠有关，约 50% 继发于葡萄胎，25% 继发于自然流产，20% 发生于正常分娩后，5% 发生于早产和异位妊娠等。女性 20 岁以下和 40 岁以上为高危年龄。除子宫外，和葡萄胎一样，异位妊娠的相应部位也可发生绒毛膜癌。

（一）病理变化

肉眼观，肿瘤呈结节状，可位于子宫的不同部位，单个或多个，常伴有出血、坏死，呈暗红或紫蓝色，大的癌结节可突入子宫腔，深达肌层，甚至穿透子宫壁达浆膜外（图 10-22）。镜下，肿瘤组织由分化不良的细胞滋养层细胞和合体细胞滋养层细胞两种瘤细胞组成，细胞异型性明显，核分裂象易见。两种细胞混合排列成巢状或条索状，偶见个别癌巢主要由一种细胞组成（图 10-23）。肿瘤自身无间质和血管，依靠侵袭宿主血管获取营养，故癌组织和周围正常组织有明显出血坏死，有时癌细胞大多坏死，仅在边缘部查见少数残存的癌细胞。不见绒毛和水泡状胎块。

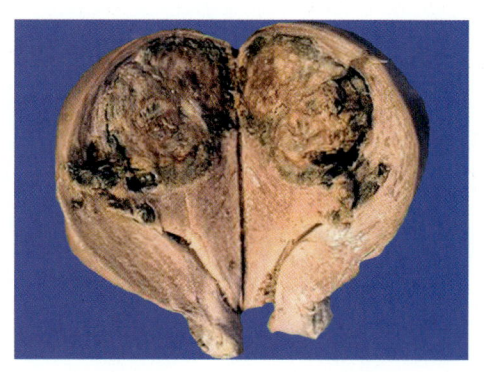

图 10-22　绒毛膜癌(肉眼观)
子宫肌壁见暗红或紫蓝色结节并充满子宫腔

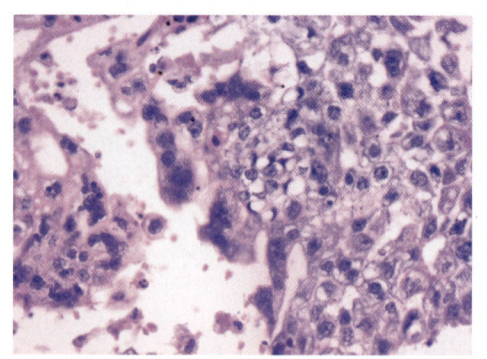

图 10-23　绒毛膜癌(镜下观)
癌组织由分化不良的细胞滋养层细胞和合体滋养层细胞两
种瘤细胞组成,异型性大,肿瘤自身无间质和血管

(二)扩散

绒毛膜癌侵袭破坏能力很强,可在局部破坏蔓延,早期就可经血行转移,最常见转移的部位是肺,其次是肝、脑、胃肠道和阴道壁等。个别病例在原发肿瘤切除以后,转移灶可自行消退。

(三)临床病理联系

临床主要表现是妊娠流产数月甚至数年或葡萄胎流产后,阴道出现持续不规则流血,子宫增大,血或尿中 HCG 显著升高。绒毛膜癌早期就会有血行转移,转移到不同部位可引起相应的临床症状。如有肺转移,可引起咯血、胸痛;肾转移引起血尿;脑转移可引起头痛、呕吐、瘫痪及昏迷等临床症状。

绒毛膜癌虽然恶性程度很高,但辅助化学药物治疗后,大多数患者可治愈,即便已发生转移的病例,其治愈率也可达到 70%,甚至治愈后可正常妊娠。若单纯手术治疗,不进行化学药物治疗,患者多在 1 年内死亡。

第四节　卵巢肿瘤

卵巢肿瘤种类繁多,结构复杂,依照其组织发生的不同可将其分为三大类:①上皮性肿瘤:浆液性肿瘤、黏液性肿瘤、子宫内膜样肿瘤、透明细胞肿瘤及 Brenner 肿瘤。②生殖细胞肿瘤:畸胎瘤、无性细胞瘤、内胚窦瘤及绒毛膜癌。③性索间质肿瘤:颗粒细胞瘤、卵泡膜细胞瘤、支持-间质细胞瘤。

一、卵巢上皮性肿瘤

卵巢上皮性肿瘤是最常见的卵巢肿瘤,占所有卵巢肿瘤的大部分,可分为良性、恶性和交界性。绝大多数卵巢上皮性肿瘤源自覆盖在卵巢表面的腹膜间皮细胞,由胚胎时期覆盖在生殖嵴表面的体腔上皮转化而来。根据上皮的类型不同可分为浆液性、黏液性和子宫内膜样等。其中浆液性和黏液性囊腺瘤最常见。

(一)浆液性肿瘤

浆液性囊腺瘤(serous cystadenoma)是卵巢最常见的肿瘤,其中浆液性囊腺癌占全部卵巢癌的1/3。良性和交界性肿瘤多发于 30~40 岁的女性,而囊腺癌患者则年龄偏大。

病理变化　肉眼观,典型的浆液性囊腺瘤呈囊性,圆形,大小不一,由单个或多个纤维分隔的囊腔组成,囊内为清亮液体,囊壁光滑(图 10-24)。交界性囊腺瘤可见囊壁内丰富而广泛的乳头。若囊腔内充满实性灰白色组织,应考虑为癌。

镜下,囊腺瘤囊壁一般由单层矮柱状上皮或立方上皮衬覆,胞质空亮,具有纤毛,与输卵管上皮相似;可伴有乳头状结构形成,但一般乳头较宽,细胞形态较一致,无异型性(图10-25)。交界瘤上皮细胞层次增加为两至三层,乳头增多,细胞轻度异型,核分裂象少见;新近的研究证明,无间质浸润的交界性浆液性乳头状囊腺瘤的预后,与间质浸润灶不超过 10 mm² 的交界性浆液性乳头状囊腺瘤的预后相似,称为具有微小浸润的交界性浆液性乳头状囊腺瘤。浆液性囊腺癌细胞层次增加至三层以上,并伴有间质明显浸润。肿瘤细胞异型性增大,核大深染、核分裂象多,乳头分支多而复杂,呈树枝状分布,或呈未分化的特点,常可见砂粒体。

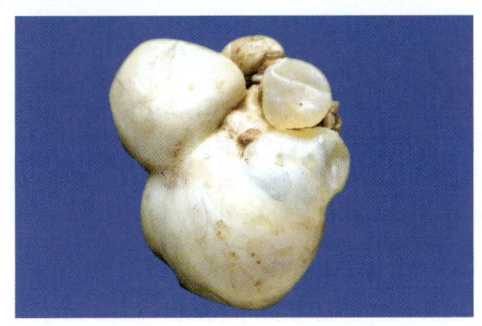

图 10-24 浆液性囊腺瘤(肉眼观)
囊腺瘤表面光滑,囊内常为清亮液体,囊壁光滑

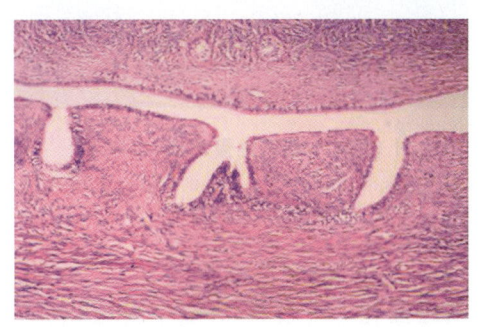

图 10-25 浆液性乳头状囊腺瘤(镜下观)
囊壁为突起的乳头,乳头较宽,被覆单层矮柱状上皮或立方上皮,细胞形态大小一致

良性浆液性肿瘤术后不会复发。卵巢内的交界性囊腺瘤和癌患者术后5年生存率分别是100%和75%;而累及腹膜的同样肿瘤患者则分别是90%和25%。交界性肿瘤手术多年后会复发,5年后患者仍存活并不意味着已经治愈。

(二)黏液性肿瘤

黏液性肿瘤(mucinous tumor)较浆液性肿瘤少见,占所有卵巢肿瘤的25%;其中90%属良性和交界性,其余10%是恶性肿瘤,发病年龄与浆液性肿瘤相同。

病理变化 肉眼观,黏液性囊腺瘤的肿瘤大小不等,体积巨大者可达数十千克。表面光滑,由单个或多个大小不一的囊腔组成,腔内充满黏稠液体(图10-26)。交界性黏液性肿瘤囊壁内有乳头状突起。若肿瘤中查见较多乳头和实性区域,或有出血、坏死及包膜浸润,则可疑为癌。一般只发生于单侧卵巢,6%的交界性黏液性囊腺瘤为双侧性。

镜下,黏液性囊腺瘤的囊壁被覆单层高柱状上皮,核在基底部,核的上部充满黏液,无纤毛,和子宫颈及小肠的上皮相似(图10-27)。交界性黏液性肿瘤囊壁内有丰富的乳头,细胞形态大小比较一致。若上皮细胞有明显异型,形成复杂的腺体和乳头结构,有出芽、搭桥及实性巢状区,并能确认有间质明显破坏性浸润,则可诊断为癌。如卵巢黏液性肿瘤的囊壁破裂,上皮和黏液种植在腹膜上,在腹腔内形成胶冻样肿块,称为腹膜假黏液瘤(pseudomyxoma peritonei)。

二、卵巢生殖细胞肿瘤

生殖细胞肿瘤约占所有卵巢肿瘤的25%。儿童和青春期的卵巢肿瘤一半以上为生殖细胞肿瘤,绝经期后则很少见。原始生殖细胞具有多向分化的潜能,由原始生殖细胞组成的肿瘤称为无性细胞瘤;原始生殖细胞向胚胎的体壁细胞分化称作畸胎瘤;向胚外组织分化,瘤细胞和胎盘的间充质细胞或它的前身相似,称作卵黄囊瘤;向覆盖在胎盘绒毛表面的细胞分化,则称作绒毛膜癌。

(一)畸胎瘤

畸胎瘤是生殖细胞来源的肿瘤,具有多向细胞分化的潜能,大多数肿瘤含有至少两个胚层组织成分。最常发生的部位在卵巢,其次睾丸、纵隔、骶尾部、腹膜后等中线部位。

1. 成熟性畸胎瘤(mature teratoma) 发生在卵巢的生殖细胞肿瘤中最常见的良性肿瘤。多见于

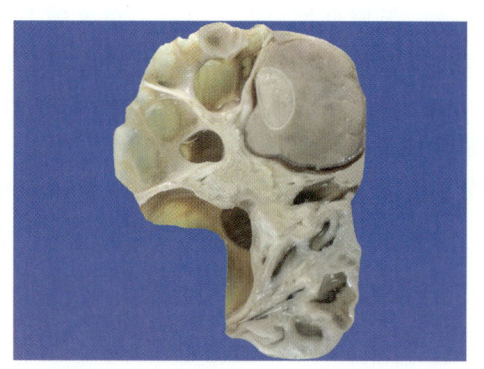

图 10-26 黏液性囊腺瘤(肉眼观)

肿瘤表面光滑,由多个大小不一的囊腔组成,囊壁光滑

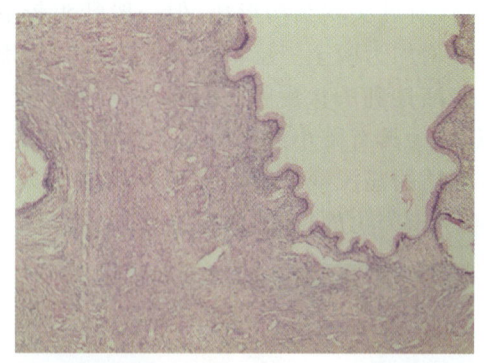

图 10-27 黏液性囊腺瘤(镜下观)

囊壁被覆单层高柱状上皮,细胞大小一致,核位于基底部,
核的上部充满黏液,无纤毛

20～30 岁女性,癌变率极低。

病理变化 肉眼观,肿瘤呈囊性,囊内充满皮脂样物、毛发,囊壁上可见头结节,偶可见牙齿(图10-28)。镜下,肿瘤由三个胚层的各种成熟组织构成。常见皮肤、毛囊、腮腺、脂肪、肌肉、骨、软骨、呼吸道上皮、消化道上皮、甲状腺和脑组织等(图 10-29)。以表皮和附件组成的单胚层畸胎瘤称为皮样囊肿(dermoid cyst);以甲状腺组织为主的单胚层畸胎瘤则称为卵巢甲状腺肿(struma ovarii)。

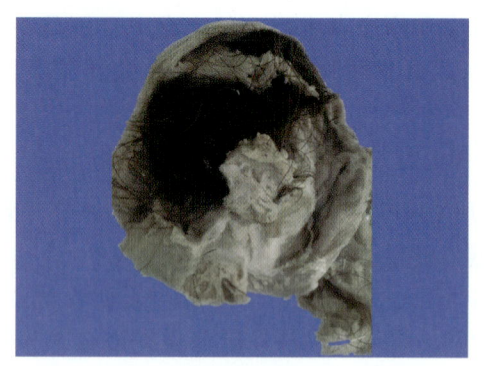

图 10-28 成熟性畸胎瘤(肉眼观)

肿瘤呈囊性,囊内充满皮脂腺、毛发、角化物

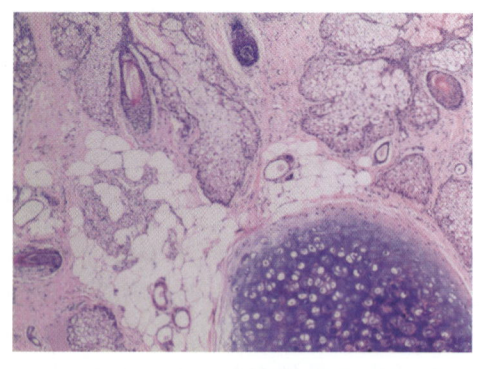

图 10-29 成熟性畸胎瘤(镜下观)

囊壁主要由角化的鳞状上皮细胞及皮脂腺、毛囊、软骨组成

2. 不成熟性畸胎瘤(immature teratoma) 一种实性为主,发生于单侧卵巢的肿瘤。与成熟性畸胎瘤的主要区别是,在肿瘤组织中查见未成熟组织,最常见的是未成熟的神经外胚层成分。20 岁以下女性多见,平均发病年龄为 18 岁,随年龄的增大,发病率逐渐降低。

病理变化 肉眼观,肿瘤呈实体分叶状,质软或硬,可含有许多小的囊腔。实体区域常可查见未成熟的骨或软骨组织。镜下,可见三种胚层衍生的组织,未成熟神经组织组成的原始神经管和菊形团及神经母细胞瘤的成分。此外,常见未成熟的骨或软骨组织。偶可见不成熟内胚层组织肾的结构。

预后取决于肿瘤分化程度,高分化的肿瘤预后较好,而低分化、未分化的肿瘤预后较差。

(二)无性细胞瘤

卵巢无性细胞瘤(dysgerminoma)是由多潜能、未分化原始生殖细胞组成的恶性肿瘤,是卵巢最常见的生殖细胞肿瘤。多见于年轻患者,其中 80％年龄小于 30 岁。同一肿瘤发生在睾丸则称为精原细胞瘤(seminoma),精原细胞瘤是睾丸最常见的肿瘤。

病理变化 肉眼观,肿瘤呈圆形或卵圆形,一般体积较大,无包膜,切面实性、灰白、鱼肉样。镜下,肿瘤细胞呈巢状或条索状排列,周围被纤维分隔伴淋巴细胞浸润,并可有肉芽肿样结构。细胞体积大而一致,细胞膜清晰,胞质空亮,充满糖原,细胞核居中,有 1～2 个明显的核仁,核分裂象多见(图10-30)。

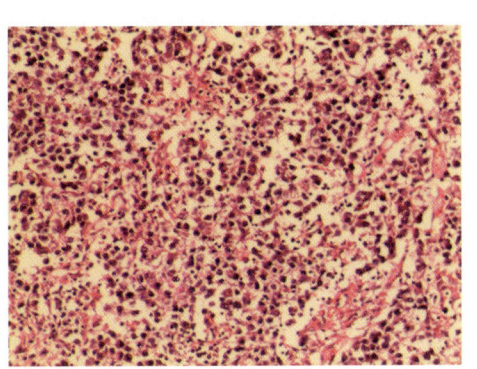

图 10-30 卵巢无性细胞瘤
肿瘤细胞大小比较一致,细胞膜清楚,胞质空亮,核居中,有明显的核仁,核分裂象多见

无性细胞瘤对放射治疗和化学药物治疗敏感,患者 5 年生存率可达 80% 以上。晚期主要经淋巴道转移至髂部和主动脉旁淋巴结。

(三) 胚胎性癌

胚胎性癌(embryonal carcinoma)主要发生于青少年,大多数患者妊娠试验阳性。比无性细胞瘤更具有浸润性,是高度恶性的肿瘤。男性多于女性,多发生于睾丸。

病理变化 肉眼观,肿瘤体积一般小于无性细胞瘤,切面肿瘤边界不清,可见出血和坏死。镜下,肿瘤细胞排列成腺管、腺泡或乳头状,分化差的细胞则排列成片状。肿瘤细胞形态呈上皮样,细胞大、显著异型,细胞之间界限不清,细胞核大小形态不一,核仁明显,常见核分裂象和瘤巨细胞。若伴有畸胎瘤、绒毛膜癌和卵黄囊瘤成分,应视为混合性肿瘤。

(四) 卵黄囊瘤

卵黄囊瘤(yolk sac tumor),又称内胚窦瘤(endodermal sinus tumor),是高度恶性生殖细胞肿瘤。多见于儿童和青少年(中位年龄 19 岁)。因组织形态和小鼠胎盘的结构很相似而得名。

病理变化 肉眼观,肿瘤呈实体状,体积一般较大,呈结节状或分叶状,边界不清;切面灰黄色,局部可形成囊腔及出血、坏死。镜下表现多种多样:①疏网状结构是最常见的形态,相互交通的间隙形成微囊和乳头,内衬立方或扁平上皮,背景呈黏液状;②细胞外嗜酸性小体也是常见的特征性结构;③S-D(Schiller-Duval)小体,由含有肾小球样结构的微囊构成,中央有一纤维血管轴心;④多泡性卵黄囊结构,形成与胚胎时期卵黄囊相似、大小不等的囊腔,内衬扁平上皮、立方上皮或柱状上皮,囊之间为致密的结缔组织。

三、卵巢性索间质肿瘤

卵巢性索间质肿瘤(ovarian sex cord stromal tumor)是来源于原始性腺中的性索和卵巢间质组织的肿瘤。在女性和男性可以衍化成各自不同类型的细胞,并形成不同的肿瘤。女性的性索间质细胞主要形成颗粒细胞瘤(granulosa cell tumor)和卵泡膜细胞瘤;男性则主要形成支持细胞(Sertoli cell)瘤和间质细胞(Leydig cell)瘤。亦可混合构成颗粒-卵泡膜细胞瘤或支持-间质细胞瘤(Sertoli-leydig cell tumor)。

(一) 颗粒细胞瘤

颗粒细胞瘤是具有分泌雌激素功能的肿瘤,属低度恶性肿瘤,虽可发生局部扩散,甚至在切除多年后复发,但很少发生转移。任何年龄均可发生。

病理变化 颗粒细胞瘤呈结节状,大小不等,体积大的可达 30 cm,呈囊实性。肿瘤的部分区域呈黄色,为含脂质的黄素化的颗粒细胞,间质呈白色,常伴有出血、坏死。镜下,瘤细胞可排列呈微滤泡结构,即分化较好的瘤细胞常围绕一小腔隙,排列成滤泡样的结构,腔内为粉染的蛋白液体或退化的细胞核,又称 Call-Exner 小体。瘤细胞大小较一致,体积较小,椭圆形或多角形,细胞质少,细胞核通常可查见核沟,呈咖啡豆样外观(图 10-31)。

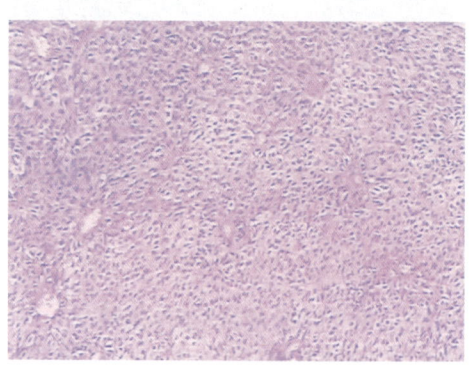

图 10-31　卵巢颗粒细胞瘤

瘤细胞大小较一致,体积较小,椭圆形或多角形,细胞质少,见 Call-Exner 小体

(二) 卵泡膜细胞瘤

卵泡膜细胞瘤为良性功能性肿瘤,因为肿瘤细胞可产生雌激素,绝大多数患者有雌激素产生增多的体征,患者常表现为月经不调和乳腺增大,多发生于绝经后的妇女。

病理变化　肉眼观,卵泡膜细胞瘤呈实性、质硬,由于细胞含有脂质,切面灰白、灰黄。镜下,瘤细胞由成束的短梭形细胞组成,核卵圆形,胞质由于含脂质而呈空泡状(图 10-32)。玻璃样变性的胶原纤维可将瘤细胞分割成巢状。瘤细胞黄素化时,细胞大而圆,核圆居中,与黄体细胞相像,称为黄素化的卵泡膜细胞瘤。

(三) 支持-间质细胞瘤

支持-间质细胞瘤主要发生在睾丸,较少发生于卵巢。若发生在卵巢,多发于年轻妇女。该瘤可分泌少量雄激素,若大量分泌,可表现为男性化。

病理变化　肉眼观,肿瘤常单侧发生,呈实性结节分叶状,有包膜,色黄或棕黄。镜下,由间质细胞和支持细胞按不同比例混合而成,高分化支持-间质细胞瘤由 Sertoli 细胞排列呈腺管结构,细胞为柱状,腺体之间为纤维组织和数量不等的 Leydig 细胞,Leydig 细胞体积大,胞质丰富嗜酸,核圆形或卵圆形,核仁明显(图 10-33);中分化者可见分化不成熟的支持细胞,呈网状小管或小巢状排列;低分化者,间质丰富,细胞呈梭形,肉瘤样弥漫分布。

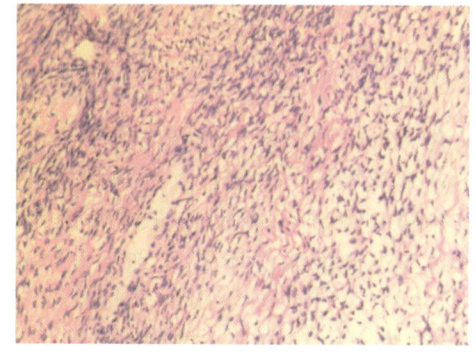

图 10-32　卵泡膜细胞瘤

可见胞质浅淡的卵泡膜细胞和有纤维瘤特征的梭形细胞

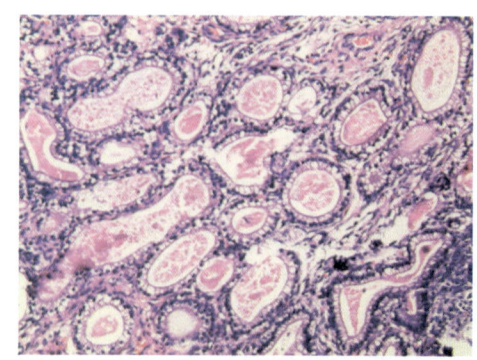

图 10-33　高分化卵巢支持-间质细胞瘤

支持排列呈腺管结构,细胞为柱状,腺体之间为数量不等的间质细胞

第五节 乳腺疾病

乳腺解剖结构和各部位主要病变如图 10-34 所示。

一、乳腺增生性病变

(一)乳腺纤维囊性变

乳腺纤维囊性变(fibrocystic changes)是以末梢导管和腺泡扩张、间质纤维组织和上皮不同程度增生为特点的一组非肿瘤性病变。多发生于 25～45 岁的女性。其是女性最常见的乳腺疾病,分为非增生型和增生型两种。

1. 非增生型乳腺纤维囊性变

病理变化 肉眼观,囊肿常呈多灶性分布的小结节,大小不一,边界不清,相互聚集的小囊肿和增生的纤维组织相互交错,可产生斑驳不一的外观,囊内为清亮或混浊的液体。镜下,囊壁常被覆扁平上皮,亦可见柱状或立方上皮,上皮也可完全缺失,仅见纤维性囊壁。若囊肿破裂,导致内容物外溢进入周围间质,可发生炎症性反应或间质纤维组织增生,甚至玻璃样变性。囊肿上皮常可见大汗腺化生(apocrine metaplasia),细胞体积较大,胞质嗜酸性,其顶部可见典型的顶浆分泌小突起,形态和大汗腺的上皮细胞相似(图 10-35)。

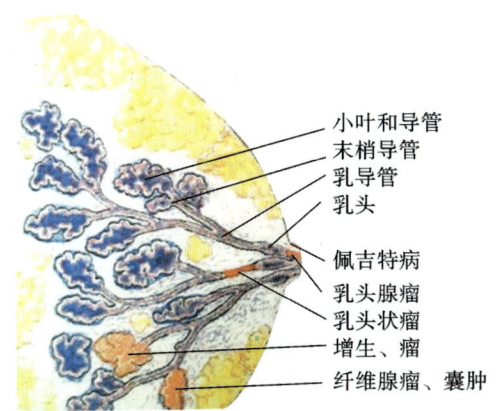

小叶和导管
末梢导管
乳导管
乳头
佩吉特病
乳头腺瘤
乳头状瘤
增生、瘤
纤维腺瘤、囊肿

图 10-34 乳腺解剖结构

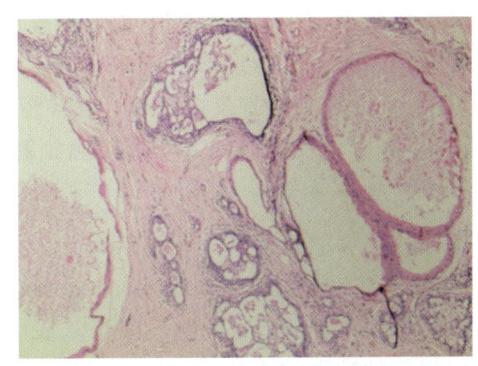

图 10-35 非增生型乳腺纤维囊性变

小导管扩张呈囊状,囊壁上皮细胞呈柱状或方形,部分上皮见大汗腺化生

2. 增生型纤维囊性变 增生型纤维囊性变往往伴有末梢导管和腺泡上皮的增生。囊肿上皮增生可使层次增多,并形成乳头突入囊内,乳头顶部相互吻合,构成筛状结构;尤其上皮有异型增生时,有演化为乳腺癌的可能,应视为癌前病变。依据上皮增生程度的轻重分为:①轻度增生;②旺炽性增生;③异型增生;④原位癌。

(二)硬化性腺病

硬化性腺病(sclerosing adenosis)是以小叶中央或小叶间的纤维组织增生为特征的较少见的乳腺增生性病变。

病理变化 肉眼观,病变区灰白质硬,与周围正常乳腺界限不清。影像学检查极易和癌混淆。镜下,小叶终末导管的腺泡数目增加,小叶体积增大,轮廓清楚。病灶中央纤维组织增生,腺泡受压而扭曲,病灶周围的腺泡扩张,腺泡外层肌上皮细胞可明显增生。

二、乳腺纤维腺瘤

纤维腺瘤(fibroadenoma)是由增生的纤维间质和腺体组成的最常见的良性肿瘤,好发于青春期后的任何年龄,20～35 岁多见。通常单个发生,偶可多发;多发往往又称为乳腺纤维瘤病。

病理变化 肉眼观,圆形或卵圆形结节状,与周围组织界限清楚,切面灰白色、质韧、略呈分叶状,可见裂隙状区域,常有黏液样外观(图 10-36)。镜下,腺体圆形或卵圆形,或被周围的纤维结缔组织挤压呈裂隙状;间质通常较疏松,富于黏多糖,也可较致密,发生玻璃样变性或钙化(图 10-37)。

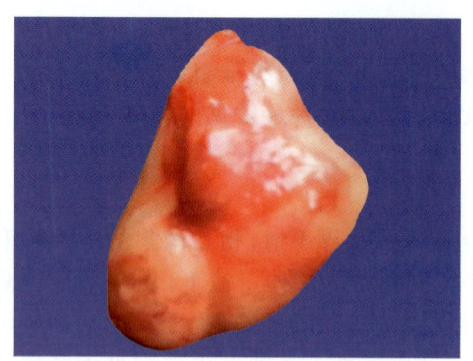

图 10-36 纤维腺瘤(肉眼观)

肿瘤呈结节状或分叶状,包膜完整,质硬,切面灰白色

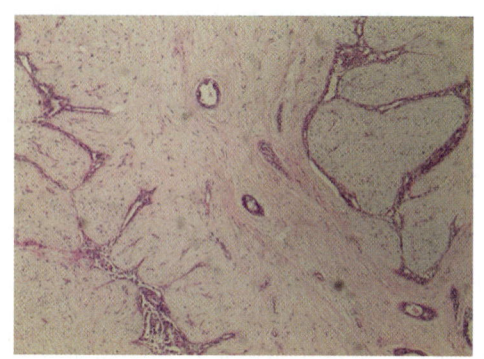

图 10-37 纤维腺瘤(镜下观)

增生的腺体被纤维结缔组织挤压呈裂隙状

三、乳腺癌

乳腺癌是来源于乳腺导管上皮的恶性肿瘤。发病率在过去 50 年内呈缓慢上升趋势,已跃居女性恶性肿瘤第一位。乳腺癌常发于 40～60 岁的妇女。男性乳腺癌罕见。乳腺癌可发生于乳腺任何部位,但外上象限是其最好发的部位,占 50％以上。其发病机制尚未完全阐明,雌激素长期作用、家族遗传倾向、生育方式及长时间大剂量接触放射线和乳腺癌发病有关。

(一)病理类型

乳腺癌结构非常复杂,类型较多,大致可分为非浸润性癌和浸润性癌,以及其他特殊类型癌。

1. 非浸润性癌(noninvasive carcinoma) 分为导管内原位癌和小叶原位癌,二者均来自终末导管-小叶单元上皮细胞;癌细胞局限于基底膜以内,未向间质或淋巴管、血管浸润。前者肿瘤细胞位于和导管相似的扩张的小叶,不见小叶结构;后者肿瘤细胞充满轻度扩张的小叶腺泡,小叶结构尚存。

1) 导管内原位癌(intraductal carcinoma in situ) 根据组织学形态的改变将其分为粉刺癌和非粉刺型导管内癌。

(1)粉刺癌(comedo carcinoma):一半以上位于乳腺中央部位,切面可见扩张的导管内含灰黄色软膏样坏死物质,挤压时可由导管内溢出,状如皮肤粉刺,故称为粉刺癌。由于粉刺癌间质纤维化和坏死区钙化,质地较硬,肿块明显,容易被临床和乳腺摄片查见。镜下,癌细胞体积较大,胞质嗜酸,分化不等,大小不一,核仁明显,核分裂象多见。其特征性的改变是癌细胞呈实性排列,中央常查见坏死区(图 10-38),坏死区常可钙化。导管周围可见慢性炎症细胞浸润和间质纤维组织增生。

(2)非粉刺型导管内癌(noncomedo intraductal carcinoma):肿瘤细胞体积小,形态比较规则,呈不同程度异型,但不如粉刺癌明显,一般无坏死或仅有轻微坏死。癌细胞在导管内排列成实性、筛状或乳头状等多种形式。间质纤维结缔组织增生,但不如粉刺癌明显。

并不是所有的导管内原位癌都能转变为浸润癌,若要转变为浸润癌,通常需经历几年,甚至几十年。经活检证实的导管内原位癌如不经任何治疗,20 年后,其中 30％可发展为浸润癌。转变为浸润癌的概率大小与组织类型有关,粉刺癌远远高于非粉刺型导管内癌。

2) 小叶原位癌(lobular carcinoma in situ) 癌细胞排列在扩张的乳腺小叶末梢导管和腺泡内,

体积较导管内癌的癌细胞小,大小形态比较一致,核卵圆形或圆形,核分裂象少见。一般无癌细胞坏死,亦无间质的纤维组织增生和炎症反应(图 10-39)。约 1/3 的小叶原位癌可累及双侧乳腺,常为多中心性,因肿块小,临床上一般摸不到明显肿块,有时很难与乳腺小叶增生区别。

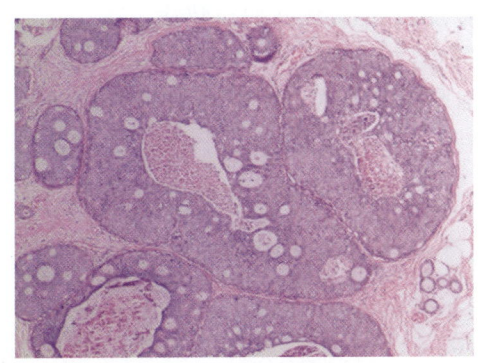

图 10-38 导管内原位癌

导管内癌细胞排列紧密,大小不一,胞质丰富,嗜酸,中央见大片坏死

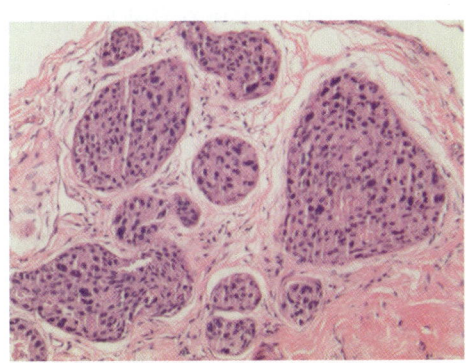

图 10-39 小叶原位癌

癌细胞小,形态比较一致,核圆形或卵圆形,病理性核分裂象少见,但未突破基底膜

2. 浸润性癌(invasive carcinoma)

(1) 浸润性导管癌(invasive ductal carcinoma):最常见的乳腺癌类型,往往由导管内癌发展而来,癌细胞突破导管基底膜向间质浸润,占乳腺癌的 60%~70%。

病理变化 肉眼观,肿瘤呈灰白色,质硬,切面有沙粒感,无包膜,与周围组织分界不清,活动度差(图 10-40)。镜下,组织学形态多种多样,癌细胞排列呈巢状、条索状,或伴有少量腺样结构。癌细胞体积大,形状各异,多形性常较明显,核分裂象多见,常见局部肿瘤细胞坏死(图 10-41)。肿瘤间质有致密的纤维组织增生,癌细胞在纤维间质内浸润生长,根据癌实质和纤维间质的比例不同可将其分为单纯癌(癌实质与间质比例大致相同)、硬癌(间质成分占优势,少量癌细胞呈条索状分布于增生的纤维组织中)和不典型髓样癌(癌实质多于间质),现在统称为浸润性导管癌。

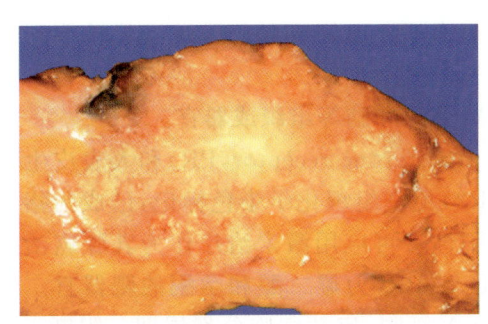

图 10-40 浸润性导管癌(肉眼观)

切面见灰白色结节,边界不清,呈树根状浸润,无包膜,质硬

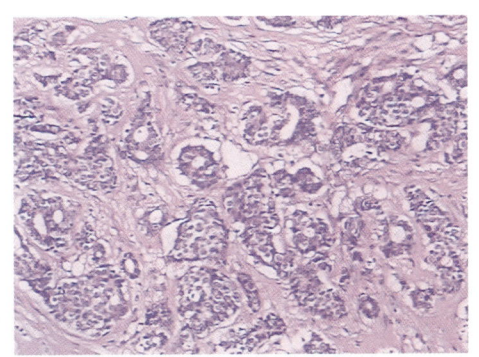

图 10-41 浸润性导管癌(镜下观)

癌细胞呈巢状,部分呈条索状,在间质内弥漫浸润

临床病理联系 癌组织常呈树根状侵入邻近组织内,大者可深达筋膜。如癌细胞侵及乳头又伴有大量纤维组织增生时,由于癌周增生的纤维组织收缩,可导致乳头下陷。如癌组织阻塞真皮内淋巴管,可致皮肤水肿,而毛囊汗腺处皮肤相对下陷,呈橘皮样外观。晚期乳腺癌形成巨大肿块,在癌周浸润蔓延,形成多个卫星结节。如癌组织穿破皮肤,可形成溃疡。

(2) 浸润性小叶癌(invasive lobular carcinoma):癌细胞穿透基底膜向间质浸润,一般由小叶原位癌发展而来,占乳腺癌的 5% 左右。

病理变化 肉眼观,肿物切面呈橡皮样,灰白柔韧,与周围组织分界不清。镜下,癌细胞呈单行串珠状或细条索状浸润于纤维间质之间,或环形排列在正常导管周围。癌细胞小,大小一致,核分裂象少见,细胞形态和小叶原位癌的癌细胞相似(图 10-42)。

大约 20％的浸润性小叶癌累及双侧乳腺,在同一乳腺中呈弥漫性多灶性分布,因此不容易被临床和影像学检查发现。该瘤的扩散和转移亦有其特殊性,常转移至脑脊液、浆膜表面、卵巢、子宫和骨髓。

3. 特殊类型癌 主要有黏液癌、髓样癌伴大量淋巴细胞浸润、小管癌及佩吉特病。

佩吉特病(Paget disease)是乳腺癌引起的乳头结痂性病变,乳头和乳晕常见渗出和浅表溃疡,呈湿疹样改变,因此,又称湿疹样癌。肿瘤细胞位于表皮内,细胞异型性大,胞质透明,癌细胞可孤立散在,或成簇分布(图 10-43)。在病变下方可查见导管内癌,伴有或不伴有间质浸润,其细胞形态和表皮内的肿瘤细胞相似。

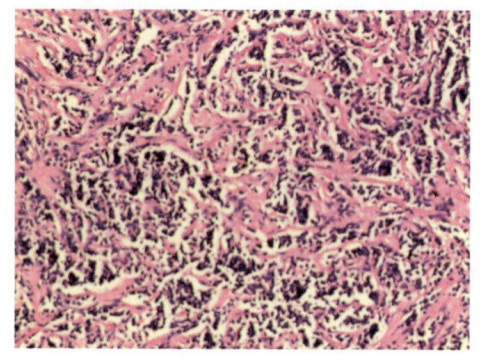

图 10-42 浸润性小叶癌

癌细胞呈串珠状排列,浸润于纤维间质中,部分围绕乳腺导管环形排列

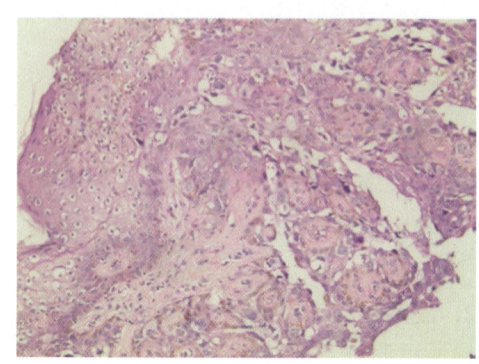

图 10-43 佩吉特病

表皮下可见癌细胞孤立散在或成簇分布,细胞体积大,胞质透明,核大、形体大小不一

(二)扩散

1. 直接蔓延 癌细胞沿乳腺导管直接蔓延,可累及相应的乳腺小叶腺泡。或沿导管周围组织间隙向周围扩散到脂肪组织,甚至可侵及胸肌和胸壁。

2. 淋巴道转移 淋巴道转移是乳腺癌最常见的转移途径。首先转移到同侧腋窝淋巴结,然后会相继转移至锁骨下淋巴结、逆行转移至锁骨上淋巴结。位于乳腺内上象限的乳腺癌常转移至乳内动脉旁淋巴结,进一步至纵隔淋巴结。少部分病例可通过胸壁浅部淋巴管或深筋膜淋巴管转移到对侧腋窝淋巴结。

3. 血行转移 晚期乳腺癌可经血行转移至肺、骨、肝、肾上腺和脑等组织或器官。

目前雌二醇受体(estradiol receptor,ER)、孕酮受体(progesterone receptor,PR)和人表皮生长因子受体-2(human epidermal growth factor receptor-2,HER2)免疫组织化学染色标记,已成为指导乳腺癌临床治疗与判断预后的常规检测手段。如 ER 和 PR 阳性者可应用激素治疗作为乳腺癌治疗的辅助手段,这是由于正常乳腺上皮细胞的胞核内均含有 ER 和 PR,为雌二醇和孕酮的靶器官。激素在细胞核内与受体形成二聚体的激素受体复合物,促使 DNA 复制,启动细胞分裂周期。阻断 ER 和 PR 的作用环节可抑制乳腺癌的生长。HER2 过度表达者,可应用抗 HER2 基因的单克隆抗体 Herceptin 进行靶向治疗。ER、PR、HER2 均为阴性者的乳腺癌转移率高,对激素治疗不敏感,治疗反应差。

第六节 前列腺疾病

一、前列腺增生症

良性前列腺增生(benign prostatic hyperplasia)简称前列腺良性肥大或结节状前列腺增生,主要病变特点为前列腺腺体和间质增生,是50岁以上男性常见疾病之一,随年龄的增加,发病率逐渐增高。前列腺增生的发生,主要与体内雄激素和雌激素的平衡失调有关。

(一)病理变化

肉眼观,前列腺呈结节状增大,重量增加。颜色、质地与增生的成分有一定的关系,若以腺体增生为主,则呈淡黄色,质地较软,切面可见大小不一的微小囊腔,挤压可溢出奶白色前列腺液体;以纤维平滑肌增生为主者,呈灰白色,质韧,与周围组织界限不明显(图10-44)。

镜下,增生的成分主要由腺体、纤维和平滑肌组成。增生的腺体和腺泡随机排列于散在增生的间质中或相互聚集;腺体的上皮由两种细胞分层构成,内层细胞呈柱状,外层细胞呈立方或扁平形,周围有完整的基底膜包绕。上皮细胞向腔内出芽呈乳头状或形成皱褶。腔内常含有淀粉样小体(图10-45)。此外,可见鳞状上皮化生和小灶性梗死,化生的上皮常位于梗死灶的周边。

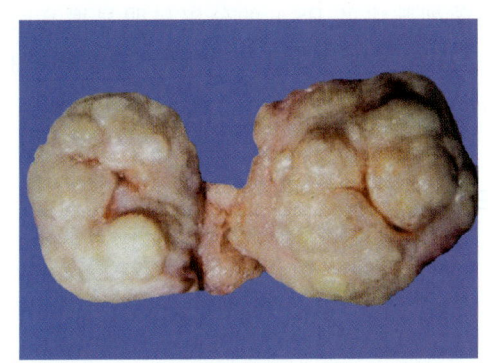

图10-44 良性前列腺增生(肉眼观)
前列腺双侧明显增大,灰白色,质韧,切面可见大小不一的微小囊腔

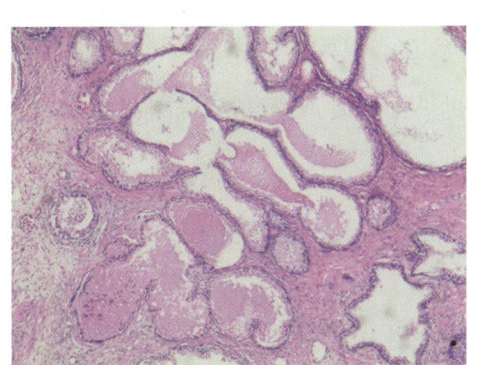

图10-45 良性前列腺增生(镜下观)
腺体数目增加,腺腔扩大,上皮细胞双侧排列,无异型性,可见淀粉样小体

(二)临床病理联系

由于增生前列腺多发生在中央区和移行区压迫尿道,患者尿道梗阻的症状和体征非常显著。临床表现为排尿困难、尿痛、尿频、尿流变细、滴尿及夜尿增多;久而久之导致尿潴留和膀胱扩张。尿液潴留可进一步诱发尿路感染或肾盂积水,严重者最后可致肾衰竭。良性前列腺增生极少发生恶变。

二、前列腺癌

前列腺癌(prostate cancer)是源自前列腺上皮的恶性肿瘤,多发生在50岁以上男性,发病率随年龄增加逐步增高。其发病率存在地区和种族差异,欧美国家远大于亚洲地区国家。世界范围内,居所有癌种的第二位,仅次于肺癌。2012年调查结果显示我国前列腺癌发生率呈上升趋势。

(一)病理变化

肉眼观,肿瘤大多数发生在前列腺的周围区,呈结节状,灰白、灰黄,质韧硬,和周围正常前列腺组织边界欠清。

镜下,前列腺癌的主要诊断依据是腺体外层的基底细胞缺失,细胞核大及核仁明显。绝大多数为高分化腺癌,肿瘤腺泡较规则,排列拥挤,可呈背靠背现象。偶见腺体扩张,腺上皮在腔内呈乳头或筛状、肾小球样。细胞质一般无显著改变,呈空泡状。细胞大小形状不一,总体上,多形性不很明显。核分裂象很少见。在低分化癌中,细胞异型性大,癌细胞排列成条索、巢状或片状,常伴有出血坏死(图10-46)。

(二)扩散

5%～20%的前列腺癌可发生局部浸润和远处转移。

1. 直接蔓延 向精囊和膀胱底部直接浸润。

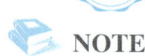

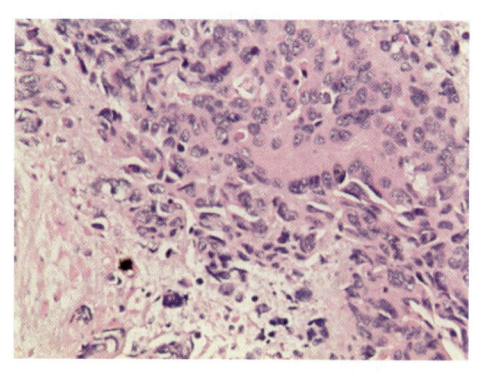

图 10-46　前列腺癌

癌细胞异型性大，细胞体积大、大小形状不一，
核大、染色质分布不均

2. 淋巴道转移　首先淋巴道转移至闭孔淋巴结，随之到内脏淋巴结、胃底淋巴结、髂骨淋巴结、骶骨前淋巴结和主动脉旁淋巴结。

3. 血行转移　晚期可通过血行转移到骨，尤以脊椎骨最常见，其次为股骨近端、盆骨和肋骨。

（三）临床病理联系

早期前列腺癌一般无症状，常在前列腺增生的切除标本中，或在死后解剖中偶然发现。浸润至膀胱底部时压迫膀胱可引起尿道梗阻。正常前列腺组织可分泌前列腺特异性抗原（prostate-specific antigen, PSA），但当前列腺癌的 PSA 的分泌量明显增高时，应高度疑为癌，亦对鉴别原发于前列腺的肿瘤和转移癌有帮助。必要时，可行前列腺组织穿刺，经病理组织检查确诊。

第七节　睾丸和阴茎肿瘤

一、睾丸肿瘤

除卵黄囊腺瘤极少发生在睾丸以外，和卵巢性索间质及生殖细胞肿瘤相同类型的肿瘤均可发生在睾丸，发生在睾丸或卵巢的同一类型的肿瘤的肉眼观、组织学改变和生物学行为无明显差别，本节不再赘述。

二、阴茎肿瘤

（一）阴茎鳞状细胞癌

阴茎鳞状细胞癌是主要源自阴茎鳞状上皮细胞的恶性肿瘤，多发于中老年男性，通常发生在阴茎龟头或包皮内接近冠状沟的区域。发病与 HPV 感染及包皮过长有一定关系。

病理变化　肉眼观呈乳头形或扁平形，乳头形阴茎鳞状细胞癌似尖锐湿疣，或者呈菜花样外观。扁平形阴茎鳞状细胞癌局部黏膜表面灰白，增厚，表面可见裂缝，逐渐可出现溃疡。镜下，见高、中、低分化的鳞状细胞癌。一般分化较好，有明显的角化。

（二）疣状癌

疣状癌（verrucous carcinoma）是高分化鳞状细胞癌，男性或女性的外阴黏膜处均可发生，属低度恶性，但一般不会发生转移。肿瘤向外向内呈乳头状生长，仅在局部呈舌状向下推进性浸润（图 10-47）。

临床病理联系　阴茎鳞状细胞癌进展缓慢，可局

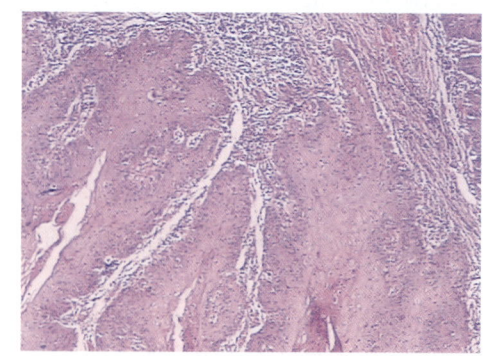

图 10-47　疣状癌

癌细胞呈舌状向深部推进性浸润，肿瘤细胞分化良好

部转移，除非有溃疡形成或感染，一般无痛感，常可伴有出血。早期肿瘤可转移至腹股沟和髂淋巴结，晚期也可向远处广泛播散。患者 5 年生存率可达 75%。

小结

慢性子宫颈炎由于长期慢性炎症因子的作用可导致腺管的阻塞,形成纳博特囊肿;或者导致子宫颈黏膜上皮、腺体、间质的增生,可形成子宫颈息肉;或者导致覆盖在子宫颈阴道部的鳞状上皮坏死脱落,形成浅表的缺损,称为子宫颈真性糜烂;或者导致子宫颈肥大。

子宫颈上皮内瘤变(CIN)是鳞状上皮异型性增生到原位癌呈逐渐演化的级谱样变化。CINⅠ级相当于Ⅰ级异型增生;CINⅡ级相当于Ⅱ级异型增生;CINⅢ级则包括Ⅲ级异型增生和原位癌。

子宫颈癌肉眼形态分为糜烂型、外生菜花型、内生浸润型和溃疡型四型。好发在子宫颈鳞状上皮和柱状上皮交界处。最常见的组织学类型是鳞状细胞癌,其次是腺癌。早期浸润癌,是子宫颈原位癌的部分癌细胞已穿破上皮层的基底膜向下浸润,但浸润深度未超过上皮层下 5 mm 者;浸润癌是癌组织向间质内浸润性生长,浸润深度超过基底膜下 5 mm 者。浸润癌最常见的是淋巴道转移。

子宫内膜单纯性增生、复杂性增生、异型增生和子宫内膜癌,无论是形态学还是生物学行为均为一系列的连续演变过程。子宫内膜单纯性增生一般不会发生癌变,而复杂性增生有3%可以演变为子宫内膜癌。

滋养层细胞疾病包括葡萄胎、侵袭性葡萄胎、绒毛膜癌。葡萄胎是胎盘绒毛的一种良性病变,其主要病变特点是绒毛间质高度水肿和滋养层细胞不同程度增生。绒毛侵入子宫肌壁即为侵袭性葡萄胎。绒毛膜癌的病变特点是滋养层细胞异型增生,成片状或条索状排列,无绒毛结构,无血管和间质,弥漫侵入子宫肌壁伴大量的出血、坏死。绒毛膜癌早期就会出现血行转移,转移到不同部位会出现相应的临床症状。

卵巢肿瘤可分为三大类:上皮性肿瘤、性索间质肿瘤、生殖细胞肿瘤,其中以上皮性肿瘤和生殖细胞肿瘤发生的畸胎瘤最多见,性索间质肿瘤在临床上非常少见。

乳腺增生性病变有乳腺纤维囊性变、硬化性腺病等。乳腺纤维囊性变的主要特征是腺泡和末梢导管扩张、上皮和纤维增生。分为非增生型和增生型两种类型,而其中增生型可发展为恶性肿瘤。乳腺纤维腺瘤是由乳腺小叶的间质纤维组织和腺体共同增生形成的纤维上皮性肿瘤。

乳腺癌好发于乳腺外上象限,以无痛性肿块为主要症状。一般分为非浸润性癌和浸润癌。非浸润性癌又称原位癌,包括导管内原位癌和小叶原位癌。浸润性导管癌可分为单纯癌、硬癌和不典型髓样癌。

良性前列腺增生的成分主要有纤维、平滑肌和腺体。前列腺癌的形态表现多种多样,多数为分化较好的腺癌,肿瘤腺泡较规则,排列拥挤;偶见腺体扩张,腺上皮在腔内呈乳头或筛状;也有癌细胞排列成条索、巢状或片状。

睾丸肿瘤,除卵黄囊腺瘤极少发生在睾丸以外,和卵巢性索间质及生殖细胞肿瘤相同类型的肿瘤均可发生在睾丸。

疣状癌是发生在男性或女性外阴黏膜的高分化鳞状细胞癌。肿瘤向外向内呈乳头状生长,仅在局部呈舌状向下推进性浸润。

(邵阳学院 吕小元)

能力检测

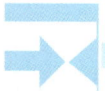

第十一章　淋巴造血系统疾病

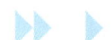

淋巴造血系统包括髓样组织和淋巴样组织。髓样组织包括骨髓和血液中各种血细胞成分,如红细胞、白细胞及血小板等;淋巴样组织包括胸腺、脾脏、淋巴结以及人体广泛分布的淋巴组织,如扁桃体、肠道淋巴组织等。肝、骨髓、脾、淋巴结等在人体胚胎时期都参与造血过程,出生后人体主要造血器官为骨髓。当处于疾病或骨髓代偿功能不足等病理状态时,机体可出现髓外造血,表现为肝、脾、淋巴结恢复胚胎时期的造血功能。造血系统疾病主要表现在淋巴造血系统各种成分量和质的变化,量方面变化的疾病有淋巴结反应性增生、反应性白细胞增多症、贫血、白细胞减少等,质方面变化的疾病有淋巴系统恶性肿瘤等。本章重点叙述常见的造血系统增生性疾病和肿瘤。

第一节　淋巴结的良性病变

人体淋巴结主要沿淋巴管分布,以淋巴结组群存在于颈部、腋窝、腹股沟等浅表部位和纵隔腹膜后等深部。淋巴结表面被覆薄层纤维被膜,与被膜下淋巴窦通过输入淋巴管相互联通。淋巴结为皮质和髓质,皮质与髓质交界区为副皮质区。淋巴滤泡和薄层弥散淋巴组织组成被膜下的皮质,主要为B淋巴细胞。发育良好的淋巴滤泡在正中切面可见生发中心,分为明区和暗区。生发中心顶部和周围是套区。副皮质区主要为T淋巴细胞。髓索及其间的髓窦组成淋巴结髓质。

淋巴结在机体中发挥重要的免疫作用,病原微生物感染、外界的毒物、化学药物、异物、机体自身的代谢产物及变性坏死的组织成分等刺激因子可导致淋巴细胞、组织细胞和树突状细胞增生,使淋巴结肿大。这里主要介绍反应性淋巴结炎和淋巴结特殊感染。

一、反应性淋巴结炎

反应性淋巴结炎(reactive lymphadenitis)是淋巴结最常见的良性病变。各种各样的刺激都可引起淋巴结肿大,由于病理改变基本相似,缺乏特异性,故又称为非特异性淋巴结炎。根据病程长短分为急性和慢性。

(一)急性非特异性淋巴结炎

急性非特异性淋巴结炎多由局部感染引起,如发生感染的牙齿、扁桃体和四肢都可引起引流区淋巴结肿大。

病理变化　淋巴结肿胀,灰红色。镜下核分裂象明显,淋巴滤泡增生及生发中心扩大。化脓菌感染时,生发中心滤泡可伴坏死形成脓肿。

临床表现　淋巴结肿大,被膜受到牵拉产生局部疼痛;脓肿形成时有波动感、皮肤发红等;淋巴结脓性坏死穿破皮肤形成窦道。

(二)慢性非特异性淋巴结炎

慢性非特异性淋巴结炎常引起淋巴结反应性增生。镜下表现为淋巴滤泡增生、副皮质区淋巴增生和窦组织细胞增生等。

1. 淋巴滤泡增生　淋巴滤泡数量增多、大小不一。生发中心细胞增生明显,可见各种转化的B淋巴细胞,核较大,有裂或无裂。生发中心外见小淋巴细胞。多见于儿童。

2. **副皮质区淋巴增生** 副皮质区增宽,可见活化的 T 免疫母细胞,镜下表现为核圆形,有一个或数个核仁,染色质较粗,胞质较丰富,略呈嗜碱性,淋巴窦扩张和血管内皮细胞增生常见。常由活跃的病毒感染引起,特别是传染性单核细胞增多症、病毒性疫苗接种后等。

3. **窦组织细胞增生** 淋巴窦腔明显扩张,巨噬细胞增生和内皮细胞肥大。常发生于癌肿引流区淋巴结。

临床表现 一般无明显感觉,注意排除淋巴结肿瘤或特殊感染。

二、淋巴结特殊感染

淋巴结特殊感染表现在由特殊病原微生物引起,有特殊病理形态改变,经特殊检测在病变组织、分泌物或体液中可找到相关病原体,在临床上需要特殊药物治疗。

(一)结核性淋巴结炎

结核性淋巴结炎是最常见的淋巴结特殊感染。结核性肉芽肿形成为其典型表现,结核结节中央有干酪样坏死灶(图 11-1)。通过抗酸染色可检出结核杆菌。

(二)淋巴结真菌感染

引起淋巴结真菌感染的病原体有曲菌、新型隐球菌和组织胞浆菌等。曲菌感染的基本病理变化表现为化脓性炎及脓肿形成,PAS 或六胺银特殊染色后可见曲菌的分隔菌丝。新型隐球菌感染为肉芽肿性炎,黏液卡红或 PAS 染色可见到该菌的荚膜。组织胞浆菌感染病灶中有组织细胞增生和肉芽肿性炎,六胺银或吉姆萨特殊染色可显示巨噬细胞吞噬的圆形孢子体。淋巴结真菌感染一般不多见。临床上患者表现为局部或全身淋巴结不同程度肿大,一般先感染皮肤、黏膜和器官,而后继发于局部淋巴结。

(三)组织细胞坏死性淋巴结炎

组织细胞坏死性淋巴结炎(histiocytic necrotizing lymphadenitis)又称菊池(Kikuchi)病,淋巴结被膜下和副皮质区出现凝固性坏死,呈片状或灶状,核碎片明显,中性粒细胞稀少或缺如。坏死灶及周边组织细胞活跃增生,常见吞噬核碎片现象。异型 T 免疫母细胞、浆细胞样单核细胞、浆细胞样树突状细胞和淋巴细胞散在或灶状分布。

(四)猫抓病

猫抓病是由汉赛巴尔通体感染引起。患者淋巴结肿大多见于腋下或颈部,通常出现在被猫抓伤皮肤后 1～2 周,可伴皮肤红斑状皮疹、脓疱或痂皮。病理变化可见上皮样细胞形成肉芽肿,中央浸润中性粒细胞形成微小脓肿(图 11-2)。外周有类上皮细胞增生,有时呈栅栏样排列。根据猫等宠物抓伤史及淋巴结典型表现可确诊。

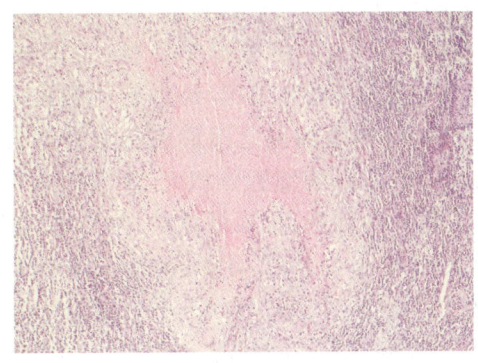

图 11-1 淋巴结结核

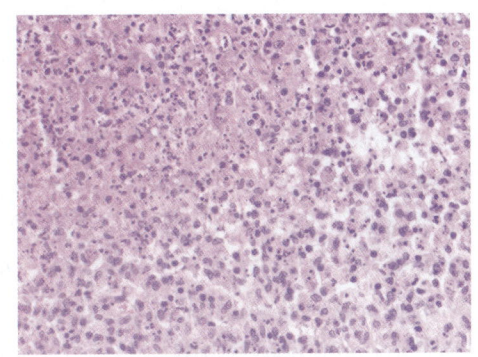

图 11-2 猫抓病

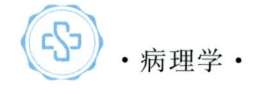

（五）传染性单核细胞增多症

传染性单核细胞增多症（infectious mononucleosis）由 EB 病毒感染引起，常见于颈后、腋下和腹股沟淋巴结。组织学可见淋巴组织内整个副皮质区遍布异型淋巴细胞。B 淋巴细胞出现反应性增生，滤泡增大。常出现多少不等的免疫母细胞增生。该病好发于青少年，不规则发热、咽炎、淋巴结和肝、脾肿大等为其典型临床表现，属于自限性疾病。

第二节 淋巴组织肿瘤

淋巴组织肿瘤（lymphoid tumor）指来源于淋巴细胞及前体细胞的恶性肿瘤，包括淋巴瘤、淋巴细胞白血病、毛细胞白血病及浆细胞肿瘤等。

恶性淋巴瘤是原发于淋巴结和结外淋巴组织的恶性肿瘤，简称淋巴瘤，约占所有恶性肿瘤的 3%～4%。依据临床病理特征不同，可分为两大类：霍奇金淋巴瘤（Hodgkin's lymphoma，HL）和非霍奇金淋巴瘤（non-Hodgkin's lymphoma，NHL）。

WHO 关于淋巴与造血组织的肿瘤分类标准除形态学之外，还需结合免疫表型、分子细胞遗传学检测和临床特征等。

一、霍奇金淋巴瘤

霍奇金淋巴瘤（HL）占所有淋巴瘤的 10%～20%，是青年中常见的恶性肿瘤之一。HL 常原发于淋巴结，病变常从一个或一组淋巴结开始，由近及远扩散至外周淋巴结。本病中的肿瘤细胞包括里-施细胞（Reed-Sternberg cell，R-S 细胞）及其变异型细胞，还存在各种炎症细胞，伴不同程度纤维化。

病理变化 肉眼观，淋巴结肿大，切面灰白色，呈鱼肉状，可见黄色小坏死灶散在分布。相邻淋巴结随着病程进展常相互粘连、融合，活动度变差。若发生在颈部，可形成颈部巨大肿块。

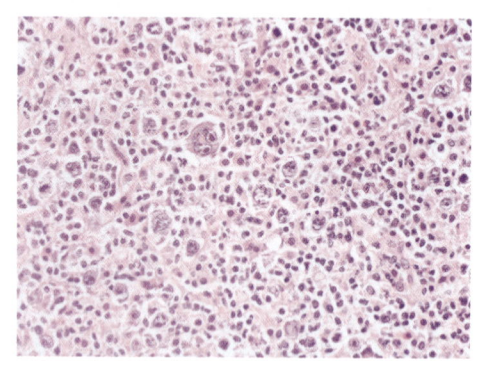

图 11-3 霍奇金淋巴瘤

镜下 HL 组织学特征是细胞类型的多样化。以多种炎症细胞包括淋巴细胞、浆细胞、中性粒细胞、嗜酸性粒细胞和组织细胞等反应性细胞混合浸润为背景，可见数量不等、形态各异的肿瘤细胞散布其间。肿瘤细胞中的典型的 R-S 细胞是一种体积较大、双叶核或多叶核的瘤巨细胞，有突出的强嗜酸性中位核仁，周围有一透明晕，染色质常沿核膜聚集成堆，核膜厚。典型的双叶核 R-S 细胞的两个核面对面排列，彼此对称似镜中之影，故称"镜影细胞"，其在诊断 HL 上具有重要意义（图 11-3）。R-S 细胞的变异型包括：①单核 R-S 细胞或霍奇金细胞；②陷窝细胞，瘤细胞体积大，核膜薄，染色质稀疏，有一个或多个较小嗜碱性核仁，因细胞质收缩，与周围细胞之间形成透明的空隙，似位于陷窝内，故名；③L&H 型细胞，又称"爆米花"细胞（popcorn cell），瘤细胞体积大，多分叶状核，染色质稀少，核仁小而多，胞质淡染；④木乃伊细胞，变性或凋亡的 R-S 细胞，核固缩浓染，胞质嗜酸性。

组织学分型 依据 WHO 分类，HL 分为两大类：经典型霍奇金淋巴瘤（classical Hodgkin's lymphoma，CHL）和结节性淋巴细胞为主型霍奇金淋巴瘤（nodular lymphocyte-predominant Hodgkin's lymphoma，NLPHL）。

1. 结节性淋巴细胞为主型霍奇金淋巴瘤（NLPHL） 约占 HL 的 5%，男性多见。病变淋巴结呈深染的模糊不清结节状构象，由滤泡树突状细胞构成的背景中充满了大量小 B 淋巴细胞和一些组织细胞，嗜酸性粒细胞、中性粒细胞和浆细胞少见，几乎无坏死和纤维化。典型 R-S 细胞很少，爆米花样肿瘤细胞(LP 细胞)多见。瘤细胞主要表达 B 淋巴细胞标记,CD20 和 CD79a 阳性,偶有 CD30 弱表达。临床表现为颈部和腋下肿块,绝大多数患者预后极好,10 年生存率高达 80%。

2. 经典型霍奇金淋巴瘤(CHL) 98% 瘤细胞来自滤泡中心细胞,外周 T 淋巴细胞少见。根据病变组织中背景细胞成分与肿瘤细胞形态,CHL 可分为四个亚型:结节硬化型、混合细胞型、富于淋巴细胞型和淋巴细胞削减型。

(1) 结节硬化型(nodular sclerosis,NS):占 CHL 的 40%~70%,多见于青年女性,发病高峰在 15~34 岁。常见部位为颈部、锁骨上和纵隔。淋巴结内纤维组织增生形成粗细不等的胶原纤维条索,将淋巴结分隔成许多大小不等的结节,其中有多数陷窝细胞和多少不等的典型 R-S 细胞,也多见淋巴细胞、组织细胞、嗜酸性粒细胞、浆细胞和中性粒细胞浸润。

(2) 混合细胞型(mixed cellularity,MC):CHL 中较多见的类型,占 20%~30%。该型病变和预后介于富于淋巴细胞型和淋巴细胞削减型之间。组织内可见多种细胞成分,如诊断性 R-S 细胞及单核型 R-S 细胞、小淋巴细胞、组织细胞等。后期 MC CHL 可转变为淋巴细胞削减型 CHL。

(3) 富于淋巴细胞型(lymphocyte-rich,LR):较少见,约占 CHL 的 5%,大量淋巴细胞背景中散在分布 R-S 细胞为其特点。淋巴结弥漫性受累常见,还可见残存退化的淋巴滤泡。该型有弥漫性和结节性两种生长方式,结节性生长较多见,弥漫性者较少。约 40% 病例伴 EB 病毒感染。该亚型容易与结节性淋巴细胞为主型霍奇金淋巴瘤相混淆,免疫表型的鉴别必不可少。

(4) 淋巴细胞削减型(lymphocyte depletion,LD):最少见的 CHL 亚型,占 CHL 的 1%~5%,此型有三个特点:淋巴细胞减少明显、R-S 细胞丰富而间质有不同程度纤维化。较 LR 和 MC,该型肿瘤细胞占其他各种细胞成分的比例相对较大。

病理诊断 典型 R-S 细胞对 HL 具有诊断价值,陷窝细胞的存在也具有诊断意义。当病变组织中缺乏诊断性 R-S 细胞或主要是各种变异型肿瘤细胞时,需借助免疫组织化学染色来协助诊断。CD30、CD15 和 PAX5 是最常用的诊断和鉴别 CHL 的抗原标记。

临床分期和预后 HL 临床分期需进行全面体检和一些实验室检查,目前临床上使用的是修订后的 Ann Arbor 分期法(表 11-1)。

表 11-1 霍奇金淋巴瘤临床分期

分期	肿瘤累及范围
Ⅰ期	病变局限于一组淋巴结或一个结外器官或部位
Ⅱ期	病变局限于膈肌同侧两组或两组以上淋巴结,或直接蔓延至相邻的结外器官或部位
Ⅲ期	病变累及膈肌两侧的淋巴结,或再累及一个结外器官或部位
Ⅳ期	病变弥漫或播散性累及一个或多个结外器官,如肝和骨髓等

临床病理联系 HL 主要表现为无痛性淋巴结肿大。早期症状常不明显,晚期病变扩散时常有发热、盗汗、体重减轻、乏力、皮肤瘙痒、贫血等全身症状。患者因免疫功能(主要是 T 淋巴细胞免疫功能)低下常并发感染。感染和肿瘤广泛扩散是导致 HL 患者死亡的重要原因。

二、非霍奇金淋巴瘤

非霍奇金淋巴瘤(NHL)占所有淋巴瘤的 80%~90%,发生部位以颈部多见,其次为腋下和腹股沟。病变可从一个或一组淋巴结逐渐侵犯其他淋巴结,也可开始即为多发性。常向其他淋巴结和全身其他组织和器官如脾、肝、骨髓等扩散。当瘤细胞广泛扩散至全身多个淋巴结和骨髓时,就很难与白血病侵犯淋巴结相区别。

在我国,成人 NHL 主要是弥漫性大 B 淋巴细胞淋巴瘤,儿童和青少年则是急性淋巴母细胞白血病和淋巴瘤、Burkitt 淋巴瘤及间变性大细胞淋巴瘤。淋巴结外淋巴瘤主要有黏膜相关淋巴组织淋巴瘤和鼻型 NK/T 淋巴细胞淋巴瘤,前者主要发生在胃肠道、涎腺和肺等,后者主要累及中线面部的器

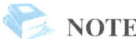

官和组织。

根据肿瘤细胞起源和属性,WHO分类中非霍奇金淋巴瘤分为三类:前体淋巴细胞肿瘤(前体 B 淋巴细胞和 T 淋巴细胞肿瘤)、成熟(外周)B 淋巴细胞肿瘤、成熟(外周)T 淋巴细胞和 NK 细胞肿瘤。下面介绍一些常见类型。

(一)前体 B 淋巴细胞和 T 淋巴细胞肿瘤

前体淋巴细胞肿瘤(precursor lymphoid neoplasm)即急性淋巴母细胞白血病(acute lymphoblastic leukemia,ALL)和淋巴瘤,是不成熟前体淋巴细胞(又称淋巴母细胞)来源的一类高度侵袭性肿瘤,包括 B 淋巴母细胞白血病(B-ALL)和淋巴瘤、T 淋巴母细胞白血病(T-ALL)和淋巴瘤两种类型。

B 淋巴母细胞白血病患者多为儿童,常出现骨髓累及和外周血白细胞数量增加。T 淋巴细胞母细胞淋巴瘤多见于青少年,表现为局部包块,常累及胸腺。淋巴母细胞白血病和淋巴瘤是同一肿瘤两个时相或两种不同的临床表现。

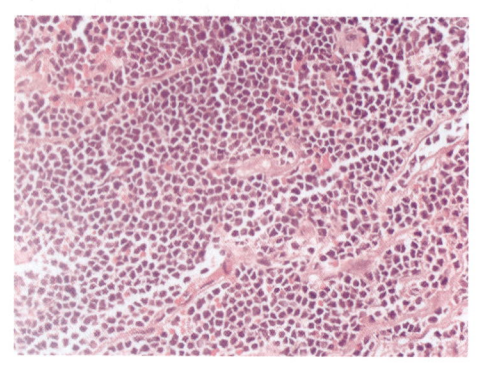

图 11-4　T 淋巴母细胞淋巴瘤

1. 病理变化　淋巴结正常结构破坏,肿瘤性淋巴母细胞浸润被膜和结外软组织。瘤细胞体积比小淋巴细胞略大,胞质稀少,核仁不清楚,核分裂象多见,核染色质呈点彩状(图 11-4)。B 和 T 淋巴母细胞在形态上不易区分,需借助免疫表型检测。

2. 免疫表型和细胞遗传学　约 95% 病例瘤细胞表达原始淋巴细胞标记 TdT 和 CD34。瘤细胞还可表达 CD10,以及 B 和 T 淋巴细胞分化抗原。细胞遗传学检测部分 ALL 瘤细胞有异常核型,染色体易位和重排。

3. 临床表现　多数患者在 15 岁以下,患者数日或数周内发病,病情进展迅速,出现贫血、粒细胞和血小板减少、出血和继发感染等,常有淋巴结肿大和脾肿大。B-ALL 患者以累及淋巴结为主要表现。50%~70% T-ALL 患者有纵隔肿块。强力化学药物治疗后,约 95% ALL 患者可完全缓解。

(二)成熟(外周)B 淋巴细胞肿瘤

全世界约 85% NHL 是成熟 B 淋巴细胞肿瘤,最常见是弥漫性大 B 淋巴细胞淋巴瘤和滤泡性淋巴瘤。成熟的 B 淋巴细胞肿瘤是 B 淋巴细胞在其分化的不同阶段发生的单克隆性肿瘤,根据细胞起源将其分为若干亚型。

1. 慢性淋巴细胞白血病/小淋巴细胞淋巴瘤(chronic lymphocytic leukemia/small lymphocyte lymphoma,CLL/SLL)　成熟 B 淋巴细胞来源的惰性肿瘤。根据肿瘤发展时期不同,可表现为小淋巴细胞淋巴瘤(SLL)、慢性淋巴细胞白血病(CLL)或淋巴瘤与白血病共存。CLL 和 SLL 不同之处表现在外周血淋巴细胞数量的多少。多数患者有外周血的肿瘤性 B 淋巴细胞数量明显增加,淋巴细胞绝对计数$\geqslant 5 \times 10^9$/L(持续 4 周以上),符合 CLL 的诊断。单纯累及外周淋巴结组织,血象和骨髓象均无白血病改变则为 SLL。

病理变化　淋巴结结构破坏,单一小淋巴细胞弥漫增生浸润。瘤细胞核圆形或略不规则,染色质浓密,胞质少(图 11-5)。少数中等或较大细胞即幼稚淋巴细胞散在分布。低倍镜下,幼稚淋巴细胞灶性聚集成团,

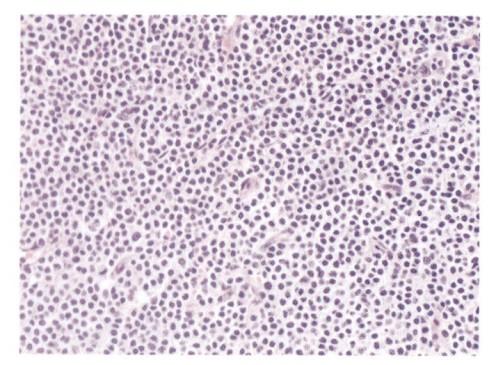

图 11-5　小淋巴细胞淋巴瘤

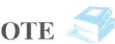

形成增殖中心,呈淡染区域,又称"假滤泡",它对 CLL/SLL 具有一定的诊断意义。

肿瘤细胞浸润脾脏以及肝脏常见。CLL 患者外周血白细胞可达$(30\sim100)\times10^9$/L,绝大多数为成熟小淋巴细胞,外周血涂片可见典型的篮球样细胞。骨髓有核细胞增生明显活跃,淋巴细胞≥40%,以成熟小淋巴细胞为主,红系、粒系和巨核细胞系均减少。

免疫表型和细胞遗传学 表达 B 淋巴细胞标记 CD19 和 CD20,通常同时表达 CD5 和 CD23。最常见的细胞遗传学异常有 12 号染色体三倍体、11q22 缺失、17q13 缺失和 13q14 基因突变。

临床表现 CLL/SLL 常见于 50 岁以上老年人,男性多于女性,病情进展缓慢。约半数患者有全身淋巴结肿大和肝、脾肿大。CLL/SLL 患者平均生存期为 4~6 年,病程及预后与临床分期有关。

2. 套细胞淋巴瘤 属于成熟 B 淋巴细胞肿瘤,占 NHL 的 3%~10%。

病理变化 根据淋巴瘤发展过程中形态变化,可分为三个阶段,第一阶段是生长的瘤细胞围绕反应性生发中心生长而形成的结节;第二阶段是最典型的形态改变,镜下观察到瘤细胞形成模糊结节和弥漫浸润、套区增宽,增生的瘤细胞主要是形态单一的淋巴样细胞(图 11-6)。临床上此阶段大多数病例在镜下表现为小至中等大小的淋巴细胞,细胞核形状轻微或不规则,核染色质稀疏,核仁不明显。透明变性的小血管常见。肿瘤组织中极少见中心母细胞、免疫母细胞和增殖中心等。若病变仅局限于内套区或狭窄的套区则称为原位套细胞淋巴瘤。第三阶段很少见,表现为瘤细胞弥漫浸润,可由上两个阶段转化而成或自瘤细胞发生出现。

免疫表型和细胞遗传学 瘤细胞通常表达 CD5+、CD20+、CD79a+、CD10-、CD23-,特异性表达 Cyclin D1、BCL2+、BCL6-。几乎所有病例存在 CCND1 易位,t(11;14)(q13;q32)易位。瘤细胞能较强表达膜表面免疫球蛋白 IgM/IgD,λ 轻链限制性表达。

临床表现 多发生于中老年人,男性多于女性,常表现为全身淋巴结肿大和肝脾肿大,有些患者就诊时常累及骨髓和外周血,咽淋巴结和胃肠道淋巴结累及也多见。绝大多数患者是不能治愈的。

3. 滤泡性淋巴瘤(follicular lymphoma,FL) 肿瘤来源于滤泡中心 B 淋巴细胞,占 NHL 的5%~10%。

病理变化 瘤细胞呈滤泡样生长,滤泡大小形状相似,境界模糊。肿瘤性滤泡主要由中心母细胞和中心细胞构成(图 11-7)。中心母细胞体积是正常淋巴细胞的 3~4 倍,核圆形或卵圆形,染色质空泡状,1~3 个靠近核膜的核仁。中心细胞体积小到中等大,核形不规则,核仁不明显,胞质少,淡染。中心母细胞随着肿瘤生长逐渐增多。此型有滤泡性和弥漫性表现形式,随着疾病的发展,滤泡性改变最后成为弥漫性改变,提示恶性程度升高,最后可发展为弥漫性大 B 淋巴细胞淋巴瘤。

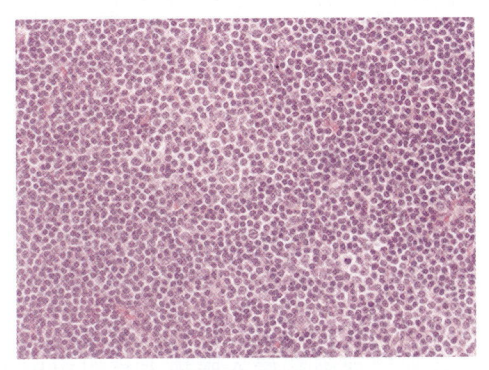

图 11-6 套细胞淋巴瘤

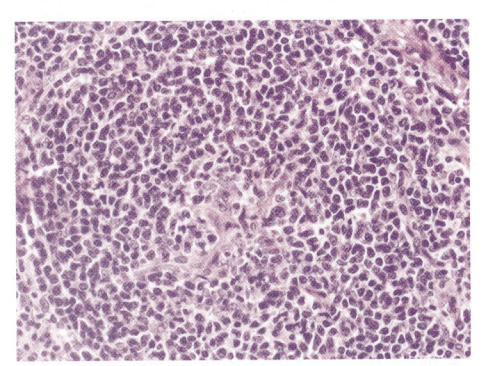

图 11-7 滤泡性淋巴瘤

免疫表型和细胞遗传学 本型特征性遗传学改变是 t(14;18)染色体易位,即 14 号染色体 IgH 基因与 18 号染色体 Bcl-2 基因拼接,活化 Bcl-2 基因而高表达 Bcl-2 蛋白,90%病例都可发生此现象,因此,Bcl-2 蛋白是区分反应性淋巴滤泡增生和肿瘤滤泡异常增生的常用标记。该型肿瘤细胞通常表达 CD19+、CD20+、CD10+、Bcl-2+等。

临床表现 多发生于中老年人,常以局部或全身淋巴结无痛性肿大为首发症状,可累及腹股沟淋巴结,此外,患者常伴有乏力、发热等全身症状,重者累及骨髓。本病表现为惰性,病情发展较慢,10 年生存率预后较高。统计显示约 30％患者可发展为弥漫性大 B 淋巴细胞淋巴瘤。

4. 弥漫性大 B 淋巴细胞淋巴瘤 (diffuse large B-cell lymphoma, DLBCL) 最常见的 NHL,占 30％～40％,是具有异质性的侵袭性淋巴瘤。

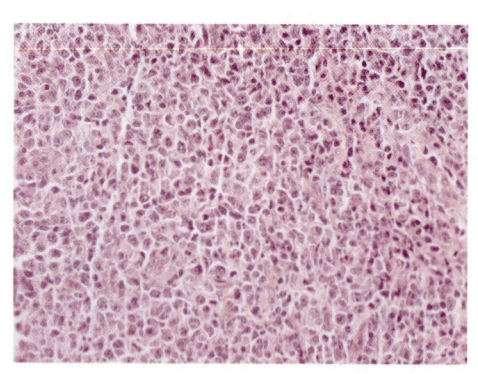

图 11-8 弥漫性大 B 淋巴细胞淋巴瘤

病理变化 正常淋巴结或结外组织被形态相对单一、体积较大的异型淋巴细胞弥漫浸润,瘤细胞体积较正常细胞大 3～4 倍,胞质量中等,嗜碱性,核圆形或卵圆形,染色质边集,有单个或多个核仁(图 11-8)。在有些病例中可见到多核瘤巨细胞和 R-S 细胞。

免疫表型和细胞遗传学 瘤细胞表达 B 淋巴细胞分化抗原,如 CD19、CD20 和 CD79a,多数表达表面 Ig,不表达 TdT。BCL-6 基因突变常见。

临床表现 患者多为老年男性,此型肿瘤除原发于淋巴结外,也可发生于结外任何部位,如胸腺、口咽环、胃肠道等,还可通过其他惰性淋巴瘤转化而来。主要表现为单个或多个淋巴结短时间迅速增大或结外出现迅速肿大的肿块,病程发展快,常累及肝脾等。肿瘤呈高度侵袭性,若不及时治疗,预后很差。临床上通常采用联合化学药物治疗,可使 60％～80％的患者病情缓解,抗 B 淋巴细胞 CD20 的单克隆抗体与化学治疗药物联合使用,可明显改变患者的预后。

5. Burkitt 淋巴瘤 (Burkitt lymphoma, BL) 淋巴滤泡生发中心来源的高度侵袭性 B 淋巴细胞肿瘤。BL 有三种临床类型:一是地方性 BL,是非洲儿童最常见的恶性肿瘤,其发生与 EB 病毒有关;二是非地方性 BL;三是免疫缺陷相关性 BL,常见于 HIV 感染者。三种形式的 BL 组织学相似,临床表现、基因型和病毒学特征等方面有所不同。

病理变化 中等大小、形态一致的淋巴细胞弥漫浸润。细胞核圆或卵圆形,2～4 个小核仁,染色质较粗糙,核分裂象较多,胞质中等量。高分裂指数和高凋亡是该型肿瘤特征性表现。瘤细胞间见散在分布吞噬核碎片的巨噬细胞,称为"星空"图像。

免疫表型和细胞遗传学 瘤细胞表达 B 淋巴细胞分化抗原,如 CD19、CD20、CD79a,表达滤泡生发中心标记 BCL-6 和 CD10 等。表达 IgM 和单一 Ig 轻链蛋白。细胞增殖指数 Ki-67 几乎 100％阳性,最常见的易位为 t(8;14)(q24;q32)。

临床表现 儿童和青少年多见,常发生于淋巴结外的组织和器官。地方性 BL 最常累及颌骨,表现为面部巨大包块。非地方性 BL 常表现为回盲部的巨大肿物。免疫缺陷相关性 BL 常累及骨髓和淋巴结。多数儿童和青年人采用大剂量、短疗程化学药物治疗的效果明显,年长患者预后差。

6. 结外边缘区黏膜相关淋巴组织淋巴瘤 一种异质性淋巴瘤,最初在黏膜部位被认识,又称之黏膜相关淋巴组织(mucosa associated lymphoid tissue, MALT)淋巴瘤。该肿瘤因为其特殊的发病机制而受到关注,其发病机制主要与慢性炎症、自身免疫疾病或某些特殊病原微生物感染等基础疾病有关,病变可长期局限于原发部位,疾病后期才发生系统性播散。

病理变化 瘤细胞常见于淋巴套区外侧,可浸润边缘区。肿瘤细胞常侵入腺体上皮组织中形成淋巴上皮病变。在大多数病例,主要的肿瘤细胞为中心细胞样细胞和单核样 B 淋巴细胞,常能看到浆细胞分化(图 11-9)。瘤细胞侵入生发中心后形成滤泡内植入现象。

免疫表型和细胞遗传学 MALT 淋巴瘤的肿瘤细胞通常表达 CD20＋、CD79a＋、CD5－、CD10－、CD23－、cyclinD1－。表面免疫球蛋白 IgM、IgA 阳性,IgD 阴性。特征性遗传学表现在胃和肺的 MALT 淋巴瘤有 t(11;18)(q21;q21)染色体易位。

临床表现 患者大多为成人,发病部位以胃肠道多见。MALT 淋巴瘤扩散缓慢,晚期可转移至骨髓,部分病例可向弥漫性大 B 淋巴细胞淋巴瘤转化。

7. 浆细胞肿瘤及相关疾病　该型淋巴瘤共同特征是 B 淋巴细胞克隆性增生,瘤细胞合成并分泌单一类型的 Ig 或其片段。包括浆细胞肿瘤(骨髓瘤)、骨的孤立性浆细胞瘤、骨外浆细胞瘤、意义未定的单克隆 γ 球蛋白血症、轻链和重链沉积病等。

病理变化　浆细胞骨髓瘤特征性改变为全身骨骼系统多发性溶骨性病变,其内充满质软、胶冻状、鱼肉样的肿瘤组织。常见部位为脊柱、肋骨等。病变通常从髓腔开始,侵蚀松质骨,逐渐破坏皮质骨。组织学表现为分化良好的浆细胞大量增生,代替正常骨髓组织(图 11-10)。瘤细胞质呈嗜碱性,核常偏于一侧,周围空晕现象常见,染色质凝集呈车轮状。随着疾病的发展,肝、脾、肺、肾、淋巴结的软组织可出现浆细胞浸润,出现淀粉样改变。

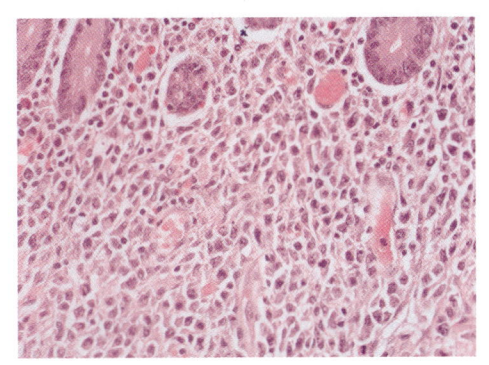

图 11-9　黏膜相关淋巴组织淋巴瘤

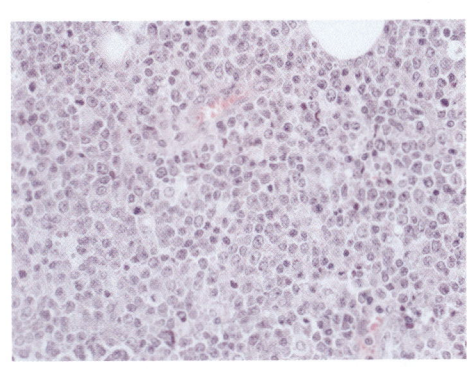

图 11-10　浆细胞骨髓瘤

免疫表型和细胞遗传学　浆细胞骨髓瘤的肿瘤细胞表达 CD138、CD38、CD79a,不表达 CD19、CD20,选择性表达 Ig 重链蛋白,Ig 轻链限制性表达。20%～60% 的患者多见染色体 13 单体、13q14 缺失和 14q32 转位。

临床表现　浆细胞淋巴瘤发病年龄常在 50～70 岁,男性多见。结外器官如骨浸润最常见。可引起广泛骨质破坏和溶骨改变,出现骨痛、病理性骨折等,累及骨髓,有贫血、白血病、血小板减少等表现。患者的主要死因为继发感染和肾衰竭。99% 患者有外周血 Ig 水平升高和尿中本周蛋白(Bence Jones 蛋白)阳性。

(三) 成熟(外周)T 淋巴细胞和 NK 细胞肿瘤

1. 外周 T 淋巴细胞淋巴瘤,非特殊型(PTCL-NOS)　胸腺成熟 T 淋巴细胞来源肿瘤。占 NHL 的 7%～10%。WHO 分类中,除已单列的、具有独特病理表现的 T 淋巴细胞淋巴瘤以外的所有外周 T 淋巴细胞淋巴瘤均归于此类。

病理变化　瘤细胞类型多样。肿瘤细胞在副皮质区浸润或呈弥漫性浸润,出现较多的高血管内皮和瘤细胞侵袭血管。组织背景中有嗜酸性粒细胞、浆细胞、巨噬细胞和上皮样组织细胞等反应细胞成分,病变组织被胶原纤维分隔。瘤细胞大小形态各异,核形态不规则,核分裂象多见,多形性明显,核染色质呈粗颗粒状,胞质可透明、淡染、嗜酸性、嗜碱性或中性(图 11-11)。

免疫学和细胞遗传学　肿瘤细胞通常表达 T 淋巴细胞分化抗原,如 CD2、CD3、CD5 等。许多肿瘤细胞表型与正常 T 淋巴细胞不同,存在 T 淋巴细胞抗原缺失现象。

临床表现　本病患者中老年男性常见。部分患者有自身免疫性疾病。大多数患者有全身淋巴结肿大,此外,还可伴有嗜酸性粒细胞增多、皮肤瘙痒、发热和体重下降等表现,也可出现结外累及现象。此型属于侵袭性淋巴瘤,治疗效果差。

2. NK/T 淋巴细胞淋巴瘤　该型淋巴瘤属于自然杀伤细胞(NK 细胞)来源的侵袭性肿瘤,根据病变部位及临床表现,该型可分为三型,即鼻型 NK/T 淋巴细胞淋巴瘤、鼻外 NK/T 淋巴细胞淋巴瘤和侵袭性 NK 细胞白血病。

病理变化　可见明显组织坏死和混合炎症细胞浸润的特征性改变。肿瘤细胞形态各异,大小不等,胞核不规则,核深染,核仁不明显(图 11-12)。瘤细胞浸润血管壁可致血管腔狭窄、栓塞或坏死。

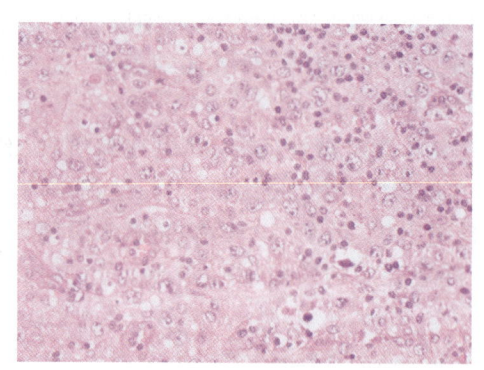

图 11-11 外周 T 淋巴细胞淋巴瘤(非特殊型)

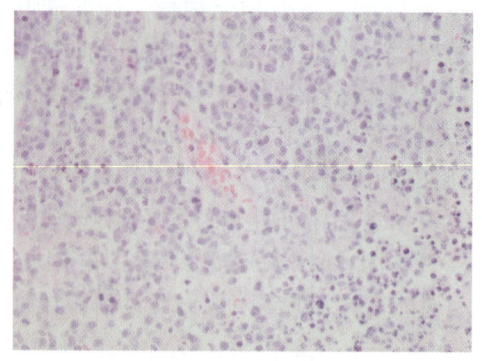

图 11-12 鼻型 NK/T 淋巴细胞淋巴瘤

免疫表型和细胞遗传学 肿瘤细胞表达 NK 细胞相关抗原 CD56,部分 T 淋巴细胞分化抗原 CD2 和胞质性 CD3,以及细胞毒性分子,如 TIA-1 等。

临床表现 40 岁后男性多见。约 2/3 病例发生在中线面部,1/3 发生于其他器官和组织,如皮肤、软组织、胃肠道等,该型肿瘤在中国和亚洲其他地区较多见,属于 EB 病毒相关淋巴瘤。鼻腔是最常见的结外累及部位,可出现顽固性鼻塞、鼻出血、分泌物增加和鼻面部肿胀等。

3. 血管免疫母细胞性 T 淋巴细胞淋巴瘤(AITL) 一种系统性的外周 T 淋巴细胞淋巴瘤。占所有 NHL 的 1%~2%。

病理变化 淋巴结结构破坏,可见淋巴结内多形性细胞浸润,伴有明显的高内皮小静脉和滤泡树突状细胞增生。早期可见到残存滤泡,副皮质区明显扩大,细胞小至中等大小,胞质淡染或透明,胞膜清楚。瘤细胞常分布在滤泡旁或小静脉旁,混杂有反应性小淋巴细胞、嗜酸性粒细胞、浆细胞和组织细胞等。

免疫表型和细胞遗传学 肿瘤细胞表达大多数 T 淋巴细胞抗原,如 CD2、CD3、CD4、CD5、CD10、CXCL13。最常见的细胞遗传学异常出现 3/5 号染色体三倍体型和附加的 X 染色体。

临床表现 多发生于中老年人,常表现为全身淋巴结肿大,累及脾、肝、皮肤和骨髓等。

4. 蕈样肉芽肿/塞扎里(Sezary)综合征 原发于皮肤的成熟 T 淋巴细胞淋巴瘤。Sezary 综合征是蕈样肉芽肿的变异型,特征表现为皮肤出现红皮病、淋巴结肿大和外周血中肿瘤性 T 淋巴细胞。

病理变化 可见瘤细胞体积小到中等大,核高度扭曲,有深切迹,小核仁,胞质透明。真皮浅层及血管周围有多数瘤细胞和嗜酸性粒细胞、淋巴细胞、浆细胞、组织细胞等多种类型炎症细胞浸润。真皮内瘤细胞侵入表皮聚集形成 Pautrier 微脓肿。患者外周血液中似脑回状胞核的瘤细胞称为 Sezary 细胞。

免疫表型和细胞遗传学 瘤细胞表达 CD2、CD3、CD4、CD45RO,不表达 CD7 和 CD8。

临床改变 患者多为 40~60 岁。皮肤表面出现不规则的红色或棕色斑疹,为湿疹样病损,瘙痒为早期表现,后期皮肤增厚形成棕色瘤样结节。若肿瘤细胞扩散至血液和内脏者预后差。

第三节 髓系肿瘤

髓系肿瘤(myeloid neoplasm)是骨髓内具有多向分化潜能的造血干细胞克隆性增生形成的肿瘤。骨髓中的造血干细胞可向髓细胞方向分化,形成粒细胞、单核细胞、红细胞和巨核细胞,其分化发育阶段形成的肿瘤,称为髓系肿瘤。髓系肿瘤包括六大类:①急性髓系白血病及其相关的前体细胞肿瘤;②骨髓增殖性肿瘤;③骨髓增生异常综合征;④骨髓增生异常/骨髓增殖性肿瘤;⑤伴有嗜酸性粒细胞增多和 PDGFRA(platelet derived growth factor receptor α)、PDGFRB(platelet derived growth factor receptor β)、FGFR1(fibroblast growth factor receptor)基因异常的髓系和淋巴肿瘤;⑥急性未明系别的白血病。本节仅介绍较常见的肿瘤类型。

一、急性髓系白血病

急性髓系白血病(acute myeloid leukemia,AML)是原始髓系细胞克隆性增生。由于获得性癌基因突变阻止了造血祖细胞分化,不成熟的髓系母细胞在骨髓内聚集并取代正常组织致使肿瘤形成。

病理变化 骨髓内原始造血细胞弥漫增生。外周血涂片中白细胞的质、量都可发生改变,主要表现为白细胞总数升高,以原始细胞为主。肿瘤细胞主要浸润在淋巴结的副皮质区及窦内。

髓系肉瘤(myeloid sarcoma)是髓系原始细胞在骨髓外器官或组织内增生形成的肿块,可与骨髓改变同时发生,也可早于骨髓改变出现。好发于扁骨和不规则骨的骨膜下,也可发生于组织或器官内。

临床表现 AML 可发生于任何年龄,其发病高峰年龄在 15～39 岁。主要表现贫血、白细胞减少和出血等骨髓抑制症状,淋巴结和肝、脾可增大,因血小板减少导致的出血倾向是其主要的临床特征。

AML 的治疗主要依靠化学药物治疗,5 年生存率为 15%～30%,骨髓活检是目前唯一能根治该病的办法。

二、骨髓增殖性肿瘤

骨髓增殖性肿瘤(myeloproliferative neoplasm,MPN)是骨髓中具有多向分化潜能干细胞的克隆性增生的一类肿瘤性疾病。其肿瘤细胞可分化为成熟的红细胞、血小板、粒细胞和单核细胞。

MPN 包括下列疾病:①慢性髓系白血病(CML),BCR-ABL1 阳性;②慢性中性粒细胞白血病(CNL);③真性红细胞增多症(PV);④原发性骨髓纤维化(PMF);⑤特发性血小板增多症(ET);⑥慢性嗜酸性粒细胞白血病(CEL);⑦肥大细胞增生症;⑧不能分类的 MPN。其中,慢性髓系白血病,BCR-ABL1 阳性为最常见的类型。该病起病隐匿,患者早期可无症状,也可表现为易疲倦、虚弱等非特异症状。体检最突出的表现为脾脏肿大。

病理变化 骨髓有核细胞增生明显活跃,取代脂肪组织;各分化阶段粒细胞如分叶核和杆状核细胞多见。红细胞数量正常或减少,巨核细胞数量增加。此外,还可见到散在分布的泡沫细胞和不同程度纤维化改变。外周血白细胞计数常超过 $100 \times 10^9/L$,中、晚幼和杆状粒细胞居多,原始粒细胞常少于 2%,常有嗜酸性粒细胞和嗜碱性粒细胞增多。约 50% 的患者在肿瘤早期可有血小板增多。因肿瘤细胞浸润,可导致患者脾脏明显增大,肝、淋巴结轻微肿大。

临床表现 主要是成年人,发病年龄高峰在 30～40 岁。CML 的自然病程可分为三个阶段:慢性期、加速期和急变期。慢性期骨髓活检显示增生明显活跃,进入加速期后,患者贫血和血小板减少等加重,有的病例可出现明显外周血嗜碱性粒细胞明显增多,待到急变期时,外周血白细胞或骨髓中有核细胞中原始细胞≥20%,呈急性白血病表现等。

本病特征性遗传学改变为 t(9;22)(q34;q11),形成 BCR-ABL1 融合基因。临床上可通过核型分析检测 Ph 染色体,或采用荧光原位杂交(FISH)检测 BCR-ABL1 融合基因,以确诊慢性髓系白血病。

小结

淋巴结的良性病变包括反应性淋巴结炎和淋巴结特殊感染。反应性淋巴结炎根据病程长短可分为急性和慢性,急性非特异性淋巴结炎常由局部感染引起,镜下核分裂象明显,淋巴滤泡增生及生发中心扩大;慢性非特异性淋巴结炎常引起淋巴结反应性增生,镜下表现为淋巴滤泡增生、副皮质区淋巴增生和窦组织细胞增生等。淋巴结特殊感染有特殊病理形态改变,如结核性肉芽肿为结核性淋巴结炎的典型表现,猫抓病的病理变化可见上皮样细胞形成的肉芽肿、微小脓肿、外周类上皮细胞增生呈栅栏样排列等。

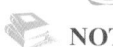
淋巴组织肿瘤主要包括霍奇金淋巴瘤和非霍奇金淋巴瘤。霍奇金淋巴瘤病理变化表现为细胞类型多样化，以多种炎症细胞浸润为背景中散布肿瘤细胞。肿瘤细胞包括 R-S 细胞及其变异型细胞。典型 R-S 细胞对 HL 具有诊断价值。非霍奇金淋巴瘤占所有淋巴瘤的绝大多数，主要分为前体淋巴细胞肿瘤(前体 B 淋巴细胞和 T 淋巴细胞肿瘤)、成熟(外周)B 淋巴细胞肿瘤、成熟(外周)T 淋巴细胞和 NK 细胞肿瘤。根据病理形态、临床表现、免疫表型和细胞遗传学可分为许多亚型，每一亚型都有其自身特点。

髓系肿瘤是骨髓内具有多向分化潜能的造血干细胞克隆性增生形成的肿瘤，而急性髓系白血病和 BCR-ABL1 阳性的慢性髓系白血病是其两种常见类型。急性髓系白血病病理变化为骨髓内原始造血细胞弥漫增生，肿瘤细胞主要浸润在淋巴结的副皮质区及窦内。髓系原始细胞在骨髓外器官或组织内增生形成的肿块称为髓系肉瘤。BCR-ABL1 阳性的慢性髓系白血病中骨髓有核细胞增生活跃，各分化阶段粒细胞如分叶核和杆状核细胞多见，还可见到散在分布的泡沫细胞和不同程度纤维化改变。临床检测 Ph 染色体或 BCR-ABL1 融合基因有助于确诊慢性髓系白血病。

（兰州大学　张煦）

能力检测

第十二章 免疫性疾病

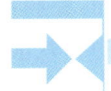

免疫(immunity)是机体的一种保护作用,主要是针对各种感染的保护。免疫系统包括免疫组织和器官,并通过免疫细胞和免疫活性物质发挥作用。它们保护人体免受环境致病因素的侵害。免疫系统缺陷会增加感染的机会,如果缺陷始终存在,可能危及生命;另外,免疫系统亢进也给机体带来伤害,因此,从缺陷到亢进的免疫活动或缺陷和亢进的失平衡均可引起的疾病。免疫性疾病(immune diseases)是免疫调节失去平衡,影响机体的免疫应答,从而引起的机体损伤性疾病。本章简要介绍免疫反应的一些基本概念,以及免疫亢进、缺陷或失平衡引起的疾病,包括自身免疫性疾病、免疫缺陷病和移植免疫。

第一节 超 敏 反 应

超敏反应(hypersensitivity)又称变态反应(allergy),是机体受到某些抗原刺激时,出现生理功能紊乱和(或)组织细胞损伤等异常的适应性免疫应答,当对机体造成损害时,产生的疾病称变态反应性疾病。

一、类型

临床上根据超敏反应发生机制和临床特点,将其分为Ⅰ、Ⅱ、Ⅲ、Ⅳ四型。

Ⅰ型:又称速发型变态反应或速发型超敏反应,发生于72 h之内,分全身过敏反应(如过敏性休克)和局部过敏反应(如过敏性哮喘、过敏性鼻炎等)。

Ⅱ型:又称溶细胞型或细胞毒型超敏反应,如溶血性贫血。

Ⅲ型:又称免疫复合物型或血管炎型超敏反应,如血清病。

Ⅳ型:又称迟发型超敏反应,由T淋巴细胞介导,通常在再次接触抗原后24～72 h出现炎症反应,如接触性皮炎、肾炎、晚发性荨麻疹等。

二、发病机制

(一)Ⅰ型超敏反应

由IgE介导肥大细胞和嗜碱性粒细胞释放生物活性介质引起局部和(或)全身反应。

1. 免疫介导 参与Ⅰ型超敏反应的主要成分如下。

(1)变应原:能诱导机体产生抗体的抗原物质;可以是完全抗原,如异种动物血清、微生物、寄生虫及其代谢产物;也可以是半抗原,如青霉素等药物及多糖类物质,进入机体后与体内蛋白质结合后成为完全抗原;此外,人体自身组织抗原也可因各种环境因素影响变为变应原。

(2)IgE及其受体:①IgE是一种抗体,属免疫球蛋白,主要由呼吸道、消化道黏膜固有层淋巴组织中的B淋巴细胞合成,为过敏反应的介导物质。②IgE有二种特异性受体:FcεRⅠ和FcεRⅡ,FcεRⅠ是高亲和力受体,在肥大细胞或嗜碱性粒细胞膜上高表达,而FcεRⅡ为低亲和力受体,分布比较广泛。

(3)肥大细胞或嗜碱性粒细胞:肥大细胞或嗜碱性粒细胞经与IgE结合后活化,并释放生物活性介质如组胺、激肽原酶、前列腺素D2(prostaglandin D_2,PGD2)、白细胞三烯(leukotriene,LTs)、血小

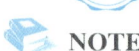
板活化因子(platelet activating factor，PAF)及细胞因子(IL-4 和 IL-10)等，引起毛细血管扩张，血管通透性增加，平滑肌收缩，黏膜腺体分泌增加，局部出现嗜酸性粒细胞、嗜碱性粒细胞、中心粒细胞、巨噬细胞聚集、浸润等生物学效应。

如图 12-1 所示：变应原进入机体后，通过 T 淋巴细胞诱导特异性 B 淋巴细胞产生 IgE 类抗体应答。IgE 以其 Fc 段与肥大细胞或嗜碱性粒细胞表面的 FcεRⅠ结合，而使机体处于对该变应原的致敏状态；处于致敏状态的机体再次接触相同变应原时，变应原与致敏的肥大细胞或嗜碱性粒细胞表面 IgE 特异性结合。单个 IgE 结合 FcεRⅠ，并不能刺激细胞活化；只有变应原同时与致敏细胞表面的 2 个以上相邻 IgE 结合，使多个 FcεRⅠ交联形成复合物，才能启动活化信号，导致颗粒与细胞膜融合，释放生物活性介质，包括组胺和激肽原酶、PGD2、LTs、PAF、IL-4 和 IL-10 等，产生生物学效应。

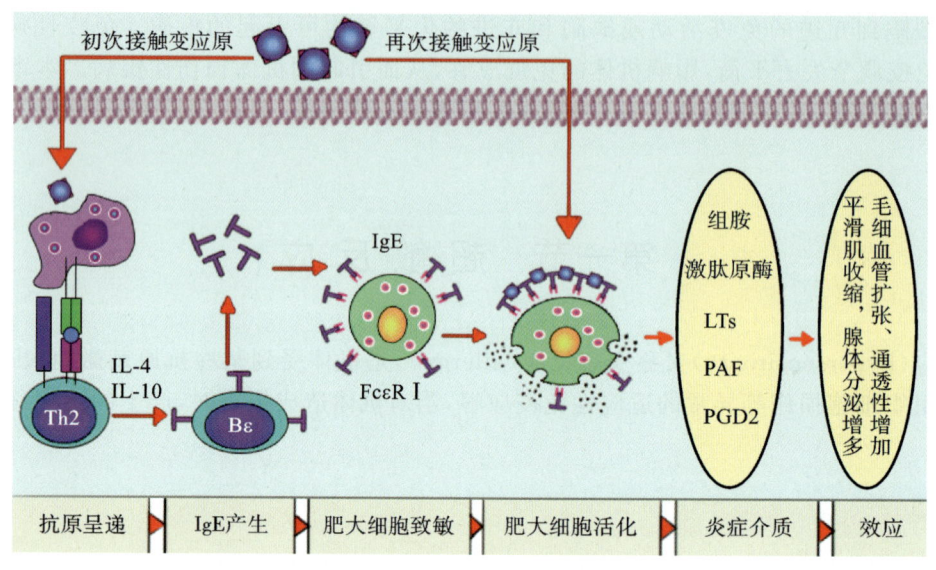

图 12-1 Ⅰ型超敏反应机制

2. 遗传因素 目前没有明确的遗传相关基因发现，但发病确有家族高发倾向，Ⅰ型超敏反应性疾病是多基因参与的复杂疾病。候选基因有：①位于 5Q31-33 的紧密连锁的促 IgE 类型转换、嗜酸性粒细胞存活和肥大细胞增殖的基因群；②位于 11Q12-13 的编码高亲和性 FcεRⅠβ亚单位的基因。

3. 环境因素 环境因素被认为是变态反应性疾病发病的重要原因之一。空气环境污染导致呼吸道疾病发生增加，同时卫生环境的改善，人类早期罹患各种微生物感染的机会减少，这也会使得机体的免疫状态更易于对过敏原发生反应。

(二)Ⅱ型超敏反应

Ⅱ型超敏反应是由 IgG 或 IgM 类抗体与靶细胞表面相应抗原结合，并在补体、吞噬细胞和自然杀伤细胞(natural killer cell，NK 细胞)参与下，发生的以细胞溶解或组织损伤为主的病理性免疫反应，发生较快。变态原进入机体后，与靶细胞作用后诱导产生抗体，应答抗体与靶细胞表面抗原结合后通过激活补体和效应细胞(巨噬细胞、中性粒细胞和 NK 细胞)，杀伤靶细胞。通过经典途径激活补体溶解靶细胞，并通过补体裂解片段的调理吞噬作用，介导吞噬细胞杀伤靶细胞；通过调理吞噬和抗体依赖性细胞介导的细胞毒作用介导吞噬细胞或 NK 细胞杀伤靶细胞，如图 12-2 所示。

1. 靶细胞及其表面抗原

(1)正常人类同种异型抗原，如 ABO 血型抗原、Rh 抗原和人类白细胞抗原(human leukocyte antigen，HLA)。

(2)外源性抗原与正常组织细胞间有相似或一致的抗原，如链球菌胞壁的成分与心脏瓣膜、关节组织之间的共同抗原。

(3)正常自身组织细胞表面抗原被改变或修饰，如感染、理化因素所致的自身抗原改变。

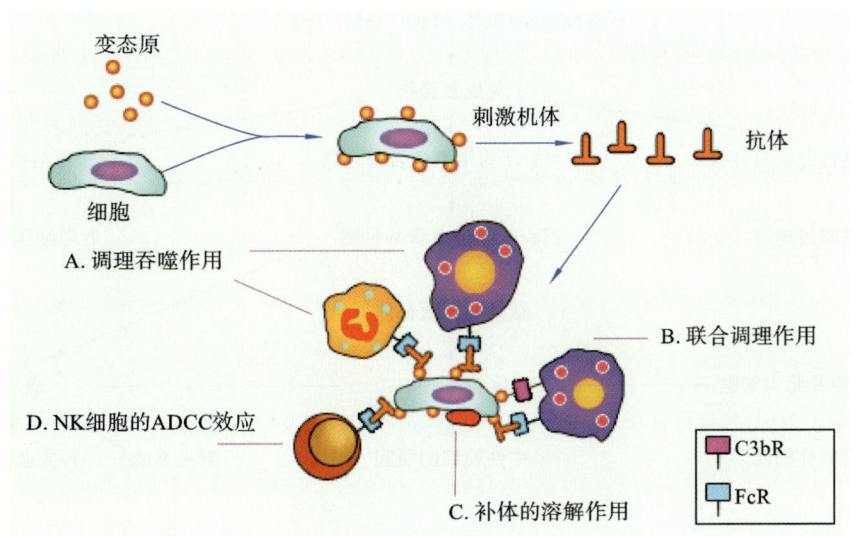

图 12-2 Ⅱ 型超敏反应机制

ADCC:抗体依赖性细胞介导的细胞毒作用;C3bR:补体 3b 受体;FcR:Fc 受体

（4）结合到细胞表面的抗原-抗体或药物抗原。

2. 抗体、补体和效应细胞的作用

（1）IgG 或 IgM 与靶细胞表面抗原结合后,通过经典途径激活补体溶解靶细胞,并通过补体裂解片段的调理吞噬作用,介导吞噬细胞杀伤靶细胞。

（2）IgG 与靶细胞特异性结合后,通过其 Fc 段与效应细胞表面的 Fc 受体结合,经调理吞噬和（或）ADCC 效应,介导吞噬细胞或 NK 细胞杀伤靶细胞。

（三）Ⅲ 型超敏反应

Ⅲ 型超敏反应是由抗原和抗体结合形成中等大小可溶性免疫复合物沉积毛细血管基底膜,引发补体激活,在中性粒细胞、血小板、嗜碱性粒细胞等参与下,引起以充血水肿、局部坏死、中性粒细胞浸润为主要特征的炎症反应和组织损伤,如图 12-3 所示。

1. 可溶性免疫复合物形成和沉积

（1）免疫复合物本身的因素:①抗原抗体比例合适时形成的免疫复合物均为大分子物质,可被吞噬清除;抗原（或抗体）过剩则形成小分子免疫复合物,从肾小球滤过;在上述二者比例以外可形成约 1000 kDa 的中等分子免疫复合物,不易被吞噬且易于沉积。②免疫复合物的量过大、持续存在,致免疫复合物不易被有效清除也易于沉积。③抗原或抗体的理化特点（荷电性、亲和力等）亦影响免疫复合物的清除,导致沉积。

（2）机体清除免疫复合物能力降低:免疫复合物的清除主要通过调理吞噬和免疫黏附作用,补体、补体受体或 FcγR（是 IgG Fc 段受体）缺陷或吞噬细胞功能异常或缺陷,使清除免疫复合物能力降低。

（3）免疫复合物易于沉积的因素:①血管通透性增加。②血管内高压及形成涡流。肾小球基底膜和关节滑膜等处的毛细血管压较高,血流缓慢;动脉交叉口、脉络膜丛和眼睫状体等处易产生涡流。

2. 免疫复合物沉积引起的组织损伤 免疫复合物可激活补体产生过敏毒素（C3a 和 C5a）和 C3b,使肥大细胞、嗜碱性粒细胞和血小板活化,也可直接与血小板表面 FcγR 结合使之活化,释放多种血管活性物质,造成组织细胞损伤、血栓形成,进一步引起局部缺血、出血、坏死、水肿。

（四）Ⅳ 型超敏反应

Ⅳ 型超敏反应又称迟发型超敏反应,是由 T 淋巴细胞介导的免疫反应,与抗体、补体无关。T 淋巴细胞与特异性抗原结合后,引起以单核细胞浸润和组织损伤为主要特征的炎症反应,如图 12-4 所示。

1. 抗原与致敏细胞 Ⅳ 型超敏反应的抗原主要有胞内寄生菌、病毒、寄生虫和化学物质,这些抗

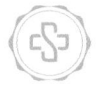
可溶性抗原+抗体（IgG、IgM、IgA）

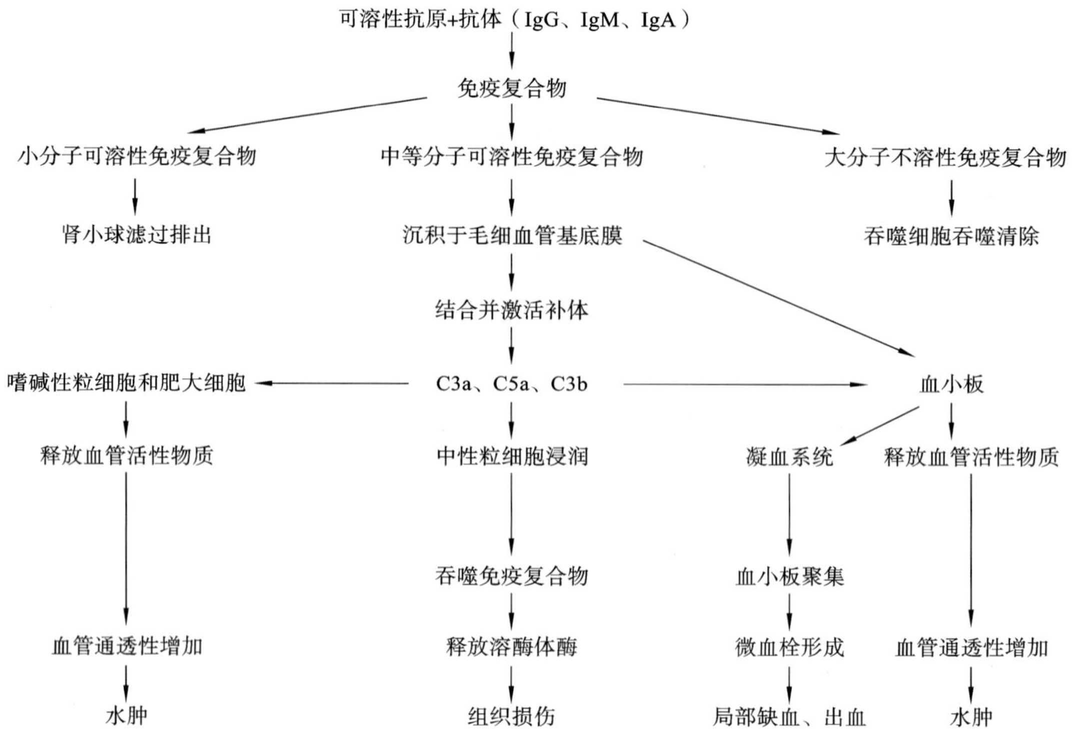

免疫复合物

小分子可溶性免疫复合物　　中等分子可溶性免疫复合物　　大分子不溶性免疫复合物

肾小球滤过排出　　　　　沉积于毛细血管基底膜　　　　　吞噬细胞吞噬清除

结合并激活补体

嗜碱性粒细胞和肥大细胞 ← C3a、C5a、C3b → 血小板

释放血管活性物质　　　　中性粒细胞浸润　　　凝血系统　　释放血管活性物质

血管通透性增加　　　　　吞噬免疫复合物　　　血小板聚集　　血管通透性增加

水肿　　　　　　　　　释放溶酶体酶　　　　微血栓形成　　　水肿

组织损伤　　　　局部缺血、出血

图 12-3　Ⅲ型超敏反应机制

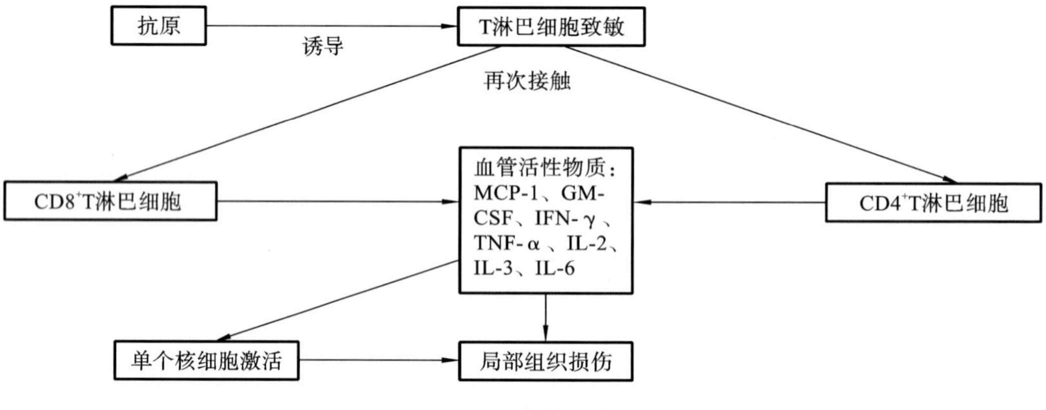

抗原 ──诱导──→ T淋巴细胞致敏

再次接触

CD8⁺T淋巴细胞　　血管活性物质：MCP-1、GM-CSF、IFN-γ、TNF-α、IL-2、IL-3、IL-6　　CD4⁺T淋巴细胞

单个核细胞激活 ──→ 局部组织损伤

图 12-4　Ⅳ型超敏反应机制

MCP-1，单核细胞趋化蛋白-1（monocyte chemoattractant protein-1）；GM-CSF，粒细胞-巨噬细胞集落刺激因子（granulocyte-macrophage colony stimulating factor）；CD8⁺ T 和 CD4⁺ T 淋巴细胞均属于 T 淋巴细胞亚群；IFN-γ，γ 干扰素；TNF-α，肿瘤坏死因子 α；IL-2、IL-3、IL-6，白介素 2、3、6

原物质经抗原呈递细胞（antigen presenting cell，APC）摄取、加工成抗原肽-主要组织相容性复合体 Ⅰ / Ⅱ（major histocompatibility complex Ⅰ / Ⅱ，MHC Ⅰ / Ⅱ），表达于 APC 表面，致敏 T 淋巴细胞，产生生物学效应。

2. T 淋巴细胞介导的炎症和组织损伤　致敏 T 淋巴细胞多为辅助性 T 淋巴细胞 1（helper T cell 1，Th1），它产生多种炎症介质和细胞因子，如单核细胞趋化蛋白-1（monocyte chemoattractant protein-1，MCP-1），粒细胞-巨噬细胞集落刺激因子（granulocyte-macrophage colony stimulating factor，GM-CSF），T 淋巴细胞亚群（CD8⁺ T 淋巴细胞和 CD4⁺ T 淋巴细胞），γ 干扰素（interferon-γ，IFN-γ），肿瘤坏死因子 α（tumor necrosis factor-α，TNF-α），白介素 2、3、6（interleukin-2、3、6，IL-2、IL-3、IL-6），由此介导并加重炎症反应，引起组织细胞损伤。

三、临床病理联系与结局

变态反应性疾病临床上多有过敏原接触史，部分患者有家族史。病理特征主要是细胞水肿、坏死，或见大量炎症细胞浸润和聚集（如嗜酸性粒细胞、淋巴细胞、中性粒细胞等），结局多数良好。

Ⅰ型超敏反应时的过敏性鼻炎，其病理表现为鼻黏膜明显肿胀，黏液分泌极度旺盛，显微镜下可见杯状细胞数量增多，黏膜及黏膜下组织明显充血、水肿并有大量嗜酸性粒细胞浸润，这些病理变化在疾病缓解期有所减轻。

Ⅱ型超敏反应时的溶血性贫血，其病理上外周血可见幼红细胞，约1％，主要为晚幼红细胞，周围血液中可见大红细胞，骨髓中见粒红比值常小于1.5，甚至小于0.5，显示粒红比值倒置，幼红细胞显著增生，以中、晚幼红细胞最多，形态多正常。

Ⅲ型超敏反应时的血清病，其病理主要有小血管扩张、粒细胞浸润和水肿等。

Ⅳ型超敏反应时的晚发性荨麻疹，其病理表现为皮肤血管周围单核细胞、淋巴细胞浸润，并伴有肥大细胞增多，有血管性水肿、毛细血管扩张，血管周围可有淋巴细胞、嗜酸性粒细胞和中性粒细胞浸润。

第二节　自身免疫性疾病

正常机体的免疫系统具有区别"自己"和"非己"的能力，对非己抗原能够发生免疫应答，对自身抗原则处于无应答或微应答状态，称为免疫耐受（immunological tolerance）。自身免疫性疾病（autoimmune diseases，AID）是指机体自身产生的抗体或致敏淋巴细胞，在某些内因和外因诱发下，自身免疫耐受状态被打破，持续迁延地破坏自身的组织及细胞，导致自身细胞、组织损伤或器官功能障碍的一组疾病。

一、发病机制

自身免疫性疾病发病机制目前尚未完全明了，可能与多种致病因素（特别是免疫相关因素）与遗传、环境等因素相互作用，引起自身免疫耐受的终止或破坏，使自身反应性淋巴细胞活化，产生自身抗体和（或）自身反应性T淋巴细胞。

二、病理变化

有炎症性反应和非炎症反应性病变，其病理变化随不同的靶器官和组织的损伤而不同。炎症反应性病变为免疫反应引起，因此，主要表现为局部组织出现大量淋巴细胞、巨噬细胞、浆细胞浸润和聚集，非炎症反应性病变多为血管炎性病变基础上的血管壁增厚、管腔狭窄，造成局部组织器官缺血而形成的病理变化。

三、类型

（一）系统性红斑狼疮

系统性红斑狼疮（systemic lupus erythematosus，SLE）是一种多系统损害的自身免疫性疾病。血清中有以抗核抗体（antinuclear antibody，ANA）为代表的多种自身抗体。好发于女性，尤其是20～40岁育龄期女性，更年期前男女发病率的比例约为1∶9，儿童与老年人的发病率的比例为1∶3。临床表现多样，早期症状可不典型，典型症状为发热，皮肤、肾脏、关节、血液系统及浆膜等损害为主要表现，病程迁延反复并累及重要器官者，预后不良。免疫耐受的破坏和终止，引起机体B淋巴细胞活化，产生大量自身抗体是本病发生的根本原因。

1. 病因及发病机制 SLE 患者发病与以下因素有关：①遗传因素：第一代患 SLE 者中，其子代患 SLE 者 8 倍于无家族患 SLE 者，单卵双胞胎患 SLE 者 5～10 倍于异卵双胞胎，但大部分病例并无遗传性，推测属多基因遗传相关疾病。②环境因素：紫外线可使皮肤上皮细胞 DNA 损伤，形成 DNA-抗 DNA 免疫复合物，此复合物活化 T 淋巴细胞，在活化 T 淋巴细胞作用下，B 淋巴细胞能产生大量不同类型的自身抗体，造成组织器官损伤，某些药物、化学试剂及微生物病原体也有类似作用。③雌激素：雌激素可助长本病，可能是与雌激素可使 B 淋巴细胞产生自身抗体增多，而雄激素则可抑制此反应有关。

SLE 组织损伤主要原因如下。

(1) 致病性自身抗体：①以 IgG 型为主；②抗血小板及抗红细胞抗体；③抗磷脂抗体等，此类损伤主要经由Ⅱ型超敏反应介导。

(2) 致病性免疫复合物：主要为 DNA-抗 DNA 免疫复合物，通过Ⅲ型超敏反应介导组织器官损伤。免疫复合物增多的原因包括清除免疫复合物的机制异常，免疫复合物形成过多，免疫复合物大小不当、难以清除等。

(3) T 淋巴细胞和 NK 细胞功能失调：SLE 患者的 CD8$^+$ T 淋巴细胞和 NK 细胞功能失调，失去抑制 CD4$^+$ T 淋巴细胞功能，因此在 CD4$^+$ T 淋巴细胞作用下，B 淋巴细胞持续活化，产生大量自身抗体。

2. 病理变化 系统性红斑狼疮基本病理改变为动脉炎症反应，常见于小动脉和细动脉，可出现在全身任何器官。急性活动期以血管壁炎症、纤维素样坏死为主；慢性期出现血栓、血管壁纤维化、管腔狭窄，继而局部组织器官缺血和功能损伤。

其特征性病变：①苏木素小体：细胞核受抗体作用变性为嗜酸性团块。②洋葱皮样病变：小动脉周围有明显的向心性纤维增生，多见于脾中央动脉、心瓣膜的结缔组织上出现的赘生物。

皮肤病理表现有表皮常有萎缩、角化过度、毛囊口扩大，有角质栓塞、棘层萎缩、基底细胞液化变性，血管及皮肤附属器周围有成片淋巴细胞及少量浆细胞和巨噬细胞浸润，免疫荧光可见真皮与表皮交界处有 IgG、IgM 及补体 C3 的沉积，形成颗粒或团块状的荧光带，即"狼疮带"，这是本病皮肤病变的特征性改变。50% 的 SLE 患者有肾脏损害的临床表现，而肾脏活检则显示 100% 有肾脏损伤。原发性肾小球肾炎的各种组织学类型在狼疮肾损伤时均可见，但以弥漫增生型最多见，占 40%～50%。典型狼疮肾炎免疫病理表现为 IgG、IgA、IgM、C3、C4、C1q 均为阳性，称为"满堂亮"。

(二) 类风湿关节炎

类风湿关节炎(rheumatoid arthritis，RA)是以侵蚀性、对称性、多发性关节炎为主要表现的慢性自身免疫性疾病，也可累及全身。炎症的加剧和缓解反复交替进行，引起关节结构破坏和功能减退至丧失，主要出现关节滑膜炎、关节软骨和关节囊的破坏，炎症迁延终至骨破坏。

1. 病因和发病机制 我国类风湿关节炎的患病率是 0.32%～0.36%，女性多发。确切发病机制不明，可能与遗传易感性、感染因素和免疫紊乱有关。免疫紊乱是类风湿关节炎主要的发病机制，关节滑膜病变中见大量的活化的 CD4$^+$ T 淋巴细胞，该细胞可分泌多种细胞因子如 TNF-α、IL-1、IL-6、IL-8 等，继而激活其他免疫细胞如 B 淋巴细胞、巨噬细胞等，激活的细胞再分泌炎症介质和组织蛋白降解因子，这些因子和介质使滑膜细胞和成纤维细胞增殖，同时刺激组织蛋白水解酶和基质降解酶，进一步破坏关节软骨和骨，最终导致关节畸形。

2. 病理变化 类风湿关节炎的基本病理变化是滑膜炎和血管炎，其中滑膜炎是关节病变的基础，而血管炎则是关节外病变的基础。急性期滑膜炎表现为滑膜下层小血管扩张、内皮细胞肿大、细胞间隙增大、间质有水肿和中性粒细胞浸润；病变进入慢性期，滑膜变得肥厚，形成绒毛样突起，突向关节腔内或浸入到软骨和软骨下的骨质。绒毛又名血管翳，是关节破坏、畸形、功能障碍的病变基础。在显微镜下表现为滑膜细胞层由原来的 1～3 层增生到 3～5 层或更多层，其中大部分为具有巨噬细胞样功能的 A 型细胞及成纤维细胞样功能的 B 型细胞。滑膜下层有大量淋巴细胞，呈弥漫状分布或聚

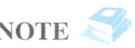

集成结节状,形似淋巴滤泡。其中大部分为 CD4$^+$T 淋巴细胞,其次为 B 淋巴细胞和浆细胞。此外,尚有新生血管和大量被激活的成纤维样细胞以及随后形成的纤维组织;血管炎见于关节外的任何组织,它多累及中小动脉和(或)静脉,管壁有淋巴细胞浸润、纤维素沉着,内膜有增生,导致血管腔狭窄或闭塞。病变累积浆膜则可导致纤维素样胸膜炎和心包炎。1/4 患者可出现皮下类风湿结节(rheumatoid nodule),其是本病的特征性表现。类风湿结节是血管炎的一种,镜下结节中心小,为纤维素样坏死组织,周围有上皮样细胞浸润,排列呈栅栏状或放射状,外围有大量淋巴细胞和浆细胞的肉芽组织。

第三节 免疫缺陷病

免疫缺陷病(immunodeficiency disease,IDD)是由于遗传因素或其他多种原因造成免疫系统先天发育不全或后天损伤而导致的免疫成分缺失、免疫功能障碍所引起的临床综合病症。免疫缺陷病临床表现多样,共同特点为反复、慢性和难以控制的感染;常伴发自身免疫、超敏反应和炎症性疾病;易发生肿瘤,特别是淋巴系统恶性肿瘤。

一、分型

免疫缺陷病按病因不同分为两大类:①原发性免疫缺陷病(primary immunodeficiency disease,PIDD);②继发性免疫缺陷病(secondary immunodeficiency disease,SIDD)。多数原发性免疫缺陷病与遗传有关,多发生于婴幼儿。根据发病机制可分为:①T、B 淋巴细胞联合免疫缺陷;②抗体免疫缺陷为主的免疫缺陷;③补体缺陷;④吞噬细胞数量、功能先天性缺陷;⑤天然免疫缺陷;⑥自身炎症反应性疾病;⑦免疫失调性疾病;⑧其他定义明确的免疫缺陷综合征(共济失调毛细血管扩张症)。继发性免疫缺陷病较原发性免疫缺陷病更为常见,可发生于任何年龄,感染(如某些病毒、细菌和寄生虫等感染)、恶性肿瘤(血液系统肿瘤)、自身免疫性疾病(SLE、类风湿关节炎)、营养不良(肾病综合征、营养缺乏)、医源性免疫缺陷(应用免疫抑制剂,进行放射治疗、化学药物治疗)等均可不同程度影响机体免疫系统,导致其获得性免疫缺陷。

由人类免疫缺陷病毒(human immunodeficiency virus,HIV)感染后诱发的获得性免疫缺陷综合征(acquired immunodeficiency syndrome,AIDS),常称为艾滋病。HIV 主要侵犯宿主 CD4$^+$T 淋巴细胞以及表达 CD4 分子的单核/巨噬细胞、树突状细胞和神经胶质细胞等。HIV 感染后,CD4$^+$T 淋巴细胞数目不断减少,淋巴组织结构逐渐破坏,最终导致严重的细胞免疫和体液免疫缺陷。

二、病理变化

有全身淋巴组织的改变、继发感染和恶性肿瘤等三个方面变化。

1. 全身淋巴组织的改变 早期淋巴结肿大,镜下见淋巴滤泡明显增多、增大,髓质内出现较多浆细胞;后逐渐出现滤泡外层淋巴细胞减少或消失,小血管增生,生发中心被零落分割;后期淋巴结呈现大片荒芜,其中淋巴细胞几乎消失殆尽,仅留有少许巨噬细胞和浆细胞,另外,脾、胸腺也见淋巴细胞减少。

2. 继发感染 多发生机会性感染,是本病的特点。感染范围广泛,可累及各器官和组织,又以肺、皮肤、消化道、中枢神经系统病变最为多见。

3. 恶性肿瘤 多为淋巴瘤,Kaposi 肉瘤是 AIDS 最常见肿瘤。

第四节 移 植 免 疫

在组织或器官移植中,受者接受供者的移植物后,受者的免疫系统与供者的移植物相互作用而发

生的免疫应答,称为移植免疫。研究移植免疫的主要目的是了解移植排斥反应发生的机制,以预防和控制排斥反应的发生,使移植物能在受体内长期存活。根据移植物来源及供、受者遗传背景的差异,一般将组织器官移植分为 4 类:①自体移植(autologous transplantation):移植物取自受体自身,如烧伤后将自身健康的皮肤移植到烧伤创面,不发生排斥反应。②同系移植(syngenic transplantation):遗传背景完全相同的两个个体之间移植,如同卵双生子间移植,一般不发生排异反应。③同种(异体)移植(allogeneic transplantation):同种内遗传基因不同的个体间移植,临床移植多属此类型,一般均发生排异反应。④异种移植(xenotransplantation):不同种属个体间的移植,移植后可能发生严重的排斥反应。本节主要讨论同种(异体)移植。

一、发病机制

同种异体间的器官移植一般均会发生排斥反应,其机制是淋巴细胞介导,主要是由受者免疫系统对供者移植物产生的一种特异性免疫应答,其具有特异性和记忆性;少数是由供体移植物中的抗原特异性淋巴细胞对受体组织的特异性免疫应答。

二、分型

移植术后,受者免疫系统识别移植物抗原并产生应答,移植物中免疫细胞也可识别受者组织抗原并产生应答,前者称宿主抗移植物反应,后者称为移植物抗宿主反应。

1. 宿主抗移植物反应(host versus graft reaction,HVGR) 宿主免疫系统对移植物发动攻击,导致移植物被排斥。根据排斥反应发生的时间、强度、机制和病理表现可分为超急性排斥、急性排斥和慢性排斥反应三类。

2. 移植物抗宿主反应(graft versus host reaction,GVHR) 移植物中的抗原特异性淋巴细胞识别宿主组织抗原所致的排斥反应,发生后一般均难以逆转,并影响宿主生命。

三、临床病理联系与结局

(一)宿主抗移植物反应

1. 超急性排斥反应(hyperacute rejection) 移植后数分钟至 24 h 内发生的排斥反应,见于多次输血、长期血液透析、多胎或再次移植的个体。它多见于受者体内预先存有抗供体组织抗原的抗体(多为 IgM 类)的情况,本质上属Ⅲ型超敏反应。移植物内出现广泛分布的急性小动脉炎,主要由受者体内抗体与移植物组织抗原结合,通过激活补体系统,中性粒细胞浸润,直接导致毛细血管和小血管损伤,继而纤维蛋白沉积和大量血小板聚集,形成血栓,导致移植器官发生不可逆性缺血、变性和坏死。免疫抑制剂治疗效果不佳。

2. 急性排斥反应(acute rejection) 同种(异体)移植中最常见的一类排斥反应,一般在移植术后数天至 2 周发生,80%～90%发生于术后一个月内,主要为细胞免疫应答异常。病理发现移植物组织出现大量巨噬细胞和淋巴细胞浸润、血补体下降、血小板减少,小部分患者以体液免疫为主,出现血管炎损伤,逐渐出现移植物缺血、坏死。早期给予适当免疫抑制剂治疗,排斥反应多可获缓解。

3. 慢性排斥反应(chronic rejection) 发生于移植后数周、数月,甚至数年后,表现为移植器官的组织结构逐渐消失,伴随其功能损害甚至衰竭。其对免疫治疗不敏感,是影响移植物长期存活的主要原因。慢性排斥反应的机制尚未完全阐明,主要有:①免疫学机制:血管慢性排斥,表现为血管内皮损伤;以体液免疫为主,$CD4^+$T 淋巴细胞发挥关键作用,对血管内皮细胞产生排斥反应;急性排斥反应反复发作,使移植物血管内皮细胞反复损伤,并产生多种细胞生长因子,导致血管平滑肌细胞增生、动脉硬化血管壁炎症细胞浸润。②非免疫学机制:慢性排斥与组织器官退行性变有关,原因有供者年龄偏大或偏小,供者有高血压、糖尿病、高血脂、慢性感染(巨细胞感染)等疾病,移植物缺血时间过长,免疫抑制剂的副作用等,其明显的病理变化是血管内膜纤维化,管腔严重狭窄,致移植物慢性缺血、出现萎缩,功能丧失。

（二）移植物抗宿主反应

移植物抗宿主反应发生于具有免疫活性细胞或其前体细胞的移植中,最常见于骨髓(造血干细胞)移植后。移植物抗宿主反应发生与受者、供者间人类白细胞抗原(HLA)型别不符,移植物中有大量成熟 T 淋巴细胞,受体处于免疫低下或免疫失能状态有关。在移植物抗宿主反应时,移植物中成熟 T 淋巴细胞被宿主(受者)的型别不同的组织相容性抗原激活,增殖分化为效应 T 淋巴细胞,游走于宿主全身,并对宿主组织和器官进行免疫攻击。

小结

超敏反应又称变态反应,根据其发病机制和临床表现分为四种类型,Ⅰ、Ⅱ、Ⅲ型超敏反应由抗体介导,其中Ⅰ型超敏反应主要由 IgE 介导,肥大细胞、嗜碱性/嗜酸性粒细胞参与;Ⅱ型超敏反应主要由 IgG 或 IgM 介导,补体、吞噬细胞、NK 细胞参与;Ⅲ型超敏反应主要由 IgG 介导,补体、血小板、嗜碱性粒细胞、中性粒细胞参与;Ⅳ型超敏反应是细胞免疫介导,单核/巨噬细胞、淋巴细胞参与。病理特征主要是细胞水肿、坏死,或见大量炎症细胞浸润和聚集。

自身免疫性疾病是在某些内因和外因诱发下,自身耐受和自身免疫的生理状态被打破,免疫系统持续对自身抗原产生异常的免疫应答,发病与遗传因素、环境因素、性别和年龄有关,当自身免疫耐受被终止或破坏后,自身反应性淋巴细胞活化,产生自身抗体和(或)自身反应性 T 淋巴细胞,损伤表达相应自身抗原的组织和器官,从而导致自身免疫性疾病的发生。病理变化是血管炎性病变,以及在此基础上的血管壁增厚、管腔狭窄,造成局部组织器官缺血。SLE 是免疫耐受的损害和终止,引起机体 B 淋巴细胞活化,血清中产生以抗核抗体为代表的多种自身抗体是本病发生的根本原因,损害多系统;类风湿关节炎是一种免疫耐受损害,是机体对自身关节滑膜产生损害的自身免疫性疾病,间或产生的关节外表现是小血管损害的结果。

免疫缺陷病(IDD)是免疫系统先天发育不全或后天损伤所致的一组临床综合征,分为 PIDD 和 SIDD 两大类。IDD 的临床特点是反复感染、高发恶性肿瘤和自身免疫性疾病;PIDD 有一定的遗传倾向。它们的病理变化是早期淋巴结肿大,淋巴滤泡明显增多、增大,髓质内出现较多浆细胞,后期淋巴结呈现大片荒芜,其中淋巴细胞几乎消失殆尽,仅留有少许巨噬细胞和浆细胞,并伴有继发感染和恶性肿瘤,肿瘤以淋巴瘤为多见。AIDS 是 HIV 感染导致的 SIDD。HIV 主要侵犯宿主 CD4$^+$ T 淋巴细胞及相关细胞,使得 CD4$^+$ T 淋巴细胞数目不断减少,淋巴组织结构逐渐破坏,最终导致严重的细胞免疫和体液免疫缺陷。

同种异体细胞、组织、器官移植通常会引起宿主抗移植物反应,本质是针对异型移植抗原(特别是 HLA 抗原)的适应性免疫反应,根据其发生反应的时间、强度及病理学特点和机制,可将反应分为超急性、急性和慢性排斥反应。移植物抗宿主反应多见于骨髓移植,是移植物中活化 T 淋巴细胞对宿主同种异型抗原识别并发动免疫攻击。病理特征为血管炎性病变基础上的血管壁增厚、管腔狭窄,造成局部组织器官缺血,组织中见巨噬细胞和淋巴细胞浸润。

(复旦大学附属静安区中心医院 马骏)

能力检测

第十三章　内分泌系统疾病

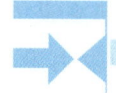

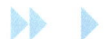

内分泌系统包括内分泌腺、内分泌组织和散在于各系统或组织内的内分泌细胞。其中散在于各系统或组织内的内分泌细胞能摄取胺的前体，经脱羧后能形成相应的胺类和多肽类激素，故统称为胺前体摄取及脱羧细胞(amine precursor uptake and decarboxylation cell)，简称 APUD 细胞。由内分泌腺或散在的内分泌细胞所分泌的高效能生物活性物质称为激素(hormone)，它们以体液为媒介对靶细胞产生调节作用。大多数的激素经血液运输至远距离的靶细胞和组织而发挥调节作用，称为远距分泌。某些激素不经血液运输，而是在组织液中扩散，作用于邻近细胞，称为旁分泌。有的激素作用于内分泌细胞本身，称为自分泌。还有的激素不分泌出来，原位作用于细胞质内的效应器上，称为胞内分泌。内分泌系统是机体重要的调节系统，它与神经系统相辅相成，共同调节机体的新陈代谢、生长发育、生殖并维持内环境的稳态。

内分泌系统疾病常引起激素分泌增多或减少，导致功能亢进或低下，使相应靶组织或器官增生、肥大或萎缩。本章主要介绍垂体、甲状腺、肾上腺和胰岛疾病。

第一节　垂体疾病

垂体位于蝶鞍垂体窝内，是体内最重要的内分泌腺，重为 0.5～0.9 g，分为腺垂体和神经垂体两个部分。腺垂体又分为远侧部、中间部和结节部三个部分，腺垂体远侧部和结节部合称垂体前叶，主要分泌生长激素、催乳素、促甲状腺激素、促肾上腺皮质激素和促性腺激素。神经垂体分为神经部和漏斗两部分，漏斗与下丘脑相连，神经部和腺垂体的中间部合称垂体后叶。神经垂体本身不产生激素，储存和释放下丘脑产生的抗利尿激素(antidiuretic hormone，ADH)和催产素。

一、下丘脑及垂体后叶的疾病

尿崩症

尿崩症(diabetes insipidus)是由于 ADH 分泌不足或肾小管对 ADH 反应缺陷而致的一种临床综合征。主要表现为多尿、低比重尿、烦渴、多饮等。根据病因分为 4 类：①垂体性尿崩症：垂体后叶释放 ADH 不足。②肾性尿崩症：肾小管对血内正常水平 ADH 缺乏反应。③继发性尿崩症：由下丘脑-垂体后叶轴的外伤、肿瘤、感染等引起，较为多见。④原发性尿崩症：原因不明。

二、垂体前叶功能亢进与减退

垂体前叶某一种或多种激素的分泌增加或减少，分别引起垂体前叶功能亢进或功能减退。

(一)垂体性巨人症及肢端肥大症

本病多由垂体生长激素细胞腺瘤分泌过多生长激素所致。若发生在青春期以前，则引起垂体性巨人症(pituitary gigantism)，表现为人体各组织、器官和骨骼成比例地过度生长以致身材异常高大，但生殖器官发育不全；若发生在青春期后，则引起肢端肥大症(acromegaly)，表现为颅骨增厚，下颌、眶上嵴和颧骨弓增大突出，手足宽大、指(趾)粗钝，鼻、唇、舌增厚肥大，皮肤粗厚。

(二)高催乳素血症

高催乳素血症(hyperprolactinemia)主要由垂体催乳素细胞腺瘤分泌过多催乳素引起，部分由下丘脑病变或药物所致。女性患者表现为月经不调、不育、溢乳-闭经综合征等。男性患者性功能下降，少数也可溢乳。

（三）垂体性侏儒症

垂体性侏儒症（pituitary dwarfism）是垂体前叶生长激素分泌减少或完全缺乏所致的儿童期生长发育障碍性疾病。表现为身材矮小、皮肤和颜面可有皱纹、智力正常，常伴性器官发育障碍。

（四）西蒙综合征

西蒙综合征（Simmond syndrome）是由于炎症、肿瘤、血液循环障碍、创伤等原因使垂体前叶各种激素分泌障碍而致的一种综合征。主要表现为相应靶器官肾上腺、甲状腺和性腺萎缩、功能低下所呈现的症候群。

（五）希恩综合征

希恩综合征（Sheehan syndrome）是垂体缺血性萎缩、坏死，垂体前叶各种激素分泌减少引起的一种综合征。多由产后大出血或休克引起，典型病例表现为分娩后乳腺萎缩、泌乳停止，并相继出现生殖器官萎缩、闭经，肾上腺和甲状腺萎缩、功能低下，进而全身萎缩、老化。

（六）性早熟症

性早熟症（precocious puberty）是由中枢神经系统疾病（如脑积水、脑肿瘤等）或遗传异常导致下丘脑-垂体过早分泌释放促性腺激素所致，表现为女孩 8 岁、男孩 10 岁前出现性发育。

三、垂体肿瘤

垂体部位可发生多种肿瘤，如垂体腺瘤、颅咽管瘤、垂体腺癌、脊索瘤、脑膜瘤、颗粒细胞瘤等，最常见的是垂体腺瘤。

（一）垂体腺瘤

垂体腺瘤（pituitary adenoma）是来源于垂体前叶上皮细胞的良性肿瘤，是鞍内最常见的肿瘤，占所有颅内肿瘤的 10%～20%。女性较多见，常发生于 30～60 岁。临床主要表现：①功能性垂体腺瘤分泌某种激素过多，引起相关功能亢进症状。②颅内肿块症状：表现为头痛、正常垂体前叶激素分泌过少（肿块压迫或浸润破坏正常腺体）、视野和视力异常（肿块压迫视神经）。

病理变化 肉眼观肿瘤大小不一，直径可由几毫米到 10 cm（小于 1 cm 者称为小腺瘤，大于 1 cm 者称为大腺瘤），功能性腺瘤体积较小。肿瘤境界清楚，部分腺瘤无包膜（侵入周围脑组织时称侵袭性腺瘤），质实柔软，颜色灰白或灰红色，常有出血、坏死和囊性变。镜下肿瘤细胞一般是圆形或多边形，似正常垂体前叶细胞，核圆形或椭圆形，质多少不等，可以为嗜酸性、嗜碱性、嗜双色性或嫌色性，排列成片块、条索、巢样、腺样、乳头状或弥漫分布，可有异型性，核分裂罕见，间质纤细而富含血管。

垂体腺瘤常用分类是基于细胞类型，主要根据免疫组织化学、电镜和内分泌激素水平检测来区分。主要类型：①催乳素细胞腺瘤（PRL cell adenoma）：垂体腺瘤中最多见的一种，瘤细胞多由嫌色性或弱嗜碱性细胞构成，免疫组织化学染色显示 PRL 阳性，血中 PRL 水平增高，临床可出现溢乳-闭经综合征等。②生长激素细胞腺瘤（GH cell adenoma）：主要由嗜酸性和嫌色性细胞构成，免疫组织化学染色显示 GH 阳性，血中 GH 增高，临床可出现巨人症或肢端肥大症。③促肾上腺皮质激素细胞腺瘤（ACTH cell adenoma）：瘤细胞常呈嗜碱性，免疫组织化学染色显示 ACTH 及其相关肽 β-LPH 和内啡肽等均阳性，部分患者表现为库欣综合征和纳尔逊综合征（Nelson syndrome）。④促性腺激素细胞腺瘤（gonadotropin cell adenoma）：瘤细胞多为嫌色性，少数为嗜碱性，免疫组织化学染色显示 FSH 或 LH 阳性，或两者均阳性，临床表现性功能减退或无症状。⑤促甲状腺激素细胞腺瘤（TSH cell adenoma）：少见，免疫组织化学染色显示 TSH 阳性，大多数表现为甲状腺功能低下，仅少数出现甲状腺功能亢进和血 TSH 升高。⑥多种激素细胞腺瘤：多为 GH 细胞和 PRL 细胞混合腺瘤。⑦无功能性细胞腺瘤：由嫌色细胞构成。

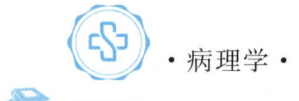

（二）垂体腺癌

垂体腺癌（pituitary carcinoma）罕见，可有或无激素分泌功能，单纯从瘤细胞形态上很难区分垂体腺瘤和腺癌，一般认为有明显脑组织的侵犯和转移才能诊断。

第二节　甲状腺疾病

甲状腺是人体最大的内分泌腺体，由左、右侧叶和连接两侧叶的峡部组成，呈 H 形，平均重量20～25 g。甲状腺侧叶上至甲状软骨中部，下至第 6 气管软骨环，峡部位于第 2～4 气管软骨环的前方。甲状腺表面包有薄层结缔组织被膜，腺实质由大量甲状腺滤泡和位于甲状腺滤泡之间和滤泡上皮细胞之间的滤泡旁细胞组成。滤泡上皮细胞合成和分泌甲状腺素，甲状腺素几乎作用于机体所有组织，能促进生长发育、调节新陈代谢、影响各个器官系统功能。滤泡旁细胞分泌降钙素，参与机体钙磷与骨代谢。

一、弥漫性非毒性甲状腺肿

弥漫性非毒性甲状腺肿（diffuse nontoxic goiter）又称单纯性甲状腺肿，是由于甲状腺素分泌不足，促甲状腺激素（thyroid stimulating hormone，TSH）分泌增多，导致滤泡上皮增生和滤泡内胶质贮积而引起甲状腺肿大。分为地方性和散发性两种，地方性甲状腺肿多位于远离海洋的内陆山区，流行区土壤、水和食物中含碘量少。散发性甲状腺肿可由多种原因造成。临床主要表现为甲状腺肿大，甲状腺功能通常正常，有时减低或亢进，部分患者后期甲状腺明显肿大时可引起压迫、窒息、吞咽困难和呼吸困难，极少数可癌变。

（一）病因和发病机制

1. 缺碘　地方性水、土和食物中缺碘或因青春期、妊娠和哺乳期对碘的需求增加而相对缺碘，甲状腺素的合成减少，通过反馈作用，腺垂体的 TSH 分泌增多，TSH 刺激甲状腺滤泡上皮细胞增生，促进碘的摄取和甲状腺素的合成与分泌，以达到缓解的目的。但长期缺碘，一方面使甲状腺滤泡上皮持续增生，另一方面合成的甲状腺球蛋白不能碘化吸收，堆积在滤泡腔，使滤泡腔扩张充满胶质，甲状腺肿大。通过在食盐中加碘，能够很大程度上预防其发生。

2. 致甲状腺肿因子的作用　有些物质可使甲状腺素合成和分泌过程中的某个环节发生障碍，从而使甲状腺素减少。如：①水中大量的钙、氟、硅、硼既可影响肠道对碘的吸收，还可使滤泡上皮细胞质内的钙离子增多，抑制甲状腺素的分泌；②某些食物如卷心菜、木薯、菜花、大头菜等含有的化学物质（如氰化物），抑制了碘化物在甲状腺内运送；③某些药物如硫脲类药、磺胺类药，锂、钴及高氯酸盐可抑制甲状腺的聚碘和碘有机化。

3. 高碘　长期摄入超生理需求的高碘水和食物，使过氧化物酶的功能基团过多被占用，碘有机化过程障碍，甲状腺素的合成减少。

4. 遗传与免疫　家族性甲状腺肿是由于甲状腺素合成过程中酶的遗传性缺乏，如过氧化物酶的缺陷、去卤化酶缺陷等。自身免疫机制可能也与甲状腺肿的发生发展有关。

（二）病理变化

根据非毒性甲状腺肿的病变发展过程，一般分为三个时期。

1. 增生期　又称弥漫性增生性甲状腺肿。肉眼观，甲状腺弥漫性对称性中度肿大，表面光滑无结节；镜下甲状腺滤泡上皮增生呈低柱状或立方状，可见小滤泡和假乳头，胶质量少，间质充血。

2. 胶质贮积期　又称弥漫性胶样甲状腺肿。肉眼观甲状腺弥漫性对称性显著肿大，表面光滑，切面淡褐色，半透明胶冻状；镜下少部分滤泡上皮增生活跃，可有小滤泡和假乳头，大部分滤泡上皮复旧变扁平,滤泡腔高度扩张,内含大量胶质贮积。

3. 结节期 又称结节性甲状腺肿,由于甲状腺内不同部分滤泡上皮的增生和复旧不同步,形成不规则的结节。肉眼观,甲状腺不对称性结节状增大,结节大小不等,无或有部分包膜,出血、坏死、囊性变、钙化等继发改变常见(图13-1);镜下部分滤泡上皮呈柱状或增生呈乳头状,小滤泡形成;部分滤泡上皮复旧变扁平,滤泡腔高度扩张,充满胶质;间质纤维组织增生,分割包绕滤泡形成结节(图13-2)。

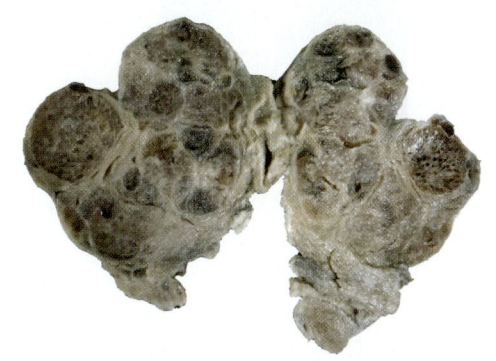

图 13-1 结节性甲状腺肿
甲状腺内见多个大小不等的结节

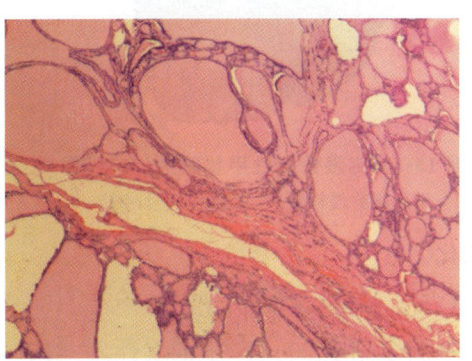

图 13-2 弥漫性非毒性甲状腺肿(结节期)
滤泡大小不等,有纤维组织分割包绕

二、弥漫性毒性甲状腺肿

弥漫性毒性甲状腺肿(diffuse toxic goiter)是指甲状腺肿大并伴有甲状腺功能亢进,又称格雷夫斯病(Graves 病)或 Basedow 病,临床上统称为甲状腺功能亢进症。本病多见于女性,20~40 岁多见,男女之比为 1:(4~6),临床主要表现为甲状腺肿大和血液中甲状腺素增加引起的症候群,包括神经、消化、循环等系统的兴奋性增高和代谢亢进等,约有 1/3 的患者表现为突眼,故也称为突眼性甲状腺肿。

(一)病因及发病机制

一般认为本病是一种自身免疫性的疾病,它与桥本甲状腺炎同属自身免疫性甲状腺疾病。血清中存在针对甲状腺滤泡细胞 TSH 受体的自身抗体,称 TSH 受体抗体(TSH receptor antibodies,TRAb),如刺激甲状腺免疫球蛋白(thyroid-stimulating immunoglobulin,TSI)和甲状腺生长免疫球蛋白(thyroid growth immunoglobulins,TGI),TSI 与 TSH 受体结合后产生类似 TSH 的作用,导致甲状腺素过度分泌,TGI 与 TSH 受体结合后则刺激甲状腺滤泡上皮细胞增生。血清中还存在针对甲状腺组织的其他抗体,如甲状腺过氧化物酶抗体(thyroid peroxidase antibody,TPO-Ab)、甲状腺球蛋白抗体(thyroglobulin antibody,TGAb)。此外,本病有家族性倾向,可能与遗传有关。也可能因精神创伤,干扰了免疫系统而促进自身免疫性疾病的发生。

(二)病理变化

肉眼观,双侧甲状腺弥漫性对称性肿大,为正常甲状腺的 2~4 倍,表面光滑,质地较软,切面棕红色,质如牛肉(图13-3)。镜下:①滤泡增生,大小不等,滤泡上皮呈高柱状,可形成乳头;②滤泡腔内胶质稀薄,紧靠上皮的胶质内出现很多吸收空泡;③间质血管增生、充血,淋巴组织增生,可有淋巴滤泡形成(图13-4)。

术前经碘治疗后,甲状腺病变有所减轻,甲状腺体积缩小、质地变实,镜下上皮细胞变矮,胶质增多变浓,间质充血减轻、淋巴细胞减少。除甲状腺的病变外,约有 1/3 的患者表现为眼球突出,原因是眼球外肌水肿,球后纤维脂肪组织增生,淋巴细胞浸润和黏液水肿。少数患者可见胫前黏液性水肿。此外,全身可有淋巴组织增生、胸腺和脾增大、心脏肥大、扩张,心肌细胞和肝细胞可发生变性、坏死和

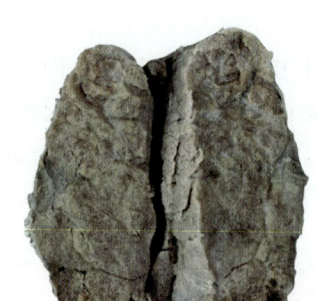

图 13-3　弥漫性毒性甲状腺肿(肉眼观)
甲状腺弥漫性肿大,棕红色,质如牛肉

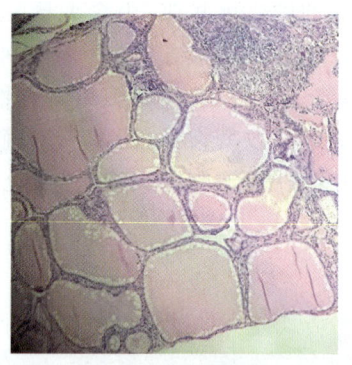

图 13-4　弥漫性毒性甲状腺肿(镜下观)
滤泡腔周边见吸收空泡,间质淋巴组织增生

纤维化。

(三)临床病理联系

本病多见于 20～40 岁的女性,一般起病缓慢,主要临床表现:①双侧甲状腺弥漫性肿大,质软,随吞咽上下移动,由于甲状腺血流量增多,左右叶的上下极可扪及震颤和闻及血管杂音。②血中 T3、T4 增高,引起神经、消化、循环等系统的兴奋性增高和代谢亢进等,如心悸、易怒、手震颤、多汗、多食、消瘦、乏力等。③突眼征:多为双侧性,表现为眼球突出、眼裂增宽、瞬目减少、眼球活动受限等,患者自觉眼内异物感、畏光、流泪、复视、视力下降。④少数患者伴有胫前黏液性水肿。

三、甲状腺功能减退

甲状腺功能减退(hypothyroidism)是甲状腺素合成和释放减少而出现的综合征。表现为克汀病和黏液水肿。

(一)克汀病

克汀病(cretinism)又称呆小症,主要由于地方性缺碘,在胎儿期和婴儿期从母体获得或合成的甲状腺素不足或缺乏。导致脑和长骨的发育明显障碍,表现为智力低下、身材矮小。

(二)黏液水肿

黏液水肿(myxedema)是因甲状腺功能低下,组织间质内出现大量类黏液(氨基多糖)积聚。镜下见间质胶原纤维断裂变疏松,充以 HE 染色为蓝色的胶状液体。临床表现为怕冷、嗜睡、月经不调,动作、说话和思维缓慢,皮肤发凉、粗糙、非凹陷性水肿。氨基多糖沉积的组织和器官可出现相应的功能障碍,如声音嘶哑、肠蠕动减慢或便秘、心室扩张。

四、甲状腺炎

甲状腺炎一般分为急性、亚急性和慢性三种,急性甲状腺炎是由细菌感染引起的化脓性炎,较少见;亚急性和慢性多见。

(一)亚急性甲状腺炎

亚急性甲状腺炎(subacute thyroiditis)又称肉芽肿性甲状腺炎或巨细胞性甲状腺炎,一般认为与病毒感染有关,常常发生于上呼吸道和消化道感染之后。中青年女性多见。临床表现为起病急,甲状腺肿大、疼痛、压痛明显,伴有发热,甲状腺功能通常正常或有短暂的功能异常。本病有自限性,常在数周或数月内自然消退。

病理变化　肉眼观,甲状腺呈不均匀结节状,轻至中度肿大,质实如橡皮,切面灰白或灰黄色,可见坏死或瘢痕,常与周围组织粘连。镜下:①病变呈灶性分布,部分滤泡破坏,胶质外溢,引起巨细胞性肉芽肿形成,类似结核,但无干酪样坏死;②周围伴有大量中性粒细胞及不等量的嗜酸性粒细胞、淋

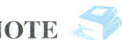

巴细胞、浆细胞浸润,可形成微脓肿;③愈复期多核巨细胞消失,滤泡上皮再生,间质纤维化、瘢痕形成(图 13-5)。

(二)慢性甲状腺炎

1. 慢性淋巴细胞性甲状腺炎(chronic lymphocytic thyroiditis)　亦称桥本甲状腺炎(Hashimoto's thyroiditis)或自身免疫性甲状腺炎,是一种自身免疫性疾病。多见于中年女性,临床表现为甲状腺无痛性弥漫性肿大,晚期一般有甲状腺功能减弱。

病理变化　肉眼观,甲状腺弥漫性对称性肿大,重 60～200 g,表面光滑或稍呈结节状,与周围组织无粘连,质地较韧,切面呈分叶状,灰白或灰黄色。镜下:①甲状腺实质广泛破坏、萎缩,滤泡上皮嗜酸性变;②大量淋巴细胞浸润,并形成有生发中心的淋巴滤泡;③纤维组织增生,有时可见多核巨细胞(图 13-6)。

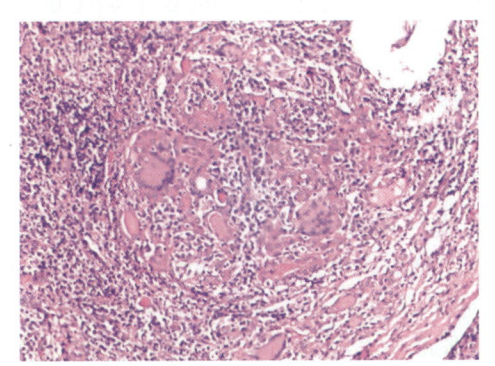

图 13-5　亚急性甲状腺炎

病灶内大量炎症细胞浸润,多核巨细胞性肉芽肿形成,无干酪样坏死

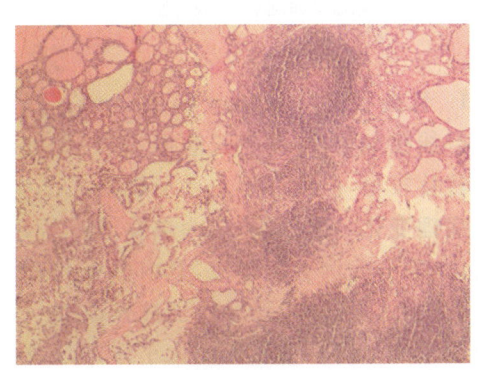

图 13-6　慢性淋巴细胞性甲状腺炎

甲状腺实质广泛破坏、萎缩,纤维组织增生,大量淋巴细胞浸润,形成有生发中心的淋巴滤泡

2. 纤维性甲状腺炎(fibrous thyroiditis)　又称 Riedel 甲状腺肿或慢性木样甲状腺炎,原因不明,罕见。多见于中年女性,临床上早期症状不明显,晚期甲状腺肿大并产生压迫症状致呼吸困难、吞咽困难、声音嘶哑等,常有甲状腺功能减弱。

病理变化　肉眼观,甲状腺不对称肿大,病变呈结节状,质地坚硬如木样,切面灰白,与周围组织明显粘连。镜下滤泡萎缩消失,大量纤维组织增生、玻璃样变性,有少量淋巴细胞浸润。

五、甲状腺肿瘤

(一)甲状腺腺瘤

甲状腺腺瘤(thyroid adenoma)由甲状腺滤泡上皮发生,是甲状腺最常见的良性肿瘤。中青年女性多见,肿瘤生长缓慢,往往在无意中发现。

病理变化　肉眼肿瘤多为单发,结节状,有完整的包膜,直径多为 3～5 cm,切面实性,颜色暗红或棕黄,可伴出血、囊性变、钙化及纤维化(图 13-7)。镜下包膜内瘤细胞形态和组织结构相对一致,与包膜外受压的甲状腺组织结构不同(图 13-8)。

甲状腺腺瘤易与结节性甲状腺肿相混淆,两者的主要区别:①前者多为单发结节,包膜完整;后者常为多发结节,包膜不完整。②前者瘤内组织结构比较一致;后者滤泡大小不一,一般比正常大。③前者压迫周围组织,但周围和邻近处甲状腺组织正常;后者不压迫周围甲状腺组织,邻近甲状腺与结节内有相似病变。

(二)甲状腺癌

甲状腺癌(thyroid carcinoma)是一种较常见的恶性肿瘤,约占所有恶性肿瘤的 1.3%。常见的有 4 种组织学类型,各型甲状腺癌生长规律差异很大,甲状腺功能多正常,仅少数出现甲状腺功能亢进或

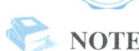
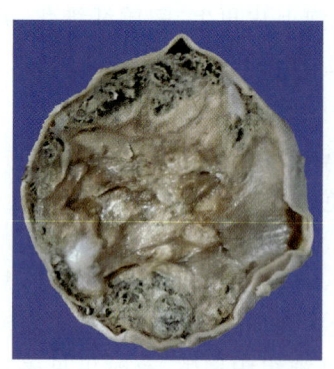

图 13-7　甲状腺腺瘤（肉眼观）
腺瘤呈卵圆形，包膜完整

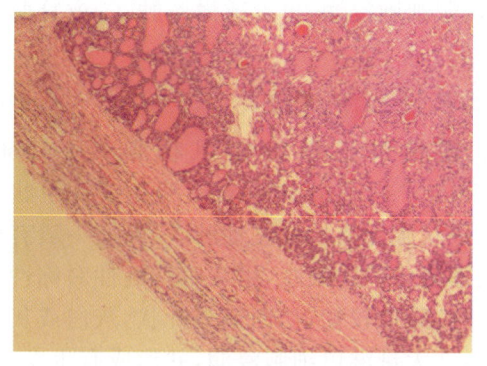

图 13-8　甲状腺腺瘤（镜下观）
肿瘤呈滤泡细胞分化，组织结构较一致，有完整包膜

减退。

1. 乳头状癌（papillary carcinoma）　最常见，占甲状腺癌的60％，青少年女性多见，部分患者有颈部放射线接触史，肿瘤生长缓慢，恶性程度较低，预后较好，10年生存率高达80％。虽然有的局部淋巴结转移较早，但生存率主要与肿瘤大小和是否有远处转移有关，与局部淋巴结是否转移无关。

病理变化　肉眼观，多为单发，圆形，直径多为1～3 cm，无包膜，质地硬，切面灰白，常伴有纤维化和钙化，部分病例有囊形成，囊内可见乳头（图13-9）。镜下：①癌组织有多级分支的乳头状结构，有纤维血管轴心（真乳头）。②特征性核改变：核毛玻璃样，可见核沟和核内假包涵体，核排列拥挤、重叠。③间质常见呈同心圆状的钙化小体，即砂粒体。乳头状癌直径小于1 cm时，称微小癌或隐匿性癌，预后好，远处转移少见（图13-10）。

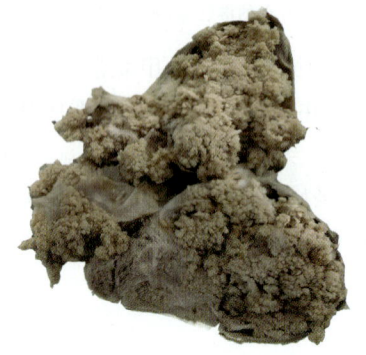

图 13-9　甲状腺乳头状癌（肉眼观）
肿瘤呈囊状，囊内见乳头

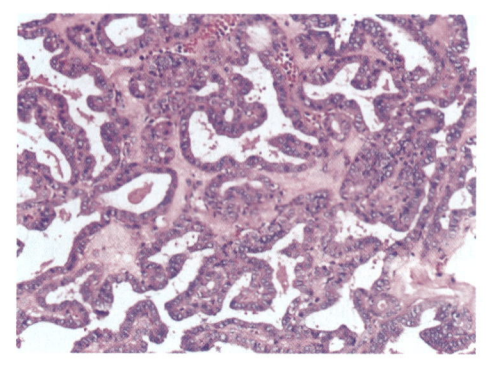

图 13-10　甲状腺乳头状癌（镜下观）
癌组织呈乳头状结构，有纤维血管轴心，核毛玻璃样，排列拥挤

2. 滤泡癌（follicular carcinoma）　仅次于甲状腺乳头状癌而居第二位，恶性程度比乳头状癌高，早期易发生血行转移。多见于40岁以上的女性。

病理变化　肉眼观，常为单个圆形或卵圆形结节，境界较清楚，切面灰白或灰红色、质软。镜下癌细胞可以排列成滤泡、巢索及梁状，分化好的滤泡癌很难与甲状腺腺瘤区别，需多取材、切片，根据包膜侵犯和血管侵犯情况来确定诊断。

3. 髓样癌（medullary carcinoma）　又称C细胞癌，是滤泡旁细胞（C细胞）来源的恶性肿瘤，属于APUD瘤，占甲状腺癌的5％～10％。部分为家族性常染色体显性遗传，散发性髓样癌占多数，好发年龄为40～60岁，因90％的肿瘤能分泌降钙素，临床常表现为严重腹泻、低钙血症，有的同时还分泌其他多种激素和物质。

病理变化　肉眼结节状，边界清楚，可有假包膜，直径为1～11 cm，切面灰白或黄褐色，质实而软。镜下瘤细胞呈圆形、多角形或梭形，核圆形或卵圆形、核仁不明显、核分裂象少见；瘤细胞排列成片状、

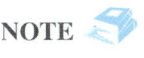

巢状、滤泡状或小梁状；间质常有淀粉样物质沉积，此为特征性改变（图 13-11）。电镜下，癌细胞胞质内有大小较一致的神经内分泌颗粒。免疫组织化学染色显示髓样癌降钙素阳性、甲状腺球蛋白阴性；滤泡癌、乳头状癌和未分化癌甲状腺球蛋白均为阳性，而降钙素均为阴性。

4. 未分化癌（undifferentiated carcinoma） 又称间变性癌或肉瘤样癌，较少见，多见于 50 岁以上女性。生长快，恶性程度高，早期即可发生浸润和转移，预后差。

病理变化 肉眼观，肿块大，边界不清，切面灰白，质硬而脆，常有出血、坏死。镜下癌细胞形态多样，核分裂象多，组织学上可分为小细胞型、梭形细胞型、巨细胞型和混合细胞型。

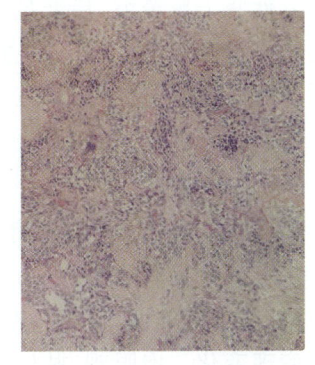

图 13-11 甲状腺髓样癌
间质内有粉染的淀粉样物质沉积

第三节 肾上腺疾病

一、肾上腺皮质功能亢进

肾上腺皮质激素包括盐皮质激素、糖皮质激素和性激素（肾上腺雄激素或雌激素）。根据何种激素分泌过多可分为不同的临床综合征，常见的有皮质醇增多症（又称库欣综合征）和醛固酮增多症。

（一）库欣综合征

库欣综合征（Cushing syndrome）是糖皮质激素长期分泌过多，促进蛋白质异化、脂肪沉积，表现为满月脸、水牛背、向心性肥胖、皮肤变薄、紫纹、多毛、痤疮、高血压、糖耐量减低、月经失调、性欲减退、骨质疏松、肌肉乏力等。常见于 20~40 岁，男女之比大约为 1：2.5。其原因如下。

1. 垂体性 垂体瘤直接分泌 ACTH 或下丘脑异常分泌过多的皮质激素释放因子（CRF），使血中 ACTH 增高。双侧肾上腺弥漫性中度肿大，主要是网状带和束状带细胞增生。

2. 肾上腺性 由于肾上腺皮质功能性肿瘤或增生，分泌大量皮质醇，血中 ACTH 降低。

3. 异位性 由异位分泌的 ACTH 或 CRF 引起，最常见的原因为肺小细胞癌，其他的有恶性胸腺瘤、胰岛细胞瘤等，血中 ACTH 增高。

4. 医源性 长期使用糖皮质激素，如地塞米松等，血中 ACTH 降低，双侧肾上腺皮质萎缩。

（二）醛固酮增多症

醛固酮增多症（hyperaldosteronism）分为原发性和继发性两种。

1. 原发性醛固酮增多症（primary aldosteronism） 大多数为功能性肾上腺肿瘤引起，少数为原因不明的肾上腺皮质增生。由于醛固酮分泌过多，出现高钠血症、低钾血症及高血压。

2. 继发性醛固酮增多症（secondary aldosteronism） 肾上腺以外的各种疾病如慢性肾小球肾炎、肝硬化等，引起醛固酮分泌增多或灭活减少。

二、肾上腺皮质功能低下

（一）急性肾上腺皮质功能低下

急性肾上腺皮质功能低下的原因主要有皮质大片出血、坏死，应激反应及长期使用皮质激素治疗后突然停药等。临床表现为血压下降、休克、昏迷等症状，少数严重者可致死。

（二）慢性肾上腺皮质功能低下

慢性肾上腺皮质功能低下又称艾迪生病（Addison disease），少见。主要病因是双侧肾上腺结核

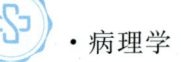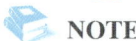

和特发性肾上腺萎缩,后者是一种自身免疫性疾病,偶尔也可由肿瘤转移等其他原因引起,双侧肾上腺皮质严重破坏超过 90％。主要临床表现为皮肤和黏膜及瘢痕处黑色素沉着、低血糖、低血压、肌力低下、食欲不振、易疲劳、体重减轻等。

三、肾上腺肿瘤

(一) 肾上腺皮质腺瘤

肾上腺皮质腺瘤(adrenocortical adenoma)是肾上腺皮质细胞发生的良性肿瘤。大多数是无功能性的,少数为功能性,可引起醛固酮增多症和库欣综合征。

病理变化　肉眼观,肿瘤通常单个,圆形,有完整包膜,直径为 1～5 cm,切面实性、黄色。镜下观,主要由富含类脂质的透明细胞构成,少数瘤细胞胞质内脂质少,呈嗜酸性,瘤细胞与正常皮质细胞相似,核小,由含毛细血管的少量间质分隔。

(二) 肾上腺皮质腺癌

肾上腺皮质腺癌(adrenocortical carcinoma)少见,多为功能性,常表现为女性男性化和肾上腺皮质功能亢进,且易发生局部浸润和远处转移。

病理变化　肉眼观,通常单个,体积较大,重量常在 100 g 以上,一般有包膜,但常常被癌组织破坏,切面棕黄色或多色性,质较软,出血、坏死及囊性变常见。镜下观,分化差者异型性明显,常见瘤巨细胞及核分裂象。分化好者,若肿瘤体积小,有包膜,很难与腺瘤鉴别。主要依靠其生物学行为来与腺瘤区别,包括包膜、血管的侵犯和转移等。

(三) 肾上腺髓质肿瘤

肾上腺髓质来自神经嵴,可发生神经母细胞瘤、节细胞神经母细胞瘤、节细胞神经瘤和嗜铬细胞瘤。现仅介绍嗜铬细胞瘤。

嗜铬细胞瘤(pheochromocytoma)是嗜铬细胞发生的一种较少见肿瘤,90％来自肾上腺髓质,10％来自肾上腺外嗜铬组织,10％是恶性的。好发于 20～50 岁,无性别差异,因肿瘤分泌儿茶酚胺,临床表现为阵发性或持续性高血压、头痛、大汗、心动过速、高血糖、基础代谢率升高等,甚至可以出现心力衰竭、肾衰竭、脑血管意外和猝死。

病理变化　肉眼观,一般为单发,右侧多见,平均重量约 100 g,有完整包膜,切面灰白或粉红色,经甲醛固定后呈棕黄或棕褐色,肿瘤大者,经常伴有出血、坏死、钙化及囊性变。镜下瘤细胞主要为大多角形细胞,胞质丰富,细胞有一定程度的多形性,核分裂罕见,瘤细胞呈索、团状排列,间质为血窦。电镜下,胞质内含有被界膜包绕的、具有一定电子密度的神经内分泌颗粒。免疫组织化学染色显示嗜铬蛋白 A 强阳性。良、恶性嗜铬细胞瘤只凭组织形态很难鉴别,良性者也可出现明显的异型性,甚至包膜、血管的侵犯,只有广泛浸润邻近组织、脏器或发生转移者才能诊断为恶性。

第四节　胰岛疾病

胰岛是胰腺的内分泌部分,成人胰岛主要由四种内分泌细胞组成:①A 细胞:分泌胰高血糖素,占 15％～25％。②B 细胞:分泌胰岛素,占 60％～70％。③D 细胞:分泌生长抑素,占 5％～10％。④PP 细胞:分泌胰多肽,约占 2％。胰岛的各种内分泌细胞可以增生或形成肿瘤,也可以萎缩、变性,从而引起有关激素分泌过多或不足,导致相应的功能亢进或低下。

一、糖尿病

糖尿病(diabetes mellitus)是体内胰岛素相对或绝对不足或靶细胞对胰岛素敏感性降低,或胰岛

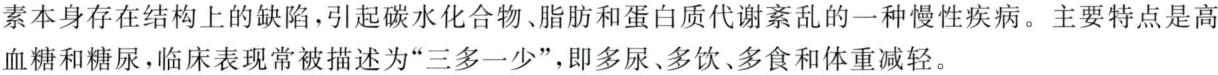

素本身存在结构上的缺陷,引起碳水化合物、脂肪和蛋白质代谢紊乱的一种慢性疾病。主要特点是高血糖和糖尿,临床表现常被描述为"三多一少",即多尿、多饮、多食和体重减轻。

(一)分类、病因和发病机制

1. 原发性糖尿病

(1)1 型糖尿病:又称幼年型或胰岛素依赖型糖尿病,约占糖尿病的 10%。青少年发病,起病急、病情重、进展快,胰岛 B 细胞严重受损、数目明显减少,胰岛素分泌绝对不足,易出现酮症酸中毒和昏迷,治疗依赖胰岛素。目前认为本型是在遗传易感性的基础上由病毒(风疹病毒、腮腺炎病毒、柯萨奇病毒等)感染等诱发的针对胰岛 B 细胞的一种自身免疫性疾病,免疫性炎症引起胰岛 B 细胞的严重破坏。

(2)2 型糖尿病:又称成人型或非胰岛素依赖型糖尿病,约占糖尿病的 90%。常在 40 岁以后发病,肥胖者多见,起病缓慢、病情较轻、发展较慢。血中胰岛素正常、升高或降低,胰岛 B 细胞数目正常或轻度减少,治疗一般不依赖胰岛素,但随着病情的发展,相当一部分患者需要使用胰岛素来控制血糖或维持生命。胰岛素抵抗和胰岛 B 细胞功能缺陷是本型发病的两个主要环节,但其中的原因和机制仍不清楚。

2. 继发性糖尿病 由已知的原因如炎症、肿瘤、手术等造成了胰岛广泛破坏或其他内分泌疾病影响了胰岛素的分泌而致的糖尿病。

(二)病理变化

1. 胰岛病变 不同类型、不同时期,病变差异大。1 型糖尿病早期为非特异性胰岛炎,胰岛内及其周围有大量淋巴细胞浸润,继而胰岛 B 细胞颗粒脱失、空泡变性、坏死、消失,胰岛变小、数目减少、纤维化。2 型糖尿病早期病变不明显,后期胰岛 B 细胞减少,常见胰岛内淀粉样变性。

2. 血管病变 本病的重要病变之一,可累及大、中、小动脉到毛细血管。①大、中动脉:常发生动脉粥样硬化或动脉中层钙化,动脉粥样硬化在糖尿病人群中发病率高、发病更早、病情进展快。表现为主动脉、冠状动脉、脑动脉、肾动脉、下肢动脉等发生粥样硬化,引起冠心病、心肌梗死、脑萎缩、脑梗死、下肢坏疽等。②细、小动脉管壁增厚、变硬,管腔狭窄,合并高血压者更明显,毛细血管基底膜增厚,微血管内可有血栓形成或微血管瘤等病变。

3. 肾脏病变 可见:①肾体积增大:由糖尿病早期肾血流量增加,肾小球滤过率增高所致,通过治疗可恢复正常。②结节性肾小球硬化:肾小球系膜区有结节状玻璃样物质沉积,结节增大可使毛细血管襻闭塞,肾小球玻璃样变性。③弥漫性肾小球硬化:约见于 75% 的患者,肾小球毛细血管基底膜弥漫性增厚,毛细血管腔变窄或闭塞,肾小球玻璃样变性。④血管损害:小动脉硬化,特别是入球和出球小动脉硬化,肾动脉及其主要分支可发生动脉粥样硬化。⑤肾小管-间质的损害:肾小管上皮细胞颗粒样和空泡样变性,晚期肾小管萎缩。肾间质纤维化、水肿和炎症细胞浸润。⑥肾乳头坏死:糖尿病患者由于有缺血的基础,急性肾盂肾炎时易并发肾乳头坏死。

4. 视网膜病变 视网膜可因微小动脉瘤和小静脉扩张而引起渗出、水肿、出血、微血栓形成等非增生性视网膜病变;也可因血管病变缺氧,引起纤维组织增生和新生血管形成等增生性视网膜病变。视网膜病变可导致失明或白内障。

5. 神经病变 周围神经可因血管病变引起缺血性损伤,并出现肢体疼痛、麻木、感觉丧失、肌肉麻痹等症状,脑细胞也可发生广泛变性。

6. 其他组织和器官病变 可出现皮肤黄色瘤、肝脂肪变性、糖原沉积、骨质疏松、糖尿病性外阴炎等。

(三)临床病理联系

临床主要表现为"三多一少",即多尿、多饮、多食和体重减轻。血糖过高超过肾糖阈引起尿糖,尿糖产生渗透性利尿作用而致多尿,水分大量丢失,血浆渗透压升高,刺激下丘脑渴中枢,故患者口渴多饮。葡萄糖从尿中大量丢失以及体内糖的利用障碍,脂肪和蛋白质分解加速,故患者多食、体重反而

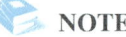

减轻。晚期患者常因心肌梗死、脑血管意外、肾衰竭或合并感染而致死。

二、胰腺神经内分泌肿瘤

胰腺神经内分泌肿瘤(pancreatic neuroendocrine neoplasm,PNEN)旧称胰岛细胞瘤,仅占胰腺肿瘤的一小部分,好发年龄为30～60岁,无性别差异。

病理变化 肉眼观,一般为单发,胰腺尾、体部多见,圆形或椭圆形,境界清楚,直径为1～5 cm或更大,浅灰红色或暗红,质实,可继发纤维组织增生、钙化、淀粉或黏液样变性、囊性变。镜下瘤细胞形态较为一致,排列方式多种多样,巢状、梁状、腺泡和腺管状、菊形团样或实性弥漫、不规则排列等。瘤细胞巢周围有丰富的小血管和不等量的纤维围绕。

根据肿瘤内分泌功能显著与否及其临床表现,可分为功能性和无功能性。功能性胰腺神经内分泌肿瘤主要有6种:胰岛素瘤、胃泌素瘤、胰高血糖素瘤、生长抑素瘤、血管活性肠肽瘤和胰多肽瘤。依靠组织学特点难以将它们区分,需要根据患者的临床表现、血液激素测定和免疫组织化学染色等加以鉴别。其中最常见的是胰岛素瘤,占胰腺神经内分泌肿瘤的70%～75%,是胰岛 B 细胞来源的肿瘤。肿瘤分泌过多胰岛素,引起高胰岛素血症和低血糖,临床常表现为发作时精神恍惚、虚弱、疲劳、抽搐,严重时意识障碍甚至昏迷,给予葡萄糖可缓解症状。

------ 小结

内分泌系统包括内分泌腺、内分泌组织和散在于各系统或组织内的内分泌细胞,内分泌系统疾病常出现激素分泌异常和功能紊乱。甲状腺肿可分为弥漫性非毒性甲状腺肿和弥漫性毒性甲状腺肿,前者又称单纯性甲状腺肿,主要表现为甲状腺肿大,甲状腺功能通常正常;而后者是自身免疫性疾病,临床主要表现为双侧甲状腺弥漫性肿大和甲状腺功能亢进症。甲状腺功能减退在儿童常表现为克汀病,在成人则表现为黏液水肿。甲状腺炎分急性、亚急性和慢性,急性者是由细菌感染引起的化脓性炎,较少见;亚急性者与病毒感染有关,病变特征是形成巨细胞性肉芽肿;慢性者主要是淋巴细胞性甲状腺炎,又称桥本甲状腺炎,属自身免疫性疾病,病变特征是甲状腺实质广泛破坏、萎缩,大量淋巴细胞浸润,淋巴滤泡形成。甲状腺最常见的良性肿瘤是甲状腺腺瘤,恶性肿瘤中最常见的是乳头状癌,其恶性程度较低,预后较好;滤泡癌居第二位,但预后差,早期易发生血行转移;甲状腺髓样癌来源于滤泡旁细胞。

原发性糖尿病分两型,1型糖尿病是一种自身免疫性疾病,免疫性炎症引起胰岛 B 细胞的严重破坏,胰岛素分泌绝对不足;2型糖尿病约占90%,胰岛数量正常或轻度减少,血中胰岛素正常、升高或降低,其原因和发病机制不清楚。胰腺神经内分泌肿瘤旧称胰岛细胞瘤,仅占胰腺肿瘤的一小部分,其中最常见的是胰岛 B 细胞来源的胰岛素瘤。此外,本章也简单介绍了垂体和肾上腺的疾病。

(邵阳学院　黄丽)

第十四章　神经系统疾病

神经系统支配控制机体多种组织及器官,该系统病变可导致所支配部位的功能障碍和病变,而其他系统的病变也可影响神经系统的功能。神经系统还会发生有别于其他系统的特有病变,如神经元变性、海绵状脑病等。

神经系统因在解剖和生理上具有某些特性,使其在病理学方面表现出与其他实质器官不同的特点:①病变定位与功能障碍关系密切,如一侧大脑基底节的病变可引起对侧肢体运动及感觉障碍,一侧大脑中央前回病变可导致对侧肢体运动障碍。②某些相同类型的病变因其发生在不同部位,可出现不同的表现和后果,如额叶前皮质区小梗死灶可不引起任何症状,而脑干部位同种类型的病变可能危及生命。③对不同类型损伤刺激的病理反应类型较为单一,常表现为神经元变性坏死,脱髓鞘,胶质细胞增生等。同种病理表现可见于多种疾病,比如颅内各种炎症均可导致血管周围套袖现象。不同性质的病变可导致相同的后果,如颅内出血、炎症及肿瘤等占位性病变均可引起颅内压增高。④某些解剖生理特征具有双重影响,如颅骨可以保护大脑,防止损伤,而颅内有占位病变时却可以引起颅内高压和脑疝。⑤颅外器官的恶性肿瘤常发生脑转移,而颅内原发性恶性肿瘤则极少转移至颅外。

第一节　神经系统疾病的基本病变

神经系统是由神经元、胶质细胞(包括星形胶质细胞、少突胶质细胞、室管膜细胞)、小胶质细胞、脑膜的组成细胞以及血管所组成。

一、神经元的基本病变

神经元(neuron)即神经细胞,是中枢神经系统的基本结构和功能单位,其大小及形状相差悬殊,结构上均由胞体、树突及轴突组成,胞质内含强嗜碱性的尼氏体(Nissl body,又名虎斑小体),为粗面内质网及游离核糖体构成,在神经元经 Nissl 染色呈斑块状,丰富的尼氏体提示细胞具有活跃的蛋白质合成功能。神经元基本病变包括:急性神经元坏死、单纯性神经元萎缩、中央性尼氏体溶解及轴突反应;病毒代谢产物导致胞内包涵体形成及细胞结构蛋白异常等。

(一) 急性神经元坏死

急性缺血缺氧、感染和中毒等引起的神经元坏死,形态学表现为神经元核固缩,胞体缩小变形,尼氏体消失,HE 染色胞质呈深红染,称为红色神经元(red neuron)(图 14-1),继而出现细胞核溶解消失,残留细胞的轮廓称为鬼影细胞(ghost cell)。由缺血引起的红色神经元最常见于大脑皮质的锥体细胞和小脑浦肯野细胞。

(二) 单纯性神经元萎缩

单纯性神经元萎缩(simple neuronal atrophy)多见于神经元慢性渐进性变性疾病,如多系统萎缩、肌萎缩性侧索硬化等。特征性表现为神经元胞体及胞核固缩、消失,常含有较多脂褐素颗粒,一般不伴炎症反应。类神经元的丢失在病变早期很难察觉,晚期局部胶质细胞增生提示该处曾经有神经元的存在。病变常选择性累及功能相关的系统,比如上位神经元坏死,使下游神经元缺乏神经突出传入信号刺激,久之可引起该下位神经元变形萎缩,称为跨突触变性(neuronal transsynaptic degeneration)。

（三）中央性尼氏体溶解

中央性尼氏体溶解（central chromatolysis）常由病毒感染、缺氧、维生素 B 缺乏及轴突损伤等引起。表现为神经元肿胀变圆，核偏位，核仁增大，尼氏体从核周开始崩解，并逐渐向外扩展，进而完全消失，或仅在细胞周边区有少量残留，胞质染色变淡（图 14-2）。此改变由粗面内质网脱颗粒所致，早期病变去除病因后一般可恢复正常，但若病因长期存在，可导致神经元死亡。

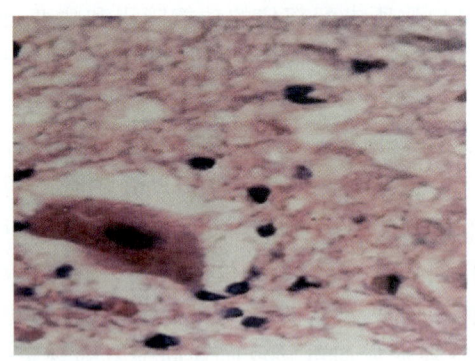

图 14-1　红色神经元

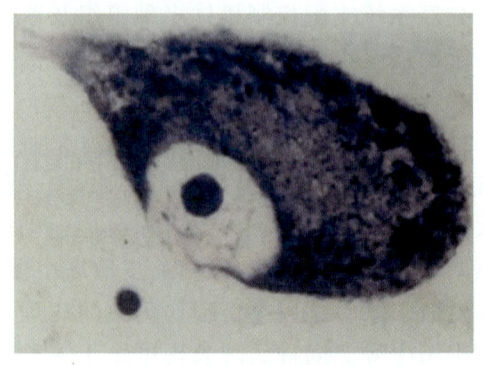

图 14-2　中央性尼氏体溶解

（四）病毒包涵体形成

神经元胞质或胞核内包涵体（inclusion body，IB）可见于某些病毒感染和变性疾病，其形态、大小和着色不同，分布部位也有一定规律，如患狂犬病时海马和脑皮质锥体细胞胞质中的内氏（Negri）小体，该小体具有诊断价值（图 14-3）；巨细胞病毒感染时包涵体可同时出现在核内和胞质内。此外，神经元胞质中出现脂褐素多见于老年人，和全身其他组织一样，脂褐素源于溶酶体内的残体。

（五）细胞结构蛋白异常

见于老年痴呆症的神经原纤维缠结，帕金森病的路易（Lewy）小体（图 14-4）。海绵状脑病因异常朊蛋白（prion protein，PrP）聚集，导致神经元胞体及突起的空泡样变。

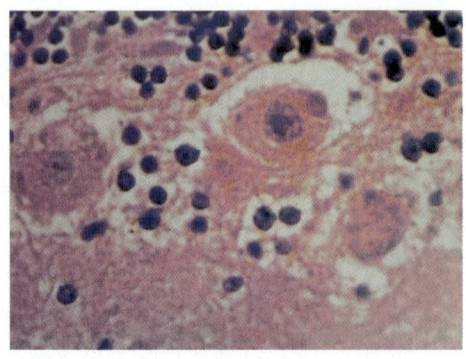

图 14-3　狂犬病 Negri 小体

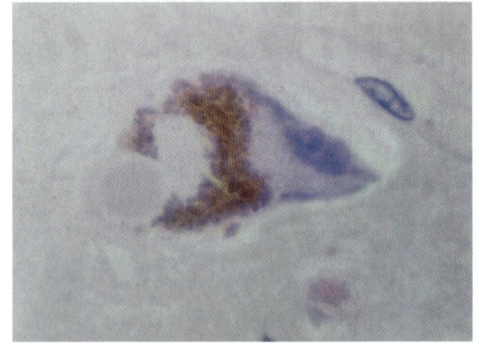

图 14-4　Lewy 小体

（六）轴突损伤和轴突反应

轴突损伤后，轴突发生沃勒变性（Wallerian degeneration），损伤远端及近端的部分轴突出现肿胀，崩解成球状小体。髓鞘崩解脱失即脱髓鞘成为脂质，巨噬细胞增生并吞噬崩解产物，神经元出现中央性尼氏体溶解，合成代谢增强，以利于近端轴突向远端增生，神经膜细胞（中枢神经系统为少突胶质细胞，周围神经系统为施万（Schwann）细胞增生包绕再生的轴突，修复损伤。

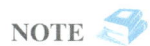

二、神经胶质细胞的基本病变

神经胶质细胞包括星形胶质细胞、少突胶质细胞和室管膜细胞,神经胶质细胞总数是神经元的5倍。

(一)星形胶质细胞的基本病变

星形胶质细胞功能广泛,主要对神经元起支持作用,其基本病变有肿胀、反应性胶质化及淀粉样小体形成等。

1. 肿胀 缺氧、中毒、低血糖以及海绵状脑病最早出现的形态变化。表现为细胞核及胞体肿大、淡染,如损伤因素持续存在,可导致星形胶质细胞死亡。

2. 反应性胶质化 (reactive astrogliosis) 神经系统损伤后的修复反应,星形胶质细胞的增生和肥大形成大量胶质瘢痕,与纤维瘢痕不同,胶质纤维不含胶原纤维和相应的间质蛋白,故机械强度较弱。肥大的星形胶质细胞的细胞核体积增大,核偏位,甚至出现双核,胞质丰富,嗜伊红染色,又被称为肥胖型星形胶质细胞,胞质富含胶质纤维酸性蛋白(glial fibrillary acidic protein,GFAP),该细胞多见于局部缺氧、水肿、梗死及肿瘤周边。

3. 淀粉样小体 (corpora amylacea) 形成 老年人星形胶质细胞突起聚集,形成在 HE 染色中呈圆形、向心性层状排列的嗜碱性小体,称为淀粉样小体。多见于星形胶质细胞突起丰富区域如软脑膜下、室管膜下和血管周围。

4. Rosenthal 纤维 (Rosenthal fiber) 在星形胶质细胞胞质和突起中形成的一种均质性、毛玻璃样嗜酸性小体,呈圆形、卵圆形、长形和棒状(图 14-5),为 GFAP 细丝变异而形成,磷钨酸苏木精(phosphotungstic acid hematoxylin,PTAH)染色呈红色或紫红色,常见于缓慢生长的毛细胞型胶质细胞瘤。

(二)少突胶质细胞的基本病变

在灰质中单个神经元周围常分布有 1～2 个少突胶质细胞,如果一个神经元由 5 个或 5 个以上少突胶质细胞围绕,称为卫星现象(satellitosis)(图 14-6),此现象常在神经元变性坏死时出现,但其意义不明,可能和神经营养有关。

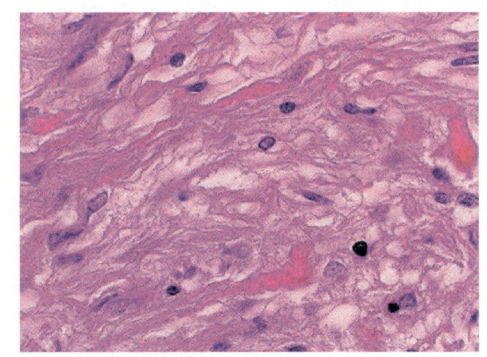

图 14-5 星形胶质细胞瘤的 Rosenthal 纤维

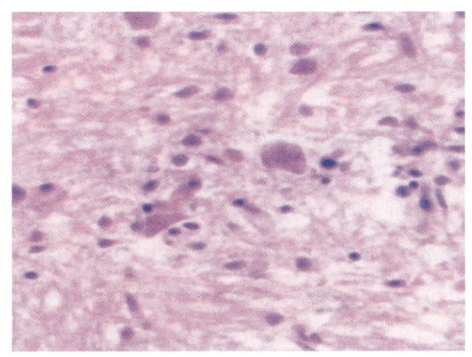

图 14-6 卫星现象

(三)室管膜细胞的基本病变

室管膜细胞呈立方体覆盖于脑室系统内面,各种致病因素均可引起局部室管膜细胞丢失,由室管膜下的星形胶质细胞增生,充填缺损,形成众多向脑室面突起的细小颗粒,称为颗粒性室管膜炎(granular ependymitis)。病毒感染尤其是巨细胞病毒感染可引起广泛室管膜损伤,残留的室管膜细胞内可出现病毒包涵体。

三、小胶质细胞的基本病变

小胶质细胞属单核吞噬细胞系统,并非真正的胶质细胞,其对损伤的反应如下。

1. 嗜神经细胞现象 增生的小胶质细胞或血源性巨噬细胞包围并吞噬变性坏死的神经元的现象(图14-7)。小胶质细胞或巨噬细胞吞噬神经组织崩解产物后,胞体增大,胞质中出现大量脂质小滴,HE染色呈空泡状,称为格子细胞(gitter cell)或泡沫细胞(foam cell),苏丹Ⅲ染色呈阳性反应。

2. 小胶质细胞结节(microglial nodule) 中枢神经系统感染,如病毒性脑炎或神经梅毒时,小胶质细胞常局灶性增生形成结节(图14-8)。

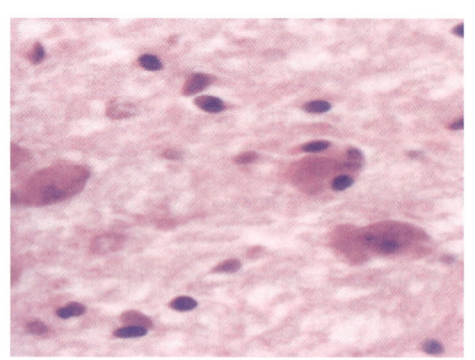

图14-7 嗜神经细胞现象

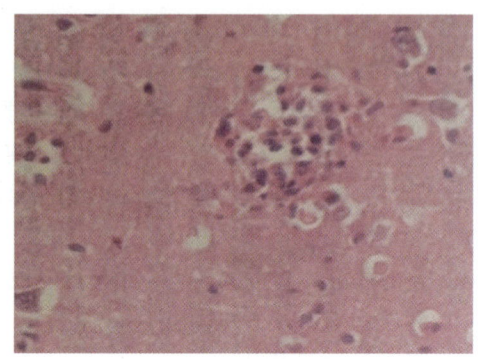

图14-8 小胶质细胞结节

第二节 中枢神经系统感染性疾病

中枢神经系统感染性疾病可由细菌、病毒、螺旋体、真菌和寄生虫等引起。病原体可通过以下途径侵入中枢神经系统:①血源性感染:最主要的感染途径,如脓毒血症的感染性栓子可经血液循环入脑。②局部扩散:如乳突炎、中耳炎、鼻窦炎等颅面部病变直接扩散入颅,感染中枢神经系统。③直接感染:如开放性创伤或腰椎穿刺等医源性操作继发感染。④经神经感染:某些病毒可经周围神经逆行入颅造成感染,如狂犬病毒可沿周围神经上行感染脑部,单纯疱疹病毒可沿嗅神经、三叉神经侵入中枢神经系统而引起感染。

一、细菌性疾病

颅内常见的细菌性感染为脑膜炎(meningitis)和脑脓肿(brain abscess)。本节重点介绍脑膜炎。

脑膜炎包括硬脑膜炎(pachymeningitis)和软脑膜炎(leptomeningitis)。由于各种抗生素的问世和临床应用,继发于颅骨感染的硬脑膜炎发病率显著降低。故现在脑膜炎一般是指软脑膜炎,包括软脑膜、蛛网膜和脑脊液的感染。严重及病程较长者可累及脑实质而引起脑膜脑炎。

脑膜炎可分为三种基本类型:化脓性脑膜炎(常为细菌感染引起)、淋巴细胞脑膜炎(常为病毒感染所致)和慢性脑膜炎(可由结核杆菌、梅毒螺旋体、布鲁氏菌及真菌感染引起)。本节以流行性脑脊髓膜炎为例讲述急性化脓性脑膜炎。

流行性脑脊髓膜炎(epidemic cerebrospinal meningitis)是脑脊髓膜的急性化脓性炎症,其致病菌因患者年龄及体质差异而不同。新生儿及婴幼儿多为大肠杆菌、B族链球菌或流感嗜血杆菌等感染,儿童及青少年多为脑膜炎球菌感染,体弱的老年人及幼儿常为肺炎球菌感染。本病多为散发性,在冬春季可引发流行,因此称为流行性脑膜炎。患者多为儿童和青少年。临床上可出现发热、头痛、呕吐、皮肤淤点、淤斑和脑膜刺激症状,部分严重者可出现中毒性休克。

1. 病因及发病机制 本病主要致病菌为脑膜炎球菌,常存在于患者或带菌者鼻咽部,通过咳嗽、打喷嚏等借飞沫经呼吸道传播,大多数人不发病,仅有局部轻度卡他性炎,成为健康带菌者。当机体抗病能力低下或带菌量多、毒力强时,细菌经呼吸道黏膜侵入血液中,引起短期菌血症或败血症。2%～3%机体抵抗力低下患者,病菌到达脑(脊)膜,定位于软脑膜,引起弥漫性化脓性脑膜炎。

2. 病理变化　肉眼观,脑脊膜血管高度扩张充血,蛛网膜下腔充满灰黄色脓性渗出物,覆盖于脑沟脑回,病变较轻的区域可见脓性渗出物沿血管分布,软脑膜略混浊。脓性渗出物可累及大脑凸面矢状窦附近或脑底部视神经交叉及附近脑池(图14-9)。由于炎性渗出物的阻塞,脑脊液循环发生障碍,可引起不同程度的脑室扩张。镜下,蛛网膜血管高度扩张充血,蛛网膜下腔增宽,其中见大量中性粒细胞、浆液及纤维素渗出和少量淋巴细胞、单核细胞渗出(图14-10)。用革兰染色,细胞内外均可检出致病菌。脑实质一般不受累,邻近的脑皮质可有轻度水肿。严重病例可累及邻近脑膜的脑实质,使神经元变性,称脑膜脑炎。病变严重者,脑膜血管可受累,进而导致脉管炎和血栓形成,从而导致脑实质缺血和梗死。

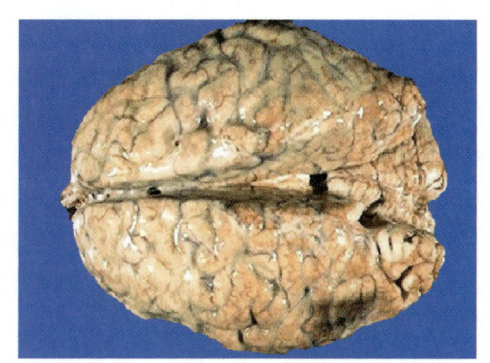

图 14-9　流行性脑脊髓膜炎(大体)

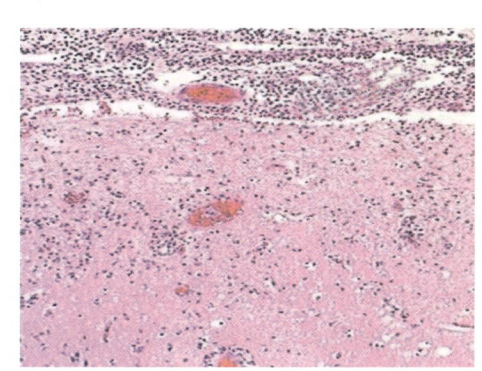

图 14-10　流行性脑脊髓膜炎(低倍镜下)

3. 临床病理联系　患者除因败血症引起的发热,皮下淤点、淤斑等症状外,常伴以下神经系统症状。

(1) 脑膜刺激症状:表现为颈项强直和屈髋伸膝征(克尼格征,Kernig sign)阳性。颈项强直是由于炎症累及脊髓神经根周围的蛛网膜、软脑膜和软脊膜,使神经根在通过椎间孔处受压,当颈部或背部肌肉运动时,牵引受压的神经根而产生疼痛。这是颈部肌肉发生的一种保护性痉挛状态。在婴幼儿,其腰背部肌肉发生保护性痉挛,可形成角弓反张的体征。克尼格征阳性是因腰骶节段脊神经后根受到炎症波及,当屈髋伸膝试验时,坐骨神经受压疼痛而发生的体征。

(2) 颅内压增高症状:因脑膜血管充血,蛛网膜下腔脓性渗出物积聚,蛛网膜颗粒因脓性渗出物的阻塞而致脑脊液吸收障碍等导致颅内压增高,多表现为剧烈的头痛、喷射状呕吐、小儿前囟饱满等症状和体征,如伴有脑水肿,则颅内压增高更显著。

(3) 脑脊液改变:表现为压力增高,外观混浊或呈脓性,含大量脓细胞,蛋白质含量增多,糖量减少,涂片及培养均可找到病原体。

4. 结局和并发症　经及时治疗及抗生素应用,大多数患者可痊愈。目前病死率已从过去的70%下降至5%以下。如治疗不及时,病变可由急性转为慢性,并可出现以下后遗症:①脑积水:由脑膜黏着,脑脊液循环障碍所致。②脑神经受损麻痹:如耳聋、斜视、视力障碍、面神经瘫痪等。③脑缺血及梗死:颅底脉管炎导致血管阻塞,引起相应部位脑缺血、梗死。

少数病例(主要是儿童)起病急骤,病情危急,称为暴发性流行性脑脊髓膜炎。根据临床病理特点,又可分为以下两型。

(1) 暴发型脑膜炎球菌败血症:脑膜的炎症病变较轻,短期内出现周围循环衰竭、休克、皮肤及黏膜大片紫癜等严重临床表现。患者常伴发双侧肾上腺广泛出血以及急性肾上腺功能衰竭,称为沃-弗综合征(Waterhouse-Friderichsen syndrome)。其发生机制是由于脑膜炎球菌败血症时,大量内毒素所释放到血液中引起的中毒性休克及弥散性血管内凝血,常在短时间内因严重败血症死亡。

（2）暴发性脑膜脑炎：脑膜炎波及软脑膜下的脑组织，主要是因内毒素的作用，使得脑微循环障碍和血管壁通透性增高，引起脑组织淤血和大量浆液渗出，进而发生严重脑水肿，颅内压急骤增高。临床表现为突发高热、剧烈疼痛、频繁呕吐，常伴惊厥、昏迷或脑疝形成。若抢救不及时，可危及生命。

二、病毒性疾病

病毒是中枢神经系统感染最常见病原体，引起中枢神经系统病毒性疾病的病毒种类繁多，如：DNA 病毒，包括单纯疱疹病毒、带状疱疹病毒、EB 病毒、巨细胞病毒等；虫媒病毒（RNA 病毒），包括乙型脑炎病毒、森林脑炎病毒等；肠源性病毒，如脊髓灰质炎病毒、ECHO 病毒等。

（一）流行性乙型脑炎

流行性乙型脑炎（epidemic encephalitis B）是一种由乙型脑炎病毒感染引起的急性传染病。本病起病急，病情重，死亡率高。临床表现为高热、嗜睡、抽搐、昏迷等。儿童发病率高于成人，尤以 10 岁以下儿童为多，占乙型脑炎的 50%～70%。

1. 病因及发病机制　乙型脑炎病毒为嗜神经性 RNA 病毒，在我国，其传播媒介主要为三节吻库蚊，病毒可在蚊体内寄生并传代。在自然界，病毒经蚊子叮咬在家畜及禽鸟之间传播，带病毒的蚊子叮人吸血时，病毒可侵入人体。首先在血管内皮细胞及单核吞噬细胞系统中繁殖，然后入血引起短暂病毒血症。病毒能否进入中枢神经系统，取决于机体免疫反应和血脑屏障功能状态。在免疫功能低下，血脑屏障不健全者，病毒可侵入中枢神经系统而致病。由于受感染的神经细胞表面有膜抗原存在，机体可产生相应的抗体并与其结合，同时激活补体，通过体液免疫或细胞免疫反应引起神经细胞损伤。此外，病变局部血液循环障碍也可能造成脑组织损伤。

2. 病理变化　本病的病变广泛累及中枢神经系统灰质，引起神经细胞变性、坏死，胶质细胞增生和血管周围炎症细胞浸润。病变以大脑皮质、基底核和视丘最为严重；小脑皮质、丘脑和脑桥次之；脊髓病变最轻，常仅限于颈段脊髓。

肉眼观，脑膜血管充血，脑实质水肿，脑回变宽，脑沟窄浅。脑实质切面可见粟粒或针尖大小的半透明软化灶，其境界清楚，呈弥散分布或聚集成群。

镜下，病变符合炎症特点，有如神经细胞变性坏死、炎症细胞渗出及小胶质细胞增生等表现，通常出现如下病变。

（1）血管变化和炎症反应：脑实质血管高度扩张充血，血管周围间隙增宽，并围绕炎症细胞形成血管套袖现象（图 14-11）。渗出的炎症细胞以淋巴细胞、单核细胞和浆细胞为主，仅在早期有为数不多的中性粒细胞。脑组织水肿，有时可见环状出血。

（2）神经细胞变性坏死：病毒在神经细胞内增殖，破坏其代谢、功能和结构，引起神经细胞损伤，表现为细胞肿胀，尼氏体消失，胞质内出现空泡，核偏位等。严重者神经细胞可发生核固缩、溶解。可见卫星现象和嗜神经细胞现象。

（3）软化灶形成：病变严重时，神经组织可发生灶状液化性坏死，形成质地疏松、染色较淡的镂空筛网状坏死灶，称为筛状软化灶，呈圆形或卵圆形，散在分布，对本病的诊断具有一定的特征性意义（图 14-12）。

（4）小胶质细胞增生：小胶质细胞呈局灶性增生，多位于坏死的神经细胞附近或小血管旁，形成小胶质细胞结节。此外，软化灶可被吸收，由增生的胶质细胞所取代而形成胶质瘢痕。

3. 临床病理联系　本病早期有高热、全身不适等病毒血症的表现。由于神经细胞广泛受累，嗜睡、昏迷是本病最早出现的主要症状。脑神经核团受损严重时，可出现相应的功能障碍。由于脑实质血管高度扩张充血，血管壁通透性增加而发生脑水肿，颅内压增高，患者出现头痛、呕吐。严重的颅内压增高可引起脑疝，如发生小脑扁桃体疝，可致延髓呼吸和心血管中枢受挤压，引起呼吸、循环衰竭而致死。由于脑膜有不同程度的炎症反应，患者也可出现脑膜刺激症状。

多数患者经治疗后痊愈。少数病例因脑组织病变较重而恢复较慢，甚至不能恢复而留有痴呆、语

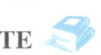

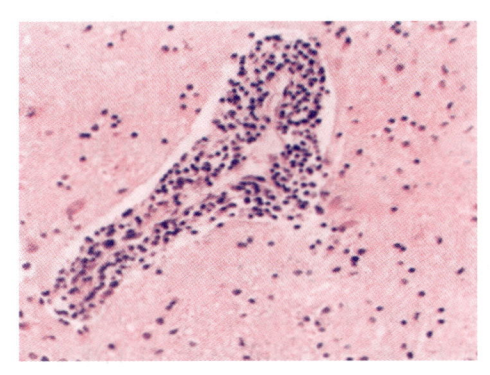

图 14-11 流行性乙型脑炎血管套袖现象

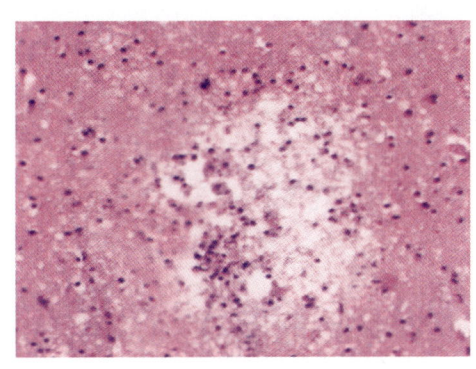

图 14-12 流行性乙型脑炎灶状坏死

言障碍、肢体瘫痪等后遗症。

（二）狂犬病

1. 病因及发病机制 狂犬病（rabies）是感染狂犬病毒引起的传染病。犬、猫等动物为病原体宿主。病兽咬伤人后，其唾液中的病毒经伤口侵入人体内，沿周围神经上行感染至中枢神经系统，在神经细胞内繁殖并引起病变。

2. 病理变化 病毒经周围神经上行感染至脊神经节并大量繁殖，然后侵入整个中枢神经系统。病变最明显的部位是颞叶海马回、延髓、脑桥、小脑、伤口相应节段的脊髓神经节等处。肉眼观，脑、脊髓充血、水肿。镜下，脑、脊髓呈弥漫性充血、水肿，神经细胞变性、坏死，血管周围有淋巴细胞、浆细胞围绕形成的血管套袖现象。神经细胞内出现特征性的胞质内包涵体，即 Negri 小体，呈圆形或椭圆形，边界清楚，嗜酸染色，多见于海马及大脑的锥体细胞，具有诊断意义。电镜证实该包涵体内含有杆状病毒颗粒。

3. 临床病理联系 本病潜伏期多在 1～2 个月，患者先后出现伤口疼痛、头痛、发热、烦躁不安、反射性喉痉挛，并在饮水时加重，出现恐水、怕风、畏光等表现，后期发生昏迷，呼吸循环衰竭而死亡。

三、海绵状脑病

海绵状脑病（spongiform encephalopathy）是一组以前被划归为慢性病毒感染的疾病，以中枢神经系统慢性海绵状退行性变为特征。包括克-雅病（Creutzfeldt-Jacob disease，CJD）、库鲁病（Kuru disease）、致死性家族性失眠症（fatal familial insomnia，FFI）、格斯特曼-施特劳斯勒-沙因克综合征（Gerstmann-Staussler-Scheinker syndrome），以及动物的疯牛病、羊瘙痒症等。

1. 病因及发病机制 该病的致病因子是一种糖脂蛋白，称朊蛋白（PrP），因此该病又称为 PrP病。正常的 PrP 是神经细胞的跨膜蛋白，可被完全降解。病理状态下，其蛋白构型由 α-螺旋结构转变为 β-折叠，这种异常的 PrP 不能被降解，并具有传染性，可在神经系统中沉积并导致神经系统病变，故目前将 PrP 病归类为一种蛋白质构型病。不过，尚不清楚 PrP 是如何引起细胞质内空泡形成以及细胞逐渐死亡的。现已证明，人类 PrP 蛋白的控制基因位于第 20 号染色体，称为 PRNP 基因，该组疾病多由基因突变所致。由 PrP 基因突变引起的散发病例和摄入含有异常朊蛋白的感染病例（如 20 世纪 90 年代初英国疯牛病）可同时存在。医源性感染引起的 CJD 见于角膜移植、电极植入及污染的生物制剂注射。

2. 病理变化及临床表现 本病主要累及大脑皮质和深部灰质，病变呈灶状分布。肉眼观，大脑萎缩，脑实质萎缩，皮质变薄、易碎。镜下，神经细胞胞质内及神经毡（即神经突起、胶质细胞突起构成的网状结构）出现大量的空泡，呈海绵状外观，伴有不同程度的神经细胞缺失和反应性胶质化，但无炎症反应（图 14-13）。异常 PrP 在细胞间质中的大量沉积形成库鲁斑（Kuru plaque），刚果红和 PAS 染色呈阳性反应，多见于患有格斯特曼综合征（GSS）的小脑和变异性 CJD 的大脑皮质。电镜下，空泡内可见含有与细胞膜碎片相似的卷曲结构。

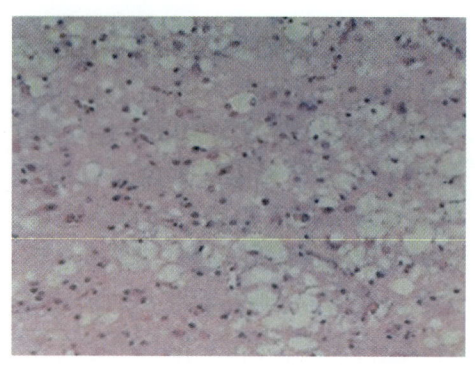

图 14-13 克-雅病

3. 临床类型 约 85% 的 CJD 为散发病例,临床少见。发病高峰年龄为 70 岁,但由 PRNP 基因突变所致的家族性 CJD 可累及年轻人。临床表现多样,多以人格改变起病,继而出现进行性智力衰退,快速进行性痴呆,常伴有步态异常和肌痉挛。大多数患者病情进行性发展,往往在起病后 7 个月内死亡。格斯特曼-施特劳斯勒-沙因克综合征病程为数年,临床以慢性小脑共济失调为特征,伴进行性痴呆。FFI 病程为数月至数年,表现为失眠,小脑共济失调,自主神经功能失调,木僵及昏迷。

第三节 缺氧与脑血管病

脑血管疾病的发病率和死亡率在国内外均很高。在我国,其发病率是心肌梗死的 5 倍。脑组织不能储存能量,也不能进行糖的无氧酵解,因此其对氧和血供的要求特别高。脑缺血可激活谷氨酸等兴奋性氨基酸递质的受体,导致大量 Ca^{2+} 进入神经元,致使神经元死亡。缺血缺氧 4 min 即可造成神经元的死亡。

一、缺血性脑病

缺血性脑病(ischemic encephalopathy)是指由低血压、心搏骤停、失血、低血糖及窒息等原因引起的全脑损伤。

1. 病因及发病机制 不同部位的脑组织和不同的细胞对缺氧的敏感性不尽相同。大脑较脑干各级中枢更为敏感。大脑灰质较白质敏感。各类细胞对缺氧敏感性由高至低依次为神经元、星形胶质细胞、少突胶质细胞、内皮细胞。神经元中以皮质第 3、5、6 层细胞,海马锥体细胞和小脑浦肯野细胞最为敏感,在缺血(氧)时首先受累。局部血管分布和血管状态与损伤部位有关。发生缺血(氧)时,动脉血管的远心端供血区域最易发生灌流不足。大脑分别由来自颈内动脉的大脑前动脉、大脑中动脉和来自椎动脉的大脑后动脉供血,这 3 支血管的供应区之间存在一个 C 形分布的血供边缘带,位于大脑凸面,与矢状缝相平行,且旁开矢状缝 1~1.5 cm(图 14-14)。发生缺血性脑病时,该区域则最易受累。但若某支血管管径相对较小,或局部动脉粥样硬化,其供血区也较易受累。此外,脑损伤程度也取决于缺血(氧)的程度和持续时间以及患者的存活时间。

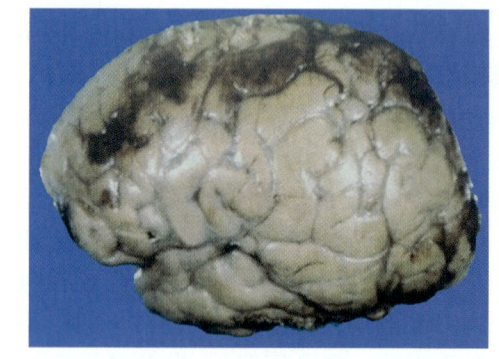

图 14-14 缺血性脑病

2. 病理变化 轻度缺氧往往无明显病变,重度缺氧仅存活数小时者尸检时也可无明显病变。只有中度缺氧、存活时间在 12 h 以上者才出现典型病变。表现为神经元出现中央性尼氏体溶解和坏死(红色神经元);髓鞘和轴突崩解;星形胶质细胞肿胀。1~2 天出现脑水肿,中性粒细胞和巨噬细胞浸润,并开始出现泡沫细胞。第 4 天,星形胶质细胞明显增生,出现修复反应。30 天左右,形成蜂窝状胶质瘢痕。常见的缺血性脑病有层状坏死、海马硬化和边缘带梗死三型:层状坏死累及皮质第 3、5、6 层神经元;海马硬化累及海马锥体细胞;边缘带梗死可形成 C 形分布的梗死灶,极端情况下则可引起全大脑梗死。

二、阻塞性脑血管病

脑梗死是由血管阻塞引起局部血供中断所致,可以是血栓性阻塞,也可以是栓塞性阻塞。大动脉,如颈内动脉、椎动脉之间存在脑底动脉环,故其中一支阻塞时一般不引起梗死。中等动脉,如大脑前动脉、大脑中动脉等,其终末支之间仅有部分吻合,血管管腔阻塞可导致梗死,但梗死区小于该血管供应区。小动脉,如豆纹动脉、皮质穿支则少有吻合支,一旦发生阻塞,梗死的范围与血管供应区基本一致。

(一)脑血管阻塞分类

1. 血栓性阻塞 血栓性阻塞常发生在动脉粥样硬化的基础上,粥样硬化好发于颈内动脉与大脑前动脉、中动脉分支处以及后交通动脉及基底动脉等。粥样斑块及其复合病变(如斑块内出血、附壁血栓)均可阻塞血管。血栓性阻塞所致脑梗死发展较慢,其症状常在数小时或数天内不断发展,表现为偏瘫、神志不清和失语等。

2. 栓塞性阻塞 阻塞栓子可来源于全身各处,但以心源性栓子居多。病变常累及大脑中动脉供应区。其发生往往比较突然,临床表现急骤,预后也比较差。

(二)病理变化

脑梗死可表现为贫血性或出血性。局部动脉血供中断引起的梗死一般为贫血性。如栓子碎裂并随再通灌流的血液远行,使梗死区血供部分恢复,可引起再灌流的血液经已损害的血管壁大量外溢,使贫血性梗死转变成出血性梗死。矢状窦等大静脉血栓形成首先引起组织严重淤血,继而发展为淤血性梗死,属于出血性梗死。

肉眼观,脑梗死数小时后可见梗死区灰质暗淡,灰白质界限不清,2～3 天后局部水肿,夹杂有出血点。一周后坏死组织软化,最后液化形成蜂窝状囊腔。镜下,病变与缺血性脑病基本一致。值得指出的是,由于脑膜和皮质之间有吻合支存在,故梗死灶内皮质浅层的分子层结构常保存完好,有别于脑挫伤的形态学改变。

腔隙状坏死灶是直径小于 1.5 cm 的囊性病灶,常呈多发性。可见于基底核、内囊、丘脑、脑桥基底部与大脑白质。引起腔隙状坏死的原因可以是在高血压基础上引起的小出血,也可以是深部细动脉阻塞(栓塞或高血压性血管玻璃样变性)引起的梗死。除非发生在特殊的功能区,腔隙状坏死可无临床表现。

三、脑出血

脑出血(brain hemorrhage)包括脑内出血、蛛网膜下腔出血和混合性出血。颅脑外伤常致硬脑膜外出血和硬脑膜下出血。

(一)脑内出血

脑内出血(intracerebral hemorrhage)最常见的原因为高血压病,也可见于血液病、血管瘤破裂等。70岁以上脑内出血者约 10% 为微血管壁淀粉样变性所致。

大块型脑出血常起病急骤,患者突然剧烈头痛,随即频繁呕吐、意识模糊,进而昏迷。神经系统症状和体征取决于出血的部位和出血范围,如基底核外侧型出血常引起对侧肢体偏瘫,内侧型出血易破入侧脑室和丘脑,脑脊液常为血性,预后极差(图 14-15);脑桥出血以两侧瞳孔极度缩小呈针尖样改变为特征;小脑出血的表现为出血侧后枕部剧痛及频繁呕吐。脑内出血的

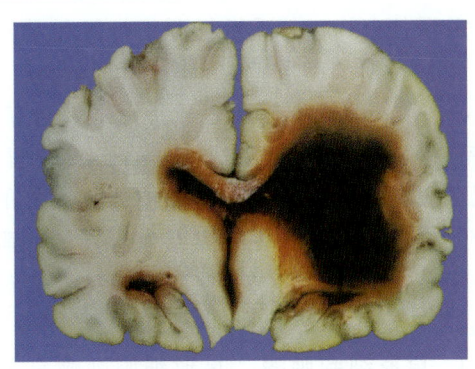

图 14-15 脑出血

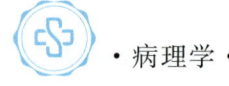
直接死亡原因多为并发脑室内出血或严重的脑疝。

（二）蛛网膜下腔出血

自发性蛛网膜下腔出血（subarachnoid hemorrhage）占脑血管意外的 10％～15％，临床表现为突发性剧烈头痛、脑膜刺激症状和血性脑脊液。常见原因为先天性球性动脉瘤破裂，好发于基底动脉环的前半部，常呈多发性，因此部分患者可多次出现蛛网膜下腔出血。动脉瘤一旦破裂，可引起整个蛛网膜下腔积血。蛛网膜下腔出血常引起颅内血管的严重痉挛，进而导致脑梗死，患者可因此死亡。出血机化则可造成脑积水。

（三）混合性出血

混合性出血常由动静脉畸形（arteriovenous malformation，AVM）引起。AVM 是指走向扭曲，管壁结构异常，介入动脉和静脉之间的一类血管，其管腔大小不一，可以成簇成堆出现。约 90％AVM 分布于大脑半球浅表层，因此破裂后常导致脑内和蛛网膜下腔的混合性出血。

第四节　神经系统肿瘤

一、中枢神经系统肿瘤

中枢神经系统肿瘤包括起源于脑、脊髓或脑脊髓的原发性和转移性肿瘤，其中原发性肿瘤占半数以上。原发性肿瘤发生率为（5～10）/10 万，其中 40％为胶质瘤，15％为脑膜瘤，约 8％为听神经瘤（神经鞘瘤）。转移性肿瘤则以转移性肺癌多见。儿童中枢神经系统恶性肿瘤的发病率仅次于发病率第一的白血病，常见的有胶质瘤和髓母细胞瘤。根据肿瘤生物学行为，WHO 采用四级法对中枢神经系统肿瘤进行分级，其中 Ⅰ 和 Ⅱ 级为低级别肿瘤，预后较好；Ⅲ 和 Ⅳ 级为高级别肿瘤，预后较差。中枢神经系统原发性肿瘤有一些共同的生物学特性和临床表现：①与癌比较，肿瘤没有类似癌前病变和原位癌阶段。②无论级别高低，肿瘤都可在脑内广泛浸润，引起严重临床后果，故肿瘤的良恶性具有相对性。胶质瘤的浸润性生长主要累及血管周围间隙、软脑膜、室管膜和神经纤维束间。③任何组织学类型的肿瘤，患者预后都受其解剖学部位的影响。如延髓的脑膜瘤可压迫延髓导致呼吸循环衰竭。第三脑室分化良好的毛细胞型星形细胞瘤，因位于手术禁区，预后不好。④脑脊液转移是恶性胶质瘤常见的转移方式，特别是位于脑池旁的肿瘤发生该转移的机会更多。肿瘤也可沿蛛网膜下腔播散。但即使在形态学上分化很差的肿瘤也很少转移至中枢神经系统以外。⑤不同类型颅内肿瘤可引起共同临床表现。一是压迫或破坏周围脑组织而引起局部神经症状，如癫痫、瘫痪和视野缺损等；二是引起颅内压增高，表现为头痛、呕吐和视神经乳头水肿等。

（一）胶质瘤

胶质瘤（glioma）泛指起源于神经胶质细胞和（或）具有胶质细胞分化特征的原发性神经系统肿瘤。包括星形细胞肿瘤（astrocytic tumor）、少突胶质细胞肿瘤、室管膜肿瘤和脉络丛肿瘤（choroid plexus tumor）等，有时可以几种形式混合存在。星形细胞和少突胶质细胞肿瘤往往呈弥漫浸润性生长，室管膜瘤则倾向于形成实体瘤。胶质瘤具有如下特殊的生物学行为：①良恶相对性：无论良恶性均无薄膜，常呈浸润性生长，即使分化良好的肿瘤，如果生长于手术禁区，也因无法切除而预后不佳。②胶质瘤浸润性生长主要累及血管周围间隙、软脑膜、室管膜和神经纤维束间。③恶性胶质瘤，特别是位于脑室旁、脑池旁的肿瘤，常经脑脊液转移，而发生颅外转移者极少见，转移病例多具有脑外科手术史。

1. 星形细胞肿瘤　星形细胞肿瘤是最常见的胶质瘤，约占脑原发性肿瘤的 30％，占胶质瘤的 78％以上。男性较多见，发病高峰年龄为 30～40 岁。肿瘤可发生于中枢神经系统的任何部分。以大脑额叶和颞叶最多,有时可多叶受累。星形细胞瘤可分为:毛细胞型星形细胞瘤(WHOⅠ级)、室管膜下巨细胞星形细胞瘤(WHOⅠ级)、多形性黄色星形细胞瘤(WHOⅡ级)、弥漫性星形细胞瘤(WHOⅡ级)、间变型星形细胞瘤(WHOⅢ级)、胶质母细胞瘤(WHOⅣ级)、大脑神经胶质瘤病等。其中以弥漫性星形细胞瘤最常见。依据核异型性、核分裂活跃度、细胞密度、血管内皮细胞增生及坏死等进行组织学分级。

(1)毛细胞型星形细胞瘤:好发于儿童及青少年,肿瘤生长极为缓慢,相当于WHOⅠ级。患者可出现局灶性神经功能障碍及颅内高压症状,肿瘤常发生于小脑、第四脑室底部、第三脑室、丘脑及视神经,亦可发生于大脑半球。肉眼观,肿瘤质软,灰红色,可伴囊状变性。肿瘤细胞两端可发出毛发状纤细突起,呈双极肿瘤细胞,可见Rosenthal纤维,分布于细胞间,表现为圆形、棒状或胡萝卜状嗜酸性毛玻璃样团块。毛黏液型星形细胞瘤具有黏液样基质,由以血管为中心的形态单一的单极或双极瘤细胞构成,通常没有Rosenthal纤维,为WHOⅡ级。

(2)弥漫性星形细胞瘤:该瘤占所有星形细胞肿瘤的10%～15%,高峰发病年龄为20～40岁,以细胞分化良好和生长缓慢为特征。中枢神经系统任何部位均可发生,多位于额、顶、颞部白质内,呈浸润性生长,切面灰红色,边界不清,质地可呈胶冻状或伴囊性变。临床常表现为癫痫、头痛和局部神经损伤的相应症状和体征。组织学上,肿瘤细胞分化良好,排列疏松。与正常脑组织相比,肿瘤细胞密度呈中等程度增加,核异型性偶见,一般不见核分裂象,无坏死和微血管增生。按其瘤细胞形态可分为纤维型、原浆型、肥胖型和混合细胞型等亚型,其中以纤维型最常见。纤维型瘤细胞分化好,细胞不密集,分布不均,胞质较少,有轻度异型性,核分裂象罕见,无坏死和微血管增生,但肿瘤呈浸润性生长,存在含黏液的微囊(图14-16)。原浆型弥漫性星形细胞瘤较少见,瘤细胞体积小,细胞核形态较一致,胞突少而短。肥胖型弥漫性星形细胞瘤瘤细胞体积较大,胞质丰富,半透明,核偏位。

间变型星形细胞瘤预后较差。镜下,可见瘤细胞密度增加,核异型性明显,核深染,核分裂象增多,血管内皮细胞增生,点灶状坏死等。该瘤易发展为胶质母细胞瘤。

(3)胶质母细胞瘤:恶性程度最高的星形细胞肿瘤,部分病变可由弥漫性星形细胞瘤发展而来,即继发性胶质母细胞瘤。肿瘤多见于成人大脑的额、顶、颞叶白质。肿瘤浸润范围广,可穿过胼胝体到对侧,呈蝴蝶状生长,或挤压周围组织。瘤体常因出血坏死而呈红褐色。镜下,组织结构变异较大,可表现为瘤细胞密集,分裂活性高,异型性明显,肿瘤细胞可围绕坏死灶周围呈假栅栏状排列,或出现血管内血栓形成,微血管增生及坏死,血管内皮细胞和外膜细胞增生,甚至形成肾小球样结构(图14-17)。上述改变是区别于间变性星形细胞瘤的主要特征。肿瘤发展迅速,预后极差。

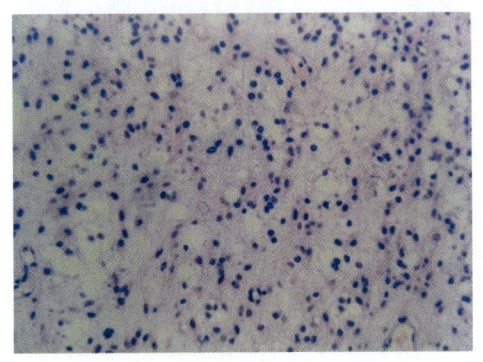

图14-16　纤维型弥漫性星形细胞瘤

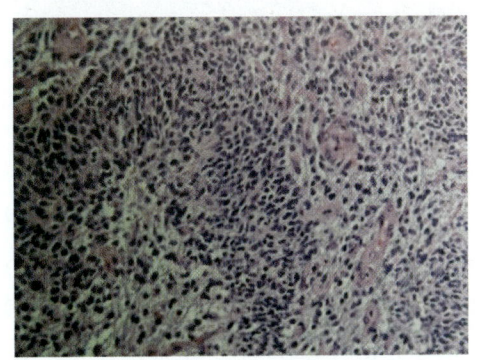

图14-17　胶质母细胞瘤

星形细胞肿瘤的细胞骨架含有胶质纤维酸性蛋白(GFAP),免疫组织化学染色呈阳性反应。电镜下在瘤细胞胞质中可见成束排列的中间丝。

2. 少突胶质细胞肿瘤　按分化程度分为少突胶质细胞瘤和间变型少突胶质细胞瘤。

少突胶质细胞瘤是起源于少突胶质细胞或胶质细胞前体细胞的分化比较成熟的肿瘤,相当于WHOⅡ级。好发于成人,发病高峰年龄为40～45岁,病程一般较长。病变好发于大脑半球,以额叶最多发,常引发癫痫及头痛症状。肉眼观,瘤体多呈球体,边界较清,但呈浸润性生长,切面呈灰红色,质软,周边常有钙化,可伴出血、囊性变及黏液变性。镜下,瘤细胞类似少突胶质细胞,密度中等,大小一致,形态单一,呈圆形,核圆形居中,核周有空晕,瘤细胞弥散排列,也有环绕神经元呈卫星状排列的倾向。血管呈丛状结构,多数血管呈枝芽状穿插在瘤细胞群之间,可形成典型的致密鸡爪样分支毛细血管网(图14-18)。可伴有不同程度的钙化和沙砾体形成。

若瘤细胞密度增高,分化差,异型性明显,核分裂象增多,微血管出现增生及坏死,称为间变型少突胶质细胞瘤(相当于WHOⅢ级)。如瘤组织内混杂数量不等的星形细胞瘤成分,可称为少突星形细胞瘤。免疫组织化学染色显示少突胶质细胞瘤 S-100 蛋白、CD57、髓鞘碱性蛋白(myelin basic protein,MBP)等可呈阳性反应。部分少突胶质细胞瘤染色体 1p 和 19q 丢失,此类患者对 PVC(甲基苯肼＋洛莫司汀＋长春新碱)化学药物治疗敏感,是目前胶质瘤唯一对化学药物治疗敏感的肿瘤。间变型少突胶质细胞瘤生长迅速,平均术后生存期仅 3 年半。

3. 室管膜肿瘤 包括室管膜瘤(ependymoma)(WHOⅡ级)、室管膜下瘤(subependymoma)(WHOⅠ级)、黏液乳头型室管膜瘤(WHOⅠ级)和间变型室管膜瘤(WHOⅢ级)。室管膜瘤可发生于脑室系统任何部位,以第四脑室最为常见。患者以儿童和青少年居多。肉眼观,瘤体一般境界清楚,圆形或分叶状,切面灰白或灰红色,质地均匀或呈颗粒状,可伴出血、囊性变和钙化。镜下,瘤细胞大小形态较一致,多呈梭形或胡萝卜形,胞质丰富,核圆形或椭圆形。最具特征的组织学变化,为瘤细胞围绕空腔呈腺管状排列,形成室管膜菊形团,或围绕血管排列形成假菊形团(图14-19)。假菊形团中的瘤细胞以细胞突起与血管壁相连,在血管周形成红染的无核区,免疫组织化学染色显示该区为富于 GFAP 的胶质纤维。当瘤组织中瘤细胞密集,核分裂活跃,并有假栅栏状坏死时,可诊断为间变型室管膜瘤。室管膜瘤生长缓慢,患者可存活 8～10 年,但发生于第四脑室者易致脑积水和颅内压增高,预后较差。

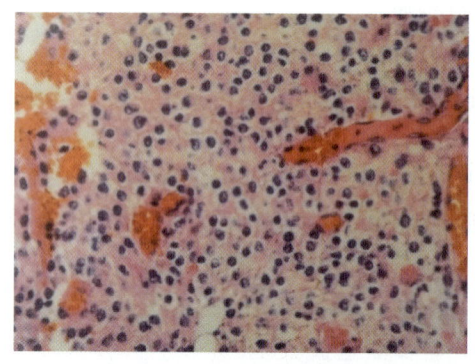

图 14-18　少突胶质细胞瘤

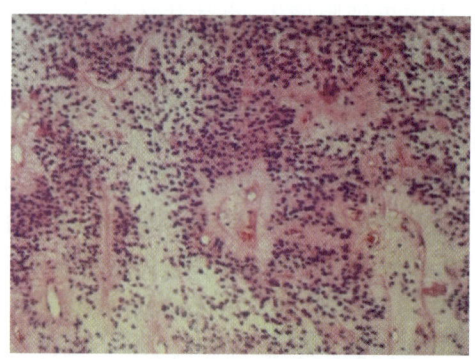

图 14-19　室管膜瘤

(二)髓母细胞瘤

髓母细胞瘤(medulloblastoma)是中枢神经系统中最常见的胚胎性肿瘤(embryonal tumor),为高度恶性肿瘤,相当于 WHO Ⅳ级。多见于小儿,高峰年龄为 10 岁左右。该肿瘤起源于小脑的胚胎性外颗粒层细胞,或室管膜下基质细胞,故肿瘤位多位于小脑蚓部,并突入第四脑室,年龄较大的病例可侵犯小脑半球。主要症状是共济失调、步态不稳和颅内压增高。肉眼观,肿瘤组织呈灰红色,质软,部分肿瘤质地如黏液状,亦可质地稍硬或可见大块出血。镜下,肿瘤由原始未分化细胞构成,瘤细胞呈圆形、卵圆形,胞质少,边界不清,胞核深染,可见数量不等的病理性核分裂象。典型的结构是瘤细胞环绕神经纤维中心呈放射状排列形成 Homer-Wright 菊形团,具有一定的诊断意义(图14-20)。少数病例可向神经细胞分化。免疫组织化学染色显示 GFAP 阳性,并表达神经元分化标记物,如突触素(Syn)等。髓母细胞瘤最常见的遗传学异常是出现 17q 等臂染色体(30％～40％),并伴有染色体 17 三体。多数病例显示 MYC 基因的扩增。肿瘤易经脑脊液散播,恶性程度高,预后差。

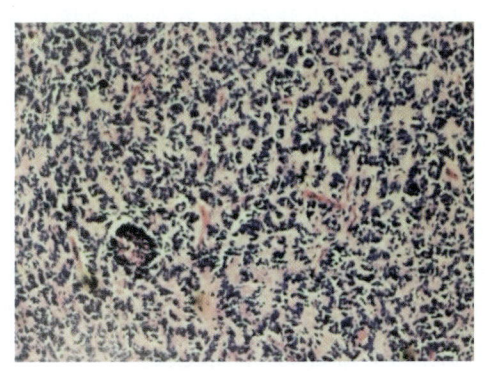

图 14-20 髓母细胞瘤

（三）神经元和混合性神经元-胶质肿瘤

1. 节细胞瘤（gangliocytoma）和节细胞胶质瘤（ganglioglioma） 好发于青年人，为分化好、生长缓慢的神经上皮肿瘤，相当于 WHO I 级（节细胞瘤）或 I～II 级（节细胞胶质瘤）。颅内好发于幕上，常侵犯颞叶，其临床症状多与额叶癫痫有关。肉眼观，肿瘤体积小，界限清楚，质实，切面灰红色，可见囊性变，出血及钙化。镜下，节细胞瘤由排列不规则的大多数节神经细胞构成，瘤细胞多数结构不良和形态变异，核分裂象少见，间质是非瘤性星形细胞和胶质纤维网。节细胞胶质瘤除了神经细胞外，间质为肿瘤性胶质细胞，多为分化较好的星形细胞，如果出现异型，生长活跃，则为间变型节细胞胶质瘤，相当于 WHO III 级。免疫组织化学染色显示瘤组织内胶质细胞 GFAP 阳性，节细胞的神经核（neuronal nuclei，NeuN）、神经丝（neurofilament，NF）和 Syn 阳性。多数节细胞胶质瘤的肿瘤性神经细胞恒定表达 CD34（在成人颅内神经细胞不表达），其肿瘤胶质性成分表达 GFAP。电镜观察，特征性表现为肿瘤性神经元内见致密核心的颗粒。

2. 中枢神经细胞瘤（central neurocytoma） 相当于 WHO II 级。发病年龄多为 20～40 岁，好发于幕上、侧脑室内和或第三脑室内。主要症状是颅内压增高。肉眼观，肿瘤呈灰红色，易碎，有钙化。镜下，肿瘤组织与少突胶质细胞瘤相似，细胞小，核圆形，胞质透明，血管周可见原纤维性细胞带，可见 Homer-Wright 菊形团和神经节样细胞。Syn 免疫组织化学染色显示阳性，几乎所有病例细胞核表达 NeuN。嗜铬素 A（CgA）和 NF 通常阴性。该肿瘤一般能被完全切除，预后较好，偶可复发和恶性变。

（四）脑膜瘤

脑膜瘤（meningioma）是中枢神经系统常见的原发性肿瘤，也是颅内及椎管内常见的肿瘤之一。本病好发于成年人，高发年龄为 50～70 岁，女性多见。脑膜瘤多数生长缓慢，易于手术切除，预后好，相当于 WHO I 级，部分亚型预后较差，相当于 WHO II～III 级。

脑膜瘤起源于蛛网膜帽状细胞（脑膜皮细胞），好发于颅内、眶内及椎管内。颅内脑膜瘤大部分发生于大脑凸面，常与大脑镰相关，其他好发部位有嗅沟、蝶骨嵴、视神经、小脑脑桥角以及脊髓胸段脊神经在椎间孔的出口处。恶性脑膜瘤易转移至肺、骨及肝脏。

脑膜瘤常为单发，肉眼观，肿瘤常与硬膜广泛连接，瘤体呈球体或呈分叶状膨胀生长，有完整包膜，界限清楚，压迫脑组织，易与脑组织分离。切面多呈灰白色颗粒状，质实，可见钙化，偶见出血及坏死。镜下，细胞分化良好，无核分裂象。组织学表现在不同亚型差异较大，脑膜细胞型脑膜瘤的特征性结构特点是肿瘤细胞呈大小不等同心圆状或涡状排列（图 14-21）；纤维

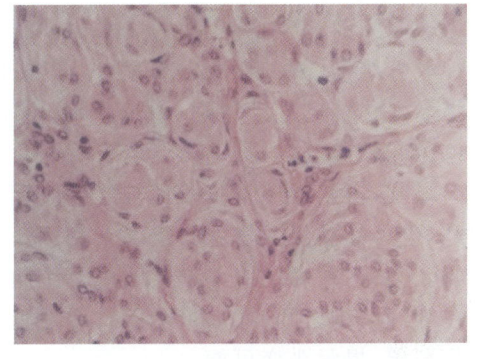

图 14-21 脑膜细胞型脑膜瘤

型脑膜瘤的瘤细胞还可为梭形,呈致密交织束状结构,有的细胞核呈栅栏状排列,其间可见网状纤维或胶原纤维,还可呈现以上两种结构的过渡或混合,为过渡型或混合型脑膜瘤。此外,还有砂粒体型脑膜瘤(WHO Ⅰ 级)、血管瘤型脑膜瘤(WHO Ⅰ 级)、脊索瘤样型脑膜瘤(WHO Ⅱ 级)、非典型脑膜瘤(WHO Ⅱ 级)、乳头状脑膜瘤及间变型脑膜瘤(WHO Ⅲ 级)等 15 种亚型。如出现细胞密度增大,核分裂象增多,细胞小、核大、核质比例增大,有明显核仁,或出现灶状坏死,则诊断为非典型脑膜瘤。当肿瘤细胞呈现高度恶性细胞学表现,核分裂象显著增加时,诊断为间变型脑膜瘤。该型肿瘤细胞异型性增大、生长活跃、可出现坏死及颅外转移,亦称为恶性脑膜瘤,对其诊断应十分慎重,仅有肿瘤浸润脑组织一项指标不足以诊断间变型脑膜瘤,但其生物学行为相当于 WHO Ⅱ 级。大多数脑膜瘤易于切除,预后良好。20%良性脑膜瘤肉眼观全切后 20 年内复发。

二、外周神经肿瘤

周围神经肿瘤组织学特点多样,主要的临床病理学分类包括:神经鞘瘤(WHO Ⅰ 级)、神经纤维瘤(WHO Ⅰ 级)、神经束膜瘤(WHO Ⅰ ～ Ⅲ 级)和恶性外周神经鞘膜瘤 (malignant peripheral nerve sheath tumor,MPNST)(WHO Ⅱ ～ Ⅳ 级)。

(一)神经鞘瘤

神经鞘瘤(neurilemmoma)又称施万瘤(Schwannoma),是起源于外周神经施万细胞的良性肿瘤,相当于 WHO Ⅰ 级。肿瘤可单发或多发于周围神经,多累及四肢屈侧较大神经干,也可发生于颅内和椎体内的神经根或交感神经,神经鞘瘤是椎管内最常见的肿瘤,其发生率占椎管内肿瘤的 25%～30%,颅内则多发生于听神经,故又称听神经瘤或小脑脑桥角瘤,此瘤亦可累及三叉神经。

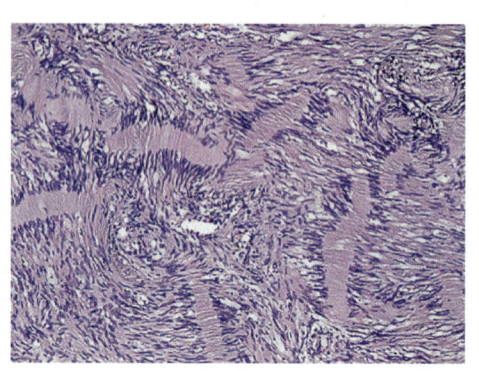

图 14-22　神经鞘瘤

肉眼观,肿瘤大小不一,与其所发生的神经黏着在一起,瘤体多呈圆形或分叶状,有完整包膜包裹,并压迫周围组织。切面灰白色或灰黄色,略透明,可见旋涡状结构,可伴有出血或囊性变。镜下,一般可见两种组织形态:①束状形(Antoni A 型),细胞呈梭形,境界不清,核呈梭形或长椭圆形,相互紧密平行排列呈栅栏状或不完全的旋涡状,后者称 Verocay 小体(图 14-22)。②网状形(Antoni B 型),细胞稀少,排列呈稀疏的网状结构,细胞间有较多的黏液,常有小囊腔形成。以上两种结构往往同时存在于同一肿瘤中,其间有过渡形式,但多数以其中一型为主。一般颅内的神经鞘瘤较

多出现 Antoni B 型结构,椎管内的神经鞘瘤多以 Antoni A 型结构为主,且更易见小囊腔形成。大多数神经鞘瘤可经手术根治,极少数与周围组织紧密黏着。未能完全切除者可复发,复发肿瘤仍属良性。

(二)神经纤维瘤

神经纤维瘤(neurofibroma)相当于 WHO Ⅰ 级,多发生在皮肤或皮下,可单发或多发。多发性神经纤维瘤又称神经纤维瘤病(neurofibromatosis 或 von Recklinghausen disease),可并发皮肤的牛奶咖啡色斑和腋窝斑点。

肉眼观,皮肤或皮下单发性神经纤维瘤呈结节状或息肉状,境界清楚,无包膜,常不能找到其发源的神经,也可弥漫侵及皮肤和皮下。切面灰白,质实,可见旋涡状纤维,也可呈胶冻状,很少发生出血、囊性变。镜下,肿瘤组织由增生的施万细胞、神经束膜样细胞和成纤维细胞构成,交织排列,呈小束并分散在神经纤维之间,伴大量网状纤维和胶原纤维及疏松的黏液样基质,若细胞密度增大,核异型并见核分裂象,提示恶变可能。

恶性外周神经鞘膜瘤 (malignant peripheral nerve sheath tumor,MPNST)约占软组织恶性肉瘤的 5%,约 2/3 的病例起源于外周型神经纤维瘤,而经神经鞘瘤恶变者少见。该肿瘤常呈多发性,侵袭

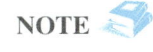

性较高,相当于 WHO Ⅱ～Ⅳ级。镜下,病理组织学变异较大,形态颇似纤维肉瘤,有较多核分裂象并伴有血管增生和细胞坏死。该瘤多发于 20～60 岁成人,除伴有神经束膜细胞分化的病例,一般进展快,预后差。

三、转移性肿瘤

中枢神经系统转移性肿瘤约占全部脑肿瘤的 20%,多由远隔部位的肿瘤原发灶经血行转移至颅内。最容易发生脑转移的恶性肿瘤是肺癌,占脑转移瘤的 50%;其次是乳腺癌,占脑转移瘤的 15%;黑色素瘤,占脑转移瘤的 10.5%,还有胃癌、结肠癌、肾癌和绒毛膜癌等。白血病时脑膜或脑实质也常可发生白血病细胞灶性浸润。

颅内转移最常发生于大脑和硬脑膜,脊髓转移常发生于硬膜外间隙、软脊膜或脊髓。中枢神经系统转移性肿瘤可呈现三种形式:①转移结节:多发生于灰质与白质交界处及脑的深部,约 80% 的脑转移瘤位于此部位。②软脑膜癌病:肿瘤细胞沿蛛网膜下腔弥漫性浸润,局部可呈现大小不等的结节或斑块,由于脑脊液循环受阻,可导致脑积水及颅内高压。③脑炎型转移:弥漫性血管周围瘤细胞浸润可形成局限性瘤结节或广泛浸润。脑转移瘤的组织形态与其原发性肿瘤相似,常伴有出血、坏死、囊性变及液化。

第五节 神经系统变性疾病

变性疾病是一组原因不明的中枢神经系统疾病,其共同病变特点为选择性地累及某 1～2 个功能系统的神经元,引起受累部位神经元萎缩、死亡和胶质细胞增生,从而产生受累部位特定的临床表现。

常见的变性疾病有:①累及大脑皮质的阿尔茨海默病和皮克(Pick)病,主要表现为痴呆;②累及基底节和脑干的亨廷顿(Huntington)病、帕金森(Parkinson)病、进行性核上麻痹和多系统萎缩,主要表现为运动障碍;③累及小脑和脊髓的 Friedriech 共济失调和共济失调性毛细血管扩张症,主要表现为共济失调;④累及运动神经元的肌萎缩性脊髓侧索硬化及脊髓性肌萎缩,主要表现为肌无力。

一、阿尔茨海默病

阿尔茨海默病(Alzheimer disease,AD)俗称老年性痴呆,是以进行性痴呆为主要临床表现的大脑变性疾病,是老年人群痴呆的最主要原因。女性患者约为男性 2 倍,AD 多在 50 岁以后起病,随着人口的老龄化,其发病率有增高趋势,84 岁以上人群可达 47%。临床表现为进行性精神状态衰变,包括记忆、智力、定向、判断力、情感障碍和行为失常,后期患者可陷入木僵状态。患者通常在发病后数年内死于营养不良、继发感染和全身衰竭。

1. 病因及发病机制 确切病因和发病机制尚不明。本病的发病可能与遗传因素、受教育程度、金属离子损伤及继发性递质改变、β-淀粉样蛋白(Aβ)沉积等有关。

2. 病理变化 肉眼观,大脑明显萎缩,脑沟增宽,脑回变窄,病变尤以额叶、颞叶和顶叶最为显著。侧脑室及第三脑室扩张,继发性脑积水。小脑及延髓结构正常(图 14-23)。镜下,本病的主要病理学改变为老年斑、神经原纤维缠结、颗粒空泡变性等。

(1)老年斑(senile plaque):也称神经斑,为细胞外结构,呈圆形,直径为 20～150 μm,多见于海马 CA-1 区、嗅区皮质。其本质为退变的神经突起围绕中心淀粉样物质在 HE 染色下呈嗜伊红染色的团块状,中心周围有空晕环绕,外围有不规则嗜银颗粒或丝状物质。银染显示,斑块中心为一均匀的嗜银团,免疫组织化学染色显示淀粉样中心含 Aβ(图 14-24)。老年斑的数目与痴呆程度成正比。

(2)神经原纤维缠结(neurofibrillary tangles,NFT):神经元趋向死亡的标志,由神经原纤维增粗扭曲形成缠结。HE 染色中往往较模糊,呈淡蓝染的细丝状结构。银染最为清楚。电镜证实其由双螺

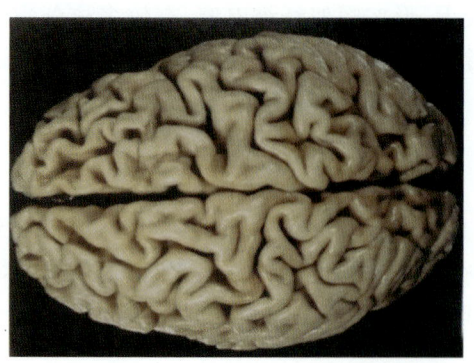

图 14-23　阿尔茨海默病脑萎缩

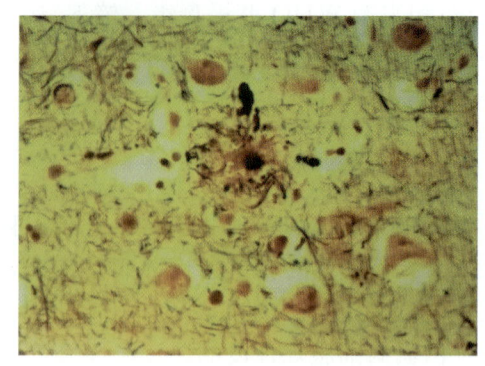

图 14-24　阿尔茨海默病老年斑

旋缠绕的微丝构成,主要成分是过磷酸化的 tau 蛋白。在海马、杏仁核、颞叶内侧皮质锥体细胞多见。

（3）颗粒空泡变性（granulovacuolar degeneration）：表现为神经细胞胞质中出现小空泡,内含嗜酸颗粒,多见于海马锥体细胞。

（4）平野小体（Hirano body）：神经细胞树突近端棒状包涵体,呈嗜酸性,生化分析证实大多为肌动蛋白,多见于海马锥体细胞。

上述均为非特异性病变,亦可见于无特殊病变的老龄脑,仅当其数目增多达到诊断标准,并具有特定的分布部位,并结合临床才能做出 AD 的诊断。

二、帕金森病

帕金森病（Parkinson disease,PD）又称震颤麻痹（shaking palsy）,是一种缓慢进行性疾病,以纹状体黑质损害为主,多发生于 50~80 岁。临床上患者表现为震颤、肌强直、运动减少、姿势及步态不稳、起步及止步困难和假面具样面容等。某些晚期患者出现痴呆症状,PD 病程在 10 年以上,患者多死于继发感染或摔伤。

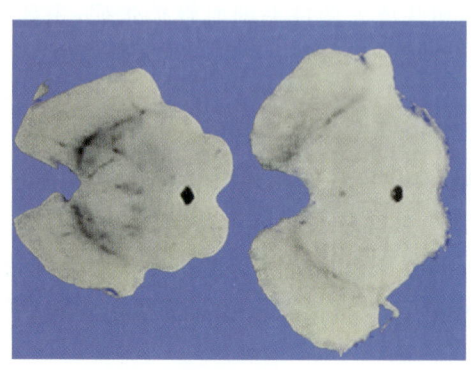

图 14-25　帕金森病中脑黑质脱失

1. 病因及发病机制　本病发生可能与环境因素及遗传因素导致的纹状体黑质多巴胺系统损害有关,但其病因和确切机制迄今尚不清楚。

2. 病理变化　肉眼观,脑黑质脱失和蓝斑脱色是特征性的改变（图 14-25）。镜下,病变处的神经黑色素细胞丧失,残留的神经细胞中有特征性路易（Lewy）小体形成。该小体位于胞质内,呈圆形,中心嗜酸性着色,折光性强,边缘着色浅。电镜下,该小体由细丝构成,中心细丝致密,周围则较松散。由于上述区域黑色素细胞的变性和脱失,多巴胺合成减少,以致多巴胺（抑制性神经递质）与乙酰胆碱（兴奋性神经递质）的平

衡失调。部分阿尔茨海默病患者大脑皮质神经元也可检出 Lewy 小体。两种变性疾病之间存在何种内在联系,尚有待于进一步研究。

第六节　脱髓鞘疾病

中枢神经系统中,轴索被髓鞘紧紧包裹,保证了神经冲动的快速传播。由于有髓神经纤维为大脑白质的主要成分,所以多数髓鞘性疾病为白质病变。

脱髓鞘疾病（demyelinating disease）是一类以原先已形成的髓鞘脱失,而轴索相对保留为基本病

变的疾病。中枢神经系统髓鞘再生能力有限,髓鞘脱失后还可以继发轴索损伤,导致严重后果。原发性脱髓鞘疾病是一种原因不明的中枢神经系统特异性髓鞘病变性疾病。继发性脱髓鞘疾病由感染、缺氧等原因所致。白质营养不良则是指某些遗传性髓鞘合成障碍疾病。脱髓鞘疾病一般是指原发性脱髓鞘疾病。

一、多发性硬化症

多发性硬化症(multiple sclerosis,MS)是最常见的脱髓鞘疾病,中年女性患者多见。临床上以病情发作和缓解反复交替为特征,病程数年至数十年。每次发作累及部位可不相同,出现不同的神经系统症状。

1. 病因及发病机制 病因不清,MS被认为是环境因素和遗传因素共同作用,导致机体丧失对自身蛋白(髓鞘抗原)耐受性所致的自身免疫病。由于 MS 斑块内及其周围有明显的炎症细胞浸润,人们认为免疫介导的髓鞘损伤在 MS 发病中发挥了核心作用。人类 MS 和采用髓鞘蛋白免疫动物建立的 MS 模型均提示 $CD4^+$ T 淋巴细胞对髓鞘损害起关键作用。

2. 病理变化 病变主要累及白质,形成多灶性斑块。斑块形状不规则,灰红或灰褐色,半透明,境界十分清楚,后期斑块呈灰白色,质地硬。病变以脑室角和室旁白质最多见。也常见于视神经和视交叉、脑干、上行和下行神经纤维束、小脑及脊髓。镜下,脱髓鞘是本病的主要变化,早期多从静脉周围开始(又名静脉周围脱髓鞘),伴血管周围单核细胞和淋巴细胞浸润。进行性脱髓鞘病灶边缘有较多单核细胞浸润,髓鞘变性崩解并被吞噬细胞吞噬,形成格子细胞。轴索大多保留,部分变性肿胀、扭曲断裂。少突胶质细胞减少,而星形细胞增生活跃,晚期病灶胶质化,成为硬化斑。

3. 临床病理联系 本病病变分布广泛,轻重不等,故临床表现多样,有大脑、脑干、小脑、脊髓和视神经损害等症状,如肢体无力、感觉异常、痉挛性瘫痪、共济失调、眼肌麻痹、膀胱功能障碍等。病情发作和缓解可交替进行多年。

二、急性散播性脑脊髓炎

急性散播性脑脊髓炎(acute disseminated encephalomyelitis,ADEM)可见于病毒(如麻疹、风疹、水痘病毒等)感染后或疫苗(如牛痘疫苗、狂犬病疫苗等)接种后,临床表现为发热、呕吐、嗜睡及昏迷。一般在病毒感染后 2~4 天或疫苗接种后 10~13 天发病。病程发展迅速,约 20% 的病例可死亡,其他患者可完全康复。

本病病变特点为静脉周围脱髓鞘伴炎性水肿,以淋巴细胞、巨噬细胞为主的炎症细胞浸润。轴索可轻度破坏,小胶质细胞增生。病变明显者,小静脉周围可出现软化灶。脱髓鞘病变进展迅速,病变呈多发性,累及脑和脊髓各处,特别是白质深层和脑桥腹侧。软脑膜中可有少量慢性炎症细胞浸润。

本病髓鞘的损伤由病原相关抗原的抗体与髓鞘抗原(如髓鞘碱性蛋白)呈交叉反应所致,并非直接由病毒所致,在患者的中枢神经组织中不能检出病毒。

三、吉兰-巴雷综合征

吉兰-巴雷综合征(Guillain-Barré syndrome)又称急性特发性脊髓炎,是常见的脊神经及周围神经脱髓鞘疾病。多数患者发病前存在病毒或支原体感染,少数病例病因不明。

1. 病理变化 主要累及运动及感觉神经根、后根神经节及周围神经干,也可累及脑神经。主要表现:①神经节及神经内膜水肿,淋巴细胞、巨噬细胞为主的炎症细胞浸润;②节段性脱髓鞘,并被巨噬细胞吞噬;③严重病变可发生轴索肿胀、断裂,相关肌群萎缩。在反复发作的病例中,节段性脱髓鞘和神经纤维修复反复交替进行,神经鞘细胞突起与胶原纤维呈同心圆状环绕,形成洋葱皮样改变。

2. 临床病理联系 患者表现为进行性、上行性对称性麻痹,四肢软瘫及感觉障碍。多数患者可恢复,少数严重病例可出现双侧面瘫和致死性呼吸肌麻痹。脑脊液检查,出现典型的蛋白质增加而细胞数正常,即蛋白细胞分离现象。

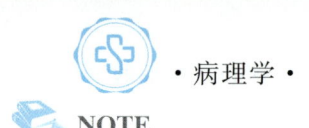
第七节　中枢神经系统疾病常见并发症

中枢神经系统疾病最常见而重要的并发症为颅内压增高、脑水肿和脑积水。三者常合并发生,互为因果,后果严重可导致死亡。

一、颅内压增高及脑疝形成

(一) 颅内压增高

侧卧位时脑脊液压持续超过了 200 mmH$_2$O(2 kPa)(正常值为 80～180 mmH$_2$O(0.8～1.8 kPa))时,即为颅内压增高,其主要原因是由颅内占位性病变和脑脊液循环障碍所致的脑积水超出了颅腔代偿极限引起压力增加。常见的占位性病变为脑出血和颅内血肿形成、肿瘤和炎症等,其后果与病变大小及其增大的速度有关。有时将其分为弥漫性颅内压增高和局限性颅内压增高。颅内压增高可分为三个时期。

1. 代偿期　反应性血管收缩及脑脊液吸收增加和(或)形成减少,使颅内血容量和脑脊液容量相应减少,颅内空间相对增加,来代偿由于占位性病变引起的脑容量增加。

2. 失代偿期　占位性病变和脑积水使颅内容物继续增大,超过颅腔所能容纳的程度,可引起头痛、呕吐、眼底视神经乳头水肿、意识障碍、血压升高及反应性脉搏变慢,甚至脑疝形成。

3. 血管运动麻痹期　颅内压严重升高使脑组织灌流量减少,导致脑缺氧,造成脑组织损害和血管扩张,继而引起血管运动麻痹,加重脑水肿,引起意识障碍甚至死亡。

(二) 脑疝形成

颅内压增高可引起脑移位和脑室变形,使部分脑组织嵌入颅脑内的分隔和颅骨孔道等处,导致脑疝形成。根据脑疝的解剖学分类,常见的为小脑幕裂孔疝、小脑扁桃体疝、扣带回疝等,还有小脑蚓部疝、蝶骨嵴疝等少见类型。上述脑疝可单独发生,也可混合出现。

1. 扣带回疝　又称大脑镰下疝,一侧大脑半球特别是额、顶、颞叶的出血等占位性病变,引起大脑内侧的扣带回及额回,经大脑镰下缘向对侧移位,尤其在大脑镰下缘前 2/3 段易发生。中线向对侧移位,同侧脑扣带回从大脑镰的游离缘向对侧膨出,而形成扣带回疝。疝处的扣带回背侧受大脑镰边缘压迫形成压迹,受压处的脑组织可发生出血、坏死。大脑前动脉的胼胝体支也可因受压而引起相应脑组织梗死,可造成对侧下肢轻度瘫痪及排便功能障碍等症状。

2. 小脑天幕疝　又称海马沟回疝。小脑天幕疝以上的脑肿瘤、血肿或梗死等病变引起脑组织肿大,致颞叶的海马沟回经小脑天幕孔向下膨出,形成小脑天幕疝。可导致以下后果:①同侧动眼神经在穿过小脑天幕孔处受压,引起同侧瞳孔一过性缩小,继之散大固定,同侧眼上视和内视障碍;②中脑及脑干受压后移,可致意识丧失;导水管变窄,脑脊液循环受阻加剧颅内压增高;血管牵拉过度,引起中脑和脑桥上部出血梗死,可致昏迷和死亡;③中脑侧移,使对侧中脑和大脑脚压于该侧小脑天幕锐利的游离缘上,形成压迫性切迹;④压迫大脑后动脉,引起同侧枕叶距状裂脑组织出血性梗死。

3. 小脑扁桃体疝　又称枕骨大孔疝,主要因颅内高压或后颅窝占位性病变,将小脑和延髓推向枕骨大孔并向下移位所致。嵌入枕骨大孔的小脑扁桃体和延髓呈圆锥体,其腹侧出现枕骨大孔压迹。由于延髓受压,生命中枢及网状结构受损,严重时可导致呼吸、循环衰竭而猝死。在颅内压增高的情况下,若腰椎穿刺放出脑脊液过多、过快,可诱发或加重小脑扁桃体疝的形成,临床医生应予特别注意。

二、脑水肿

脑水肿(brain edema)是指脑组织内液体过多贮积而引起脑体积增大的一种病理状态,也是颅内压增高的重要原因之一。缺氧、创伤、梗死、炎症、肿瘤和中毒等病理过程均可伴发脑水肿。脑组织易发生水肿与其解剖生理特点有关：①血脑屏障的存在限制了血浆蛋白通过脑毛细血管的渗透性运动；②脑组织无淋巴管以运走过多的液体。常见的脑水肿类型如下。

（一）血管源性脑水肿

脑血管壁通透性增加是导致脑水肿最常见的原因。毛细血管损伤或新生毛细血管通透性增加，血管内富于蛋白质的液体通过血管壁进入脑组织间隙引起脑水肿，脑白质水肿常较灰质明显。此类水肿多见于脑肿瘤、出血、外伤或炎症等。

（二）细胞毒性脑水肿

脑组织缺血缺氧或中毒后引起细胞膜 Na^+-K^+-ATP 酶失活，导致细胞内水钠潴留所致。常引起神经元、胶质细胞肿胀，病变主要累及灰质。

上述两种脑水肿常合并存在，在缺血性脑病时更为显著。肉眼观，脑体积和重量增加，脑回宽平，脑沟浅窄，白质水肿明显，脑室缩小，严重者可伴有脑疝形成。镜下，血管源性脑水肿时，脑组织疏松，细胞和血管周围间隙变大，有大量液体积聚。细胞毒性脑水肿时，由于神经元、神经胶质细胞及血管内皮细胞内均有过多水分积聚，可见细胞体积增大，胞质淡染，而细胞外和血管周围间隙扩大不明显。电镜下，血管源性脑水肿时，细胞外间隙增宽，星形胶质细胞足突肿胀，而细胞毒性脑水肿仅见细胞肿胀。

三、脑积水

因脑脊液含量增多导致脑室持续性扩张状态称为脑积水（hydrocephalus）。脑积水发生的主要原因有脑脊液循环通路阻塞，脑脊液产生过多或吸收障碍。炎症、肿瘤、寄生虫、先天性畸形、外伤等可导致脑室内通路阻塞引起脑积水，称阻塞性脑积水或非交通性脑积水。如果脑室系统通畅，因脉络丛乳头状瘤分泌过多脑脊液，或慢性蛛网膜炎致脑脊液吸收障碍等亦可引起脑积水，此类脑积水称为非阻塞性脑积水或交通性脑积水。

轻度脑水肿时，脑室呈轻度扩张，脑组织轻度萎缩。严重脑积水时，脑室高度扩张，脑组织受压萎缩、变薄，神经组织大部分萎缩或消失。

婴幼儿颅骨闭合前如有脑积水可引发头颅渐进性增大，颅骨缝分开，前囟扩大；因大脑皮质萎缩，患儿智力减退，肢体瘫痪。成人颅骨闭合后因颅腔不能增大，发生脑积水时颅内压进行性增高，颅内压增高的症状发生较早也较严重，严重者可导致脑疝形成。

小结

中枢神经系统感染以流行性脑膜炎和流行性乙型脑炎常见。前者好发于冬春季，多累及儿童，其蛛网膜下腔可见大量脓性渗出物。儿童可表现出颅内压增高及脑膜刺激症状，严重者可表现为沃-弗综合征。流行性乙型脑炎好发于夏秋季，经蚊叮咬传播，大脑皮质、基底节等处出现特征性筛状软化灶，神经元变性坏死，患者多出现高热、昏迷，病死率高，可遗留后遗症。狂犬病潜伏期从数周至数年不等，患者出现恐水、喉痉挛，病死率 100%。海绵状脑病为 PrP 构型病，可为传染性，如疯牛病；也可为基因突变所致，如 CJD。患者大脑皮质及深部灰质神经元和神经毡出现大量空泡，异常 PrP 多沉积于突触部位。

中枢神经系统肿瘤包括原发及转移性肿瘤，原发肿瘤以胶质细胞瘤最多见，尤其是星形细胞肿瘤发病率较高，原发性肿瘤较少发生颅外转移。即使是良性肿瘤，如生长于致命部位也可危及生命。

我国脑血管意外发生率较高，缺血性脑病多因心搏骤停、低血压、失血等颅外因素所导致。病变最易发生在动脉供血区的边缘带，典型梗死区呈 C 形，向心性发展。血栓栓塞以心源性栓子居多，发病突然，预后差。

变性疾病以阿尔茨海默病及帕金森病最为常见。前者多在 50 岁以后起病,表现为记忆、认知、情感及行为障碍,大脑明显萎缩,可出现老年斑、神经原纤维缠结及颗粒空泡变性等病变。帕金森病患者中脑黑质神经元明显减少,出现 Lewy 小体,临床主要表现为震颤麻痹。

中枢神经系统最常见的并发症是颅内压增高及脑疝形成、脑水肿及脑积水,因发病机制上互为因果关系,常合并出现。海马沟回疝常导致双侧瞳孔不等大,小脑扁桃体疝压迫呼吸中枢可以导致中枢性呼吸骤停而死亡。

(沈阳医学院　张珉)

能力检测

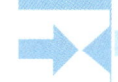

第十五章　传染病与性病

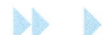

　　传染病(infectious disease)是指由病原微生物感染人体所引起的一类具有传染性的疾病,并在一定时间内局限性或广泛性流行。传染病的发生或流行必须同时具备传染源、传染途径及易感人群等基本环节,切断其中任何环节都是传染病防治的关键。传染病的病原体常有一定的传播途径和入侵门户,其病变多定位于一定的组织或器官,并可在该部位引起特征性病变及其相应的临床表现。传染病的病变特点虽各不同,但其基本病变均属于炎症。多数传染病通过人体抵抗力的增强和适当治疗可痊愈,痊愈后患者可获得一定免疫力,但某些烈性传染病可引起严重的后遗症甚至死亡。传染病的大流行可使疾病在一定时间内迅速传播,波及整个国家,甚至遍及全世界,严重威胁人类的健康。我国传染病的发病率和死亡率已明显下降,有些传染病如天花已绝迹,麻风及脊髓灰质炎等已接近消灭,但另一些传染病如梅毒、淋病、结核病等发病率又有所增高,并出现了一些新的传染病如艾滋病、埃博拉出血热、严重急性呼吸综合征和禽流感等。目前我国疾病谱兼有发达国家和发展中国家疾病谱的双重特征。

　　性传播疾病(sexually transmitted diseases,STD)是指通过性行为而传播的一类疾病,简称性病,在社会上有重要的流行病学意义。传统的性传播疾病仅指梅毒、淋病、软下疳、性病性淋巴肉芽肿和腹股沟淋巴肉芽肿等。20余年来性传播疾病逐渐增多,目前已发现的多达20余种。

　　本章重点介绍结核病、伤寒和细菌性痢疾,以及尖锐湿疣、梅毒和艾滋病。

第一节　结　核　病

　　结核病(tuberculosis)是由结核分枝杆菌(Mycobacterium tuberculosis,MTB)引起的一种慢性感染性肉芽肿性炎症,可见于全身各器官,但以肺结核最常见。典型病变为结核结节形成伴有不同程度的干酪样坏死。临床上常表现有低热、盗汗、食欲不振、消瘦和血沉加快等中毒症状。

　　在过去的二十几年间,我国全面实施了现代结核病防治策略,为1000万结核病患者提供了基本诊疗服务,成功地将传染性最强的结核病患病率降低了一半,将结核病患者的死亡率降低了80%,平均每年减少了30万的新发病例。尽管如此,我国仍是WHO确定的全球22个结核病高负担国家之一。每年约有新发肺结核患者近百万例,发病人数仅次于印度,居世界第二位。因此我国结核病防治工作仍然任重而道远,需长期不懈的努力。

一、病因

　　结核病的病原菌是结核分枝杆菌,简称结核杆菌或结核菌,分为人型、牛型、鸟型、鼠型等。对人致病的主要是人型和牛型。人型结核杆菌感染的发病率最高,牛型次之。其中结核杆菌的菌体和细胞壁内脂质、蛋白质和多糖类成分决定其致病性。

二、传播途径

　　结核病主要经呼吸道传染,也可通过消化道传染,偶可经皮肤伤口传染。

三、发病机制

结核病的发生和发展取决于很多因素,其中最重要的是感染菌量及其毒力大小和机体反应性(免疫反应或变态反应)。目前一般认为,结核病的免疫反应以细胞免疫为主,即 T 淋巴细胞起主要作用。它在受到结核杆菌的抗原刺激后可转化为致敏的淋巴细胞。当再次与结核杆菌相遇时,致敏的淋巴细胞可很快分裂、增殖,并释放出各种淋巴因子,如巨噬细胞趋化因子、集聚因子、移动抑制因子和激活因子等。同时还激活了巨噬细胞,使巨噬细胞体积增大,伪足形成活跃,溶酶体含量增加等。这些改变有助于使吞入的细菌更易被水解、消化和杀灭。此外,激活后的 T 淋巴细胞还可释放其他淋巴因子,增强这一免疫反应,如结核杆菌的生长抑制因子能通过巨噬细胞特异性地抑制细胞内结核杆菌的繁殖而获得免疫。结核结节的形成就是上述各种反应的具体形态学表现。结核病时发生的变态反应属于Ⅳ型(迟发型)超敏反应。结核菌素试验就是这种反应的表现,本质上亦为细胞免疫反应。

四、基本病理变化

由于感染细菌的数量及毒力、机体反应性及病变组织特性不同,可呈现三种不同的病变类型。

(一)以渗出为主的病变

出现于结核性炎症的早期或机体抵抗力低下、菌量多、毒力强时,主要表现为浆液性或浆液纤维素性炎。病变早期局部有中性粒细胞浸润,但很快被巨噬细胞所取代。在渗出液和巨噬细胞中可查见结核杆菌。此型病变好发于肺、浆膜、滑膜和脑膜等处。渗出病变不稳定,渗出物可完全吸收不留痕迹,也可因机体的免疫状态不同从而转变为以增生或变质为主的病变。

(二)以增生为主的病变

当菌量少、毒力较低或人体免疫反应较强时,则形成以增生为主的病变,其中结核结节的形成最具有诊断价值。

结核结节(tubercle)是在细胞免疫的基础上形成的,由上皮样细胞(epithelioid cell)、朗汉斯巨细胞(Langhans giant cell)以及外周局部聚集的淋巴细胞和少量反应性增生的成纤维细胞构成的特异性肉芽肿。典型的结核结节中央常伴有干酪样坏死。吞噬有结核杆菌的巨噬细胞体积增大,逐渐转变为细胞形态呈梭形或多角形,胞质丰富淡染,伊红色,境界不清的上皮样细胞。上皮样细胞的活性增加,有利于吞噬和杀灭结核杆菌。朗汉斯巨细胞是由多个上皮样细胞互相融合或一个细胞核分裂而胞质不分裂形成的多核巨细胞,直径可达 300 μm,胞质丰富。其胞质突起常和上皮样细胞的胞质突起相连接,核与上皮样细胞核相似。核的数目由十几个到几十个不等。核排列规则,呈花环状、马蹄形或密集在胞体一端(图 15-1)。

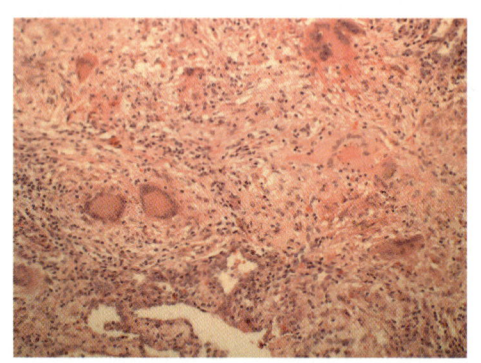

图 15-1　结核结节

图中可见干酪样坏死区及朗汉斯巨细胞

单个结核结节非常小,直径约 0.1 mm,肉眼和 X 线片不易看见。3~4 个结节融合成较大结节时才能见到。这种融合结节境界分明,粟粒大小,呈灰白色、半透明状。

(三)以变质为主的病变

在结核杆菌数量多、毒力强、机体抵抗力下降或变态反应强烈时,上述以渗出或增生为主的病变均可继发干酪样坏死(caseous necrosis)。坏死灶由于含脂质较多而呈淡黄色,均匀细腻,质地较实,状似奶酪或豆腐渣,故称干酪样坏死。镜下为红染无结构的细颗粒状物。干酪样坏死属于凝固性坏死,是结核病所特有的坏死特征,坏死物中含有一定量结核杆菌,成为结核病恶化进展的原因之一。

上述渗出、变质和增生等变化往往同时存在而以某一种改变为主,且可以互相转化,因此在同一器官或不同器官中的结核病变是复杂多变的。其中干酪样坏死与结核结节都是结核病的特征性病变,对本病的论断具有一定的意义。

五、发展及结局

结核病的病变发展和结局取决于机体抵抗力和结核杆菌致病力之间的力量抗衡。当机体抵抗力增强时,结核杆菌被抑制、杀灭,病变转向愈合;反之,则转向恶化。

(一)转向愈合

1. 吸收、消散　此为渗出性病变的主要愈合方式。渗出物经淋巴道或小血管吸收而使病灶缩小或消散。X线检查可见边缘模糊、密度不均的云絮状阴影逐渐缩小或被分割成小片,以致完全消失,临床上称为吸收好转期。较小的干酪样坏死灶及增生性病灶,经积极治疗也有吸收、消散或缩小的可能。

2. 纤维化、包裹及钙化　增生性病变和小的干酪样坏死灶,可逐渐纤维化,最后形成瘢痕而愈合。较大的干酪样坏死灶难以全部纤维化,则由其周边纤维组织增生将坏死物包裹,继而坏死物逐渐干燥浓缩,并有钙盐沉着。病灶纤维化后,一般已无细菌存活,称为完全痊愈。在纤维包裹及钙化的结核灶内常有结核杆菌残留,病变处于相对静止状态,即为临床痊愈,但当机体抵抗力降低时仍可复发进展。X线可见纤维化病灶呈边缘清楚、密度较高的条索状阴影;钙化灶为密度较高、边缘清晰的阴影,临床称为硬结钙化期。

(二)转向恶化

1. 浸润进展　疾病恶化时,病灶周围出现渗出性病变(病灶周围炎),范围可不断扩大,并继发干酪样坏死。X线检查可见原病灶周围出现絮状阴影,边缘模糊,临床上称为浸润进展期。

2. 溶解播散　病情恶化时,干酪样坏死物可发生液化,形成的半流体物质可经体内的自然管道(如支气管、输尿管等)排出,致局部形成空洞。空洞内液化的干酪样坏死物中含有大量结核杆菌,可通过自然管道播散到其他部位,形成新的结核病灶;咳出后可形成传染源。X线检查可见病灶阴影密度深浅不一,出现透亮区及大小不等的新播散病灶阴影,临床称为溶解播散期。此外,结核杆菌还可循血道、淋巴道播散至全身各处,引起全身粟粒性结核病及淋巴结结核。

第二节　肺结核病

肺结核病是最常见的结核病,占全身结核病的90%以上。肺结核病由于初次感染和再次感染结核杆菌时机体反应性的不同,而出现不同的病理变化,可分为原发性和继发性肺结核病两大类。

原发性肺结核病是指第一次感染结核杆菌所引起的肺结核病,多发生于儿童,又称儿童型肺结核病,偶见于未感染过结核杆菌的青少年或成年人。免疫功能严重受抑制的成年人由于丧失对结核杆菌的免疫力,因此可多次发生原发性肺结核病。

继发性肺结核病是指再次感染结核杆菌所引起的肺结核病,多见于成人,又称成人型肺结核病。结核杆菌来源:①外源性再感染:结核杆菌由外界再次侵入机体,与原发性肺结核病关系不密切。②内源性再感染:细菌由原发性肺结核病血源播散到肺尖形成潜伏病灶而致,在多年后,当机体抵抗力下降时,潜伏病灶可发展为继发性肺结核病。

一、原发性肺结核病的病变特点

结核杆菌被吸入肺泡后,最先引起的病变称为原发病灶。原发病灶以右肺多见,通常只有一个。常位于通气较好的上叶下部或下叶上部近胸膜处,形成直径为1~1.5 cm的灰黄或灰白色炎性实变

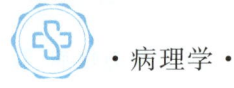

灶,病灶中央常有干酪样坏死。因初次感染结核杆菌,机体缺乏特殊免疫力,原发病灶的结核杆菌游离或被巨噬细胞吞噬,很快侵入淋巴管,循淋巴液引流到局部肺门淋巴结,引起相应结核性淋巴管炎和淋巴结炎,表现为淋巴结肿大和干酪样坏死。肺的原发病灶、结核性淋巴管炎和肺门淋巴结结核合称为原发综合征(primary complex)。X线检查结果呈哑铃状阴影。

二、原发性肺结核病的发展和结局

(一)愈合

原发综合征形成后,虽然在最初几周内细菌可通过血道或淋巴道播散到全身其他器官,但随着细胞免疫的建立,约95%的患者不再发展,小的病灶可吸收、纤维化、纤维包裹和钙化。有时肺门淋巴结病变继续发展,形成支气管淋巴结结核病,经适当治疗后这些病灶仍可通过包裹和钙化而痊愈。临床上症状和体征多不明显。

(二)播散

少数营养不良或同时患有其他传染病(如流感、麻疹、百日咳、白喉等)的患儿,机体抵抗力下降,病变恶化,肺内原发灶及肺门淋巴结病变继续扩大,并通过支气管、淋巴管和血道播散。

1. 淋巴道播散 肺门淋巴结病变恶化后,结核杆菌经淋巴管到达气管杈处、气管旁、纵隔、锁骨上下及颈前颈后淋巴结引起病变。如果引流淋巴管因结核病变发生阻塞,结核杆菌可逆流到腋下、腹股沟、腹膜后及肠系膜淋巴结,引起广泛的淋巴结结核。

2. 血道播散 结核杆菌入血后可引起血道播散。若进入血液的菌量较少而免疫力较强,则不发生明显病变;如有大量细菌入血,机体抵抗力较弱时,则可引起血源性结核病,这种病变亦见于继发性结核病。

3. 支气管播散 肺原发灶的干酪样坏死范围扩大,侵及相连的支气管,含菌的液化坏死物沿支气管排出,形成空洞,但较少见,可能与儿童支气管树发育不完善,炎症时易塌陷闭塞有关。细菌沿支气管播散亦可引起邻近或远隔的肺组织发生干酪性肺炎。

三、继发性肺结核病的病变特点

病变多始发于肺尖部,可能与人体直立时该部位动脉压低、血液循环较差,且通气不畅,以致局部组织抵抗力较低,病菌易在该处繁殖有关。由于超敏反应,病变发展迅速而剧烈,易发生干酪样坏死;同时,由于机体具有一定的免疫力,坏死灶周围常形成结核结节。由于机体有一定免疫力,病变易通过支气管在肺内蔓延播散,并引起肺空洞。肺门淋巴结一般无明显病变,由血源性播散引起的全身粟粒性结核病亦少见。病程较长,病情复杂。随着机体免疫反应的消长,临床经过常呈波浪状起伏,时好时坏,病变有时以增生性变化为主,有时则以渗出、坏死性变化为主,常新旧病变交杂存在,且临床类型多样。

四、继发性肺结核病的病变类型

(一)局灶型肺结核

局灶型肺结核(focal pulmonary tuberculosis)是继发性肺结核病的最早期病变,属非活动性肺结核病。病变多位于肺尖下2~4 cm处,右肺多见,单个或多个结节状病灶,境界清楚,一般为0.5~1 cm大小。病变多以增生性变化为主,中央为干酪样坏死,周围有纤维组织包裹。临床上患者常无明显自觉症状,多在体检时发现。X线检查显示肺尖部有单个或多个边界清楚的阴影。如患者免疫力较强,病灶常发生纤维化、钙化而痊愈;如免疫力降低,可发展为浸润型肺结核。

(二)浸润型肺结核

浸润型肺结核(infiltrative pulmonary tuberculosis)是临床上最常见的活动性肺结核病,多由局灶型肺结核发展而来。

1. 病变特点 病变常位于肺尖部或锁骨下肺组织,故又称锁骨下浸润。病变以渗出为主,中央有干酪样坏死,伴有病灶周围炎。患者常有低热、疲乏、盗汗、咳嗽和咯血等症状,痰中可检出病菌,X 线检查显示锁骨下可见边缘模糊的云絮状阴影。

2. 转归 如及早治疗,渗出性病变可吸收好转(吸收好转期);增生、坏死性病变可通过纤维化、钙化而愈合(硬结钙化期)。如病变继续发展,干酪样坏死灶扩大(浸润进展期),坏死物液化后经支气管排出,局部形成急性空洞,洞壁坏死层内含大量结核杆菌,经支气管播散,可引起干酪性肺炎(溶解播散期)。急性空洞一般易愈合,但如果空洞靠近胸膜可穿破胸膜,造成自发性气胸;大量液化坏死物入胸腔,可发生结核性脓气胸。如果急性空洞经久不愈,则可发展为慢性纤维空洞型肺结核。

(三)慢性纤维空洞型肺结核

慢性纤维空洞型肺结核(chronic fibro-cavernous pulmonary tuberculosis)为继发性肺结核病的常见慢性类型。病变特点:①肺内有一个或多个厚壁空洞。多位于肺上叶,大小不一,不规则。壁厚可达 1 cm 以上。洞壁可分三层:内层为干酪样坏死物,含有大量细菌,中层为结核性肉芽组织,外层为纤维结缔组织。②同侧或对侧肺组织,特别是肺下叶可见由支气管播散引起的新旧不一、大小不等、病变类型不同的病灶。③后期肺组织严重破坏,广泛纤维化、胸膜增厚并与胸壁粘连,使肺体积缩小、变形,严重影响肺功能,终致肺硬化。

由于病变空洞与支气管相通,可成为结核病的传染源,又有开放性肺结核之称。如干酪样坏死侵蚀较大血管,引起大咯血,患者可因吸入大量血液而窒息死亡;空洞穿破胸膜可引起气胸或脓气胸;经常排出含菌痰液可引起喉结核病,咽下含菌痰液可引起肠结核病;后期由于肺广泛纤维化可引起肺动脉高压而致肺源性心脏病。若积极治疗,小的空洞可机化闭塞;较大的空洞,内壁坏死组织脱落,肉芽组织逐渐变成瘢痕组织,由支气管上皮覆盖愈合。

(四)干酪性肺炎

干酪性肺炎(caseous pneumonia)发生于机体免疫力低下,对结核杆菌变态反应过强的患者。可由浸润型肺结核恶化进展而来,也可由急、慢性空洞内的细菌经支气管播散所致。根据病灶范围的大小可分为小叶性和大叶性干酪性肺炎,可见广泛的干酪样坏死。临床上起病急,病情危重,中毒症状明显,病死率高,故有"百日痨"或"奔马痨"之称。

(五)结核球

结核球又称结核瘤(tuberculoma),是指有纤维包裹的孤立的境界分明的圆形干酪样坏死灶,直径 2~5 cm。多为单个,也可多个,常位于肺上叶。结核球可来自浸润型肺结核的干酪样坏死灶纤维包裹;或结核空洞引流支气管阻塞,空洞由干酪样坏死物填充;或多个干酪样坏死病灶融合并纤维包裹。结核球为相对静止的病变,临床多无症状。但由于其纤维包膜的存在,抗结核药物不易发挥作用,且有恶化进展的可能,因此临床上多采取手术切除。X 线检查有时需与肺癌鉴别。

(六)结核性胸膜炎

原发性、继发性肺结核病的各个时期,只要累及胸膜均可发生结核性胸膜炎。

1. 渗出性结核性胸膜炎 又称湿性结核性胸膜炎,较常见,多见于青年人。病变主要为浆液纤维素性炎,可引起草黄色或血性胸水。一般经适当治疗可吸收,如渗出物中纤维素较多,不易吸收,则可因机化而使胸膜增厚粘连。

2. 增生性结核性胸膜炎 又称干性结核性胸膜炎,多见于成年人,很少有胸水。常发生于肺尖,病变多为局限性,以增生性改变为主。一般通过纤维化而愈合。

五、血源性结核病的病变类型

原发性和继发性肺结核病恶化进展时,细菌可通过血道播散引起血源性结核病。此外,肺外结核

病也可引起血源性结核病。

1. 急性全身粟粒性结核病 多见于原发性肺结核病恶化进展。结核杆菌短时间内一次或反复多次大量侵入肺静脉分支,经左心至体循环,播散到全身各器官,如肺、肝、脾和脑膜等处,引起急性全身粟粒性结核病。肉眼可见各器官内分布均匀密布、大小一致、灰白色、圆形、境界清楚的小结节。镜下主要为增生性病变,偶尔出现渗出、坏死性病变。临床上病情危重,有高热、肝脾肿大、烦躁不安、衰竭等症状。少数病例可因结核性脑膜炎而死亡,如能及时治疗,仍可治愈。

2. 慢性全身粟粒性结核病 如急性期不能及时控制而病程迁延3周以上,或结核杆菌在较长时期内少量多次、不规则地进入血液,则形成慢性全身粟粒性结核病。此时,可见增生、坏死及渗出等新旧病变并存,大小不一致。病程较长,成人多见。

3. 急性肺粟粒性结核病 常是急性全身粟粒性结核病的一部分,偶可仅限于肺。由于肺门、纵隔、支气管旁的淋巴结干酪样坏死破入邻近大静脉,或因含有结核杆菌的淋巴液由胸导管回流,经静脉入右心,沿肺动脉播散于两肺所致。肉眼可见肺表面和切面密布灰黄或灰白色粟粒大小结节。X线可见两肺有散在分布、密度均匀、粟粒大小的点状阴影。临床上起病急,有较严重的结核中毒症状。

4. 慢性肺粟粒性结核病 多见于成人。患者原发灶已痊愈,由肺外某器官结核病灶内的结核杆菌间歇入血致病。病程较长,病变新旧及大小不一,小的如粟粒,大者直径可达数厘米以上。病变以增生性改变为主。

第三节 肺外器官结核病

一、病变特点

肺外器官结核病除淋巴结结核病由淋巴道播散所致,消化道结核病可由咽下含菌的食物或痰液直接感染引起,皮肤结核病可通过损伤的皮肤感染外,其他各器官的结核病多为原发性肺结核病血源播散所形成的潜伏病灶进一步发展的结果。结核杆菌经血源播散到肺外器官,潜伏若干年后,再繁殖引起病变。多数只限于一个器官,呈慢性经过。肺外器官结核病的基本病理变化与肺结核病相同。

二、临床病变类型

肺外器官结核病常见于以下几种:淋巴结结核病、肠结核病、结核性脑膜炎、结核性腹膜炎、肾结核病、生殖系统结核病、骨与关节结核病等。

(一) 肠结核病

肠结核病为消化系统结核病中最常见者。肠结核病包括原发性和继发性两种类型,绝大多数继发于肠外结核病,特别是空洞型肺结核。据统计,25%~50%的肺结核病患者可并发肠结核病。肠结核病的来源主要是食入性的,由咽下含结核杆菌的痰液而引起,偶尔可以来自被结核杆菌污染的食物,亦可是血源性或腹腔、盆腔其他脏器结核病直接蔓延的结果。肠结核病可发生于任何肠段,以回盲部最常见(约占85%)。按病变特点的不同分两型。

1. 溃疡型 此型多见。溃疡型肠结核病肠壁的淋巴组织呈充血、水肿及炎症渗出性病变,进一步发展为干酪样坏死,随后形成溃疡,溃疡边缘不规则,深浅不一,可深达肌层或浆膜层,并累及周围腹膜或邻近肠系膜淋巴结。因在慢性发展过程中,病变肠段常与周围组织紧密粘连,所以溃疡一般不发生急性穿孔,偶可发生慢性穿孔而形成腹腔内包裹性脓肿或肠瘘。在病变修复过程中,大量纤维组织增生和瘢痕形成可导致肠管变形和狭窄。

2. 增生型 此型少见。一般见于盲肠和升结肠。病变特点是肠壁内有结核性肉芽组织及大量纤维组织增生,肠壁高度增厚、变硬,肠腔狭窄,黏膜有浅表性溃疡及息肉形成。主要在黏膜下层,呈大小不等的结节,严重者呈瘤样肿块突入肠腔并形成肠狭窄,甚至引起肠梗阻。病变的肠段变窄增厚,或与周围组织粘连,形成肿块。

(二)结核性腹膜炎

结核性腹膜炎绝大多数继发于其他器官的结核病变。感染途径可由腹腔内结核直接蔓延或血道播散而来。多见于青少年。可分干、湿两型,通常所见多为混合型。

1. 干型 病变腹膜上除见有结核结节外,尚有大量纤维素渗出,机化后可引起肠管间、大网膜、肠系膜等腹腔器官广泛粘连。临床上因广泛肠粘连而出现慢性肠梗阻症状。

2. 湿型 腹腔内有大量草黄色浆液性腹水,亦可为血性。腹膜布满结核结节。因含纤维素少,一般不粘连。临床有腹胀、腹痛、腹泻及中毒症状。

(三)结核性脑膜炎

结核性脑膜炎多见于儿童,常由原发性肺结核病血道播散所致。在成人则由肺结核、骨关节结核或泌尿生殖系统结核病播散所致。也可因脑内结核球液化破溃,结核杆菌直接进入蛛网膜下腔引起。

病变以脑底最为明显。肉眼可见脑桥、脚间池、视神经交叉及大脑外侧裂等处的蛛网膜下腔内,有大量灰黄色混浊胶冻样渗出物。镜下可见蛛网膜下腔内的炎性渗出物,主要由浆液、纤维素、巨噬细胞、淋巴细胞组成,偶见典型的结核结节。病变严重者可累及大脑皮质,引起脑膜脑炎。部分病程迁延的病例,因蛛网膜下腔渗出物机化而发生蛛网膜粘连,造成第四脑室正中孔与外侧孔堵塞,引起脑积水。

(四)肾结核病

肾结核病最常见于青壮年男性,多为单侧。主要由原发性肺结核病血道播散而来。病变开始于肾皮质与髓质交界处或乳头体内。结核结节和干酪样坏死形成后,病灶逐渐扩大,破坏肾乳头并溃入肾盂,形成结核空洞。随着病变在肾内扩大蔓延,可形成多个结核空洞,甚至使肾脏仅剩一空壳。液化的干酪样坏死物中的结核杆菌随尿液下行,可相继累及输尿管、膀胱。输尿管黏膜可因溃疡和结核性肉芽肿形成,管壁增厚,管腔狭窄、阻塞,引起肾盂积水和积脓。膀胱由于溃疡形成,膀胱壁纤维化,使膀胱容积缩小。此外,临床上可有血尿、脓尿及尿频、尿急、尿痛等膀胱刺激症状。

(五)生殖系统结核病

男性生殖系统结核病主要见于附睾,与泌尿系统结核病关系密切,结核杆菌经尿道相继感染前列腺、精囊、输精管及附睾,偶见睾丸受累。病变附睾肿大变硬,可与阴囊壁相连,溃破后形成长期不愈的窦道,可引起男性不育。

女性生殖系统结核病以输卵管结核病多见,其次是子宫内膜。多由血道播散所致,也可来源于邻近器官结核病的直接蔓延。输卵管结核病变可使管腔阻塞,引起不孕症。

(六)骨与关节结核病

1. 骨结核病 多见于脊椎骨及长骨骨骺等处,以第十胸椎至第二腰椎多见。①干酪样坏死型:此型多见。病变以干酪样坏死、骨质破坏为主,多形成死骨,可累及周围软组织,引起干酪样坏死,液化后形成结核性脓肿。由于脓肿局部无红、肿、热、痛,故有"冷脓肿"之称。脊椎结核时"冷脓肿"可在脊柱两侧形成,或坏死物沿筋膜间隙下行,在远隔部位形成。病变穿透皮肤可形成经久不愈的窦道。此外,脊椎骨病变可因椎体坏死软化而塌陷,引起脊柱后凸畸形,重者可压迫脊髓,引起下肢截瘫。②增生型:较少见,此型无明显的干酪样坏死及死骨形成,在病变骨组织中可见多个结核结节,骨小梁逐渐被侵蚀、吸收而消失。

2. 关节结核病 以髋、膝、踝、肘等处多见,常继发于骨结核病,由骨骺或干骺端处干酪样坏死累及关节软骨及滑膜所引起。病变处软骨破坏,滑膜有结核性肉芽肿形成和纤维素渗出。当炎症波及周围软组织时,可引起关节明显肿胀;当干酪样坏死穿破软组织及皮肤时,可形成窦道;当病变愈合时,由于大量纤维组织增生,充填关节腔,致使关节强直。

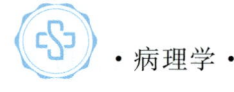
（七）淋巴结结核病

淋巴结结核病多见于儿童和青年，以颈部、支气管和肠系膜淋巴结多见，尤以颈部淋巴结结核病最为常见。结核杆菌可来自肺门淋巴结结核杆菌的播散，亦可来自口腔、咽喉部结核感染灶。淋巴结成群受累，有结核结节和干酪样坏死。当炎症累及淋巴结周围组织时，淋巴结则彼此粘连，形成较大包块。

第四节　伤　　寒

伤寒（typhoid fever）是由伤寒杆菌引起的，以全身单核吞噬细胞系统增生为主要特征的急性传染病。病变以回肠末端淋巴组织最为突出，故有"肠伤寒"之称。临床表现主要有持续高热、相对缓脉、肝脾肿大、皮肤玫瑰疹、外周血白细胞减少等，重者可并发肠穿孔、出血等严重并发症。

一、病因

伤寒杆菌属沙门菌属，革兰染色阴性，呈短粗杆状，体周满布鞭毛，运动活泼，在含有胆汁的培养基中生长较好，因胆汁中的类脂及色氨酸可作为伤寒杆菌的营养成分。伤寒杆菌的菌体（O）抗原、鞭毛（H）抗原和表面（Vi）抗原能使人体产生相应的抗体。由于 O 及 H 抗原的抗原性较强，故可用于血清凝集试验（肥达反应，Widal reaction），以测定血清中的 O 及 H 抗体的效价来辅助临床诊断。菌体裂解时可释放强烈的内毒素，是伤寒杆菌致病的主要因素。目前利用沙门菌的 invA 基因和鞭毛素基因用 PCR 方法扩增进行分子杂交，可以检出 3～300 个活菌细胞，达到敏感和特异的效果。

二、传染途径

伤寒患者和带菌者是本病传染源，主要经消化道传播。苍蝇、蟑螂等可作为媒介。多见于儿童和青年，发病以夏秋季多见。

三、发病机制

伤寒杆菌随污染的饮水或食物进入消化道后，穿过小肠黏膜上皮细胞侵入肠壁的淋巴组织，特别是回肠下段的集合淋巴小结和孤立淋巴小结，并沿淋巴管至肠系膜淋巴结。在这些淋巴组织内，伤寒杆菌一方面被巨噬细胞吞噬，并在其中生长繁殖；另一方面经胸导管进入血液，引起菌血症。血液中的病菌很快被全身单核吞噬细胞系统如肝、脾、骨髓和淋巴结中的巨噬细胞吞噬，并进一步在其中大量繁殖。在这一段时间内，虽然有单核吞噬细胞系统的增生反应，但临床上无明显症状，称为潜伏期，一般 10 天左右。此后，在全身单核吞噬细胞系统内繁殖的病菌及其释放的内毒素再次大量进入血液，并随之散布至全身各脏器和皮肤等处，引起败血症和毒血症，呈现全身中毒性症状和病理改变。病变主要发生于回肠末段，其肠壁的淋巴组织出现明显的增生肿胀，此时相当于疾病的第 1 周，血培养常为阳性。随着病程的发展，在发病后的第 2～3 周，伤寒杆菌在胆囊内繁殖到一定数量，大量病菌随胆汁再度进入小肠，又可穿过肠黏膜再次侵入肠道淋巴组织，使原已致敏的肠壁淋巴组织发生强烈的过敏反应，导致坏死、脱落和溃疡形成。伤寒杆菌随同脱落的坏死组织和粪便排出体外，故此段时间粪便培养易获阳性结果。与此同时，人体的免疫力逐渐增加，血中的抗体不断上升，肥达反应在病程第 2 周以后多数出现阳性反应。但近年来有研究证明，血中抗体滴度的高低与患者对伤寒杆菌的抵抗力无关，细胞免疫在对抗病菌上起主要作用。即在致敏 T 淋巴细胞所产生的某些淋巴因子的作用下，巨噬细胞的吞噬、灭菌功能增强以对抗病菌。在病程的第 4 周，随着患者免疫力的增强，血液和器官内的细菌逐渐消失，中毒症状减轻、消失，病变随之愈合而后患者痊愈。

四、病理变化与临床病理联系

(一)基本病理变化

伤寒的病变特征是全身单核吞噬细胞系统的急性增生性炎。巨噬细胞吞噬能力十分活跃,胞质中常吞噬有伤寒杆菌、受损的淋巴细胞、红细胞及坏死细胞碎屑,这种细胞称为伤寒细胞(typhoid cell)。大量伤寒细胞聚集成境界清楚的结节状病灶,称为伤寒肉芽肿(typhoid granuloma)或伤寒小结(typhoid nodule),是伤寒的特征性病变,具有病理诊断价值。

(二)肠道病变

伤寒最明显的病变位于肠道,以回肠下段集合淋巴小结和孤立淋巴小结的病变最为典型、多见。病变过程可分四期,每期约 1 周。

1. 髓样肿胀期 回肠下段因固有层淋巴小结内大量巨噬细胞增生而使黏膜肿胀,呈灰红色,质软。其中以集合淋巴小结处黏膜肿胀最为明显,凸出于黏膜表面,呈椭圆形,状如脑回样隆起,故名髓样肿胀。镜下肠壁淋巴组织内,可见典型的伤寒肉芽肿。

2. 坏死期 肿胀的黏膜因毒素、受压或过敏等因素发生坏死,失去光泽,呈灰白色或黄绿色。镜下呈无明显结构的红染区。

3. 溃疡期 坏死黏膜组织因溶解、液化而脱落,形成溃疡。集合淋巴小结处的溃疡呈椭圆形,其长轴与肠管长轴平行。孤立淋巴小结处的溃疡小而圆。溃疡边缘稍隆起,底部不平,常深及黏膜下层,偶有深达肌层及浆膜,甚至肠穿孔。如病变腐蚀肠壁小动脉,可引起肠腔内出血。

4. 愈合期 溃疡底部逐渐有肉芽组织增生,填补肠壁缺损。接近黏膜表层时,由溃疡边缘肠上皮细胞增生覆盖于肉芽组织表面而愈合。

由于上述肠道病变,患者出现食欲减退、腹部胀痛、便秘或腹泻等症状,右下腹可有轻度压痛。病程第 1 周因败血症及肠道病变而开始出现持续高热,可达 40 ℃,第 2 周起粪便细菌培养阳性,第 4 周因病变逐渐愈合而体温下降。由于早期有效抗生素的应用,目前临床上很难见到上述四期的典型病变。

(三)其他单核吞噬细胞系统的病变

1. 肠系膜淋巴结 回肠下段附近的肠系膜淋巴结常显著肿大,充满大量吞噬活跃的巨噬细胞,也可有伤寒肉芽肿和灶性坏死形成。

2. 脾 中度肿大,为正常的 2~3 倍,包膜紧张。切面呈混浊的暗红色,质甚软,有时似果酱样,并可用刀背刮下,脾小体结构不清。镜下见巨噬细胞弥漫性增生,并可有伤寒肉芽肿和灶性坏死形成。临床上在发病后第 6 天左右可触及肿大的脾,质软并具压痛。

3. 肝 肝肿大,质软。肝细胞呈高度水肿,并有散在、边界较清的伤寒肉芽肿形成,肝窦扩张充血,汇管区可见单核细胞和淋巴细胞浸润。肝细胞也可因细菌毒素的直接作用或伤寒小结压迫引起的缺血而发生灶性坏死。

4. 骨髓 有巨噬细胞增生、伤寒肉芽肿和灶状坏死形成。由于骨髓中的巨噬细胞摄取病菌较多,存在时间较长,故骨髓培养阳性率可高达 90%,较血培养为高。

(四)非单核吞噬细胞系统病变

伤寒杆菌毒素可使心肌细胞水肿或坏死,重者可引起中毒性心肌炎,也可导致迷走神经兴奋性增加而出现相对缓脉;肾小管上皮细胞可有水肿,肾小球毛细血管壁可有免疫复合物沉积,引起蛋白尿;因菌血症时细菌栓塞导致局部出现淡红色小斑丘疹,称玫瑰疹,多见于胸、背及腹部;膈肌、腹直肌或股内收肌常发生凝固性坏死,使患者肌肉疼痛和皮肤知觉过敏;伤寒杆菌可在胆汁内繁殖,即使患者临床症状消失后,胆囊中仍有伤寒杆菌生存,使其成为带菌者,但胆囊一般无明显炎症或仅有轻度炎症。

五、结局与并发症

伤寒患者常在4～5周随特异性免疫功能的形成或适当治疗而逐步痊愈，并可获得较强的免疫力。少数患者可出现如下并发症。

1. 肠出血和肠穿孔 均多发生于溃疡期。肠出血严重者可引起出血性休克。肠穿孔是伤寒最严重的并发症，穿孔多为一个，有时也可多个，且发生在肠胀气和腹泻的情况下，穿孔后常引起弥漫性腹膜炎。这两种并发症的发生率为1%～5%。

2. 支气管肺炎 以小儿患者并发为多，常因抵抗力下降，继发肺炎球菌或其他呼吸道细菌感染所致，极少数病例也可由伤寒杆菌直接引起。

3. 其他 伤寒杆菌可借血道播散感染其他器官，如骨髓、脑膜、肾（肾实质及肾盂）、关节，但皆少见。胆囊的感染常见且重要，因胆囊炎若成慢性，将长期排出伤寒菌作为本病的传染源。

肠出血和肠穿孔是本病重要的死亡原因。自从使用抗生素治疗伤寒以来，病程显著缩短，临床症状也大为减轻，典型的伤寒肠道各期的病变及全身病变已属少见，但复发率却有一定的增加。

第五节　细菌性痢疾

细菌性痢疾（bacillary dysentery）是由痢疾杆菌所引起的常见肠道传染病，简称菌痢。病变多局限于结肠，以大量纤维素渗出形成假膜为特征，假膜脱落伴有不规则浅表溃疡形成。临床表现主要为腹痛、腹泻、里急后重、黏液脓血便。菌痢全年均可发病，但以夏秋季多见。儿童发病较多，其次为青壮年。

一、病因

痢疾杆菌是革兰染色阴性的短杆菌，按抗原结构和生化反应可分为四群：福氏菌、宋内氏菌、鲍氏菌和志贺氏菌。所有痢疾杆菌均能形成内毒素，志贺氏菌除内毒素外，还可产生外毒素。我国人群感染以福氏菌和宋内氏菌常见。

二、传播途径

菌痢患者和带菌者是本病的传染源。痢疾杆菌从粪便中排出后，可直接或间接通过苍蝇等污染食物、饮水、食具、日常生活用具和手等，再经口传染给健康人。食物和饮用水的污染有时可引起菌痢的暴发流行。

三、发病机制

痢疾杆菌经污染的食物或饮用水进入消化道后，是否致病与其数量、侵袭力及人体胃肠正常防御功能如胃酸的作用、黏膜免疫（分泌型 IgA）功能及正常菌群的拮抗有关。痢疾杆菌经口进入消化道后，在抵抗力较强的健康人可被胃酸大部分杀灭，即使有少量未被杀灭的病菌进入肠道，亦可通过正常肠道菌群的拮抗作用将其排斥。此外，在有些过去曾受感染或隐性感染的患者，其肠黏膜表面有对抗痢疾杆菌的特异性抗体（多属分泌型 IgA），能排斥痢疾杆菌，使之不能吸附于肠黏膜表面，从而防止菌痢的发生。而当人体全身及局部抵抗力降低时，如患一些慢性病、过度疲劳、暴饮暴食及患消化道疾病等，即使感染少量病菌也容易发病。

痢疾杆菌侵入肠黏膜上皮细胞后，先在上皮细胞内繁殖，然后通过基底膜侵入黏膜固有层，并在该处进一步繁殖，在其产生的毒素作用下，迅速引起炎性反应，其强度与固有层中的细菌数量成正比，肠上皮细胞坏死，形成溃疡。菌体内毒素吸收入血，引起全身毒血症。

中毒性菌痢大多发生于儿童,其发病机制尚未查明,可能因患者为特异体质,故对细菌毒素呈强烈过敏反应。

四、病理变化与临床病理联系

菌痢的病变部位主要在大肠,尤以乙状结肠和直肠为重,严重者可波及整个结肠甚至累及回肠下段。根据肠道病变特点、全身反应及病程缓急,菌痢可分以下三型。

(一)急性细菌性痢疾

急性细菌性痢疾(急性菌痢)自然病程 1～2 周,病变初期为急性卡他性炎,随后为典型的假膜性炎及溃疡形成,最后溃疡愈合。

肉眼观,假膜开始散布于黏膜皱襞的顶部,呈糠皮样,随后扩大、融合成片。假膜常呈灰白色,受粪胆素浸染而呈灰绿色,伴出血时呈暗红色。发病一周后,假膜逐渐溶解而脱落,形成大小不一、边缘不规则的"地图状"溃疡。溃疡常表浅,很少穿破黏膜肌层。溃疡间黏膜充血、水肿,仍有假膜覆盖。随着溃疡局部病菌的杀灭,渗出物、坏死组织逐渐吸收或清除,溃疡面由少量肉芽组织及黏膜上皮细胞增生修复,常不留瘢痕。

镜下,早期急性卡他性炎表现为黏液分泌亢进,黏膜充血、水肿、中性粒细胞和巨噬细胞浸润,可有点状出血。1～2 天病变加重,黏膜上皮出现变性、坏死,黏膜表面有大量纤维素及中性粒细胞渗出。渗出的纤维素与坏死组织、中性粒细胞、红细胞及细菌等形成假膜,是本病的特征性病变。

临床上,发热、头痛、乏力、食欲减退等全身中毒症状是由毒血症所致;腹痛、肠鸣音亢进是由炎症介质刺激使肠管平滑肌痉挛、肠蠕动加强所致;腹泻是肠蠕动加强后影响肠腔内水分吸收的结果;里急后重和排便次数增多是直肠壁内神经末梢及肛门括约肌受炎症刺激所致;早期黏液便是急性卡他性炎黏液分泌亢进之故;当黏膜上皮变性坏死,假膜溶解、脱落伴出血时则排出脓血便。

急性菌痢经适当治疗后大多痊愈,很少有肠出血或肠穿孔的并发症。少数患者可转为慢性。

(二)慢性细菌性痢疾

菌痢病程超过 2 个月以上者称为慢性菌痢。多由急性菌痢转变而来,其中从福氏菌感染转为慢性者为多。慢性菌痢的病程可长达数月或数年,在此期间,随着患者全身及局部抵抗力的波动,肠道病变此起彼伏,新旧混杂,原有病损尚未完全愈合,而新的病损又可发生,此时,可能是由于肠壁神经受损,使再生修复过程障碍而有慢性溃疡形成。此种慢性溃疡边缘不规则,边缘黏膜常过度增生而形成息肉。溃疡多深达肌层,底部高低不平,有肉芽组织和瘢痕形成。由于肠壁反复受损,纤维组织大量增生,使肠壁增厚,严重者可造成肠腔狭窄。

临床上可出现不同程度的肠道症状,如腹痛、腹胀、腹泻或便秘与腹泻交替出现,经常带有黏液或少量脓血。在急性发作加剧时,可出现急性菌痢的症状。大便培养痢疾杆菌有时阳性,有时阴性。有少数慢性菌痢患者可无明显症状和体征,但大便培养持续阳性,成为慢性带菌者,常为菌痢传播的传染源。

(三)中毒性菌痢

本型多见于 2～7 岁儿童,常由毒力较低的福氏或宋内氏痢疾杆菌引起,由毒力强的志贺氏菌引起者反而少见。本型的特征为起病急骤,肠病变和症状常不明显,但有严重的全身中毒症状。发病后数小时即可出现中毒性休克或呼吸衰竭。肠病变一般较轻,主要为黏液分泌增加,黏膜充血、水肿和少量中性粒细胞浸润等卡他性肠炎的改变。有时肠壁集合淋巴小结和孤立淋巴小结滤泡增生肿大,而呈滤泡性肠炎的变化。临床上常无明显的腹痛、腹泻及脓血便。

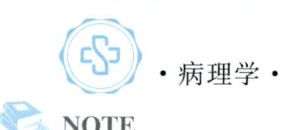

第六节　尖锐湿疣

尖锐湿疣（condyloma acuminatum）是由人乳头瘤病毒（human papilloma virus，HPV）引起的性传播疾病，其主要特征是外生殖器良性增生性疣状病变。临床多见于 20～40 岁的青壮年。我国近几年尖锐湿疣的发病率明显升高，仅次于淋病而居第二位。

一、病因

1. 性行为　性生活混乱及过早性交是造成人乳头瘤病毒感染的因素。

2. 人类免疫缺陷病毒感染　人类免疫缺陷病毒阳性患者发生人乳头瘤病毒感染及人乳头瘤病毒相关肿瘤的概率增加。

3. 妊娠年龄　在妇科涂片中检测人乳头瘤病毒流行率的高峰年龄为 20～40 岁，随着年龄增加，流行率稳步下降；妊娠期间的人乳头瘤病毒检出率高，产后人乳头瘤病毒检出率下降。

二、传播途径

1. 性接触传染　最主要的传播途径。故本病在性关系紊乱的人群中易发生。

2. 间接接触传染　少部分患者可因接触患者使用过的物品而发病，如内衣、内裤、浴巾、澡盆、马桶圈等。

3. 母婴传播　分娩过程中通过产道传播而发生婴儿喉乳头瘤病等。

三、发病机制

病毒接触黏膜与皮肤交界处，通过微小糜烂面进入上皮细胞。不同类型的病毒根据其衣壳蛋白与人体细胞受体间的相容性而定位于基底细胞、棘细胞等不同上皮细胞内。在基底层细胞内病毒处于静止状态，在棘细胞层病毒 DNA 的早期基因开始表达，而晚期基因的表达则在颗粒层的细胞核内进行，完整的病毒体仅在角质层细胞中产生。病毒复制可诱导上皮细胞增殖、表皮变厚，并伴有棘细胞增生和表皮角化，形成皮肤的疣状病变。

四、病理变化与临床病理联系

男性好发部位常见于阴茎冠状沟、龟头、包皮系带、尿道口或肛门附近等；女性多见于阴蒂、阴唇、会阴部及肛周等，偶见于生殖器外的部位，如乳房、腋窝、腹股沟等。

1. 肉眼观　可见大小不等、形状各异的疣体。病变初起为散在小而尖的突起，逐渐扩大，表面凹凸不平，呈疣状颗粒，有时融合成鸡冠状或菜花状团块，色淡红或暗红，质软，湿润。顶端可有感染溃烂，触之易出血。

2. 镜下　表皮角质层轻度增厚，几乎全为角化不全细胞；棘层肥厚，出现有诊断意义的凹空细胞，其胞体较正常细胞大，核周胞质空化或呈空晕，核增大、居中，呈圆形、椭圆形或不规则形，染色深，可见双核或多核。真皮层可见毛细血管及淋巴管扩张，大量慢性炎症细胞浸润。

临床上局部皮肤损伤多持续存在或反复发作，主要表现为病变处瘙痒、烧灼感。本病有癌变可能，其发生与病毒的类型及其感染部位有关。应用免疫组织化学染色法检测 HPV 壳抗原以及原位 PCR 技术检测 HPV-DNA 有助于临床诊断。

第七节 梅　　毒

　　梅毒(syphilis)是由梅毒螺旋体引起的慢性传染病,也是一种严重危害人体健康的性传播疾病。其基本病理变化是闭塞性动脉内膜炎及小血管周围炎,晚期出现树胶样肿的特征性病变。临床表现复杂多样,可出现硬下疳、皮疹、主动脉炎及主动脉瘤等典型症状,也可潜伏多年甚至终生无表现。梅毒是《中华人民共和国传染病防治法》中,列为乙类防治管理的病种。据 WHO 估计,全球每年约有1200 万新发病例,主要集中在南亚、东南亚和非洲。近年来梅毒在我国增长迅速,已成为报告病例数最多的性传播疾病。所报告的梅毒中,隐性梅毒占多数,一期、二期梅毒也较为常见,先天性梅毒(又称胎传梅毒)报告病例数也在增加。

一、病因

　　梅毒螺旋体,又称苍白螺旋体,运动能力强,能迅速穿过破损的皮肤、黏膜进入人体。

二、传播途径

　　性接触是梅毒的主要传播途径,占 95％以上。感染梅毒的早期传染性最强,随着病期的延长传染性越来越小,一般认为感染 4 年以上性接触的传染性十分微弱。患有梅毒的孕妇可通过胎盘传染给胎儿,引起胎儿宫内感染,可导致流产、早产、死胎或分娩胎传梅毒儿。

三、发病机制

　　机体在感染螺旋体后第 6 周,血清出现特异性抗体及反应素。特异性抗体在补体参与下可杀死或溶解病原体,临床上测定这些产物的血清反应对梅毒的诊断有重要参考价值。随着抗体产生,机体抗螺旋体的免疫力增强,局部病变部位的螺旋体数量减少,以致早期梅毒病变有不治自愈的倾向。然而播散到全身的螺旋体常难以完全消灭,常导致梅毒复发或晚期梅毒病变的出现。少数患者感染梅毒螺旋体后,病原体可在体内终生潜伏,患者并无临床症状和病变,仅表现为血清反应阳性,或在二期、三期梅毒时局部病变消失而血清反应持续阳性,这些均称为隐性梅毒。本病潜伏期 10～90 天,平均约 3 周。

四、基本病理变化

　　1. 闭塞性动脉内膜炎和小血管周围炎　　闭塞性动脉内膜炎表现为小动脉内皮细胞及纤维细胞增生,使管壁增厚、管腔狭窄或闭塞。小血管周围炎指单核细胞、淋巴细胞和浆细胞的围管性浸润,小血管周围始终有大量浆细胞的出现是本病的特点之一。这些病变可见于各期梅毒。

　　2. 梅毒性树胶样肿(syphilitic gumma)　　又称梅毒瘤(syphiloma),是梅毒的特征性病变,仅见于三期梅毒。病灶呈灰白色,质韧而有弹性,如树胶,故得名树胶样肿。其大小不一,小者仅在光镜下可见,大者有数厘米。镜下结构颇似结核结节,中央为凝固性坏死,类似干酪样坏死;但坏死不彻底而尚存弹力纤维,用弹力纤维染色,病变区可见血管壁轮廓;坏死灶周围有少量上皮样细胞和朗汉斯巨细胞,而淋巴细胞和浆细胞较多,并伴有闭塞性动脉内膜炎和血管周围炎。树胶样肿后期可被吸收、纤维化,最后瘢痕收缩导致器官变形,但极少钙化。

　　树胶样肿可发生于任何器官,好发于皮肤、黏膜和肝等。血管病变可见于各期梅毒。

五、后天性梅毒的分期及其临床病理联系

　　后天性梅毒可分三期。一、二期称早期梅毒,传染性强。三期称晚期梅毒,传染性小,常累及内

脏,故又称内脏梅毒。

1. 一期梅毒　病原微生物侵入人体 3 周后,在入侵局部(如男性阴茎冠状沟、龟头,女性外阴、阴唇、子宫颈等处)发生炎症反应,出现单个、圆形或椭圆形硬结、糜烂或溃疡病变,称下疳,直径约 1 cm,色如牛肉或呈红铜色,边缘隆起,触之无痛、硬实,又称硬下疳。下疳亦可发生于口唇、舌、肛周等处。镜下见溃疡底部有闭塞性动脉内膜炎和小血管周围炎。下疳出现后 1～2 周,局部淋巴结肿大,呈非特异性急性或慢性炎。下疳经 1 个月左右多自然消退,仅留浅表的瘢痕,局部淋巴结的肿大也消退,患者已无症状,但体内螺旋体仍继续繁殖。

2. 二期梅毒　下疳发生后 8～9 周,体内螺旋体又大量繁殖入血,由于免疫复合物的沉积引起全身皮肤、黏膜的梅毒疹,常表现为口腔黏膜、掌心、足心等处的斑疹或丘疹,以及阴茎、肛周的扁平湿疣,后者为暗红色突起斑块,表面平坦。此期伴全身淋巴结肿大。镜下,仍见闭塞性动脉内膜炎和血管周围炎,病灶内可找到螺旋体,故此期梅毒传染性强。梅毒疹可自行消退,再次进入无症状静止期,但梅毒血清反应仍阳性。若给予治疗,可阻止梅毒向三期发展。

二期梅毒多侵犯皮肤、黏膜、骨骼、内脏、心血管、神经系统。①皮肤梅毒疹,80％～95％的患者发生。特点为疹型多样和反复发生、广泛而对称、不痛不痒、愈后多不留瘢痕、驱梅治疗迅速消退。主要疹型有斑疹样疹、丘疹样疹、脓疱性梅毒疹及扁平湿疣、掌跖梅毒疹等。②复发性梅毒疹,初期的梅毒疹自行消退后,约 20％的二期梅毒患者于一年内复发,以环状丘疹最为多见。③黏膜损害,约 50％的患者出现黏膜损害。发生在唇、口腔、扁桃体及咽喉,为黏膜斑或黏膜炎,有渗出物,或发生灰白膜,黏膜红肿。④梅毒性脱发,约占患者的 10％。多为稀疏性,边界不清,如虫蚀样;少数为弥漫样。⑤骨关节损害,骨膜炎、骨炎、骨髓炎及关节炎,伴疼痛。⑥二期眼梅毒,如梅毒性虹膜炎、虹膜睫状体炎、脉络膜炎、视网膜炎等,常为双侧。⑦二期神经梅毒,多无明显症状,脑脊液异常,脑脊液快速血浆反应素(RPR)试验阳性,可有脑膜炎或脑膜血管症状。⑧全身浅表淋巴结肿大。

3. 三期梅毒　常发生于感染后 4～5 年,长者达 15～20 年之久。病变可累及多个脏器,最常发生于心血管,其次为中枢神经系统,再次为肝、骨及睾丸等器官。特征性的病变是树胶样肿和瘢痕形成。树胶样肿纤维化、瘢痕收缩,引起严重的器官变形和功能障碍。

心血管梅毒主要侵犯主动脉,导致梅毒性主动脉炎、主动脉瓣关闭不全和主动脉瘤等,梅毒性主动脉瘤破裂常是患者猝死的主要原因。中枢神经系统梅毒主要累及脑脊髓膜、大脑皮质(多见于额叶)及脊髓末段,导致麻痹性痴呆和脊髓痨。肝梅毒因树胶样肿使肝脏呈结节性肿大,继而纤维化、瘢痕收缩而形成分叶肝。骨梅毒常累及鼻骨、胸骨、股骨和颅骨等,树胶样肿可导致骨折,如鼻骨被破坏可形成马鞍鼻。睾丸树胶样肿可形成无痛性肿块,易误诊为肿瘤。

六、先天性梅毒的分类及其临床病理联系

先天性梅毒根据被感染胎儿发病的早晚而有早发性和晚发性两种。

1. 早发性先天性梅毒　在胎儿或 2 岁内婴幼儿期发病的先天性梅毒。梅毒螺旋体在胎儿体内和胎盘中大量繁殖,可引起早产、死胎或晚期流产。婴幼儿病变为皮肤黏膜广泛的大疱、大片剥脱性皮炎及梅毒疹;各器官由于血管周围炎及树胶样肿引起血管床减少、纤维组织增生和发育不良等,如肺组织因弥漫性纤维化称白色肺炎。长骨骨骺端因树胶样肿引起骨软骨炎及骨膜增生,使胫骨向前弯曲形成"马刀胫",鼻骨破坏形成"马鞍鼻"。

2. 晚发性先天性梅毒　在 2 岁以上幼儿发病的先天性梅毒。主要病变为间质性角膜炎、神经性耳聋及小而尖的楔形门齿,是本型梅毒的三联征。患儿也表现出"马刀胫"及"马鞍鼻"。皮肤、黏膜病变与后天性梅毒相似,但不发生下疳。内脏可有类似后天性梅毒三期的改变。患儿发育不良,智力低下。

梅毒若能及时治疗则效果满意,延误或忽视治疗则使病变从轻到重,不断恶化。

第八节 艾 滋 病

艾滋病是获得性免疫缺陷综合征(acquired immunodeficiency syndrome,AIDS)的简称,是由人类免疫缺陷病毒(human immunodeficiency virus,HIV)感染引起的以全身性严重免疫缺陷为主要特征的致命性传染病。其病变特征:病毒侵犯、破坏大量 CD4$^+$T 淋巴细胞,使免疫功能严重缺陷;机会性感染;伴发肿瘤。临床上,感染早期仅少数患者有发热、头痛、乏力等非特异性急性期症状,一般都持续数年而无任何表现;感染 5～10 年出现全身浅表淋巴结肿大或伴肝脾肿大;随后逐渐并发卡氏肺孢菌、假丝酵母菌等感染,神经系统症状及形成卡波西(Kaposi)肉瘤等,病情日益加重。艾滋病已被我国列入乙类法定传染病,并被列为卫生监测传染病之一。目前 AIDS 在我国已进入流行期,因此 AIDS 的防治工作已经是医疗卫生工作者面临的严峻课题。

一、病因

HIV 属于逆转录病毒科慢病毒属中的人类慢病毒组,分为 1 型和 2 型。目前世界范围内主要流行 HIV-1。HIV-1 为直径为 100～120 nm 的球体颗粒,由核心和包膜两个部分组成。核心包括两条单股 RNA 链、核心结构蛋白和病毒复制所必需的酶类,含有逆转录酶、整合酶和蛋白酶。HIV-1 是一种变异性很强的病毒,不规范的抗病毒治疗是导致病毒耐药的重要原因。HIV-2 主要存在于西非,目前在美国、欧洲、南非、印度等地均有发现。HIV-2 的超微结构及细胞嗜性与 HIV-1 相似,其核苷酸和氨基酸序列与 HIV-1 相比明显不同。

二、传播途径

AIDS 患者和 HIV 携带者为传染源。HIV 主要存在于宿主血液、精液、子宫和阴道分泌物以及乳汁中。其他体液如唾液、尿液、泪液偶可分离出病毒。AIDS 的主要传播途径:①性传播,70％以上通过性接触传播;②通过输血及血制品传播;③通过污染的注射针头或医用器械等传播;④母-婴垂直传播,可通过胎盘、分娩和产后哺乳时传播;⑤其他如器官移植、医疗职业性传播等。AIDS 的潜伏期较长,感染病毒后一般需 5 年或更长时间才出现症状。

三、发病机制

1. HIV 感染、损伤 CD4$^+$T 淋巴细胞 HIV 可选择性地侵犯有 CD4 分子的淋巴细胞,尤其是 CD4$^+$T 淋巴细胞。病毒包膜蛋白 gp120 与 CD4$^+$T 淋巴细胞表面受体结合,病毒外壳蛋白留在 CD4$^+$T 淋巴细胞膜上,经辅助受体等因子的相互识别、核心蛋白及 RNA 进入细胞质。HIV 的 RNA 在逆转录酶、DNA 多聚酶等作用下合成反义的 DNA 链,进入细胞核并复制为双链 DNA,与宿主 DNA 整合。整合后的病毒 DNA 称为前病毒,这时病毒 DNA 可静止数月至数年而不转录,临床上呈潜伏状态。一旦前病毒开始转录,生成大量病毒颗粒,则病毒颗粒以出芽的方式释放出宿主细胞,除直接引起宿主细胞溶解、坏死外,还可感染其他细胞,继续诱发病变。因此 CD4$^+$T 淋巴细胞大量破坏,数目进行性减少,从而引起免疫缺陷,降低了体内抗感染、免疫监视功能,引起机会性感染和恶性肿瘤的发生。

2. HIV 感染单核吞噬细胞系统 HIV 主要感染组织中的单核巨噬细胞,尤其是脑和肺组织。由于单核巨噬细胞表达有少量 CD4 分子,HIV 也通过 gp120 与 CD4 分子结合而感染巨噬细胞。与 CD4$^+$T 淋巴细胞不同,HIV 在巨噬细胞内低水平复制而不会造成细胞的破坏,反而成为 HIV 在体内的储存池,并随其游走而扩散。同时,感染 HIV 的单核巨噬细胞功能也有缺陷,包括杀灭病原体的功能、趋化作用和抗原呈递功能下降,产生异常的细胞因子等。

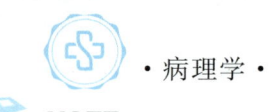

四、病理变化与临床病理联系

AIDS 的病变主要有全身淋巴组织的形态改变、机会性感染及恶性肿瘤的发生等。

1. 淋巴组织的形态变化

（1）肉眼观：早期全身浅表淋巴结肿大，常有两处或多处肿大的淋巴结，其质地柔韧，无压痛，不粘连，直径在 1 cm 以上。以胸锁乳突肌后缘淋巴结肿大最多见，其他依次为腋下、腹股沟、颈后等部位淋巴结肿大。

（2）镜下：淋巴结为反应性增生，淋巴滤泡明显增生，生发中心活跃，髓质内可见较多浆细胞。HIV 主要存在于滤泡内树突状细胞及 $CD4^+T$ 淋巴细胞，副皮质区细胞逐渐减少而浆细胞增多，有时滤泡间区可见多核巨细胞，其细胞核多达上百个，有助于淋巴结 HIV 感染的诊断。随后滤泡外层淋巴细胞减少或消失，伴小血管增生，网状带破坏并逐渐消失，滤泡界限不清。晚期淋巴结内淋巴细胞几乎消失殆尽，无淋巴滤泡和副皮质区之分。在淋巴细胞消失区常由巨噬细胞、浆细胞替代，并伴纤维组织增生及玻璃样变性。

胸腺、脾脏及消化道的淋巴细胞也减少，组织逐渐萎缩。但大多数患者可有不同程度的脾脏肿大，可能与脾淤血等有关。

2. 机会性感染　混合性机会性感染即继发多种在正常人体不致病的病原微生物的感染，是本病的特征之一。机会性致病原范围广，包括原虫、真菌、细菌、病毒等，可引起多重混合性感染。中枢神经系统常感染弓形虫、新型隐球菌而引起脑炎、脑膜炎；感染巨细胞病毒导致进行性多灶性白质脑病。肺部感染卡氏肺孢菌可引起肺泡腔扩张呈囊状或融合变大，囊内充满泡沫状或嗜酸性渗出物，伴间质性肺炎，在机会性感染致死者中半数为此类感染。消化道由假丝酵母菌、鸟型结核杆菌、沙门菌等引起假膜性炎、化脓性炎或肉芽肿性炎，从口腔到肠道可见多处炎症及溃疡。巨细胞病毒还可引起肺炎、视网膜炎、肝炎、肠炎、肾上腺功能不全。

3. 恶性肿瘤

（1）Kaposi 肉瘤：来源于内皮细胞。约有 1/3 的 AIDS 患者继发皮肤、口腔及胃黏膜、肝等部位的 Kaposi 肉瘤。皮肤 Kaposi 肉瘤表现为局部红斑，周围出现由红变紫的淤斑，有时呈结节状，可有坏死。镜下，Kaposi 肉瘤由内皮细胞、梭形细胞、巨噬细胞、血管裂隙、含铁血黄素和红细胞组成，也可有少数炎症细胞的浸润。

（2）淋巴瘤：非霍奇金淋巴瘤（NHL）在 AIDS 患者中有较高发病率，但与一般人群中的 NHL 不同。原发灶常位于中枢神经系统；淋巴瘤以未分化型（小无裂细胞性）为多见；约 95% 瘤细胞是 B 淋巴细胞来源；淋巴结外 NHL 发生率高，患者年轻，预后差；部分患者的 NHL 可能与 EB 病毒感染有关。

-- **小结**

传染病是由病原微生物通过一定的传播途径进入易感人群的个体所引起的一组疾病，并能在人群中广泛流行。结核病是由结核杆菌引起的一种慢性肉芽肿病，基本病理变化中以增生为其特征性病理学改变，增生病变中的结核结节具有诊断价值。临床最常见的为肺结核病，可分成原发性和继发性肺结核病。伤寒是由伤寒杆菌引起的急性传染病，以全身单核吞噬细胞系统增生为病变特点。伤寒肉芽肿是伤寒的特征性病变，具有病理诊断价值。伤寒病变以回肠下段和孤立淋巴小结的病变最为明显，按病变发展过程分成四期（髓样肿胀期、坏死期、溃疡期和愈合期）。细菌性痢疾是由痢疾杆菌所引起的一种假膜性肠炎，病变多局限于结肠，以大量纤维素渗出形成假膜为特征。根据其病变特点及临床经过可分成三种（急性细菌性痢疾、慢性细菌性痢疾和中毒性细菌性痢疾）。

性传播疾病是指通过性接触而传播的一类疾病。尖锐湿疣是由 HPV 引起的性传播疾病，本病起初为小而尖的突起，逐渐扩大。淡红或暗红，质软，表面凹凸不平，呈疣状颗粒。有时较大，呈菜花状生长。镜下表皮角质层轻度增厚，几乎全为角化不全细胞，棘层肥厚，有乳头状瘤样增生。表皮浅层

凹空细胞出现有助于诊断。梅毒是由梅毒螺旋体引起的传染病。基本病变包括闭塞性动脉内膜炎、小血管周围炎和梅毒性树胶样肿。后天性梅毒分一、二、三期,一、二期梅毒具有传染性,三期梅毒常累及内脏。艾滋病是是由 HIV 感染引起的以全身性严重免疫缺陷为主要特征的致命性传染病。其病变特征为病毒侵犯、破坏大量 CD4$^+$ T 淋巴细胞,使免疫功能严重缺陷,机会性感染,伴发肿瘤。

（湖南中医药大学　佘颜）

能力检测

第十六章　寄 生 虫 病

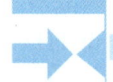

　　人体寄生虫病(human parasitosis),是由寄生虫作为病原体侵入人体而引起的疾病。寄生虫病的流行和传染病一样需要传染源、传播途径和易感人群,受生物因素、自然因素和社会因素的影响,并且存在地域分布、季节性、自然疫源性等特点。因寄生虫种类不同和寄生人体部位不同,引起的病理变化和临床表现各不相同。寄生虫病分布广泛,世界各地均可见到,但以贫穷落后、卫生条件差的地区多见,特别是热带和亚热带地区更为多见,严重威胁着人们的生命和健康。

　　我国在防治寄生虫方面取得了显著的成绩。由于市场放开,各种鲜活食品供应渠道增加,城乡食品卫生检疫和监督体系的不完善,人们食谱和饮食习惯的改变,生食、半生食人数增多,使一些食物源性寄生虫病的流行程度在部分地区有不断扩大的趋势;饲养宠物的盛行,使人畜共生寄生虫病增多;对外交往和旅游业的发展,国外一些寄生虫和媒介节肢动物的输入,给我国人民健康带来新的威胁。总之,我国寄生虫种类之多,分布范围之广,感染人数之众,使寄生虫病成为我国不可忽视的一个公共卫生防治问题。

　　人体寄生虫的感染途径和方式主要有下列几种:①经口感染:多种寄生虫的感染期可以通过污染的食物、饮用水、手指、玩具或其他媒介经口进入人体,这是最常见的感染方式。②经皮肤感染:有的寄生虫是直接主动地侵入皮肤,如血吸虫尾蚴等;有的通过吸血的节肢动物刺叮经皮肤进入人体,如蚊传播疟原虫、丝虫等。③自身感染:有的寄生虫可以在宿主体内引起自体内重复感染。④经胎盘感染:有些寄生虫可以随母血,通过胎盘而使胎儿感染,如弓形虫、疟原虫、钩虫的幼虫等。⑤其他途径:如阴道毛滴虫经阴道,疟原虫经输血等途径进入人体。

　　寄生虫病按病变经过分为急性和慢性,以慢性经过为主。部分感染者可无临床表现,称隐性感染(covert infection)或带虫者(carrier),带虫者在流行病学方面有重要的意义。有时会有多种寄生虫同时感染,而形成多虫寄生现象,或出现在常寄生部位以外的组织、器官中的异位寄生现象。

　　寄生虫对宿主的损伤作用的主要表现:①夺取营养:寄生的虫数愈多,被夺取的营养也就愈多,引起宿主营养不良和贫血。②机械性损伤:在宿主体内的寄生、移行、繁殖等,可造成局部破坏、压迫、阻塞等机械性损伤。③毒性作用:寄生虫的分泌物、排泄物和死亡虫体的分解物对宿主均有毒性作用,这是寄生虫危害宿主方式中最重要的一个类型,如溶组织内阿米巴侵入肠黏膜和肝时,分泌溶组织酶,溶解组织、细胞,引起宿主肠壁溃疡和肝脓肿。④抗原物质的作用:寄生虫的代谢产物和死亡虫体的分解物具有抗原性,使宿主致敏,引起局部或全身变态反应,如血吸虫虫卵肉芽肿形成,有时可以引起宿主过敏性休克,甚至死亡。

　　宿主对寄生虫的作用主要表现为识别和清除寄生虫的免疫反应,其中有些是防御性反应,如宿主的胃酸可杀灭某些进入胃内的寄生虫。

　　宿主与寄生虫之间相互作用的结果,一般可归为三类:①宿主清除了体内寄生虫,并可防御再感染;②宿主清除了大部分或者未能清除体内寄生虫,但对再感染具有相对的抵抗力,宿主与寄生虫之间维持较长时间的寄生关系,见于大多数寄生虫感染或带虫者;③宿主不能控制寄生虫的生长或繁殖,表现出明显的临床症状和病理变化,而引起寄生虫病,如不及时治疗,严重者可以死亡。

　　寄生虫病的诊断主要依据:①流行病学史;②临床表现;③病原学诊断;④免疫学诊断;⑤影像学检查如超声检查、CT 检查等;⑥病理诊断。

　　人体常见的寄生虫病可分为:①原虫病,如阿米巴病、疟疾等;②吸虫病,如血吸虫病、肺吸虫病、肝吸虫病等;③绦虫病,如棘球蚴病、囊虫病等;④线虫病,如丝虫病、蛔虫病、钩虫病等。本章仅介绍阿米巴病、血吸虫病、丝虫病、肺吸虫病、棘球蚴病等。

第一节　阿米巴病

阿米巴病(amebiasis)是由溶组织内阿米巴原虫感染引起的一种人体寄生虫病。阿米巴原虫主要寄生于结肠,引起结肠局部黏膜液化性坏死,导致腹痛、腹泻、果酱样大便等消化道症状。少数病例可经血液或直接侵袭方式累及肝、肺、脑等部位,引起相应部位组织液化性坏死,形成脓肿样病变,因此阿米巴病属于变质性炎症。本病在全球范围内均有流行,以热带和亚热带地区多见,多为散发的慢性或不典型疾病。南方多于北方,农村多于城市,男性和儿童中比较多见。

一、病因和发病机制

溶组织内阿米巴是阿米巴病的病原体,其生活史包括滋养体和包囊两个阶段。阿米巴包囊是感染体,其中的四核包囊是其传染阶段,直径 $5\sim12\ \mu m$,包囊随大便排出后,通过污染水或食物,经消化道进入,包囊能耐受胃酸的破坏作用而到达小肠下段和回盲部,该部位呈低氧及碱性环境,发育为直径 $10\sim20\ \mu m$ 的小滋养体,其以肠分泌物和细菌为养料,不断增殖。在肠道功能正常情况下一般不侵入肠壁(又称肠腔内滋养体),并形成包囊体随粪便排出体外,此为无症状带虫者。当肠道功能紊乱或肠黏膜损伤时,小滋养体附着于黏膜表面或下行至结肠,侵入肠黏膜,分裂繁殖转变为直径 $20\sim40\ \mu m$ 的大滋养体(溶组织内滋养体),并不断溶解破坏局部组织,引起病理变化,是阿米巴的致病阶段。

溶组织内阿米巴的致病是虫体与宿主之间相互作用的结果,可能与以下几个方面有关:①接触性溶细胞作用:致病株阿米巴具有膜结合卵磷脂A,促使植物血凝素样黏附分子与靶细胞上相应的糖基配体结合,转化成溶血性卵磷脂(一种细胞溶解物),另外大滋养体有丰富的溶酶体,可释放胰蛋白酶、透明质酸酶、胶原酶等,均具有溶组织作用。②细胞毒素作用:溶组织内阿米巴的纯培养可分离出肠毒素,它能损伤肠黏膜引起腹痛、腹泻。③伪足运动和吞噬功能:大滋养体的伪足运动能破坏周围组织,并吞噬和降解已被破坏的细胞。④免疫抑制与逃避作用:阿米巴抗原中含激发机体免疫抑制的决定簇,侵袭型滋养体对补体介导的溶解作用有抵抗力,使其具有独特的逃避宿主免疫攻击的能力。

二、肠阿米巴病

肠阿米巴病,亦称阿米巴痢疾,病变主要累及盲肠、升结肠,其次是乙状结肠和直肠,严重者可累及整个结肠甚至小肠下段。基本病变表现为液化坏死性结肠炎,以在结肠形成口小底大的烧瓶状溃疡为病变特点。依据病程分为急性期和慢性期。

1. 急性期病变　溶组织内阿米巴滋养体侵入肠黏膜后,在肠腺隐窝内繁殖,先后破坏黏膜层和黏膜下层,造成局部组织液化性坏死,形成口小底大的烧瓶状溃疡,具有诊断意义。肉眼观:早期肠黏膜表面形成散在的斑点状坏死或浅表性溃疡,周边可见充血、水肿;随后,坏死灶不断扩大,呈圆形纽扣状(图 16-1);病变进一步发展,形成典型的烧瓶状溃疡,溃疡边缘不规则,周围黏膜肿胀,但溃疡之间的黏膜组织比较正常,严重者黏膜下层的坏死相互贯通,形成隧道样病变。少数溃疡可深达肌层,甚至造成肠穿孔,引起局限性腹膜炎。镜下观:溃疡处见大片无结构淡红染的坏死物,口小底大(图 16-2);在溃疡边缘与正常组织交界处和肠壁小静脉内可见阿米巴滋养体,其核小而圆,胞质含糖原空泡或吞噬有红细胞(图 16-3);溃疡边缘和附近的炎症反应较轻微,可见组织充血、出血,伴少量淋巴细胞、浆细胞和巨噬细胞浸润,如见有中性粒细胞浸润,提示伴有细菌感染。临床主要表现为右下腹压痛、腹泻、大便次数增多、有腥臭味暗红色果酱样大便等(应注意与急性细菌性痢疾鉴别,见表 16-1);由于直肠病变较轻,里急后重症状不明显,一般全身中毒症状较轻。急性期多数患者可治愈,少数患者因治疗不及时、不彻底而转入慢性期。

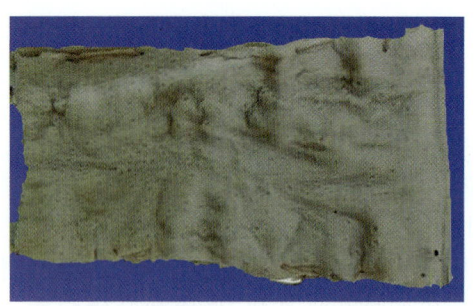

图 16-1　阿米巴溃疡(肉眼观)

多个溃疡,开口呈纽扣状

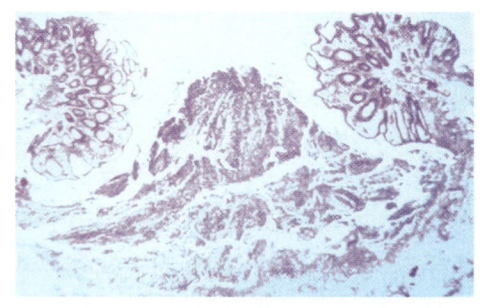

图 16-2　阿米巴痢疾(镜下观)

溃疡呈口小底大烧瓶状,溃疡内见液化坏死物

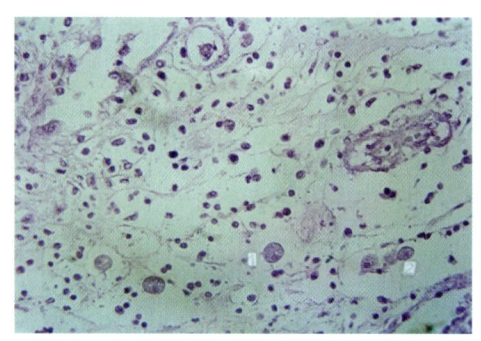

图 16-3　阿米巴滋养体

溃疡边缘与正常组织交界处和肠壁小静脉内见阿米巴滋养体

表 16-1　肠阿米巴病与细菌性痢疾的比较

	肠阿米巴病	细菌性痢疾
病原体	溶组织内阿米巴	痢疾杆菌
好发部位	盲肠、升结肠	乙状结肠、直肠
病变性质	坏死性炎(变质性炎)	假膜性炎(纤维素性炎)
溃疡特点	较深,烧瓶形	浅表,地图形
溃疡间黏膜	基本正常	炎性反应
中毒症状	轻,少发热	重,常发热
肠道症状	腹泻、里急后重较轻	腹泻、里急后重较重
粪便检查	量较多,味腥臭,暗红色果酱样,红细胞多,阿米巴滋养体阳性	量少,黏液脓血样,脓细胞多,痢疾杆菌阳性

2. 慢性期病变　病变比较复杂。肠黏膜坏死、溃疡形成、肉芽组织增生和瘢痕形成等病变反复交错发生,新、旧病变同时存在,使肠黏膜及肠壁组织逐渐失去正常的组织结构。病变反复发作,使肠壁不断增厚,可引起肠壁套状狭窄。少数患者因肠壁肉芽组织过度增生,形成局限性包块,称为阿米巴肿(ameboma),多发生于盲肠,可引起肠梗阻,易误诊为结肠癌。

三、肠外阿米巴病

肠外阿米巴病可见于多个组织或器官,以累及肝、肺和脑为常见,也可累及脑膜、皮肤或泌尿生殖系统等。

1. 阿米巴肝脓肿　多继发于肠阿米巴病,常在肠阿米巴病发生 3 个月内发病。阿米巴滋养体侵入肠壁小静脉,进入肠系膜上静脉,经门静脉播散至肝脏而发病,也可直接由肠壁波及肝脏。肉眼观:

脓肿多位于肝右叶,大小不等,大者几乎占据整个肝右叶。脓肿内含由液化坏死物和陈旧性出血混合的棕褐色咖啡样物质。脓肿壁上附着残留的未完全液化溶解的纤维结缔组织、血管、胆管等,呈破棉絮样的外观,具有一定特征性(图 16-4)。镜下观:脓液为无结构红染物,周围见未彻底液化的组织,炎症反应不明显,缺乏中性粒细胞浸润,本质与细菌引起的化脓性炎不同。于坏死组织与正常组织交界处可找到阿米巴滋养体。慢性脓肿周围有肉芽组织及纤维组织。

临床上患者常表现为长期发热伴右上腹痛,肝脏肿大,肝区压痛和黄疸等。阿米巴脓肿继续扩大并突破肝包膜,可形成膈下脓肿、脓胸、肺脓肿等。

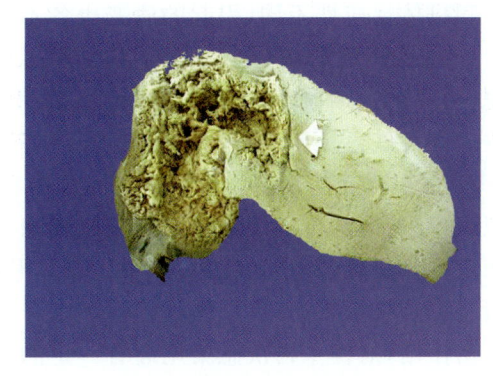

图 16-4 阿米巴肝脓肿
肝右叶见一巨大脓肿,脓肿壁见破棉絮样未彻底分解组织

2. 阿米巴肺脓肿 常由阿米巴肝脓肿侵蚀和穿破膈肌直接蔓延所致。脓肿多见于右肺下叶,常单发,可经膈肌与肝脓肿相通。脓肿的液化坏死物经支气管排出后在局部形成肺空洞。临床上常有咳嗽、咳痰等类似肺结核的症状,咳棕褐色脓样痰,其中可查见阿米巴滋养体。

3. 阿米巴脑脓肿 在肠、肝或肺阿米巴病的基础上,阿米巴滋养体可经血液循环进入脑组织,常在大脑半球引起神经组织液化性坏死,形成脓肿样病灶。临床上患者常有发热、头痛、昏迷等表现。

阿米巴病的诊断方法很多,如粪便检查、组织检查、免疫学检查等,其中在病变组织中找到滋养体是最可靠的诊断依据。

第二节 血吸虫病

血吸虫也称裂体吸虫。寄生于人体的血吸虫种类较多,主要有 3 种,即日本血吸虫、曼氏血吸虫和埃及血吸虫。血吸虫病(schistosomiasis)是由血吸虫寄生于人体所引起的寄生虫病。我国只有日本血吸虫病流行,故该病简称为血吸虫病,主要流行区分布于长江中下游及其以南地区的 13 个省、市、自治区。

一、病因和发病机制

日本血吸虫的生活史分成虫、虫卵、毛蚴、母胞蚴、子胞蚴、尾蚴、童虫 7 个阶段,以人体和其他一些哺乳动物(牛、马、猪、狗猫等)为终宿主,以钉螺为中间宿主。成虫雌雄异体合抱,寄生在人体门静脉-肠系膜静脉系统内,母胞蚴、子胞蚴、尾蚴阶段在钉螺内完成。

雌虫在肠黏膜下层的末梢静脉内产卵,虫卵随破溃的黏膜组织进入肠腔,然后随粪便排出体外,入水孵化为毛蚴并侵入钉螺;毛蚴在钉螺体内发育成尾蚴,尾蚴离开钉螺再次入水,污染水源。当人体接触含有尾蚴的疫水时,尾蚴头腺分泌溶组织酶并钻入人体皮肤或黏膜内发育成童虫;童虫经由小静脉或淋巴管进入血液循环,经右心到达肺循环,再经肺静脉进入体循环,通常只有进入肠系膜静脉的童虫才能发育为成虫。在感染尾蚴后 3 周左右即可发育为成虫,雌雄交配后产卵,卵内含有毛蚴,虫卵破坏肠黏膜而进入肠腔,随粪便排出体外,再重演生活周期。虫卵在组织内平均寿命约 21 天,而成虫在人体内平均寿命有 4.5 年。

二、病理变化

血吸虫发育的不同阶段,尾蚴、童虫、成虫和虫卵均可对宿主引起不同的损害和复杂的免疫病理反应,其中由于虫卵数量巨大,由虫卵引起的病变最严重,对人体的危害也最严重。由于受累的组织、器官和机体反应性不同,引起的病变也各不相同。

1. 尾蚴引起的病变 尾蚴自疫水钻入人体皮肤后,由其头腺分泌的毒素和溶组织酶等,引起尾蚴性皮炎,局部毛细血管扩张充血、出血、组织水肿,中性粒细胞、嗜酸性粒细胞和巨噬细胞浸润。入侵部位表现为红色丘疹或荨麻疹样皮疹,伴有奇痒。持续数日后即消退。

2. 童虫引起的病变 童虫在宿主体内移行到达肺时,部分童虫可穿破肺泡壁的毛细血管,游入肺组织,引起相应部位的组织充血、水肿、出血及嗜酸性粒细胞和巨噬细胞浸润、血管炎或血管周围炎。临床表现为发热、一过性咳嗽,痰中带血。移行到其他组织或器官时,也可引起类似病变。幼龄童虫表面有特殊抗原表达,在抗体依赖性细胞介导的细胞毒性反应下,嗜酸性粒细胞和巨噬细胞对童虫具有杀伤作用,对宿主再次感染尾蚴有一定的免疫力。

3. 成虫引起的病变 成虫对机体的损害较轻,其代谢产物、虫体分泌物、排泄物、死亡虫体的分解物等可引起局部的静脉内膜炎和静脉周围炎、血栓形成或栓塞、贫血、肝肿大和嗜酸性粒细胞增多等。肝、脾、肠内增生的单核巨噬细胞吞噬血吸虫色素(成虫摄取红细胞并降解红细胞形成的黑褐色的血红蛋白色素)后沉积在局部组织。死亡成虫虫体周围组织坏死并有大量嗜酸性粒细胞浸润,可形成嗜酸性脓肿。

4. 虫卵所致的损害 血吸虫病的病变主要由虫卵引起。虫卵主要是在肝及结肠肠壁等组织沉积,所引起的肉芽肿和纤维化是血吸虫病的主要病变。尚未成熟虫卵中的毛蚴不成熟,无毒性分泌物,引起的病变轻微。成熟虫卵中成熟毛蚴头腺分泌物中的酶、蛋白质及糖等物质,又称为可溶性虫卵抗原(soluble egg antigen,SEA),可诱发肉芽肿反应。SEA 透过卵壳微孔缓慢释放,致敏 T 淋巴细胞,当再次遇到相同抗原后,刺激致敏的 T 淋巴细胞产生各种淋巴因子,吸引巨噬细胞、嗜酸性粒细胞及成纤维细胞等汇集到虫卵周围,形成肉芽肿,又称虫卵结节。研究表明:巨噬细胞吞噬 SEA,然后将处理过的抗原呈递给辅助性 T 淋巴细胞(TH),同时分泌白细胞介素-1(IL-1),激活 TH,使其产生各种淋巴因子,其中白细胞介素-2(IL-2)促进 T 淋巴细胞各亚群的增生;γ 干扰素增强巨噬细胞的吞噬功能。除上述释放的淋巴因子外,还有嗜酸性粒细胞刺激素、成纤维细胞刺激因子(fibroblast stimulating factor,FSF)、巨噬细胞移动抑制因子(macrophage migration inhibitory factor,MIF)等。

(1)急性虫卵结节:肉眼观其为灰黄色粟粒至黄豆大小的结节。镜下观见结节中央有一至数个成熟虫卵,卵内毛蚴呈梨状,前有头腺,在成熟虫卵周围可见由免疫复合物形成的火焰状均质红染物(Hoeppli 现象),周围是大量变性、坏死的嗜酸性粒细胞聚集,形似脓肿,故称为嗜酸性脓肿(图 16-5);脓肿内可见菱形或多面形折光较强的蛋白质结晶体,即夏科-莱登(Charcot-Leyden)结晶(由嗜酸性粒细胞中的嗜酸性颗粒融合形成)。随着肉芽组织长入急性虫卵结节,逐渐演变成慢性虫卵结节。

(2)慢性虫卵结节:急性虫卵结节形成 10 天左右,虫卵内的毛蚴死亡,虫卵及坏死物质被消除、吸收和钙化,病灶内的巨噬细胞演变为上皮样细胞和异物多核巨细胞等,形成类似结核结节的肉芽肿,称为假结核结节(图 16-6),即慢性肉芽肿性虫卵结节。结节最后可发生纤维化和玻璃样变性,但卵壳碎片或钙化的虫卵可长期存留。部分虫卵结节可不经急性虫卵结节阶段,开始就形成慢性虫卵结节。

5. 循环抗原及免疫复合物引起的损害 血吸虫寄生在宿主静脉内,童虫、成虫和虫卵的代谢产物、分泌物和排泄物,以及虫体表皮更新的脱落物排入血液中,并随血液循环至各组织,成为循环抗原。主要的循环抗原有肠相关抗原(gut associated antigens,GAA)、膜相关抗原(membrane associated antigens,MAA)和可溶性虫卵抗原(SEA)。机体对这些循环抗原产生相应的抗体,抗原抗体结合,形成免疫复合物。通常免疫复合物可被单核巨噬细胞吞噬、清除,当免疫复合物形成过多,或不能被有效清除时,则可在组织(血管、关节等)内沉积,引起Ⅲ型超敏反应,导致组织的炎症性损伤。免疫复合物可在血管内激活补体,补体中的 C3a 和 C5a 具有促使肥大细胞和嗜碱性粒细胞释放组胺等血管活性物质的作用,以致血管通透性增加。另外,C5a 的化学趋化性作用,可吸引中性粒细胞集聚于复合物沉积的血管,中性粒细胞吞噬复合物,并释放蛋白溶解酶,损伤包括血管在内的局部组织。免疫复合物在肾小球内沉积,造成肾脏损害时,常出现蛋白尿、水肿及肾功能减退。

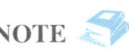

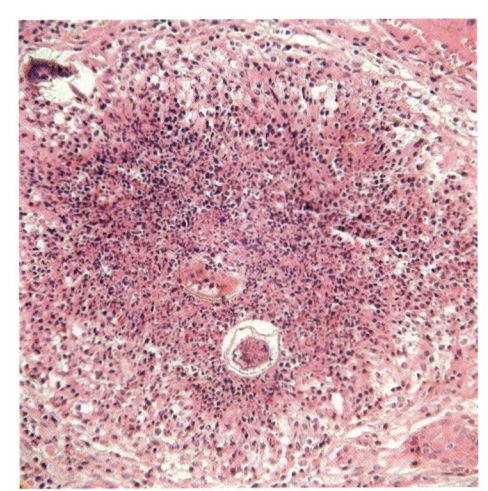

图 16-5 急性虫卵结节(嗜酸性脓肿)
虫卵结节中间成熟虫卵,周围见大量嗜酸性粒细胞浸润

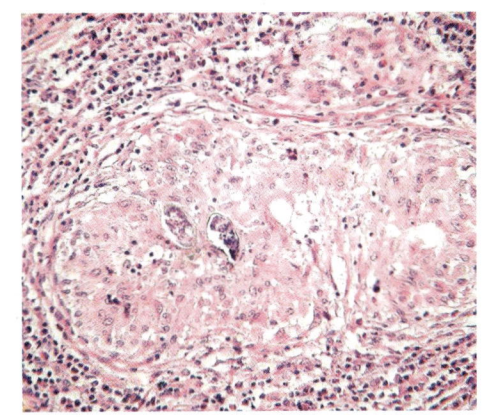

图 16-6 慢性虫卵结节(假结核结节)
结节中央见坏死钙化的虫卵,周围为增生的上皮样细胞和成纤维细胞

三、主要脏器的病变及其后果

1. 结肠 病变主要累及直肠、乙状结肠和降结肠。

(1)急性期:虫卵在肠黏膜和黏膜下层内沉积,形成结节,使黏膜局部隆起,黏膜充血、水肿,严重者局部组织坏死脱落形成不规则浅表溃疡。浆膜面可见急性虫卵结节。临床主要表现是腹痛、腹泻和脓血便等血吸虫病痢疾表现。此期大便虫卵检查阳性率较高。

(2)慢性期:因为虫卵在肠壁反复沉积,新旧病变同时存在,肠黏膜反复发生溃疡和再生,肠壁纤维组织增生和瘢痕修复,致使肠壁增厚变硬,少数病例可出现肠腔狭窄与梗阻。肉眼观:肠黏膜粗糙、高低不平,部分黏膜萎缩,部分黏膜增生并可形成息肉;可见大小不一、深浅不等的溃疡。镜下观:虫卵一般沉积在固有膜和黏膜下层,可见少量急性虫卵结节和大量慢性虫卵结节,部分虫卵钙化;肉芽组织及纤维结缔组织增生,大片瘢痕形成;黏膜上皮萎缩或增生,伴息肉形成,有的病例黏膜上皮增生活跃,甚至发生不典型增生,有的病例可发生癌变。

2. 肝脏

(1)急性期:肝脏轻度肿大,表面光滑,表面与切面可见灰黄色粟粒或绿豆大小的结节,多少不等。镜下观:主要在汇管区附近见有较多急性虫卵结节形成,伴有肝窦充血,肝细胞水样变性,小灶性坏死或肝细胞萎缩,Kupffer 细胞增生或吞噬血吸虫色素。

(2)慢性期:一次性或少量虫卵在汇管区沉着,局部纤维组织轻度增生及淋巴细胞浸润,虫卵钙化,临床上一般不出现症状。如果长期、反复或重度感染,由于虫卵体积较大,不能进入肝窦,引起门静脉窦前阻塞,晚期可导致血吸虫性肝硬化。肉眼观:肝脏体积缩小、重量减轻、质地变硬、颜色加深、表面呈分叶状,严重时可见粗大结节;切面上增生的纤维结缔组织沿门静脉分支呈树枝状分布,故称为干线型或管道型肝纤维化,习惯称为干线型或管道型肝硬化。镜下观:汇管区大量慢性虫卵结节,结节周围纤维组织增生或慢性虫卵结节纤维化,甚至瘢痕形成,虫卵钙化;门静脉分支受压、闭锁或伴血栓形成;纤维化区见小胆管和血管增生;肝细胞可有萎缩、变性、再生,但肝细胞坏死不明显,一般无假小叶形成(故而并非真正意义上的肝硬化,实为肝纤维化),Kupffer 细胞增生并可吞噬血吸虫色素。可见慢性虫卵结节,纤维组织增生,晚期可导致血吸虫性肝硬化。肝小叶本身破坏不明显,虫卵结节主要位于汇管区,汇管区的纤维化显著,由于增生的纤维组织及虫卵本身压迫和阻塞肝内门静脉分支,造成窦前性门静脉高压,临床上患者更易出现腹水、脾肿大和食管下段静脉曲张等体征。

3. 脾脏 早期轻度肿大,晚期因门静脉高压致脾淤血、结缔组织增生,脾体积显著增大,形成巨

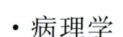

脾,重量甚至可达 1000～4000 g。脾脏质地坚韧,包膜增厚,切面呈暗红色,脾小梁增粗,脾小体不清,可见钙盐和铁盐沉积于胶原纤维所构成的棕黄色含铁结节。镜下:脾窦扩张充血,内皮细胞及巨噬细胞增生,窦壁纤维组织增生,脾小体萎缩、减少,巨噬细胞内可见血吸虫色素。陈旧性出血灶内见含铁结节。临床上表现为脾功能亢进,出现贫血、白细胞和血小板减少等。

4. 异位寄生 日本血吸虫成虫和虫卵在门静脉系统以外的静脉内寄生称异位寄生。门静脉系统以外的器官或组织中的血吸虫虫卵肉芽肿则称为异位损害或异位血吸虫病。异位寄生虫病多发生在大量尾蚴感染的急性期,而慢性期及晚期患者也可出现。人体常见的异位损害在肺和脑。

(1)肺:少数可由尾蚴、童虫移行时引起病变,多在急性期形成急性虫卵结节,结节周围肺泡充血、水肿和炎症细胞浸润,X 线表现类似支气管肺炎或粟粒型肺结核。临床上急性期,可出现咳嗽、气促、哮喘等症状。

(2)脑:病变多位于脑顶叶、颞叶和枕叶,也见于小脑。脑组织病变为急、慢性虫卵结节,结节周围脑组织充血、水肿和胶质细胞增生。临床上急性期表现为急性脑炎,出现嗜睡、意识障碍等;慢性期主要为癫痫发作。

(3)其他脏器:可引起血吸虫性肾小球肾炎,少数病例的胰腺、胆囊、心脏、膀胱、子宫等组织和器官也可有血吸虫病变存在。

第三节 肺吸虫病

肺吸虫病(paragonimiasis)是肺并殖吸虫病的简称,是由并殖吸虫在人体寄生引起的急性或慢性地方性寄生虫病。人体寄生的肺吸虫,我国主要有卫氏并殖吸虫和斯氏并殖吸虫两种。虫体主要寄生于肺部,以咳嗽、咳棕红色痰为主要表现,也可寄生于多种组织器官,如脑、脊髓、胃肠道、腹腔和皮下组织等,产生相应症状。

一、病因与发病机制

肺吸虫的生活史过程包括虫卵、毛蚴、胞蚴、母雷蚴、子雷蚴、尾蚴、囊蚴(脱囊后称后尾蚴)、童虫及成虫等阶段。人和哺乳类动物(犬、猫、猪和野生动物)是肺吸虫的终宿主。淡水的川卷螺类是第一中间宿主,淡水蟹和蝲蛄是第二中间宿主。囊蚴是并殖吸虫的感染型。

人生食石蟹、蝲蛄,或生饮被囊蚴污染的溪水经口感染,在胃和十二指肠内经消化液的作用囊蚴脱囊成为童虫,童虫穿过肠壁进入腹腔,穿过横膈进入胸腔和肺,在肺内发育为成虫。自囊蚴进入终宿主到达肺发育为成虫并产卵,约需两个月。

卫氏并殖吸虫的致病机制,主要是童虫或成虫在人体组织与器官内移行造成的机械性损伤和代谢物等引起的免疫病理反应。虫卵可诱发异物肉芽肿。

二、病理变化

1. 病理变化

(1)浆膜炎:虫体在人体内游走、穿行和寄居(肠壁、横膈、肝、肺等处)时,损伤局部血管,引起浆膜炎症,表现为浆液性或浆液纤维素性胸膜炎或腹膜炎。渗出物一般可被完全吸收;不能吸收则被肉芽组织机化,引起胸、腹腔内浆膜相互粘连,甚至胸腔闭锁。

(2)窦道形成:虫体在体内组织中穿行破坏,引起出血、坏死,形成迂曲的窦道或防空洞样的窟穴状病灶。病灶中可见大片坏死,周边大量嗜酸性粒细胞浸润、Charcot-Leyden 结晶和纤维组织增生。病灶中可见虫卵或虫体。

(3)脓肿或囊肿形成:童虫或成虫在器官内寄居时,最初引起组织坏死和出血,继而炎性渗出,大量中性粒细胞和嗜酸性粒细胞浸润,病灶周围肉芽组织增生形成薄膜状脓肿壁,逐渐形成脓肿。脓肿中炎症细胞、坏死组织崩解液化,形成棕褐色黏稠液体。镜下见坏死组织、Charcot-Leyden结晶和虫卵,囊壁见增生的肉芽组织;肉眼观呈紫色葡萄状,境界清楚的结节状虫囊肿。X线显示边界清楚的结节状阴影。有时可见液平面。如虫离开虫囊移到他处形成新的虫囊,这些虫囊可互相沟通,X线可显示多房性囊样阴影。

(4)纤维瘢痕形成:肺吸虫形成的脓肿或囊肿,其内容物逐渐被吸收,然后肉芽组织增生将其填充,最后形成纤维瘢痕组织。X线显示硬结性或条索状阴影。

2.急性肺吸虫病 患者食入大量囊蚴后数天至1个月左右,重症感染者第2天即出现症状。主要由于童虫在体内多个器官或组织间移行、游窜,引起局部组织出血、坏死,加之机体的免疫反应,引发全身症状。轻者仅表现为食欲不振、乏力、消瘦、低热等非特异性症状;重症者发病急,毒性症状明显,如高热、腹痛、腹泻、白细胞数增多,特别是嗜酸性粒细胞明显增多。

三、主要器官病变

1.肺脏 因虫体多穿过横膈经胸腔侵入肺脏,胸膜常增厚并广泛粘连。在增厚的胸膜和肺组织内见有散在或群集的虫囊肿(图16-7),囊肿内可见虫体或虫卵。囊肿与支气管相通时,形成肺空洞。临床上表现为胸痛、咳嗽、咳痰,痰中带血或咳铁锈色痰(痰中常可见大量虫卵),X线检查显示肺部有明显改变,易被误诊为肺结核或肺炎。

2.皮下结节 约有10%的病例虫体传入皮下组织,形成游走性成串或成群的虫囊肿结节,部分虫囊肿穿破皮肤形成溃疡。结节主要分布于腹部、背部、阴囊、大腿等处皮下。

3.脑 好发于儿童和青少年。多见于大脑颞叶、枕叶,小脑受累者少见。病变与肺部病变类似,虫囊肿周围脑组织出血、软化、胶质细胞增生。患者出现头晕、头痛、癫痫、偏瘫、视力障碍等占位性病征。

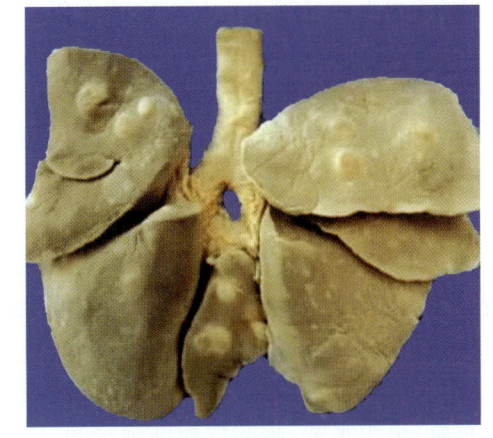

图16-7 肺吸虫病
肺脏可见大小不一的多个虫囊肿

4.其他组织或器官 虫体可穿行到腹腔内多个器官或组织,可穿行到腹膜后、肾、肾上腺、腰大肌、脊髓、心包、纵隔、眼、精索和阴囊等处,形成病灶,引起相应部位的损伤和出现相应的临床表现。

第四节 丝 虫 病

丝虫病(filariasis)是由丝虫寄生于人体淋巴系统引起的淋巴丝虫病,主要病变为淋巴管炎、淋巴结炎、淋巴回流障碍、乳糜尿、象皮肿等。在人体寄生的丝虫已知有8种,丝虫病流行于世界各地,主要流行于热带和亚热带地区。

一、病因与发病机制

丝虫在我国流行的只有班氏丝虫、马来丝虫两种,主要分布在山东、河南、安徽、江苏、上海、浙江、江西、福建、广东、广西、海南、湖南、湖北、贵州、四川和台湾16个地区,除山东、海南及台湾仅有班氏丝虫病流行外,其余13个地区则两种丝虫均有。经30多年的大力防治,取得了巨大成绩,16个流行地区中,除安徽外,其余均已先后基本消灭了丝虫病。

丝虫病的传染源是血中有微丝蚴的带虫者及患者。传播媒介是蚊,我国传播班氏丝虫的主要为

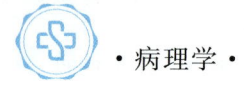

库蚊,传播马来丝虫的主要为按蚊。男女老少均可感染。流行区微丝蚴感染率高峰多在 21~30 岁。

班氏丝虫和马来丝虫的生活史基本相似,都经过两个发育阶段,即幼虫在中间宿主蚊体内的发育及成虫在终宿主人体内的发育。

1. 在蚊体内的发育 蚊子叮吸带有微丝蚴的患者或携带者血液时,微丝蚴随血液进入蚊体内并发育成感染期丝状蚴,当蚊子再次叮吸人血时,经吸血伤口或正常皮肤侵入人体。

2. 在人体内的发育 感染期丝状蚴进入人体后,可迅速侵入附近的淋巴管,再移行至大淋巴管及淋巴结寄生,并发育为成虫。雌雄成虫常互相缠绕在一起,以淋巴液为食。成虫交配后,雌虫产出微丝蚴,微丝蚴可停留在淋巴系统内,但大多随淋巴液进入血液循环。两种丝虫成虫寄生于人体淋巴系统的部位有所不同,班氏丝虫除寄生于浅部淋巴系统外,多寄生于深部淋巴系统中,主要见于下肢、阴囊、精索、腹股沟、腹腔、肾盂等处;马来丝虫多寄生于上、下肢浅部淋巴系统,以下肢为多见。两种丝虫均可有异位寄生,如眼前房、乳房、肺、脾、心包等处,以班氏丝虫较多见。微丝蚴除可在外周血液发现外,也有出现在乳糜尿、乳糜胸水、心包积液和骨髓内等处。人体感染丝虫后,其发病机制取决于多种因素,如机体对丝虫抗原性刺激的反应、侵入的虫种和数量、重复感染的次数、虫体的死活情况、寄生部位和有无继发感染等。在丝虫病的发病过程中,成虫尤其是雌虫起主要作用,感染期幼虫在其移行、发育至成虫的过程中也起一定的作用。

二、病理变化

幼虫和成虫均可引起病变,但以成虫所致病变为重,主要病变为淋巴管炎、淋巴结炎和淋巴系统阻塞引起的病变。

1. 淋巴管炎和淋巴结炎

(1)急性期:表现为淋巴管炎、丹毒样皮炎、淋巴结炎等。①逆行性淋巴管炎:自上而下,可见皮下一条红线离心性地发展,俗称"流火"或"红线",上下肢均可发生,但以下肢为多见。淋巴管扩张,管内充满粉红色蛋白性液体和嗜酸性粒细胞,内皮细胞增生肿胀,管壁水肿增厚,嗜酸性粒细胞和巨噬细胞浸润。②丝虫性丹毒样皮炎:当炎症波及皮肤浅表微细淋巴管时,微细淋巴管扩张,周围组织毛细血管充血,组织水肿,嗜酸性粒细胞浸润,局部皮肤出现弥漫性红肿,表面光亮,有压痛及灼热感,即丹毒样皮炎。病变部位多见于小腿中下部。③丝虫性嗜酸性脓肿:虫体死亡后,引起局部组织坏死伴大量嗜酸性粒细胞浸润,即嗜酸性脓肿,坏死组织中可见死亡虫体片段和脱出的微丝蚴。④淋巴结炎:多见于腹股沟、腘窝、腋窝等处淋巴结,由寄生于淋巴结的成虫引起。淋巴结肿大,质实并逐渐变硬。镜下:急性期淋巴结充血,淋巴滤泡扩大,嗜酸性粒细胞浸润,可见丝虫虫体;病变发展,纤维组织增生,甚至淋巴结纤维化、瘢痕形成。

班氏丝虫的成虫如果寄生于阴囊内淋巴管中,可引起精索炎、附睾炎或睾丸炎。在出现局部症状的同时,患者常伴有畏寒发热、头痛、关节酸痛等,即丝虫热。

(2)慢性期:①结核样肉芽肿形成:在脓肿周围出现上皮样细胞、巨噬细胞、异物巨细胞、成纤维细胞和淋巴细胞,形成结核样肉芽肿。②纤维组织增生和淋巴管阻塞:虫体钙化和肉芽肿纤维化,可使淋巴管闭塞,淋巴回流受阻。

2. 淋巴系统阻塞引起的病变 由于丝虫的反复感染,反复发生淋巴管炎和淋巴结炎,最终导致淋巴管阻塞、淋巴回流障碍,阻塞部位远端淋巴管内压力不断升高,形成淋巴管曲张甚至破裂,淋巴液流入周围组织,导致淋巴水肿或淋巴积液。

(1)淋巴窦和淋巴管扩张:淋巴窦长时间扩张,淋巴液淤积,形成局部囊状肿块,常见于腹股沟淋巴结,淋巴液中可见微丝蚴;阻塞远端的淋巴管曲张常见于精索、阴囊、大腿内侧,造成局部组织水肿;当阻塞位于肠淋巴管的入口上方或主动脉前淋巴结时,小肠吸收的乳糜不能回来至乳糜池,导致胸导管以下的远端淋巴管均曲张;乳糜经侧支循环反流至泌尿系统淋巴管,淋巴管曲张破裂,乳糜溢入尿中,形成乳糜尿或称"米汤尿",是班氏丝虫最常见的症状;乳糜液经精索淋巴管溢入睾丸鞘膜,则引起鞘膜乳糜积液;乳糜液经肠系膜淋巴管溢入腹腔,引起乳糜腹水。

(2)象皮肿(elephantiasis):晚期丝虫病最多见的体征。象皮肿的初期为淋巴水肿,在肢体,大多为压凹性水肿,抬高肢体可消退;随着组织纤维化,出现非压凹性水肿,抬高肢体不能消退,皮肤弹性消失;最后发展为象皮肿,肢体体积增大,有大量纤维组织、脂肪组织和积留的淋巴液,皮肤的上皮角化或出现疣样肥厚,使局部皮肤明显增厚、变粗、变硬,形似象皮(图16-8)。因象皮肿患处皮肤变硬变粗,致使局部血液循环障碍,皮肤的抵抗力降低,易引起细菌感染,导致局部急性炎症或慢性溃疡,这些病变反过来加重了象皮肿的发展。象皮肿较多发生于下肢及阴囊,其他如上肢、阴茎、阴

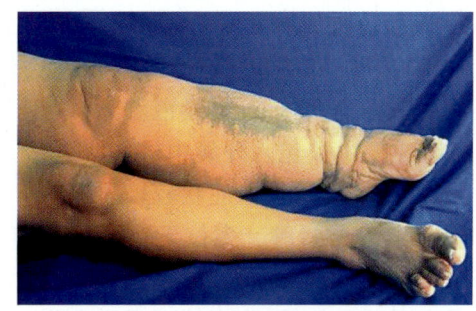

图16-8 丝虫病
左下肢象皮肿,肢体肿大、皮肤粗糙、
皱褶加深,形似幼象皮肤

唇、阴蒂和乳房等处也可出现。生殖系统象皮肿仅见于班氏丝虫病。一般在象皮肿患者血中常不易查到微丝蚴。

第五节 棘球蚴病

棘球蚴病(echinococcosis),又称包虫病(hydatidosis),是由棘球绦虫幼虫(称棘球蚴)寄生于人体引起的人畜共患病。人体寄生的棘球绦虫主要有细粒棘球绦虫和多房棘球绦虫,我国以细粒棘球绦虫较为常见。棘球蚴病分布地域广泛,随着世界畜牧资源的开发而不断扩散,现已成为全球性的公共卫生问题。

一、细粒棘球蚴病

细粒棘球绦虫的终宿主是犬、狼和豺等食肉动物,人可作为细粒棘球绦虫的中间宿主。成虫寄生在终宿主小肠上段,以顶突上的小钩和吸盘固着在肠绒毛基部隐窝内,孕节或虫卵随宿主粪便排出。当人误食虫卵后,六钩蚴即经肠壁随血液循环侵入组织,逐渐发育成囊状幼虫,即棘球蚴或包虫囊。

棘球蚴病对机体危害的严重程度取决于棘球蚴的体积、数量、寄生时间和部位。其危害的主要表现:①棘球蚴压迫周围组织、器官,引起组织细胞萎缩、变性、坏死;②棘球蚴囊壁破坏后,囊内的液体溢出,可引起毒性或过敏性反应;③棘球蚴生长发育过程中摄取机体营养。

(一)病理变化

细粒棘球蚴在人体内寄生的部位,最多见的是肝,其次是肺和腹腔,其余分布在胸腔、脾脏、脑、骨、肾脏、女性骨盆、骨骼肌、皮下组织、心脏等。主要病理变化为棘球蚴囊形成及对周围组织的压迫。

六钩蚴侵入组织后,引起局部炎症反应,嗜酸性粒细胞和巨噬细胞浸润,大多数被巨细胞吞噬破坏,仅少数存活并形成棘球蚴囊。棘球蚴生长缓慢,经数年至数十年,直径可由1厘米至数十厘米大小。棘球蚴为单房性囊,由囊壁和囊内含物(生发囊、原头蚴、囊液等)组成。囊壁分内层和外层。囊壁外层为角质层,肉眼观为白色半透明粉皮状;镜下为红染平行排列的板层状结构,具有吸收营养和保护生发层的作用。囊壁内层为生发层,由单层或多层生发细胞组成,具有芽生繁殖能力,向囊内壁形成无数小突起状的生发囊;生发囊脱落发育成子囊,其囊壁又可形成多个原头蚴;子囊与母囊结构相同,可再产生生发囊或孙囊。棘球蚴囊内含有无色或微黄色液体,数量由数十毫升到数千毫升。悬浮在囊液中的原头蚴、生发囊、子囊、孙囊统称为棘球蚴砂。囊液中的蛋白质具有抗原性,囊壁破后可引起过敏反应。母囊和子囊可发生钙化,囊内液体可被吸收浓缩成泥沙样物,其中仍可见原头蚴。随着棘球蚴囊的不断长大,对机体组织的机械性压迫日益加重,周围组织发生萎缩、变性和坏死。

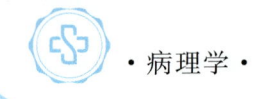

(二)主要器官的病变

1. 肝棘球蚴囊肿 最常见,多位于肝右叶膈面,囊肿多单发,向腹腔突出。囊肿使肝脏肿大,压迫肝组织导致肝细胞萎缩、变性、坏死。囊肿外纤维组织增生,形成纤维性外囊。主要并发症为囊肿破裂和继发感染。囊肿破裂,囊液溢入腹腔,导致过敏性休克甚至死亡,还可继发腹腔内棘球蚴囊肿。继发感染主要由被包入外囊中的小胆管破入囊肿内引起,也可因外伤、穿刺及血道感染引起,感染后造成的病变似肝脓肿,但症状较轻。

2. 肺棘球蚴囊肿 多位于右肺下叶,单发,多见于肺周边区。由于肺组织血液循环丰富,组织疏松,棘球蚴囊生长较快,易破裂。病变主要为囊肿压迫肺组织,引起肺不张或肺萎陷和肺纤维化。临床上可出现呼吸急促、胸痛等呼吸道刺激症状。若囊肿破入支气管,囊内容物被咳出而痊愈,但囊内容物过多时可引起窒息。少数病例可破入胸腔,引起棘球蚴性胸膜炎和胸水。

二、泡型棘球蚴病

泡型棘球蚴病又称为多房棘球蚴病或泡型包虫病,是由多房棘球绦虫引起的严重的人畜共患寄生虫病,较少见。

多房棘球绦虫形态和生活史均与细粒棘球绦虫相似,常见的终宿主是狐,其次是狗、狼、獾和猫等,中间宿主是啮齿类或食虫类动物。幼虫期是多房棘球蚴(亦称泡型棘球蚴),人因误食虫卵而感染,由于人是多房棘球绦虫的非适宜中间宿主,人体感染时囊泡内只含胶状物而无原头蚴。

人多房棘球蚴病通常比细粒棘球蚴病更严重,病死率较高。与细粒棘球蚴病不同,多房棘球蚴病几乎100%原发于肝,肺、脑等其他部位的继发感染多由血液循环转移而来。

由于多房棘球蚴生长缓慢,感染后一般潜伏期较长。致病机制主要包括多房棘球蚴直接侵蚀、毒性损害和机械压迫三个方面。多房棘球蚴在肝实质内呈弥漫性浸润生长,并逐渐波及整个肝脏,囊肿周围的肝组织则因受压迫而发生萎缩、变性甚至坏死,加之多房棘球蚴产生的毒素又进一步损害肝实质,可引起肝功能衰竭而导致肝性脑病,或诱发肝硬化而引起门静脉高压,并发消化道大出血而死亡。

多房棘球蚴引起出血性坏死、崩解液化而形成空腔或钙化,呈蜂窝状大小囊泡内含胶状物或豆渣样碎屑,无原头蚴,临床表现最主要是右上腹缓慢增长的肿块或肝肿大,故肉眼难以与肝癌鉴别。肝内外胆管受压迫和侵蚀,可引起黄疸。多房棘球蚴若侵入肝内门静脉分支,则沿血流在肝内广泛播散,形成多发性寄生虫结节,出现肉芽肿反应,并可诱发肝硬化和胆管细胞型肝癌;侵入肝静脉则可随血液循环转移到肺和脑,引起相应的呼吸道和神经系统症状如咯血、气胸和癫痫、偏瘫等。

小结

1. 阿米巴病是由溶组织阿米巴感染引起的一种寄生虫病。阿米巴四核包囊为感染体,溶组织内滋养体(大滋养体)为致病体。病变主要累及结肠,以盲肠和升结肠最重(阿米巴病),也可形成肠外阿米巴病(阿米巴肝脓肿最常见)。以局部组织液化坏死为主要病变,属变质性炎。肠道的烧瓶状溃疡具有诊断价值。

2. 血吸虫病是由血吸虫寄生于人体所引起的寄生虫病。病变主要发生在直肠、乙状结肠和降结肠,亦常累及肝、脾和肺部。尾蚴、成虫、童虫所致的损伤,多为一过性或较轻微,虫卵沉积于肝、肠等组织内诱发的虫卵肉芽肿及纤维化是血吸虫病的主要病理基础。尾蚴侵入皮肤引起尾蚴性皮炎;成虫可引起局部的静脉内膜炎和静脉周围炎,死亡成虫虫体周围可形成嗜酸性脓肿;虫卵在组织内可形成急性虫卵结节和慢性虫卵结节;循环抗原与相应抗体结合形成循环免疫复合物,在组织中沉积引起局部免疫损害。

3. 肺吸虫病是肺并殖吸虫病的简称,是由并殖吸虫在人体寄生引起的急性或慢性地方性寄生虫病。我国主要有卫氏并殖吸虫和斯氏并殖吸虫两种。卫氏并殖吸虫的致病机制,主要是童虫或成虫

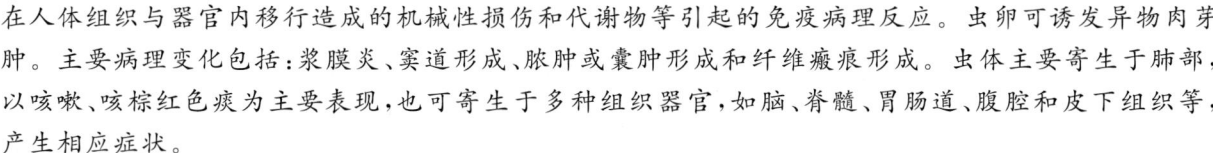

在人体组织与器官内移行造成的机械性损伤和代谢物等引起的免疫病理反应。虫卵可诱发异物肉芽肿。主要病理变化包括：浆膜炎、窦道形成、脓肿或囊肿形成和纤维瘢痕形成。虫体主要寄生于肺部，以咳嗽、咳棕红色痰为主要表现，也可寄生于多种组织器官，如脑、脊髓、胃肠道、腹腔和皮下组织等，产生相应症状。

4. 丝虫病是由丝虫寄生于人体淋巴系统引起的淋巴丝虫病，主要病变为淋巴管炎、淋巴结炎、淋巴回流障碍、乳糜尿、象皮肿等。丝虫在我国流行的只有班氏丝虫、马来丝虫两种，班氏丝虫是寄生人体的丝虫中最普遍的一种丝虫。传染源是血液中有微丝蚴的带虫者及患者。传播媒介是蚊。班氏丝虫和马来丝虫的生活史基本相似，都经过两个发育阶段，即幼虫在中间宿主蚊体内的发育和成虫在终宿主人体内的发育。

5. 棘球蚴病是由棘球绦虫幼虫（称棘球蚴）寄生于人体引起的人畜共患病，又称包虫病。人体寄生的棘球绦虫主要有细粒棘球绦虫和多房棘球绦虫，我国以细粒棘球绦虫为常见。棘球蚴病对机体危害的严重程度取决于棘球蚴的体积、数量、寄生时间和部位。细粒棘球蚴在人体内寄生的部位，最多见的是肝，其次是肺和腹腔，其余分布在胸腔、脾脏、脑、骨、肾脏、女性骨盆、骨骼肌、皮下组织、心脏等。主要病理变化为棘球蚴囊形成及对周围组织的压迫。泡型棘球蚴病，又称为多房棘球蚴病或泡型包虫病，较少见，通常比细粒棘球蚴病更严重，病死率较高；多房棘球蚴病几乎 100% 原发于肝，肺、脑等其他部位的继发感染多由血液循环转移而来。致病机制主要包括多房棘球蚴直接侵蚀、毒性损害和机械压迫三个方面。

（河南科技大学　赵建龙）

能力检测

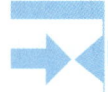

第十七章　病理学研究技术

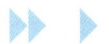

第一节　动　物　实　验

随着生命科学的突飞猛进发展,动物实验(包括动物疾病模型的开发等)成为生命科学研究中重要的研究工具。

一、实验动物的抓取和固定

实验进行前首先要限制动物的活动,使动物处于比较安静的状态,便于实验的进行。操作时要小心仔细、熟练准确。同时,要爱惜动物,使动物少受痛苦。

1. 鼠类　小鼠性情较温顺,比较容易抓取固定。用右手拇指和食指提起小鼠尾巴将其放在鼠笼盖上,用左手拇指和食指捏住其双耳及颈部皮肤,将小鼠置于左手掌心、无名指和小指夹其背部皮肤和尾部(图 17-1(a)),使其呈一条直线。对于体重较轻的大鼠,可以使用抓取小鼠的方法;如体重较重,可采用固定盒固定。

2. 家兔　家兔比较容易驯服,但脚爪较尖,抓取时应避免抓伤皮肤。家兔的抓取方法是右手抓住兔的颈部皮毛,将兔提起,左手托其臀部(图 17-1(b)),即可进行采血、注射等操作。

3. 蟾蜍　抓取蟾蜍时,用左手将其背部贴紧手掌固定,然后用左手的中指、无名指及小指夹住,前肢可用拇指及食指压住(图 17-1(c)),右手即可进行实验操作。

4. 犬　用犬做实验时,一般先将犬嘴绑住(图 17-1(d)、(e)、(f)),然后双手从后环抱其腹部,并固定于固定器中,方便进行其他操作。

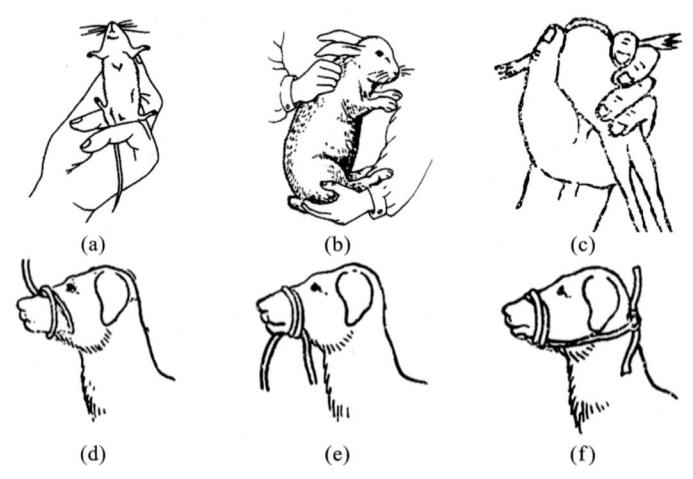

(a)　　　　　　　　(b)　　　　　　　　(c)

(d)　　　　　　　　(e)　　　　　　　　(f)

图 17-1　动物的抓取和固定方法

二、实验动物的标记

实验动物常需标记以示区别。标记的方法很多,可以根据动物的种类、数量和观察时间长短等因素来选择合适的标记方法。常用方法有涂染法和挂牌法。

1. 涂染法 用化学药品涂染动物被毛。经常应用的涂染化学药品如下。

（1）涂染红色：0.5％中性红或品红溶液。

（2）涂染黄色：3％～5％苦味酸溶液。

（3）涂染黑色：煤焦油的酒精溶液。

2. 挂牌法 将号码烙压在圆形或方形金属牌（铝或不锈钢制品）上或动物颈部的皮带上。该法适用于狗等大型动物。

三、实验动物的给药方法

在动物实验中，为了观察药物引起的机体功能、代谢及形态变化，常需要将药物注入动物体内。给药的途径和方法多种多样，可根据实验目的、实验动物种类和药物剂型、剂量等情况确定。

1. 灌胃法 在急性实验中，多采用灌胃法。将特殊的灌胃针连接于注射器上，针头金属球端弯曲成 20°左右的角度，以适应口腔、食管的生理弯曲度走向。将灌胃针从动物口腔侧面插入，然后沿咽后壁缓慢进入，直至相应深度，下降过程中应无阻力。

2. 皮下注射法 注射时左手提起皮肤，针头刺入固定后即可进行注射。

3. 皮内注射法 注射时剪去被毛，左手按住皮肤使之绷紧，右手持注射器紧贴皮肤刺入，然后使针头向上挑起并再稍刺入，即可注射药液。

4. 腹腔注射法 先将动物固定，使腹部朝上，然后在左或右侧腹部将针头刺入皮下，沿皮下向前推进 0.5～1.0 cm，再以 45°角方向穿过腹肌刺入腹腔（图 17-2(a)），此时有落空感，回抽无肠液、尿液后，缓缓推入药液。

5. 静脉注射法 将药液直接注射于静脉内，使其随血液分布全身，迅速起效的给药方法。小鼠、大鼠常采用尾静脉注射，家兔常采用耳缘静脉注射（图 17-2(b)）。

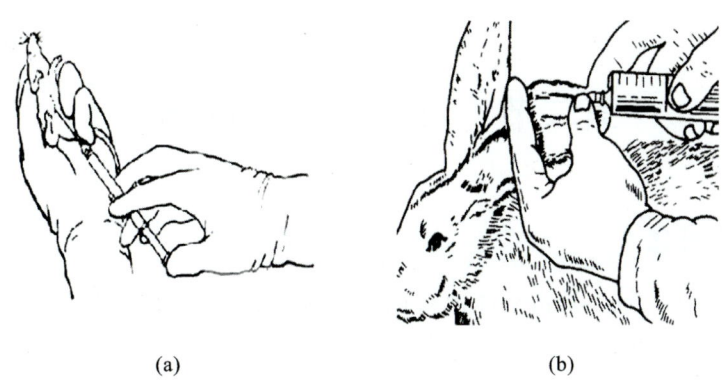

(a)   (b)

图 17-2 动物的注射方法

四、转基因动物

将外源性基因整合进动物生殖细胞的基因组而获得具有插入基因特性，并能正常繁衍的动物称为转基因动物（transgenic animal）（图 17-3）。转基因动物已成为探讨生物生长发育、基因表达调控、致癌基因作用和免疫系统反应的有力工具。

（一）目的基因的克隆和体外重组

目的基因取自现有的生物体如病毒、细菌、体细胞或肿瘤细胞的 DNA，用限制性内切酶或外切酶把 DNA 切割成若干小段，然后利用连接酶把 DNA 片段连入载体中，构建克隆载体库。随后采用 PCR 的方法扩增目的基因，对扩增的 DNA 片段进行适当修饰，将特定的控制序列连接到目的基因的结构序列上，从而创造一个新的重组基因。

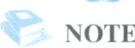

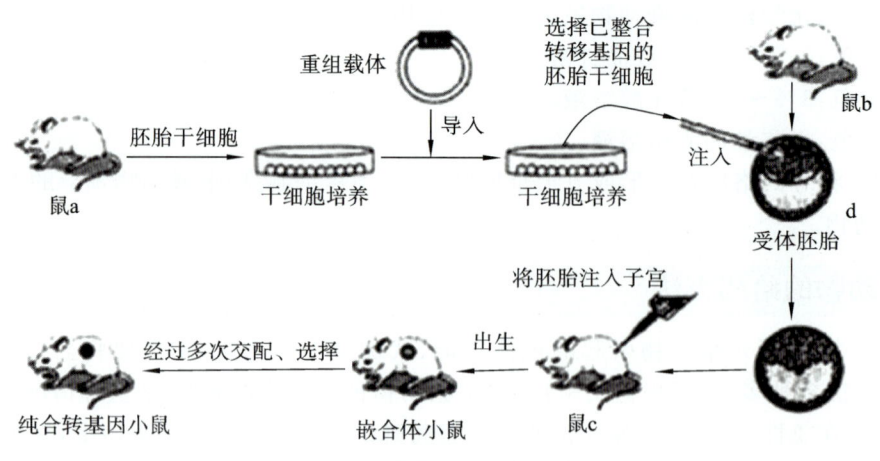

图 17-3　转基因动物的操作步骤

（二）转基因导入方法

1. 显微注射法　通过显微操作仪直接将外源基因直接注射进受精卵的原核中，该方法直接有效，但技术难度较大且需要昂贵的设备。

2. 逆转录病毒感染胚胎法　将重组的外源基因的病毒感染着床后的胚胎，使外源基因随病毒基因一起插入胚胎基因组中的方法，操作简单且效率较高。

3. 胚胎干细胞法　将多效性胚胎干细胞在体外通过同源重组的方式特异性地整合外源基因后，构成工程化的胚胎干细胞；经过筛选和扩增后再输回小鼠胚泡中，生成转基因动物。

除上述方法外，还有精子载体法、细胞核移植法和生殖细胞转染法等方法均可以构建转基因动物。

第二节　细胞和组织的培养

一、体外培养的概念

体外培养（in vitro culture），是指从体内获取活体细胞或组织，放在类似于体内生存环境的体外环境中，让其生长和发育的方法。

二、细胞培养的条件

（一）培养环境

体外培养首要任务是保证培养环境无菌和无毒，因此，体外培养需要在无菌室中进行。无菌室的结构：一般由更衣间、缓冲间、操作间三个部分组成（图 17-4）。为保持无菌状态，经常消毒是必要的，操作前可紫外照射 1～2 h 消毒，平时则可以采用过氧乙酸熏蒸（2 h）和新洁尔灭擦拭地面和墙壁一次的方式进行消毒。除无菌环境外，组织和细胞在培养过程中还需要适宜的生存环境，如温度、氧气、二氧化碳含量和 pH 等。

（二）超净工作台

超净工作台，或称生物安全柜，是由鼓风机驱动空气通过高效过滤器净化台面空间，使工作区构成无菌环境的培养操作平台（图 17-5）。使用前需用紫外灯照射 10～30 min 杀菌，然后让超净工作台预工作 10～15 min，除去臭氧和使工作台面呈净化状态；使用完毕，用 70% 酒精将台面和台内四周擦拭干净。在超净工作台上可进行细胞的复苏、传代、冻存以及其他操作，使用过程中需严格遵守无菌

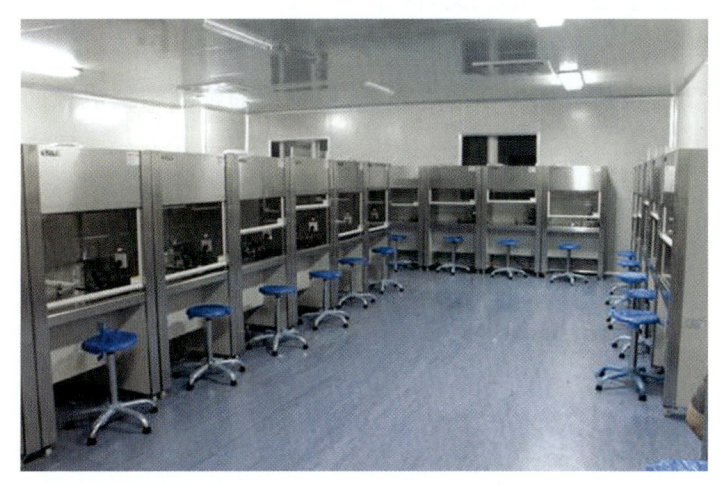

图 17-4 无菌室

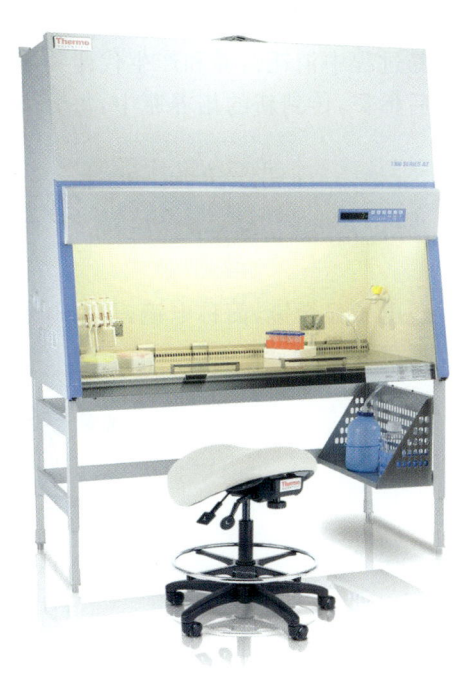

图 17-5 超净工作台

操作原则,保证工作台内环境无菌。

三、细胞培养液

细胞和组织的生长需要一定的营养环境。用于维持细胞生长的营养基质称为培养基(图 17-6)。培养基是人工模拟体内生长的营养环境,提供营养和促进其生长增殖的物质基础。

现阶段常用的培养基有天然培养基和人工合成培养基。天然培养基一般提取自鸡胚和牛胚浸液,成分丰富,但其来源受限。人工合成培养基主要成分由氨基酸、维生素、碳水化合物、无机盐和辅助物质等构成,采用标准化生产,产量高且成分稳定,但由于合成培养基缺少部分细胞组织生长的必需物质,在使用过程中需和天然培养基(血清)配合使用。

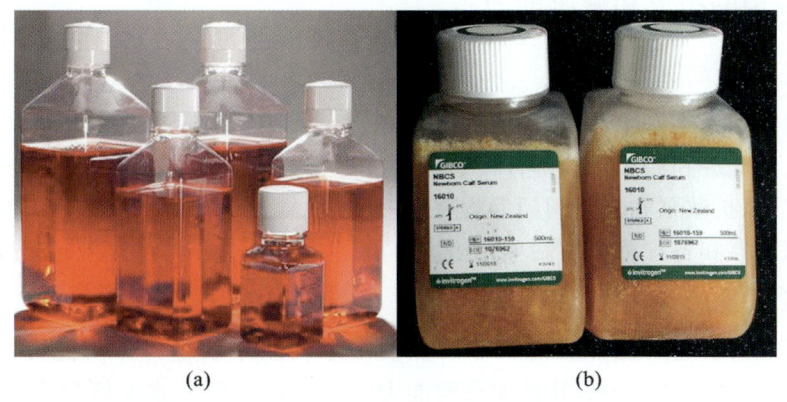

(a)   (b)

图 17-6 培养基和胎牛血清

四、细胞培养的基本方法

1. 原代培养(primary culture) 也称初代培养,即从供体中取出组织直接接种的首次培养,一般持续 1~2 周。原代培养的组织和细胞生物学特性未发生很大变化,最能反映组织和细胞在体内的情况,此时进行各种实验,其研究结果最有意义。

2. 传代培养　原代培养成功以后,随着细胞不断分裂,细胞密度增大,生长速度减慢甚至停止,且培养过程中消耗营养和产生代谢物不利于生长或发生中毒,此时需要进行传代培养。将细胞消化分离后稀释,传到新的培养瓶中,每分离再培养一次即为传一代。

第三节　电子显微镜技术

电子显微镜,简称电镜,是用电子束和电子透镜代替光束和光学透镜,使物质的细微结构成像的仪器(图 17-7)。

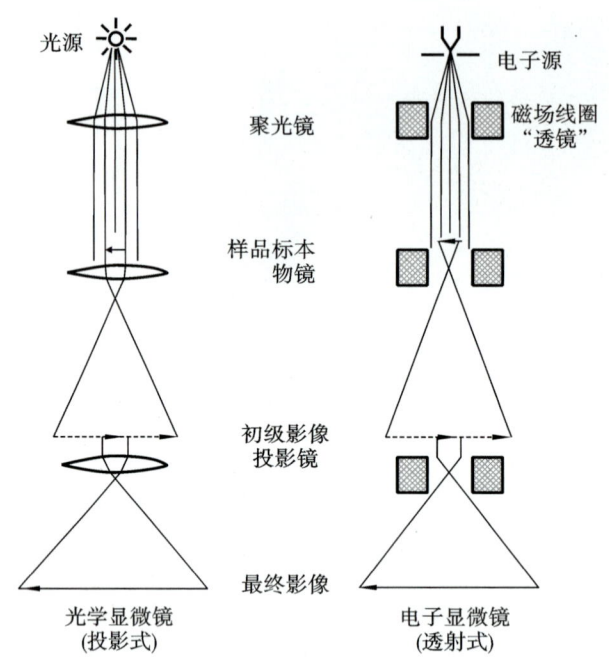

图 17-7　光学显微镜和电子显微镜原理

一、电子显微镜的组成和分辨能力

(一)电子显微镜的基本结构

电子显微镜由电子光学系统、真空系统和电源系统三个部分组成。电子光学系统主要有电子枪、电子透镜、样品架、荧光屏和照相机等部件。这些部件通常是自上而下地装配在一个筒状结构内。真空系统由机械真空泵、扩散泵和真空阀门等构成,并通过抽气管道与镜筒相连接。电源系统主要由高压电源、发生器、稳流器和各种调节控制单元组成。

(二)电子显微镜的分辨能力

显微镜的分辨能力以它所能分辨的相邻两点的最小间距来表示。分辨能力是显微镜的重要指标。可见光的波长为 300~700 nm,其最大分辨能力为 0.2 μm,最大放大倍数为 2000 倍。电子显微镜的电子束的波长与加速电压有关,目前电子束波长为 0.0037~0.0053 nm,最大放大倍率超过 300万倍,所以电子显微镜的发明和应用对于观察和揭示细胞和组织的超微结构和功能有巨大的作用。

二、电子显微镜的分类

电子显微镜按结构和用途可分为透射式电子显微镜、扫描式电子显微镜和一些专用的电子显微镜等。透射式电子显微镜是最早应用的电子显微镜,常用于观察细微物质结构;扫描式电子显微镜收集样品表面散射的电子用于成像,主要用于观察样品表面和断面的立体结构,也能与 X 射线衍射仪或电子能谱仪相结合,用于物质成分分析。

1. 透射式电子显微镜 透射式电子显微镜,简称透射电镜,是用电子束直接穿透样品,然后电子透镜放大而成像。透射电镜的图像是黑白的,细节的对比度由样品对电子束的散射而形成(图 17-8(a)、(b)、(c))。样品较薄或密度较小的部分,电子束散射较少,在图像中较亮。反之,样品中较厚或较密的部分,在图像中则较暗。

2. 扫描式电子显微镜 扫描式电子显微镜简称扫描电镜。扫描电镜的电子束不穿过样品,仅在样品表面扫描激发出次级电子,然后收集次级电子,形成电信号输送到显像管成像(图 17-8(d)、(e)、(f))。扫描电镜的显像管的偏转线圈与样品的电子束保持同步,荧光屏即可显示样品表面的全貌。扫描电镜的分辨率主要取决于样品表面上电子束的直径。放大倍数是显像管上扫描幅度与样品上扫描幅度之比,可从几十倍连续地变化到几十万倍。

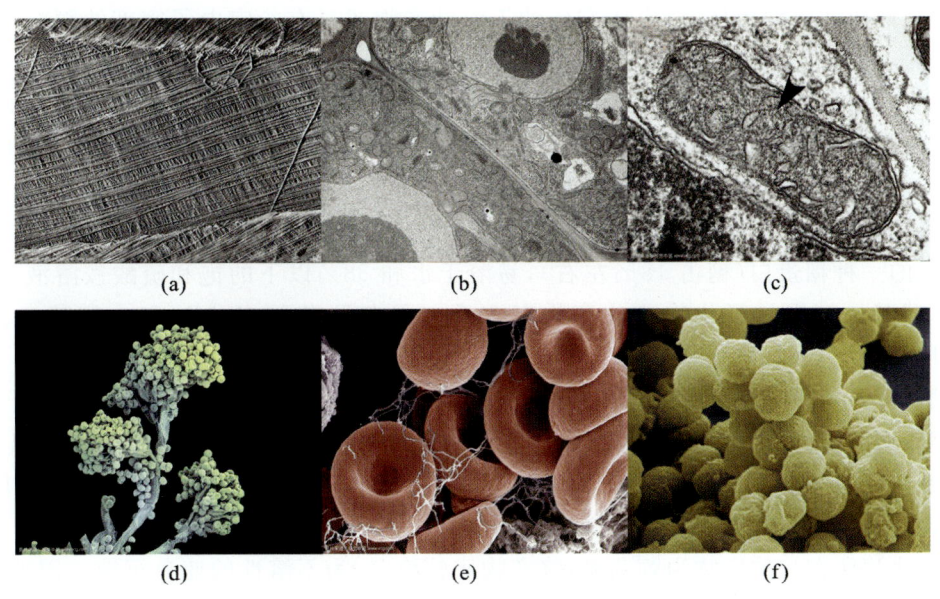

图 17-8　电子显微镜图像

第四节　免疫组织(细胞)化学技术

免疫组织(细胞)化学技术是应用免疫学基本原理——抗原抗体反应,对组织或细胞内抗原或抗体物质定性和定位的组织化学技术。

免疫组织(细胞)化学技术按照标记物的种类可分为免疫酶法、免疫荧光法、免疫铁蛋白法、免疫金法及放射免疫自影法等。免疫组织(细胞)化学技术在现代生物学和医学研究中被广泛应用,其具有抗原抗体反应的特异性,染色技术的快速性,在细胞或组织上定位的准确性等优势。

一、免疫荧光法

免疫荧光法(immunofluorescence)的基本原理是将已知的抗体分子标记上某颜色的荧光素,当与抗原反应时,形成的复合物上就带有荧光素,在荧光显微镜下就可以看见发出荧光的抗原抗体结合部位,在此部位检测出抗原。常用的荧光素有异硫氰酸荧光素(fluorescein isothiocyanate,FITC)和四甲基异硫氰酸罗达明(TRITC)。FITC 呈现明亮的黄绿色荧光,是最常用的标记抗体的荧光素。四甲基异硫氰酸罗达明是罗达明(rhodamine)的衍生物,呈橙红色荧光,与 FITC 发射的黄绿色荧光对比鲜

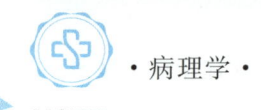

明,常用于双标记染色。

按照抗原抗体反应的结合步骤,免疫荧光法可分为直接法、间接法和补体法。

二、免疫酶法

免疫酶法是借助酶细胞化学等手段显示组织抗原(或抗体)的新技术,是在免疫荧光法的基础上发展起来的。免疫荧光法虽然具有操作简便、灵敏度高、特异性高的优势,但同时也有很多不足之处,尤其是存在标本因淬灭不能长期保存的问题。与免疫荧光法相比较,免疫酶法具有以下优点:酶反应产物既能在一般的普通光学显微镜下观察,也可在电镜下观察,使灵敏度进一步提高;同时标本能长期保存,并能加设 HE 染色等其他复染,有利于将被标记物与病变的形态学改变相互联系(定性与定位),弥补了免疫荧光法的不足。

免疫酶法的基本原理是将酶以共价键的形式结合在抗体上,制成酶标抗体,当形成免疫复合物后,酶特异性地催化底物发生反应,生成有色的不溶性产物或具有一定电子密度的颗粒,在光镜或电镜下进行观察。

在实际工作中,最常用的示踪剂是辣根过氧化物酶(horseradish peroxidase,HRP)和碱性磷酸酶(alkaline phosphatase,AKP),除此之外,还有葡萄糖氧化酶(glucose oxidase,GOD)等,但因其形成的不溶性色素扩散作用较大,在应用上受到很大限制。

辣根过氧化物酶广泛分布于植物界,因其辣根含量最高而得名。它是由无色酶蛋白和深棕色的铁卟结合组成的一种糖蛋白(糖占 18% 左右),易溶于水和 58% 以下的饱和硫酸铵溶液,其活性部分为铁卟啉,称辅基。辣根过氧化物酶的底物有 3,3-二氨基联苯胺(DAB)和 3-氨基-9-乙基卡巴唑(AEC),分别显示棕色和红色。

碱性磷酸酶是一种磷酸酶的水解酶,该酶在许多人体组织或动物组织中有分布,如肝、胎盘、白细胞、肾、小肠等,相对分子质量为 80000,最适 pH 为 9.8,其活性受底物及浓度、缓冲液及其离子浓度等因素影响。碱性磷酸酶的常用底物有氯化硝基四氮唑蓝/5-溴-4-氯-3-吲哚磷酸盐(NBT/BCIP)、坚牢蓝和坚牢红。

葡萄糖氧化酶所催化的底物为葡萄糖,终产物比较稳定,为不溶性的蓝色沉淀。因哺乳动物组织内不存在内源性葡萄糖氧化酶,可以很好地避免内源性酶的干扰。但是,葡萄糖氧化酶的分子较辣根过氧化物酶大三倍,具有较多的氨基,在标记时易形成广泛的聚合,而影响酶的活性。

免疫酶法可以分为以下几种。

1. 直接法 用酶标记的特异性抗体直接与标本中的相应抗原反应结合并显色的方法(图 17-9)。

直接法的第一步是特异的酶催化相应底物,其余步骤则是非特异的。以辣根过氧化物酶为例,HRP 的底物是 H_2O_2,在反应过程中,酶与 H_2O_2 形成初级复合物,当电子供体存在时,反应以一定的速度形成中间产物,然后迅速生成水,酶被还原,电子供氢体被氧化、聚合,再经氧化环化,最后形成吲哚胺多聚体,出现不溶性棕褐色沉淀,达到定位、定性、定量的目的。

直接法简便、快速、特异性强,非特异性背景反应低。其缺点是,每种抗原必须分别用其抗体的酶标记物,且敏感性较低。

2. 间接法 间接法是先用未标记的特异性抗体(一抗)与标本中相应抗原反应,再用抗一抗的酶标抗体与结合在抗原上的一抗(即特异性抗体)反应的方法(图 17-9)。例如,第一次使用的抗体(一抗)是由家兔产生的,则第二次使用的抗体(二抗)必须是抗兔的免疫球蛋白。常用的二抗有羊抗兔或兔抗鼠的酶标记物。

间接法的优点是用一种酶标二抗就可与多种特异性一抗反应,且敏感性较高。

3. 酶桥法 酶桥法是用识别特异性种属的免疫球蛋白 Fc 段为桥,将酶标抗体和识别免疫反应结合,避免了由于化学反应过程中对酶活性和抗体效价的不良影响。其基本原理是用酶免疫动物,制备高效价、特异性强的抗酶抗体,然后用第二抗体作桥,将抗酶抗体和特异性的第一抗体(即联结在组织

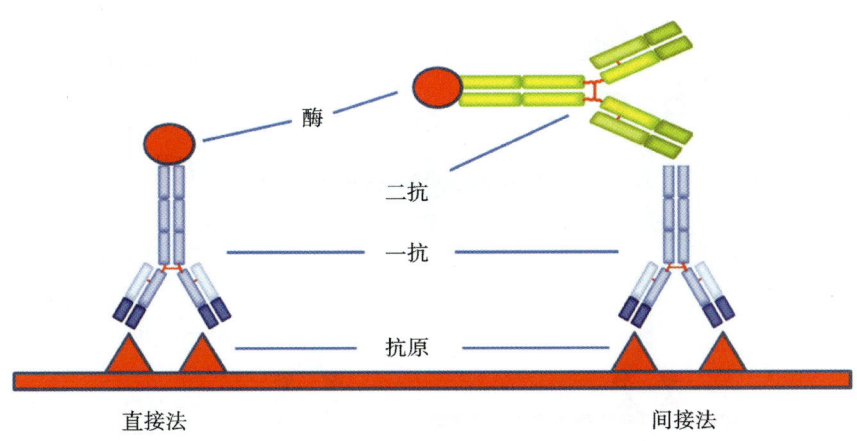

图 17-9 免疫酶法（直接法和间接法）

抗原上的抗体）连接起来，再将酶结合在抗酶抗体上，经过酶催化底物的显色反应后，显示出抗原所在的部位及含量。作为桥的第二抗体（即桥抗）必须对特异性抗体（一抗）和酶抗体都具有特异性，这样才能将二者相连起来，因此，一抗和酶抗体应由同一种属动物产生。例如，特异性抗体和酶抗体都是兔产生的，再用羊抗兔 IgG 作为桥抗体就能将两者连接起来。在此过程中，由于任何抗体均未被酶标记，酶是通过免疫学原理与抗酶抗体结合的，避免了共价连接对酶活性的影响，提高了方法的敏感性，同时也节省了特异性抗体（即一抗）的用量。

酶桥法虽然克服酶标记抗体法的缺点，较好地保护了抗体和酶的活性，但是仍存在不足，其主要表现：①在抗酶抗体的抗血清中，含有低亲和力和高亲和力两类抗体，它们作为抗原与抗体结合，主要依赖于桥抗体对它的亲和力，而与其本身对酶的亲和力无关，故两者均可被连接在桥抗体上，由于低亲和力的抗酶抗体与酶结合较弱，漂洗时易解离，使部分酶丢失，从而降低了方法的敏感性。②抗酶抗体血清中，亦含有非特异性抗体，其抗原性与抗酶抗体相同，所以能与桥抗体结合，但却不能与酶结合，这样影响了组织抗原的显示。为解决这些不足，20 世纪 70 年代初，Sternberg 在各种标记抗体法和酶桥法的基础上，建立了过氧化物酶-抗过氧化物酶复合物法（PAP 法），并加以改良，成为应用非常广泛的免疫组织化学技术之一。

4. PAP 法 PAP 法是酶桥法等基础之上建立的，其基本原理与酶桥法相似，都是利用桥抗体将酶连接在第一抗体结合的部位，所不同的是，将酶和抗酶抗体制成复合物（PAP）以代替酶桥法中的抗酶抗体和随后结合的酶（图 17-10），将两个步骤合并为一个步骤，这一重要的改进，不仅仅是简化步骤，而且具有更大的优势，因为 PAP 是由 3 个过氧化物酶分子和 2 个抗酶抗体分子结合形成的一个环形分子，排列呈五角形结构，这种结构非常稳定，冲洗时酶分子不易脱落，从而大大提高了敏感性，PAP 法比酶桥法灵敏度高约 20 倍。

PAP 法应用广泛，其主要优点如下。

（1）最大限度地保存了抗体活性。因为在所有的反应过程中，任何抗体均未被酶标记，避免了标记过程中对抗体活性的损害。

（2）灵敏度高。由于是多层抗原抗体反应，其有免疫放大作用，使得结合在免疫复合物上的酶分子增多，并且 PAP 法复合物性质结构稳定，这样与酶底物反应后的呈色反应增强，使微量的或抗原性弱的抗原显示出来，提高了灵敏度。

（3）背景淡。PAP 法中，连接抗体中即使存在着非特异性抗体，因其不是抗 IgG 的特异性抗体，故不能与抗 HRP 抗体相结合，也就不能把 PAP 复合物连接在非特异性抗体上，所以不能与 HRP 结合，也就无酶活性及背景染色。

5. APAAP 法 碱性磷酸酶-抗碱性磷酸酶（APAAP）法是 Mason 和 Moir（1983）等在 PAP 法的基础上，用 AKP 替代 HRP 而建立的一种方法，都属于未标记抗体桥联法。APAAP 法与 PAP 法一

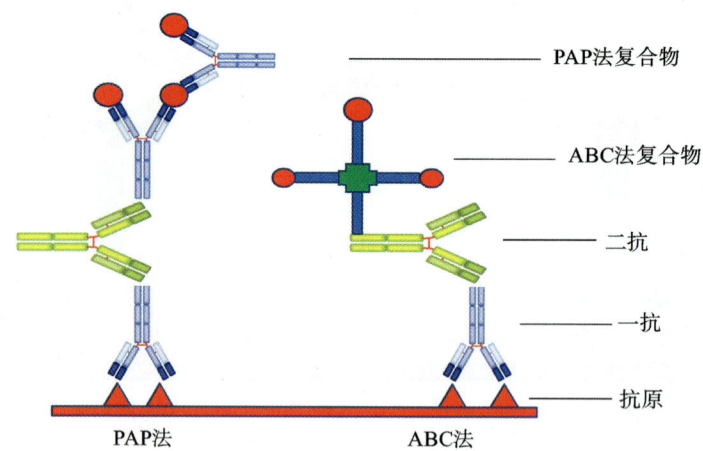

图 17-10　免疫组织化学 PAP 法和 ABC 法

样,利用桥抗体将 AKP 连接在第一抗体的结合部位,而 AKP 和抗 AKP 抗体被制成复合物(APAAP),通过 APAAP 复合物中的 AKP 催化底物显色以显示抗原物质。

6. ABC 法　抗生物素蛋白(又称亲和素)-生物素-过氧化物酶复合物法(avidin-biotin-peroxidase complex method,ABC 法)是首先将亲和素与生物素——过氧化物酶(HRP)按一定比例结合,形成可溶性复合物(avidin-biotin-HRP complex,ABC)(图 17-10)。由于酶分子能与多个生物素分子结合,而亲和素又能于 4 个结合位点与生物素-过氧化物酶(biotin-HRP)反应,同时酶标生物素上的多个生物素分子又可称为很多"触手"与亲和素形成晶格样连接的复合物,该复合物中未饱和的亲和素结合位点,再与第二抗体分子上的生物素结合,从而使抗原抗体反应与 ABC 标记体系成为一个多级放大的体系,使该方法检测的敏感度明显提高。

第五节　显微切割术

一、显微切割术出现的背景

在分子病理学研究中,常常遇到两个比较棘手的问题:一是选取的研究材料需要在某一方面具有相同的特征,即具有一定程度的同质性。人体的各种组织绝大多数是由多种不同细胞组成的异质性的细胞群,这种选取同质性的研究材料问题在对人体组织的深入研究中常常遇到却又不易解决;二是随着研究的不断深入,需要在组织细胞中分离的研究材料日趋微小,常规手段往往不易做到。而显微切割术(microdissection)可以很好地解决以上问题,因而受到高度重视并得以广泛应用。

二、显微切割术的定义

显微切割术是在显微状态或显微镜直视下通过显微操作系统对欲选取的材料(组织、细胞群、细胞、细胞内组分或染色体区带等)进行切割分离并收集用于后续研究的技术。显微切割术实际上属于在微观领域对研究材料的分离收集技术,因此应用此技术往往是许多要深入研究工作中的起始的重要一步。

三、显微切割术的特点

1. 细微　由于是在显微状态并采用特殊的分离收集手段,显微切割的对象可以达到微米级,显微切割的精度可以达到纳米级,因此利用显微切割术可以分离收集到像核仁和包涵体及染色体特异区带这样细微的对象。

2. 原位 利用显微切割术是在组织细胞或染色体的原位取材,因此所取材料的定位清楚,所研究对象的历史背景明确。

3. 同质 显微切割术可以保证所取材料一定层次上的同质性。

4. 结合 显微切割术可以与多种分子生物学、免疫学及病理学技术结合使用。

四、显微切割的方式

依显微切割方式发展的过程可以分为以下四种:手动直接显微切割、机械辅助显微切割、液压控制显微切割和激光捕获显微切割。

1. 手动直接显微切割 早期的切割方式,它是直接在显微镜下手持切割用针分离组织或细胞群,此种方式切割精度低,只适用于对较大块组织中的局部区域或细胞群进行分离,切割单个细胞十分困难。

2. 机械辅助显微切割 利用普通光学显微镜的微调旋钮控制切割针切割细胞,可采用 30G1/2 注射用针替代需要专用拉丝设备制作的玻璃切割针,此方式切割精度较手动直接显微切割的精度有了提高,可以达到对较大的单个细胞的切割,而且此方式简单易行、低耗,尤其适合于基层和无专用设备的单位,但由于显微镜的微调旋钮只能进行二微控制,对切割后的细胞进行收集较为困难,且切割精度仍然较低。

3. 液压控制显微切割 采用液压式显微操纵系统配合倒置显微镜进行显微切割,目前常用的操纵系统有日本的 Narishige 和德国的 Eppendorf 液压显微操纵系统,该系统同时可用在转基因动物及显微注射等实验中,它通过液压系统可提供 X 轴、Y 轴和 Z 轴三个方向的精确的三微控制,其切割精度是目前各种方式中最高的,也是很多实验室常用的方法,其不足是不能实现显微切割的自动化,要收集较大量的目的组分时耗时长,效率低。

4. 激光捕获显微切割 目前最为先进的方式,它快速方便,可从大量的研究材料中迅速捕获较多的目的组分,自动化程度高,但这需要昂贵的专用设备(图 17-11)。

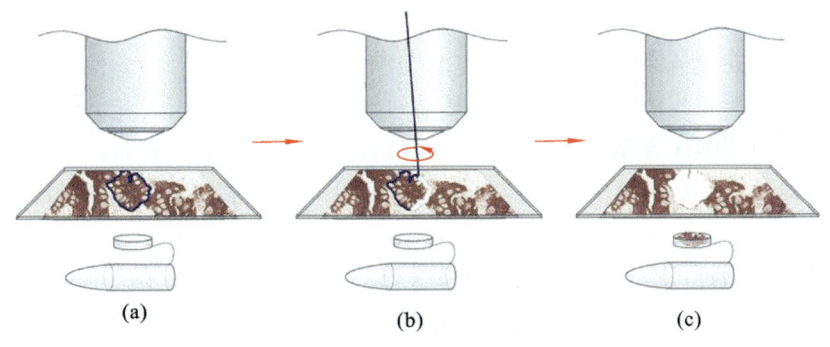

(a)　　　　　　　(b)　　　　　　　(c)

图 17-11　显微切割术步骤

五、显微切割的材料

显微切割的材料可以是以各种方式贴附于固相支持物上的各种组织细胞成分,其来源十分广泛,石蜡组织切片、冰冻组织切片、细胞铺片、细胞甩片、培养细胞、常规制备的染色体等均可采用。具体选择何种材料根据研究目的的不同进行,如果显微切割后需要进行 RNA 分析,则通常采用冰冻组织切片或新制备的细胞片;在回顾性研究中福尔马林固定石蜡包埋的组织切片应用最为广泛。

六、显微切割的应用

显微切割时究竟选择什么样的细胞完全取决于研究的目的,但如何识别欲切割的细胞及如何对已切割的细胞进行分析,则需要和其他方法相结合。根据研究的需要可在显微切割前应用组织化学、

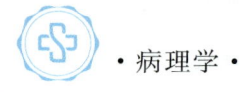

免疫组织化学、原位杂交、原位末端标记、原位聚合酶链反应、荧光原位杂交（FISH）、组织特染等方法对需要切割的组织内成分进行标记,显微切割后获得的材料可以用于提取蛋白质、DNA 和 RNA 等用于蛋白质印迹（Western Blot）、DNA 印迹（Southern Blot）、RNA 印迹（Northern Blot）、PCR 等蛋白质和核酸的相关分析。

第六节　流式细胞术

流式细胞术（flow cytometry,FCM）是一种对液流中排成单列的细胞或其他生物微粒（如微球、细菌、小型模式生物等）逐个进行快速定量分析和分选的技术。经过多年的发展和完善,今天的流式细胞仪已经十分先进,并被广泛地运用于从基础研究到临床实践的各个方面（图 17-12）。

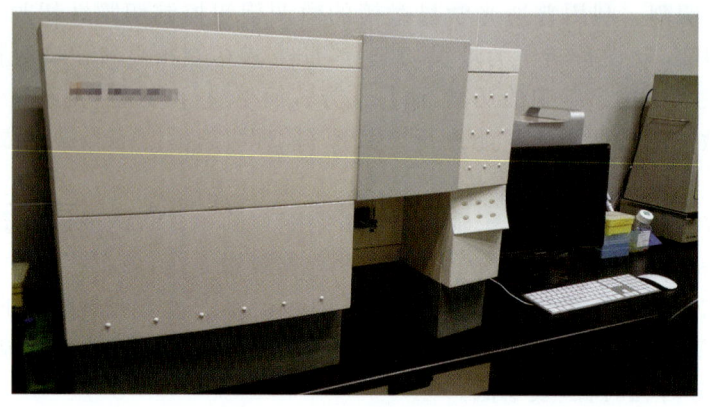

图 17-12　流式细胞仪

一、概述

流式细胞术是一种在液流系统中,快速测定单个细胞或细胞器的生物学性质,并把特定的细胞或细胞器从群体中加以分类收集的技术。其方法是通过测定库尔特电阻、荧光、光散射和光吸收等参数来定量测定细胞的体积、DNA 含量、蛋白质含量、酶活性、细胞膜受体和表面抗原等,然后根据这些参数将不同性质的细胞分开,以获得供生物学和医学研究用的纯细胞群体。目前最高分选速度已达到每秒 3 万个细胞。

流式细胞术的原理是将待测样品经荧光染料染色后制成细胞悬液,在一定压力下通过壳液包围的进样管而进入流动室,由流动室的喷嘴喷出单行排列的细胞液流,与入射激光束相交。细胞被激发而产生荧光,由放在与入射的激光束和细胞液流成 90°处的光学系统收集。整个仪器用多道脉冲高度分析器处理荧光脉冲信号和光散射信号。测定的结果用单参数直方图、双参数散点图、三维立体图和轮廓（等高）图来表示。

对细胞进行分选的原理是,由超声振荡器产生高频振荡,使流动室发生振动,把喷嘴喷出的细胞液流断裂成一连串含有细胞的均匀小液滴。这些细胞在形成液滴前,光学系统检测信号确定与要分选的细胞性质符合,仪器给整个液流充以短暂的正或负电荷。当该液滴离开液流后,其中被选定细胞的液滴就带有电荷,而不被选定的细胞液滴则不带电。带有正电荷或负电荷的液滴通过高压偏转板时发生向阴极或向阳极的偏转,从而达到了分类收集细胞的目的。

二、流式细胞术的应用

1. 遗传学　用流式细胞术测定染色体 DNA 含量,可得到染色体频率分布图,称为流式染色体核型分析。同类型染色体出现一个峰,峰的面积代表这种类型染色体的丰度。流式染色体核型分析技

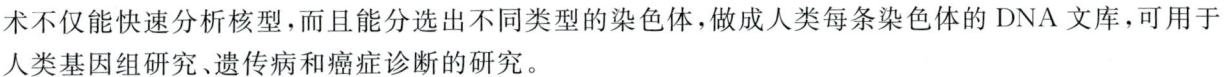

术不仅能快速分析核型,而且能分选出不同类型的染色体,做成人类每条染色体的 DNA 文库,可用于人类基因组研究、遗传病和癌症诊断的研究。

2. 免疫学 流式细胞术以其快速、准确、灵敏度高等优点,广泛应用于免疫学的理论研究和临床诊断。流式细胞术可辨认和计数带有不同表面特异性抗原的细胞,根据细胞表面抗原的不同,分辨出不同的 T 和 B 淋巴细胞亚群,以及测定每个细胞所带抗原的数量、密度及其动力学参数等。

流式细胞术在判断获得性免疫缺陷综合征的重要特征,即 T4 和 T8 淋巴细胞比例改变(T4 细胞大量减少)以及判断自身免疫病和确定白血病、淋巴癌的表型等方面,都发挥了重要的作用。此外,流式细胞术还可用于定量分析结合于细胞上的荧光素标记的外源凝集素,测定细胞表面积和荧光素结合位点的相对密度,结合细胞动力学测定每个细胞结合位点的数目,以及研究各种外源凝集素与细胞表面结合的竞争性等。

3. 肿瘤学 这是流式细胞术在临床医学中应用最早的一个领域。在大多数实体瘤和急性白血病中都发现有非整倍体的细胞,而非整倍体细胞与肿瘤恶性程度有关。流式细胞术能快速得到有关 DNA 倍性的信息,因而能提供有价值的诊断数据以及对预后的判断。同时,临床医师可以根据细胞周期各时相的分布情况,依据化学治疗药物对细胞动力学的干扰理论,设计最佳的治疗方案,及时选用有效的药物,对瘤细胞达到最大的杀伤效果。

此外,流式细胞术在血液学、微生物学、分子生物学等领域中也得到广泛的应用。流式细胞术正在向高灵敏、高速度、多参数测量、获取形态学信息等方面发展。

第七节 生物芯片技术

生物芯片技术是随着"人类基因组计划"(human genome project,HGP)的进展而发展起来的重大科技进展之一,它是融微电子学、生物学、物理学、化学、计算机科学为一体的高度交叉的新技术。生物芯片技术包括基因芯片、蛋白质芯片、细胞芯片、组织芯片,以及元件型微阵列芯片、通道型微阵列芯片、生物传感芯片等新型生物芯片。本文主要介绍基因芯片技术,它为"后基因组计划"时期基因功能的研究提供了强有力的工具。

一、基本概念

基因芯片(gene chip)也叫 DNA 芯片、DNA 微阵列(DNA microarray)、寡核苷酸阵列(oligonucleotide array)等,是指采用原位合成(in situ synthesis)或显微打印手段,将数以万计的 DNA 探针固化于支持物表面上,产生二维 DNA 探针阵列,然后与标记的样品进行杂交并检测杂交信号的技术。

二、技术基本过程

1. DNA 方阵的构建 常用的支持物是硅片。通过液相化学合成寡核苷酸链探针,或 PCR 技术扩增基因序列,纯化后由阵列复制器(ARD)准确、快速地将不同探针样品定量点样于带正电荷的硅片上,再由紫外线交联固定后即得到 DNA 微阵列或芯片。

2. 样品 DNA 或 mRNA 的准备 从血液或活组织中获取的 DNA/mRNA 样品在标记成为探针以前必须进行扩增以提高阅读灵敏度。在 PCR 扩增过程中,必须同时进行样品标记,标记方法有荧光标记法、生物素标记法、同位素标记法等。

3. 分子杂交 样品 DNA 与探针 DNA 互补杂交要根据探针的类型和长度以及芯片的应用来选择、优化杂交条件。如用于基因表达监测,杂交的严格性较低、低温、时间长、盐浓度高;若用于突变检测,则杂交条件相反。芯片分子杂交的特点是探针固化,样品荧光标记,一次可以对大量生物样品进行检测分析,杂交过程只要 30 min。

4. 杂交图谱的检测和分析　用激光激发芯片上的样品发射荧光,严格配对的杂交分子,其热力学稳定性较高,荧光强;不完全杂交的双键分子热力学稳定性低,荧光信号弱(不到前者的 1/35～1/5),不杂交的无荧光。采用激光共聚焦显微镜或落射荧光显微镜等可检测不同位点的信号强度,由计算机软件处理分析,得到有关基因的参数。

三、基因芯片的应用

1. 测序　基因芯片利用固定探针与样品进行分子杂交产生的杂交图谱而排列出待测样品的序列,这种测定方法快速而具有十分诱人的前景。Mark chee 等用含 135000 个寡核苷酸探针的阵列测定了全长为 16.6 kb 的人线粒体基因组序列,准确率达 99%。Hacia 等用含有 48000 个寡核苷酸的高密度微阵列分析了黑猩猩和人 BRCA1 基因序列差异,结果发现在外显子 11 约 3.4kb 长度范围内的核酸序列同源性在 83.5%～98.2%,提示了二者在进化上的高度相似性。

2. 基因表达水平的检测　用基因芯片进行的表达水平检测可自动、快速地检测出成千上万个基因的表达情况。Schena 等采用拟南芥基因组内共 45 个基因的 cDNA 微阵列,检测该植物的根、叶组织内这些基因的表达水平,经激光共聚焦显微扫描,发现该植物根和叶组织中存在 26 个基因的表达差异,而参与叶绿素合成的 CAB1 基因在叶组织较根组织表达高 500 倍。

3. 基因诊断　人类的疾病与遗传基因密切相关,基因芯片可以对遗传信息进行快速准确的分析。基因芯片技术已经被应用于感染性疾病、肿瘤和药物代谢等方面的研究。从正常人的基因组中分离出 DNA 与 DNA 芯片杂交就可以得出标准图谱。从患者的基因组中分离出 DNA 与 DNA 芯片杂交就可以得出病变图谱。通过比较、分析这两种图谱,就可以得出病变的 DNA 信息。这种基因芯片诊断技术以其快速、高效、敏感、经济、平行化、自动化等特点,成为一项现代化诊断新技术。

4. 药物筛选　高速、低成本的高通量筛选已成为当今药物筛选的主流,基因芯片技术能够从基因水平解释药物的作用机制,即可以利用基因芯片分析用药前后机体的不同组织、器官基因表达的差异。张晓东、叶丽虹等应用乳腺癌转移相关基因的基因芯片建立筛选抗乳腺癌转移药物的方法已获得专利。如果再用 mRNA 构建 cDNA 表达文库,然后用得到的肽库制作肽芯片,则可以从众多的药物成分中筛选到起作用的部分物质。在寻找 HIV 药物中,Jellis 等用组合化学合成及 DNA 芯片技术筛选了 654536 种硫代磷酸八聚核苷酸,并从中确定了具有 XXG4XX 样结构的抑制物,实验表明,这种筛选物对 HIV 感染细胞有明显阻断作用。生物芯片技术使得药物筛选、靶基因鉴别和新药测试的速度大大提高,成本大大降低,这一技术具有很大的潜在应用价值。

此外,基因芯片在新基因发现、药物基因组图、中药物种鉴定、DNA 计算机研究等方面都有巨大应用价值。

四、基因芯片国内外现状和前景

自从 1996 年美国 Affymetrix 公司成功地制作出世界上首批用于药物筛选和实验室试验用的生物芯片,并制作出芯片系统,此后世界各国在芯片研究方面快速前进,不断有新的突破。我国在生物芯片研究方面刚刚起步,自 1997 年香山会议以来,我国对生物芯片高度重视,1998 年 10 月,中科院将基因芯片列为"九五"特别支持项目,其利用其在微电子技术、生化技术、物理检测技术方面的优势,组织跨所、跨学科合作。我国基因芯片研究紧跟国际前沿,力争在此高新技术领域里有一席之地,它将对我国生命科学研究、医学诊断、新药筛选具有革命性的推动作用,也将对我国人口素质、农业发展、环境保护等做出巨大的贡献,同时带动我国科学整体进步,为各相关高科技产业创造机会。基因芯片成为 21 世纪非常令人注目的高新技术领域之一,有助于人类进入生物信息时代。

第八节 动物活体成像技术

活体成像技术,即可见光成像技术,是在小动物活体内细胞和分子水平上进行生物学行为研究的一项技术。通过这项技术,可以观测活体动物体内肿瘤的生长及转移、感染性疾病发展过程、特定基因的表达等生物学过程。其因操作极其简单、所得结果直观、灵敏度高等特点,已广泛应用于生命科学、医学研究及药物开发等方面。

一、生物活体成像技术的原理及优点

(一)生物活体成像技术的原理

生物活体成像技术借助分子成像技术能够观测特异性细胞、基因和分子的表达或互作过程,同时检测多种分子事件,追踪靶细胞,使药物和基因治疗最优化,从分子和细胞水平对药物疗效进行成像,从分子病理水平评估疾病发展过程,对同一个动物或患者进行时间、环境、发展和治疗影响跟踪。

(二)生物活体成像技术的优点

生物活体成像技术相比传统的细胞培养有着诸多优点。第一,生物活体成像能够反映细胞或基因表达的空间和时间分布,从而了解活体动物体内的相关生物学过程、特异性基因功能和相互作用。第二,由于可以对同一个研究个体进行长时间反复跟踪成像,既可以提高数据的可比性,避免个体差异对试验结果的影响,又不需要杀死模式动物,节省了大笔科研费用。第三,尤其在药物开发方面,分子成像更是具有划时代的意义。

二、生物活体成像技术的分类

生物活体成像技术主要分为光学成像、核素成像、磁共振成像等。

1. 光学成像 活体动物体内光学成像主要采用生物发光(bioluminescence)或荧光(fluorescence)两种技术。生物发光是用荧光素酶(luciferase)基因标记细胞或 DNA,而荧光技术则采用荧光报告基团(GFP、RFP、Cyt 及 dyes 等)进行标记,利用报告基因产生的生物发光、荧光蛋白质或染料产生的荧光就可以形成体内的生物光源(图 17-13)。前者是动物体内的自发荧光,不需要激发光源,后者则需要外界激发光源的激发。

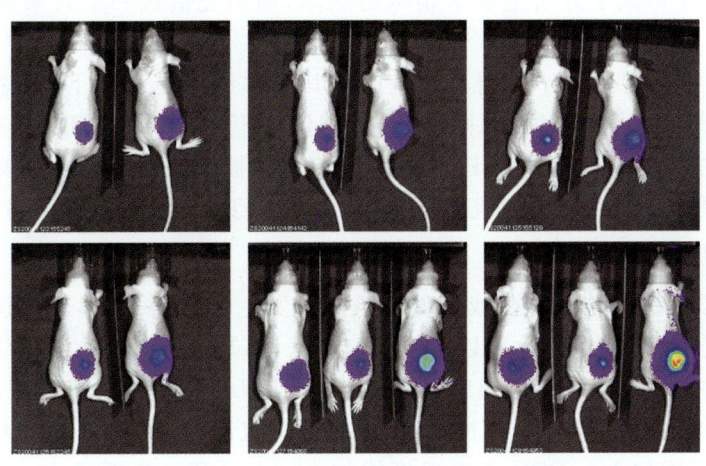

图 17-13 荧光活体成像图像

2. 核素成像 核素成像技术用于发现易于为核素标记的既定靶目标底物,或用于追踪少量标记基因药物和引导病毒载体的传送等,包括微型正电子发射断层显像、微型单光子发射计算机断层

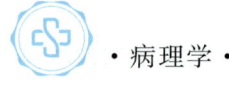
成像。

微型正电子发射断层显像(micro-positron emission tomography)简称微PET,在目前的分子影像学研究中占据着极其重要的地位。最先开始的分子影像学研究就是用PET完成的,如今,用微PET进行的单纯疱疹病毒胸苷激酶的分子影像学技术已应用于临床试验中。微PET技术是将正电子同位素标记的化合物注入生物体内作为探针,当这些化合物参与生物体内的代谢过程时,PET按照同位素放射性分布的绝对量进行连续性扫描,根据动力学原理和图像数据,对活体组织中的生理生化代谢过程做出定量分析,如血流量、能量代谢、蛋白质合成、脂肪酸代谢、神经递质合成速度、受体密度及其与配体结合的选择性和动力学等。PET通常使用的探针是用11C、14N、15O及18F等生物组织中含量最多元素的放射性核素标记的化合物,它们具有与体内分子类似(包括细胞代谢)的特点。

在药理学研究中,可以用正电子同位素直接标记药物,观察其在活体中的分布和代谢或测量生理性刺激及病理学过程中药物分布与代谢的变化,从而对药物剂量、作用部位、可能发生的毒副作用等做出前瞻性判断。还可以判断其代谢反应的类型及产物,观察药物与其他药物的相互作用、药物与营养物质的相互作用、药物与受体的作用、药物与酶的相互作用等。

3. 磁共振成像(MRI)　磁共振分子影像学的优势在于它的高分辨率(已达到微米级),同时可获得解剖及生理信息。这些正是核医学、光学成像的弱点。但是MRI分子影像学也有其弱点,它的敏感性较低(微克分子水平),与核医学成像技术的纳克分子水平相比,低几个数量级。传统的MRI是以物理、生理特性作为成像对比的依据。分子水平的MRI是建立在上述传统成像技术基础上,以特殊分子作为成像依据,其根本宗旨是将非特异性物理成像转为特异性分子成像,因而其评价疾病的指标更完善,更具特异性。

第九节　PCR和Western Blot技术

一、PCR技术

(一)PCR技术概述

聚合酶链反应(polymerase chain reaction,PCR)自1985年问世以来,以其灵敏性、特异性和快速性在医学和分子生物等领域得到广泛的应用。这一技术在很短的时间里即风行全球,不同学科的科学家都蜂拥而上,在近年形成了分子生物学领域的热潮,期望凭借这一工具来提高研究水平,解决所面临的一些难题。

PCR技术能快速特异地在体外复制目的基因。其基本原理是利用DNA在体外95℃时解旋,55℃时引物与单链按碱基互补配对的原则结合,再调温度至72℃左右,DNA聚合酶沿着磷酸到五碳糖(5'-3')的方向合成互补链。理论上PCR技术能将其量极微的目的基因在较短的时间内(1~2 h)扩增到极易检测的水平。PCR技术目前已经成为人们获得目的基因的常用的方法之一。

(二)PCR过程

1. 变性　DNA双螺旋结构在加热或在碱性条件下发生氢键断裂,形成单链DNA,称之为DNA变性。解除条件后,变形的单链DNA可以重新结合起来,再形成双链,称之为DNA复性,又叫退火。DNA双链解离一半时的温度称为解链温度(Tm)。不同DNA的解链温度不同,取决于DNA中G-C与A-T的含量的区别。G-C间有三个氢键,A-T间有两个氢键,因此G-C比例大的DNA片段解链温度高,一般,G-C含量每增加1%,PCR变性温度增加0.4℃。Tm范围通常一般在85~95℃之间,PCR变性温度选择94℃,变性时间为30 s至2 min。

2. 退火　PCR反应体系的退火其实是模板与引物的复性。引物是与模板某区序列互补的一小段DNA片段。一般引物是人们根据目标DNA的序列人工合成的,其长度在15~30个碱基之间。

通常反应体系中包含两个引物所对应的模板区间的 DNA 片段。由于引物的浓度大大地超出体系中模板的浓度,所以变性后,系统温度降低,首先是引物与单链模板 DNA 结合,形成局部双链,而不是原来的两条单链模板 DNA 再结合形成的完整的双链。

3. 延伸 PCR 中链的延伸是有方向的,以引物为起点,从 5′ 端到 3′ 端延伸,这是由 DNA 聚合酶(Taq 酶)决定的。Taq 酶具有 DNA 多聚酶的核心功能——以 DNA 为模板,从结合在特定 DNA 模板上的引物为出发点,将四种脱氧核苷酸以 Watson-Crick 配对方式按 5′—3′ 的方向,沿着模板顺序合成新的 DNA 链。Taq 酶催化 DNA 合成的温度以 70~80 ℃ 为宜,此时该酶的 K_{cat} 值为 150 核苷/(秒·酶分子),55 ℃ 为 24 核苷/(秒·酶分子),37 ℃ 为 1.5 核苷/(秒·酶分子),22 ℃ 为 0.25 核苷/(秒·酶分子)。高于 90 ℃ 时 DNA 合成几乎不进行。Taq DNA 多聚合酶具有依赖 DNA 合成的 5′ 端到 3′ 端外切酶活性,但不会影响 PCR 扩增。Taq 酶没有 3′ 端到 5′ 端外切酶活性,所以如果发生脱氧核苷酸的错误掺入时,这种酶没有校正能力(图 17-14)。

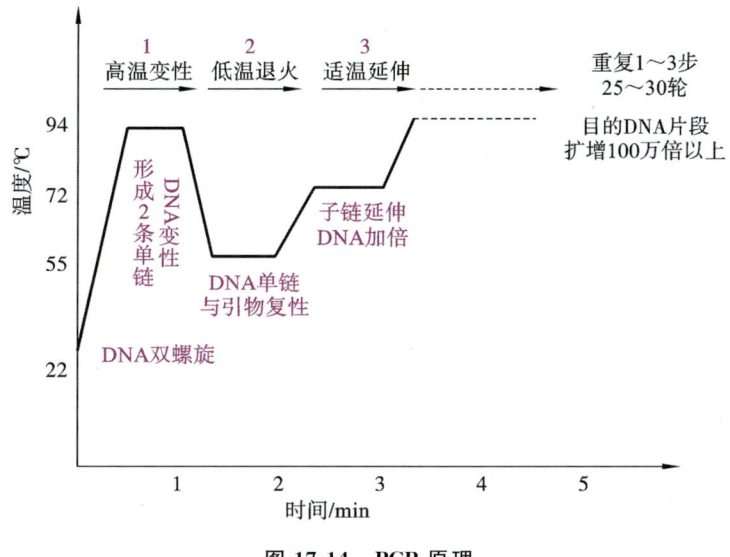

图 17-14　PCR 原理

(三) PCR 技术的特点

1. 高特异性 PCR 扩增严格遵守碱基配对原则进行半保留复制。半保留复制是世界上最严格的复制方式之一,其新合成的子链与模板形成完全互补的镜像结构,从而充分保证了复制的准确性。另外,由于碱基互补配对原则,只有当引物与目的基因完全互补时,反应体系中的引物才能与模板产生复性,引物的延伸才得以进行,因此引物与模板的互补是复制的最基本条件,这从另一方面规定了 PCR 反应的高特异性。在生物界中,某种基因总有它最保守的、最具特征性的基因区段,它是某些生物,或某些型、亚型等功能分型所特有的。若能正确地选择这一区域作为扩增的目的基因,便可以充分地保障 PCR 检测的高度特异性。

2. 高敏感性 在 PCR 反应中,模板 DNA 以指数级迅速增加,扩增反应前期以指数级迅速增加,扩增反应后期进入平台反应期,一般经过 30 个循环即 1~2 h 可以将靶序列增加百万倍以上,可以将微量的目标物(fg DNA)检测出来。过去采用的一些微量检测法,如酶联免疫吸附试验(ELISA)和放射免疫测定(RIA),其灵敏度分别为纳克(ng)级和皮克(pg)级,而 PCR 可达飞克(fg)级,理论上可以检出病原体的单拷贝基因的存在。

3. 简便快捷 Taq 酶的使用使 PCR 技术可以自动化完成,各种高效 PCR 仪相续问世使 PCR 操作可以在基层单位的实验室中顺利完成。在 PCR 的实际应用中,许多技术得到改进,扩增反应体积减小,多种成分预先混合,减少加样步骤,这些简化步骤大多不影响 PCR 的扩增效果。特别是一些公司率先研制的单管单人份的 PCR 试剂,节省操作者时间和精力,而且又不易污染,充分满足了临床快速诊断的要求。PCR 技术对样品要求低,不必严格纯化模板 DNA,几乎所有的临床样本都能用于 PCR 扩增,一些公司设计的一步法提取模板使临床 PCR 检测更加简便易行。

PCR 技术问世以来正以惊人的速度发展,不仅其本身不断地优化改进,许多新型的 PCR 技术或由 PCR 衍生的新技术正不断出现,而且在 PCR 技术的启发下,诸如转录依赖的扩增系统(TAS)、连接酶链反应(LCR)、自主序列复制系统(3SR)、链替代扩增反应(SDA)、循环探针反应、等温扩增系统等核酸体外扩增技术不断诞生。

二、Western Blot 技术

蛋白质印迹(Western Blot)技术是将蛋白质转移到膜上,然后利用抗体进行检测。对已知表达蛋白,可用相应抗体作为一抗进行检测;对新基因的表达产物,可通过融合部分的抗体检测。

(一) Western Blot 技术原理

Western Blot 技术采用聚丙烯酰胺凝胶电泳检测蛋白质,"探针"是抗体,"显色"用标记的二抗。经过聚丙烯酰胺凝胶电泳(PAGE)分离的蛋白质样品,转移到固相载体上,以非共价键形式吸附蛋白质,能保持电泳分离的多肽类型及其生物活性不变。以固相载体上的蛋白质或多肽作为抗原,与对应的抗体起免疫反应,再与酶或同位素标记的第二抗体起反应,经过底物显色或放射自显影以检测电泳分离的特异性目的基因表达的蛋白质成分。

(二) 步骤

1. 样品制备   样品制备是 Western Blot 的关键步骤,原始样品可为细胞、组织、培养上清、免疫沉淀或亲和纯化的蛋白质,在制备过程中要求尽可能获得所有蛋白质,尽量去除核酸、多糖、脂类等干扰分子。

2. 电泳分离   抗原等蛋白质样品经 SDS 处理后带负电荷,在聚丙烯酰胺凝胶中从负极向正极泳动,相对分子质量越小,泳动速度就越快。此阶段分离效果肉眼不可见。

3. 蛋白质的膜转移   蛋白质常用的转移方法主要有两种:槽式湿转和半干转移。前者操作容易,转移效率高;而后者适用于大量的蛋白质转移,所用缓冲液少。

4. 免疫杂交与显色   Western Blot 显色主要采用间接法,即先加入未标记特异性抗体(Ab1),与膜上抗原结合,再加入标记的抗抗体(Ab2),进行杂交检测,标记 Ab2 物质有放射性核素、酶及生物素等。根据标记 Ab2 的标记物不同,其杂交结果的检测方法也不同,较常用的检测系统有 HRP 标记 Ab2 的增强化学发光(ECL)和 DAB 检测系统(图 17-15)。

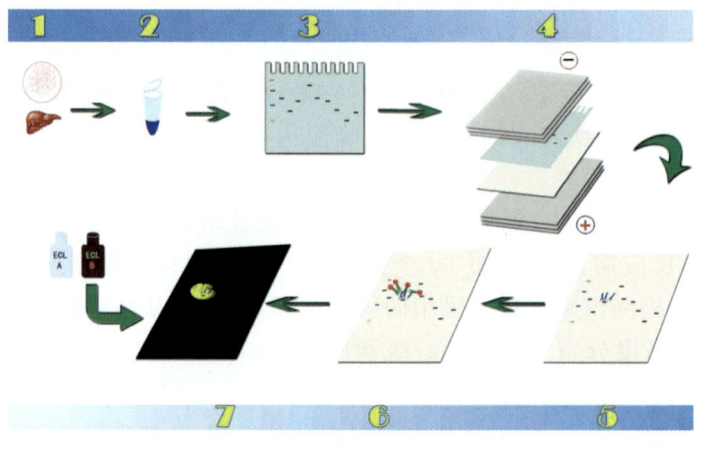

图 17-15   Western Blot 操作步骤

小结

在病理学研究领域,随着免疫组织化学、电子显微镜、原位杂交技术等新的研究手段和方法不断涌现,病理学与生物化学、细胞生物学和分子生物学等学科的交叉与渗透,诞生了在生物大分子水平认识疾病的新的学科分支——分子病理学。

上述的各种研究方法都可以应用到分子病理学的研究当中,如可以通过免疫组织化学技术标记特定分子辅助诊断疾病,通过电子显微镜技术观察疾病状态下亚细胞结构的变化,通过 PCR 和 Western Blot 技术研究疾病发生发展过程当中核酸和蛋白质分子的表达调控,通过动物实验和活体成像技术复制疾病模型并进行治疗研究等。现代病理学已经成为多学科相互融合的结果,随着病理学研究技术的快速更新和发展,我们对于疾病的认识更加深入,对疾病的诊断和预后有更准确的判断,并能更好地指导临床医师对患者进行个体化的治疗。

(湖南医药学院 舒旭)

能力检测

中英文对照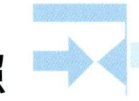

5-hydroxytryptamine, 5-HT	5-羟色胺	allogeneic transplantation	同种(异体)移植
abscess	脓肿	alterative inflammation	变质性炎
acquired immunodeficiency syndrome, AIDS		alveolar emphysema	肺泡性肺气肿
	获得性免疫缺陷综合征	alveolar rhabdomyosarcoma	腺泡状横纹肌肉瘤
acromegaly	肢端肥大症	Alzheimer disease, AD	阿尔茨海默病
acute appendicitis	急性阑尾炎	amebiasis	阿米巴病
acute bacterial endocarditis		ameboma	阿米巴肿
	急性细菌性心内膜炎	amine precursor uptake and decarboxylation cell
acute diffuse proliferative glomerulonephritis			胺前体摄取及脱羧细胞
	急性弥漫增生性肾小球肾炎	amniotic fluid embolism	羊水栓塞
acute disseminated encephalomyelitis, ADEM		amyloid degeneration	淀粉样变性
	急性散播性脑脊髓炎	anaplasia	间变
acute gangrenous appendicitis		anaplastic oligodendroglioma	
	急性坏疽性阑尾炎		间变型少突胶质细胞瘤
acute infective endocarditis		anaplastic tumor	间变性肿瘤
	急性感染性心内膜炎	anatomic pathology	解剖病理学
acute lymphoblastic leukemia		anemic infarct	贫血性梗死
	急性淋巴母细胞白血病	angina pectoris	心绞痛
acute myeloid leukemia	急性髓系白血病	angiogenesis factor	血管生成因子
acute phlegmonous appendicitis		angiomatosis	血管瘤病
	急性蜂窝织炎性阑尾炎	angiosarcoma	血管肉瘤
acute pyelonephritis	急性肾盂肾炎	angiostatin	血管抑素
acute rejection	急性排斥反应	animal experiment	动物实验
acute simple appendicitis	急性单纯性阑尾炎	animal pathology	动物病理学
adaptation	适应	anterograde embolization	顺行性栓塞
Addison disease	艾迪生病	antidiuretic hormone, ADH	抗利尿激素
adenocarcinoma	腺癌	antigen presenting cell, APC	抗原呈递细胞
adenoid cystic carcinoma	腺样囊性癌	antinuclear antibody, ANA	抗核抗体
adenoma	腺瘤	antistreptolysin O	抗链球菌溶血素 O
adenosquamous carcinoma	腺鳞癌	aortic insuffciency	主动脉瓣关闭不全
adrenocortical adenoma	肾上腺皮质腺瘤	aortic stenosis	主动脉瓣狭窄
adult stem cell	成体干细胞	apocrine metaplasia	大汗腺化生
aflatoxin	黄曲霉素	apolipoprotein A, ApoA	载脂蛋白 A
air embolism	空气栓塞	apolipoprotein B, ApoB	载脂蛋白 B
alcoholic cardiomyopathy	酒精性心肌病	apolipoprotein, Apo	载脂蛋白
alkaline phosphatase	碱性磷酸酶	apoptosis	凋亡
allergy	变态反应	apoptotic body	凋亡小体

appendiceal mucocele	阑尾黏液囊肿	bronchopneumonia	支气管肺炎
appendicitis	阑尾炎	brown induration of lung	肺褐色硬化
arachidonic acid,AA	花生四烯酸	cachexia	恶病质
arrhythmogenic right ventricular cardiomyopathy,		calcification	钙化
ARVC	致心律失常型右心室心肌病	calcitonin	降钙素
arterial hyperemia	动脉性充血	cancer	癌症
arterial medial calcification	动脉中层钙化	carbuncle	痈
arteriolosclerosis	细动脉硬化	carcinoma in situ,CIS	原位癌
arteriosclerosis	动脉硬化	carcinoma	癌
arteriovenous malformation,AVM	动静脉畸形	carcinosarcoma	癌肉瘤
ascites	腹水	cardiomyopathy	心肌病
astrocytic tumor	星形细胞肿瘤	caretaker genes	管理基因
atheromatous plaque	粥样斑块	carrier	带虫者
atheroma	粥瘤	caseous necrosis	干酪样坏死
atherosclerosis,AS	动脉粥样硬化	caseous pneumonia	干酪性肺炎
atrophy	萎缩	cell adhesion molecule,CAM	细胞黏附分子
atypia	异型性	cell cycle	细胞周期
atypical hyperplasia	异型增生	cell death	细胞死亡
autocrine motility factor	自分泌移动因子	cellular aging	细胞老化
autoimmune diseases,AID	自身免疫性疾病	cellular oncogene,c-onc	细胞癌基因
autologous transplantation	自体移植	cellulitis	蜂窝织炎
autopsy	尸检	central chromatolysis	中央性尼氏体溶解
bacillary dysentery	细菌性痢疾	central neurocytoma	中枢神经细胞瘤
bacteremia	菌血症	central obesity	向心性肥胖
bacterial myocarditis	细菌性心肌炎	centriacinar emphysema	腺泡中央型肺气肿
bactericidal permeability-increasing protein,BPI		cervical carcinoma	子宫颈癌
	杀菌通透性增加蛋白	cervical erosion	子宫颈糜烂
basal cell carcinoma	基底细胞癌	cervical intraepithelial neoplasia	
benign hypertension	良性高血压病		子宫颈上皮内瘤变
benign prostatic hyperplasia	良性前列腺增生	Charcot-Leyden crystals	夏科-莱登结晶
biliary cirrhosis	胆汁性肝硬化	chemotactic factor	趋化因子
bilirubin	胆红素	chemotaxis	趋化作用
bioluminescence	生物发光	cholesterol	胆固醇
biopsy	活检	chondroma	软骨瘤
borderline tumor	交界性肿瘤	chorea minor	小舞蹈症
bradykinin	缓激肽	choriocarcinoma	绒毛膜癌
brain abscess	脑脓肿	choroid plexus tumor	脉络丛肿瘤
brain edema	脑水肿	chromogranin A,CgA	嗜铬蛋白 A
brain hemorrhage	脑出血	chromosomal rearrangement	染色体重排
bronchial asthma	支气管哮喘	chronic atrophic gastritis	慢性萎缩性胃炎
bronchiectasis	支气管扩张症	chronic bronchitis	慢性支气管炎
bronchioloalveolar carcinoma,BAC		chronic cervicitis	慢性宫颈炎
	细支气管肺泡癌	chronic congestion	慢性淤血

chronic cor pulmonale	慢性肺源性心脏病
chronic fibro-cavernous pulmonary tuberculosis	
	慢性纤维空洞型肺结核
chronic hypertrophic gastritis	慢性肥厚性胃炎
chronic lymphocytic leukemia	
	慢性淋巴细胞白血病
chronic lymphocytic thyroiditis	
	慢性淋巴细胞性甲状腺炎
chronic obstructive pulmonary disease,COPD	
	慢性阻塞性肺疾病
chronic pyelonephritis	慢性肾盂肾炎
chronic rejection	慢性排斥反应
chronic sclerosing glomerulonephritis	
	慢性硬化性肾小球肾炎
chronic skin ulcer	皮肤慢性溃疡
chronic superficial gastritis	慢性浅表性胃炎
chronic ulcerative colitis	慢性溃疡性结肠炎
chylomicron,CM	乳糜微粒
circumferential infarction	环状梗死
cirrhosis of liver	肝硬化
classical Hodgkin's lymphoma	
	经典型霍奇金淋巴瘤
clear cell carcinoma	透明细胞癌
clinical pathology	临床病理学
clinicalpathological conference	临床病理讨论会
clonality	克隆性
coagulation necrosis	凝固性坏死
collectin	胶原凝集素
colloid carcinoma	胶样癌
colorectal cancer	结直肠癌
comedo carcinoma	粉刺癌
compensatory emphysema	代偿性肺气肿
compensatory hyperplasia	代偿性增生
complex hyperplasia	复杂性增生
concentric hypertrophy	向心性肥大
condyloma acuminatum	尖锐湿疣
congestion	淤血
congestive cardiomyopathy	充血性心肌病
congestive sclerosis	淤血性硬化
cor villosum	绒毛心
coronary atherosclerosis	冠状动脉粥样硬化
coronary atherosclerotic heart disease,CHD	
	冠状动脉粥样硬化性心脏病

corpora amylacea	淀粉样小体
covert infection	隐性感染
crescentic glomerulonephritis	
	新月体性肾小球肾炎
cretinism	克汀病
Creutzfeldt-Jacob disease,CJD	克-雅病
crossed embolism	交叉性栓塞
cyanosis	发绀
cystadenoma	囊腺瘤
cystic hydroma	囊状水瘤
cytochemistry	细胞化学
cytokeratin,CK	细胞角蛋白
cytokine	细胞因子
cytopathology	细胞病理学
cytotoxic T lymphocyte,CTL	
	细胞毒性 T 淋巴细胞
defensin	防御素
degeneration	变性
degradation	降解
degree of tumor differentiation	肿瘤的分化程度
demyelinating disease	脱髓鞘疾病
denervation atrophy	去神经性萎缩
dense body	致密体
dermoid cyst	皮样囊肿
desmin	结蛋白
desmosome	细胞间桥粒
deterioration	变质
diabetes insipidus	尿崩症
diabetes mellitus	糖尿病
differentiation	分化
diffuse interstitial myocarditis	
	弥漫性间质性心肌炎
diffuse nontoxic goiter	弥漫性非毒性甲状腺肿
diffuse toxic goiter	弥漫性毒性甲状腺肿
dilated cardiomyopathy,DCM	扩张型心肌病
direct spreading	直接蔓延
disuse atrophy	失用性萎缩
drug-induced cardiomyopathy	药物性心肌病
dry gangrene	干性坏疽
dysgerminoma	无性细胞瘤
dysplasia	非典型增生或异型增生
dystrophic calcification	营养不良性钙化
eccentric hypertrophy	离心性肥大

ecchymosis	淤斑	experimental pathology	实验病理学
echinococcosis	棘球蚴病	exudation	渗出
ectopic endocrine syndrome		exudative inflammation	渗出性炎
	异位内分泌综合征	E-cadherin	上皮钙黏素
ectopic endocrine tumor	异位内分泌肿瘤	familial adenomatous polyposis, FAP	
edema	水肿		家族性腺瘤性息肉病
elephantiasis	象皮肿	fat embolism	脂肪栓塞
embolic abscess	栓塞性脓肿	fatal familial insomnia, FFI	
embolism	栓塞		致死性家族性失眠症
embolus	栓子	fatty degeneration	脂肪变性
embryonal carcinoma	胚胎性癌	fatty streak	脂纹
embryonal tumor	胚胎性肿瘤	fever	发热
embryonic stem cell	胚胎干细胞	fibrinoid degeneration	纤维素样变性
emigration	游出	fibrinoid necrosis	纤维素样坏死
encapsulation	包裹	fibrinous inflammation	纤维素性炎
encephalomalacia	脑软化	fibroadenoma	纤维腺瘤
endemic cardiomyopathy	地方性心肌病	fibroblast growth factor, FGF	
endocapillary proliferative glomerulonephritis			成纤维细胞生长因子
	毛细血管内增生性肾小球肾炎	fibromatosis	纤维瘤病
endocrine atrophy	内分泌性萎缩	fibroma	纤维瘤
endocrine hyperplasia	内分泌性增生	fibronectin, FN	纤维连接蛋白
endocrine hypertrophy	内分泌性肥大	fibrosarcoma	纤维肉瘤
endodermal sinus tumor	内胚窦瘤	fibrous plaque	纤维斑块
endometrial adenocarcinoma	子宫内膜腺癌	fibrous thyroiditis	纤维性甲状腺炎
endometrial hyperplasia	子宫内膜增生症	filariasis	丝虫病
endometriosis	子宫内膜异位症	fistula	瘘管
endomyocardial fibrosis	心内膜心肌纤维化	flow cytometry	流式细胞术
endostatin	内皮抑素	fluorescein isothiocyanate	异硫氰酸荧光素
eosinophilic gastritis	嗜酸细胞性胃炎	focal pulmonary tuberculosis	局灶型肺结核
ependymoma	室管膜瘤	focal segmental glomerulosclerosis	
epidemic cerebrospinal meningitis			局灶性节段性肾小球硬化
	流行性脑脊髓膜炎	follicular carcinoma	滤泡癌
epidemic encephalitis B	流行性乙型脑炎	foot process disease	足突病
epistaxis	鼻衄	foreign body granuloma	异物性肉芽肿
epithelial membrane antigen, EMA	上皮膜抗原	foreign body multinucleated giant cell	
epithelioid cell	上皮样细胞		异物性多核巨细胞
Epstein-Barr virus, EBV	EB 病毒	fracture	骨折
erosion	糜烂	frozen section	冰冻切片
erythema annulare	环形红斑	fungating	蕈状
esophageal carcinoma	食管癌	furuncle	疖
estradiol receptor, ER	雌二醇受体	gangliocytoma	节细胞瘤
etiology	病因学	ganglioglioma	节细胞胶质瘤
Ewing sarcoma	尤因肉瘤	gangrene	坏疽

英文	中文	英文	中文
gas gangrene	气性坏疽	helicobacter pylori,HP	幽门螺杆菌
gastric ulcer	胃溃疡	helper T cell 1,Th1	辅助性 T 淋巴细胞 1
gastritis verrucosa	疣状胃炎	hemangioma	血管瘤
gastritis	胃炎	hematemesis	呕血
gastrointestinal stroma tumor,GIST		hematocele	积血
	胃肠道间质瘤	hematochezia	便血
gatekeeper genes	看门基因	hematogenous metastasis	血行转移
gene amplification	基因扩增	hematoma	血肿
gene chip	基因芯片	hematopoietic stem cell	造血干细胞
general pathology	病理学总论	hematuria	尿血
ghost cell	鬼影细胞	hemoptysis	咯血
giant cell tumor of bone	骨巨细胞瘤	hemorrhage	出血
gigantism	巨人症	hemorrhagic infarct	出血性梗死
glial fibrillary acidic protein,GFAP		hemorrhagic inflammation	出血性炎
	胶质纤维酸性蛋白	hemosiderin	含铁血黄素
glioblastoma	胶质母细胞瘤	hepatic dysfunction	肝功能障碍
glomerular basement membrane	肾小球基膜	hepatitis B virus,HBV	乙型肝炎病毒
glomerulonephritis	肾小球肾炎	hepatocyte growth factor	肝细胞生长因子
glomerulopathy	肾小球病	hepatorenal syndrome	肝肾综合征
glucose oxidase	葡萄糖氧化酶	herpes simplex virus	单纯疱疹病毒
gonadotropin cell adenoma		heterogeneity	异质化
	促性腺激素细胞腺瘤	high density lipoprotein,HDL	高密度脂蛋白
grading	分级	Hirano body	平野小体
graft versus host reaction,GVHR		histamine	组胺
	移植物抗宿主反应	histiocytic necrotizing lymphadenitis	
granular ependymitis	颗粒性室管膜炎		组织细胞坏死性淋巴结炎
granulation tissue	肉芽组织	histochemistry	组织化学
granulocyte-macrophage colony stimulating		histopathology	组织病理学
factor	粒细胞-巨噬细胞集落刺激因子	Hodgkin's lymphoma	霍奇金淋巴瘤
granulomatous gastritis	肉芽肿性胃炎	homocysteine,Hcy	同型半胱氨酸
granulomatous inflammation	肉芽肿性炎	hormone	激素
granulosa cell tumor	颗粒细胞瘤	horseradish peroxidase	辣根过氧化物酶
granulovacuolar degeneration	颗粒空泡变性	host versus graft reaction,HVGR	
gross observation	大体观察		宿主抗移植物反应
growth fraction	生长分数	human genome project	人类基因组计划
growth pattern	生长方式	human immunodeficiency virus,HIV	
Guillain-Barré syndrome	吉兰-巴雷综合征		人类免疫缺陷病毒
gut associated antigens	肠相关抗原	human papilloma virus,HPV	人乳头瘤病毒
healing by first intention	一期愈合	human parasitosis	人体寄生虫病
healing by second intention	二期愈合	human pathology	人体病理学
healing under scar	痂下愈合	human T-cell lympho tropic virus type-1,	
heart failure cells	心衰细胞	HTLV-1	人类嗜 T 淋巴细胞病毒
heart muscle fibrosis	心肌纤维化	hyaline degeneration	透明变性

hyaline thrombus	透明血栓	infiltrative pulmonary tuberculosis	
hydatidiform mole	葡萄胎		浸润型肺结核
hydatidosis	包虫病	Inflammation	炎症
hydropic degeneration	水变性	inflammatory agent	致炎因子
hydrops	积水	inflammatory bowel disease,IBD	炎症性肠病
hyperacute rejection	超急性排斥反应	inflammatory cell infiltration	炎症细胞浸润
hyperaldosteronism	醛固酮增多症	inflammatory hyperemia	炎性充血
hyperbilirubinemia	高胆红素血症	inflammatory mediator	炎症介质
hyperemia	充血	inflammatory polyp	炎性息肉
hyperlipidemia	高脂血症	inflammatory pseudotumor	炎性假瘤
hyperplasia	增生	insertional mutation	插入突变
hypersensitivity	超敏反应	insulin resistance,IR	胰岛素抵抗
hypertension	高血压	integration	整合
hypertensive crisis	高血压危象	integrin	整合素
hypertensive encephalopathy	高血压脑病	intercellular adhesion molecule 1,ICAM-1	
hypertensive heart disease	高血压性心脏病		细胞间黏附分子-1
hypertrophic cardiomyopathy,HCM		interferon-γ,IFN-γ	γ干扰素
	肥厚型心肌病	interferon	干扰素
hypertrophy	肥大	interleukin-2、3、6,IL-2、IL-3、IL-6 白介素 2、3、6	
hypostatic pneumonia	坠积性肺炎	intermediate density lipoprotein,IDL	
hypothyroidism	甲状腺功能减退		中密度脂蛋白
idiopathic giant cell myocarditis		intermittent claudication	间歇性跛行
	特发性巨细胞性心肌炎	international classification of diseases,ICD	
idiopathic myocarditis	特发性心肌炎		国际疾病分类
IgA nephropathy	IgA 肾病	International Union Against Cancer,UICC	
immune diseases	免疫性疾病		国际抗癌联盟
immunity	免疫	interphase	间期
immunodeficiency disease,IDD	免疫缺陷病	interstitial emphysema	间质性肺气肿
immunofluorescence	免疫荧光法	intestinal metaplasia	肠上皮化生
immunoglobulin superfamily,IgSF		intracerebral hemorrhage	脑内出血
	免疫球蛋白超家族	intraductal carcinoma in situ	导管内原位癌
immunohistochemistry	免疫组织化学	intraepithelial neoplasia	上皮内瘤变
immunological tolerance	免疫耐受	intraoperative diagnosis	术中诊断
implantation	医源性种植	Invasion	侵袭
in vitro culture	体外培养	invasive carcinoma	浸润性癌
infarct	梗死	invasive lobular carcinoma	浸润性小叶癌
infectious disease	传染病	invasive mole	侵袭性葡萄胎
infectious mononucleosis		inversion	倒位
	传染性单核细胞增多症	ischemic encephalopathy	缺血性脑病
infective endocarditis,IE	感染性心内膜炎	ischemic heart disease,IHD	缺血性心脏病
infective granuloma	感染性肉芽肿	islet cell tumor	胰岛细胞瘤
infiltrating growth	浸润性生长	isolated myocarditis	孤立性心肌炎
infiltrating mass	浸润性包块状	karyolysis	核溶解

karyorrhexis	核碎裂	lymphoma	淋巴瘤
keloid	瘢痕疙瘩	major histocompatibility complex Ⅰ/Ⅱ,MHC Ⅰ/Ⅱ	
keratin pearl	角化珠		主要组织相容性复合体Ⅰ/Ⅱ
Keshan disease	克山病	major histocompatibility complex,MHC	
Kuru disease	库鲁病		主要组织相容性复合体
Kuru plaque	库鲁斑	malignant fibrous histiocytoma,MFH	
labile cell	不稳定性细胞		恶性纤维组织细胞瘤
laminin,LN	层粘连蛋白	malignant hypertension	恶性高血压病
Langhans giant cell	朗汉斯巨细胞	malignant meningioma	恶性脑膜瘤
large intestine cancer	大肠癌	malignant peripheral nerve sheath tumor, MPNST	恶性外周神经鞘膜瘤
left shift	核左移		
legionella pneumonia	军团菌肺炎	malignant schwannoma	恶性神经鞘瘤
leiomyoma of uterus	子宫平滑肌瘤	malignant teratoma	恶性畸胎瘤
leiomyoma	平滑肌瘤	malignant transformation	恶变
leiomyosarcoma of uterus	子宫平滑肌肉瘤	malignant	恶性
leiomyosarcoma	平滑肌肉瘤	malnutrition atrophy	营养不良性萎缩
leptomeningitis	软脑膜炎	mass	肿块
leukemia	白血病	mature teratoma	成熟性畸胎瘤
leukocyte adhesion deficiency,LAD		medullary carcinoma	髓样癌
	白细胞黏附缺陷症	medulloblastoma	髓母细胞瘤
leukocytic adhesion	白细胞黏着	melanin	黑色素
leukocytic margination	白细胞边集	melanoma	黑色素瘤
leukocytic rolling	白细胞滚动	melanosome	黑色素小体
leukoplakia	黏膜白斑	membrane associated antigens	膜相关抗原
leukotriene,LT	白细胞三烯	membranoproliferative glomerulonephritis	
lipofuscin	脂褐素		膜增生性肾小球肾炎
lipoid nephrosis	脂性肾病	membranous glomerulonephritis	
lipomatosis	脂肪瘤病		膜性肾小球肾炎
lipoma	脂肪瘤		
liposarcoma	脂肪肉瘤	membranous nephropathy	膜性肾病
lipoxin,LX	脂氧素	meningioma	脑膜瘤
liquefaction necrosis	液化性坏死	meningitis	脑膜炎
liver cirrhosis	肝硬化	mesangial proliferative glomerulonephritis	
lobar pneumonia	大叶性肺炎		系膜增生性肾小球肾炎
lobular carcinoma in situ	小叶原位癌	mesenchyma stroma	肿瘤的间质
lobular pneumonia	小叶性肺炎	mesenchymal stem cell	间充质干细胞
low density lipoprotein,LDL	低密度脂蛋白	metabolic syndrome,MS	代谢综合征
lymphangioma	淋巴管瘤	metaplasia	化生
lymphatic metastasis	淋巴道转移	metastasis	转移
lymphocyte depletion	淋巴细胞削减型	metastatic abscess	转移性脓肿
lymphocyte-rich	富于淋巴细胞型	metastatic calcification	转移性钙化
lymphocytic gastritis	淋巴细胞性胃炎	metastatic tumor	转移瘤
lymphoid tumor	淋巴组织肿瘤	metrorrhagia	血崩

microaneurysm	微小动脉瘤
microdissection	显微切割术
microglial nodule	小胶质细胞结节
micrometastasis	微转移
minimal change glomerulonephritis	轻微病变性肾小球肾炎
mitotic figure	有丝分裂象
mitotic phase	有丝分裂期
mitral insufficiency	二尖瓣关闭不全
mitral stenosis	二尖瓣狭窄
mixed cellularity	混合细胞型
mixed thrombus	混合血栓
mixed tumor	混合瘤
moderately-differentiated	中分化
moist gangrene	湿性坏疽
molecular pathology	分子病理学
monocyte chemoattractant protein-1,MCP-1	单核细胞趋化蛋白-1
mucinous carcinoma	黏液癌
mucinous cystadenoma	黏液性囊腺瘤
mucinous tumor	黏液性肿瘤
mucoid degeneration	黏液样变性
multinucleated giant cell	多核巨细胞
multiple sclerosis,MS	多发性硬化症
mural thrombosis	附壁血栓
Mycobacterium tuberculosis	结核分枝杆菌
mycoplasmal pneumonia	支原体肺炎
myelin basic protein,MBP	髓鞘碱性蛋白
myeloid neoplasm	髓系肿瘤
myeloid sarcoma	髓系肉瘤
myeloproliferative neoplasm	骨髓增殖性肿瘤
myocardial infarction,MI	心肌梗死
myocarditis	心肌炎
myofibroblast	肌成纤维细胞
myofilament	肌丝
myoglobin	肌红蛋白
myointimal cell	肌内膜细胞
myxedema	黏液水肿
nasopharyngeal carcinoma,NPC	鼻咽癌
natural killer cell surface associated antigen	人自然杀伤细胞相关抗原
natural killer cell,NK 细胞	自然杀伤细胞
necrosis	坏死

necrotizing arteriolitis	坏死性细动脉炎
neoplastic proliferation	肿瘤性增生
neoplastic transformation	肿瘤性转化
nephroblastoma	肾母细胞瘤
nephrotic syndrome	肾病综合征
neural stem cell	神经干细胞
neurilemmoma	神经鞘瘤
neuroblastoma	神经母细胞瘤
neuroendocrine granule	神经内分泌颗粒
neurofibrillary tangles,NFT	神经原纤维缠结
neurofibromatosis	神经纤维瘤病
neurofibroma	神经纤维瘤
neurofilament,NF	神经丝
neuronal nuclei,NeuN	神经核
neuronal transsynaptic degeneration	跨突触变性
neuron-specific enolase,NSE	神经元特异性烯醇化酶
neuron	神经元
Nissl body	尼氏体
nodular lymphocyte-predominant Hodgkin's lymphoma	结节性淋巴细胞为主型霍奇金淋巴瘤
nodular sclerosis	结节硬化型
noninvasive carcinoma	非浸润性癌
non-Hodgkin's lymphoma	非霍奇金淋巴瘤
non-specific chronic inflammation	非特异性慢性炎症
nutmeg liver	槟榔肝
oat cell carcinoma	燕麦细胞癌
obstructive emphysema	阻塞性肺气肿
occult edema	隐性水肿
occult metastasis	隐性转移
oligonucleotide array	寡核苷酸阵列
oncogene	癌基因
oncoprotein	癌蛋白
opsonin	调理素
opsonization	调理作用
organization	机化
Osmic acid	锇酸
osteoclastoma	破骨细胞瘤
osteoma	骨瘤
osteosarcoma	骨肉瘤

ovarian sex cord stromal tumor	卵巢性索间质肿瘤	plasmin	纤溶酶
pachymeningitis	硬脑膜炎	platelet activating factor,PAF	血小板激活因子
panacinar emphysema	全腺泡型肺气肿	platelet endothelial cell adhesion molecule, PECAM-1	血小板内皮细胞黏附分子-1
pancreatic carcinoma	胰腺癌	pleomorphic adenoma	多形性腺瘤
pancreatic neuroendocrine neoplasm,PNEN	胰腺神经内分泌肿瘤	pleomorphism	多形性
pancreatitis	胰腺炎	pluripotent stem cell	多能干细胞
papillary carcinoma	乳头状癌	pneumoconiosis	肺尘埃沉着病
papillary cystadenocarcinoma	乳头状囊腺癌	pneumonia	肺炎
papillary cystadenoma	乳头状囊腺瘤	point mutation	点突变
papilloma	乳头状瘤	polymerase chain reaction	聚合酶链反应
paracicatricial emphysema	瘢痕旁肺气肿	polypoid adenoma	息肉状腺瘤
paragonimiasis	肺吸虫病	poorly-differentiated	低分化
paraneoplastic syndrome	副肿瘤综合征	portal cirrhosis	门脉性肝硬化
paraseptal emphysema	隔旁肺气肿	portal hypertension	门静脉高压症
parenchyma of tumor	肿瘤的实质	postinfectious glomerulonephritis	感染后性肾小球肾炎
Parkinson disease,PD	帕金森病	postnecrotic cirrhosis	坏死后性肝硬化
pathogenesis	发病机制	poststreptococcal glomerulonephritis	链球菌感染后性肾小球肾炎
pathologic calcification	病理性钙化		
pathological pigmentation	病理性色素沉积	precancerous lesion	癌前病变
pathology	病理学	precocious puberty	性早熟症
peptic ulcer	消化性溃疡	precursor lymphoid neoplasm	前体淋巴细胞肿瘤
periacinar emphysema	腺泡周围型肺气肿	premelanosome	前黑色素小体
perineurioma	神经束膜瘤	pressure atrophy	压迫性萎缩
periodic acid-Schiff reaction	过碘酸希夫反应(PAS染色)	primary aldosteronism	原发性醛固酮增多症
peripartum cardiomyopathy	围生期心肌病	primary cardiomyopathy	原发性心肌病
permanent cell	永久性细胞	primary complex	原发综合征
personalized pathology	个性化病理学	primary culture	原代培养
petechia	淤点	primary granular atrophy of kidney	原发性颗粒性固缩肾
phagocytosis	吞噬作用	primary hepatic carcinoma	原发性肝癌
phagolysosome	吞噬溶酶体	primary hypertension	原发性高血压
phagosome	吞噬体	primary immunodeficiency disease,PIDD	原发性免疫缺陷病
pheochromocytoma	嗜铬细胞瘤		
phospholipase A$_2$,PLA$_2$	磷脂酶A$_2$	primary tumor	原发瘤
phospholipid,PL	磷脂	prion protein,PrP	朊蛋白
phytopathology	植物病理学	progesterone receptor,PR	孕酮受体
pitting edema	凹陷性水肿	prognosis	预后
pituitary adenoma	垂体腺瘤	progression	演进
pituitary carcinoma	垂体腺癌	proliferation	增生
plasminogen activator inhibitor 1,PAI-1	纤溶酶原激活剂抑制物-1	propagating thrombus	延续性血栓

prostaglandin,PG	前列腺素	rheumatic pancarditis	风湿性全心炎
prostate cancer	前列腺癌	rheumatic pericarditis	风湿性心包炎
proto-oncogene	原癌基因	rheumatism	风湿病
pseudolobule	假小叶	rheumatoid arthritis,RA	类风湿关节炎
pseudomembranous inflammation	假膜性炎	rheumatoid nodule	类风湿结节
pseudomyxoma peritonei	腹膜假黏液瘤	rhodamine	罗达明
pseudopyloric metaplasia	假幽门腺化生	right ventricular cardiomyopathy	右心室心肌病
pulmonary carnification	肺肉质变	sarcoidosis granuloma	结节病肉芽肿
pulmonary emphysema	肺气肿	sarcomatoid carcinoma	肉瘤样癌
purpura	紫癜	sarcoma	肉瘤
purulent catarrh	脓性卡他	satellitosis	卫星现象
purulent inflammation	化脓性炎	scar	瘢痕
pus	脓液	scavenger receptor	清道夫受体
pyelonephritis	肾盂肾炎	schistosomiasis	血吸虫病
pyknosis	核固缩	Schwannoma	施万瘤
pyrogen	致热原	scirrhous carcinoma	硬癌
rabies	狂犬病	secondary aldosteronism	继发性醛固酮增多症
rapidly progressive glomerulonephritis		secondary hypertension	继发性高血压
	急进性肾小球肾炎	secondary immunodeficiency disease,SIDD	
reactive astrogliosis	反应性胶质化		继发性免疫缺陷病
reactive lymphadenitis	反应性淋巴结炎	secondary tumor	继发瘤
reactive oxygen species,ROS	活性氧	seeding metastasis	种植性转移
recanalization	再通	selectin	选择素
red infarct	红色梗死	seminoma	精原细胞瘤
red neuron	红色神经元	senile emphysema	老年性肺气肿
red thrombus	红色血栓	senile plaque	老年斑
regeneration	再生	septic infarct	败血性梗死
regional enteritis	局限性肠炎	septicemia	败血症
renal cell carcinoma	肾细胞癌	septicopyemia	脓毒败血症
renal filtration fraction	肾滤过分数	serotonin	血清素
repair	修复	serous cystadenocarcinoma	浆液性囊腺癌
residual bodies	残存小体	serous cystadenoma	浆液性囊腺瘤
restrictive cardiomyopathy,RCM	限制型心肌病	serous inflammation	浆液性炎
retinoblastoma	视网膜母细胞瘤	serous papillary cystadenoma	
retrograde embolism	逆行性栓塞		浆液性乳头状囊腺瘤
rhabdomyosarcoma	横纹肌肉瘤	serrated adenoma	锯齿状腺瘤
rheumatic arteritis	风湿性动脉炎	Sertoli-leydig cell tumor	支持-间质细胞瘤
rheumatic arthritis	风湿性关节炎	sessile serrated adenoma,SSA	广基锯齿状腺瘤
rheumatic carditis	风湿性心脏炎	severe acute respiratory syndrome ,SARS	
rheumatic endocarditis	风湿性心内膜炎		严重急性呼吸综合征
rheumatic fever	风湿热	sexually transmitted diseases,STD	性传播疾病
rheumatic heart disease	风湿性心脏病	signet-ring cell carcinoma	印戒细胞癌
rheumatic myocarditis	风湿性心肌炎	siliconic nodule	硅结节

silicontuberculosis	硅肺结核	SIRS	全身炎症反应综合征
silicosis	硅沉着病	systemic lupus erythematosus,SLE	
simple hyperplasia	单纯性增生		系统性红斑狼疮
simple neuronal atrophy	单纯性神经元萎缩	telomerase	端粒酶
sinus	窦道	telomere	端粒
skip metastasis	跳跃式转移	teratoma	畸胎瘤
small lymphocyte lymphoma	小淋巴细胞淋巴瘤	thromboembolism	血栓栓塞
smooth muscle actin,SMA	平滑肌性肌动蛋白	thrombosis	血栓形成
smooth muscle cell,SMC	平滑肌细胞	thrombospondin	血小板反应蛋白
solid tumor	实体瘤	thromboxane A_2,TXA_2	血栓素
special staining	特殊染色	thrombus	血栓
specific cardiomyopathy,SCM	特异性心肌病	thymosin β15	胸腺素β15
splenomegaly	脾肿大	thyroglobulin antibody,TGAb	
spongiform encephalopathy	海绵状脑病		甲状腺球蛋白抗体
spread of tumor	肿瘤的扩散	thyroid adenoma	甲状腺腺瘤
squamous cell carcinoma	鳞状细胞癌	thyroid carcinoma	甲状腺癌
stable angina pectoris	稳定型心绞痛	thyroid growth immunoglobulins,TGI	
stable cell	稳定性细胞		甲状腺生长免疫球蛋白
staging	分期	thyroid peroxidase antibody,TPO-Ab	
stasis	淤滞		甲状腺过氧化物酶抗体
stem cell	干细胞	thyroid stimulating hormone,TSH	
stomach carcinoma	胃癌		促甲状腺激素
struma ovarii	卵巢甲状腺肿	thyroid-stimulating immunoglobulin,TSI	
subacute bacterial endocarditis			刺激甲状腺免疫球蛋白
	亚急性细菌性心内膜炎	tissue and cell culture	组织和细胞培养
subacute infective endocarditis		tonofibril	张力原纤维
	亚急性感染性心内膜炎	toxemia	毒血症
subacute thyroiditis	亚急性甲状腺炎	traditional serrated adenoma,TSA	
subarachnoid hemorrhage	蛛网膜下腔出血		传统锯齿状腺瘤
subcutaneous nodule	皮下结节	transcellular biosynthetic mechanism	
subendocardial myocardial infarction			转细胞生物合成机制
	心内膜下心肌梗死	transduction	转导
subependymoma	室管膜下瘤	transforming growth factor-α,TGF-α	
Sudan Ⅲ	苏丹Ⅲ		转化生长因子-α
sudden coronary death	冠状动脉性猝死	transgenic animal	转基因动物
symptomatic hypertension	症状性高血压	transitional cell carcinoma	移行细胞癌
synaptophysin,Syn	突触素	translocation	易位
syngenic transplantation	同系移植	transmural myocardial infarction	
syphilis	梅毒		透壁性心肌梗死
syphilitic gumma	梅毒性树胶样肿	transudate	漏出液
syphiloma	梅毒瘤	traumatic neuroma	创伤性神经瘤
systematic pathology	病理学各论	triglyceride,TG	甘油三酯
systemic inflammatory response syndrome,		tubercle	结核结节

tuberculoma	结核瘤	variant angina pectoris	变异型心绞痛
tuberculosis	结核病	vascular cell adhesion molecule 1,VCAM-1	
tubular adenoma	管状腺瘤		血管细胞黏附分子-1
tubular or papillary adenocarcinoma		vascular endothelial growth factor,VEGF	
	管状或乳头状腺癌		血管内皮细胞生长因子
tubulovillous adenoma	管状绒毛状腺瘤	vasoactive amine	血管活性胺
tumor embolus	瘤栓	vegetation	赘生物
tumor giant cell	瘤巨细胞	venous hyperemia	静脉性充血
tumor necrosis factor-α,TNF-α	肿瘤坏死因子α	ventricular aneurysm	心室壁瘤
tumor suppressor gene	肿瘤抑制基因	verrucous carcinoma	疣状癌
tumor-like lesion	瘤样病变	verrucous endocarditis	疣状心内膜炎
tumor	肿瘤	very low density lipoprotein,VLDL	
typhoid cell	伤寒细胞		极低密度脂蛋白
typhoid fever	伤寒	vesicular nucleus cell carcinoma	泡状核细胞癌
typhoid granuloma	伤寒肉芽肿	villous adenoma	绒毛状腺瘤
typhoid nodule	伤寒小结	vimentin	波形蛋白
ulcerative colitis	溃疡性结肠炎	viral hepatitis	病毒性肝炎
ulcerative endocarditis	溃疡性心内膜炎	viral myocarditis	病毒性心肌炎
ulcer	溃疡	viral oncogene,v-onc	病毒癌基因
uncertain	不确定	viral pneumonia	病毒性肺炎
uncontrolled inflammatory response		vitronectin	玻连蛋白
	失控性炎症反应	von Willebrand factor	血管性假血友病因子
undifferentiated carcinoma	未分化癌	well-differentiated	高分化
undifferentiated cell	未分化细胞	Western Blot	蛋白质印迹
undifferentiated pleomorphic sarcoma		white infarct	白色梗死
	未分化多形性肉瘤	white thrombus	白色血栓
unipotent stem cell	专能干细胞	Widal reaction	肥达反应
unspecified	未确定	World Health Organization,WHO	
unstable angina pectoris	不稳定型心绞痛		世界卫生组织
urothelial carcinoma	尿路上皮癌	wound healing	创伤愈合
valvular insufficiency	瓣膜关闭不全	xenotransplantation	异种移植
valvular stenosis	瓣膜口狭窄	yolk sac tumor	卵黄囊瘤
valvular vitium of the heart	心瓣膜病		

推荐阅读文献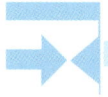

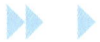

[1] Vinay Kumar, Abul Abbas, Jon Aster. Robbins Basic Pathology[M]. 10th ed. Amsterdam: Elsevier, 2017.

[2] Stacey E Mills. 病理医师实用组织学[M]. 薛德彬, 陈健, 王炜, 译. 4版. 北京: 北京科学技术出版社, 2017.

[3] Zhuang H, Tian W, Li W, et al. Autophagic cell death and apoptosis jointly mediate cisatracurium besylate-induced cell injury[J]. International Journal of Molecular Sciences, 2016, 17(4): 515.

[4] Ohnishi S, Vanderheyden J L, Tanaka E, et al. Intraoperative detection of cell injury and cell death with an 800 nm near-infrared fluorescent annexin V derivative[J]. Am J Transplant, 2006, 6(10): 2321-2331.

[5] 翟启辉, 周庚寅. 病理学[M]. 北京: 北京大学医学出版社, 2009.

[6] 陈杰, 步宏. 临床病理学[M]. 北京: 人民卫生出版社, 2015.

[7] 李玉林. 图表病理学[M]. 北京: 人民卫生出版社, 2011.

[8] 李玉林. 病理学[M]. 8版. 北京: 人民卫生出版社, 2013.

[9] 陈灏珠. 实用内科学[M]. 14版. 北京: 人民卫生出版社, 2013.

[10] 黄静聪, 王毅鑫, 苏文利. 损伤相关分子模式与创伤后全身炎症反应综合征[J]. 创伤外科杂志, 2017, 19(6): 475-478.

[11] 徐胜前, 徐建华. 全身炎症反应综合征的诊断和评估[J]. 临床内科杂志, 2016, 33(11): 725-729.

[12] Jellinger P S, Smith D A, Mehta A E, et al. American association of clinical endocrinologists guidelines for management of dyslipidaemia and prevention of atherosclerosis[J]. Endocr Pract, 2012, 18(2): 269-293.

[13] 李维华, 纪小龙. 呼吸系统病理学[M]. 北京: 人民军医出版社, 2011.

[14] Juan Rosai. 外科病理学——乳腺与女性生殖系统分册[M]. 郑杰, 译. 10版. 北京: 北京大学医学出版社, 2014.

[15] Bosman F T, Carneiro F, Hruban R H, et al. WHO classification of tumours of the digestive system[M]. 4th ed. Lyon: IARC, 2010.

[16] 来茂德. 结直肠锯齿状病变与癌[J]. 中华病理学杂志, 2006, 35(2): 65-67.

[17] 刘彤华. 刘彤华诊断病理学[M]. 4版. 北京: 人民卫生出版社, 2018.

[18] Lakhani S R, Ellis I O, Schnitt S J, et al. World Health Organization classification of tumours of the breast[M]. Lyon: IARC, 2012.

[19] Mihăilă R G. Hepatitis C virus-associated B cell non-Hodgkin's lymphoma[J]. World J Gastroenterol, 2016, 22(27): 6214-6223.

[20] Hansen J J, Beier Ommen H, Gormsen L C, et al. Classical Hodgkin Lymphoma Presenting with Severe, Recurrent Hypothermic Episodes[J]. Case Rep Hematol, 2018: 3726593.

[21] Monga N, Nastoupil L, Garside J, et al. Burden of illness of follicular lymphoma and marginal zone lymphoma[J]. Ann Hematol, 2019, 98(1): 175-183.

[22] Jeong A J, Kim Y J, Lim M H, et al. Microgravity induces autophagy via mitochondrial

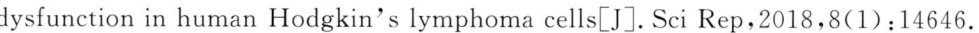

dysfunction in human Hodgkin's lymphoma cells[J]. Sci Rep,2018,8(1):14646.

[23] Ochi Y,Hiramoto N,Yoshizato T,et al. Clonally related diffuse large B-cell lymphoma and interdigitating dendritic cell sarcoma sharing *MYC* translocation[J]. Haematologica,2018,103 (11):e553-e556.

[24] 曹雪涛. 医学免疫学[M]. 6 版. 北京:人民卫生出版社,2013.

[25] 迟家敏. 实用糖尿病学[M]. 4 版. 北京:人民卫生出版社,2015.

[26] 陈杰,李甘地. 病理学[M]. 3 版. 北京:人民卫生出版社,2015.

[27] 来茂德,李一雷. 病理学[M]. 北京:人民卫生出版社,2014.

[28] 李兰娟,王宇明. 感染病学[M]. 3 版. 北京:人民卫生出版社,2015.

[29] 李兰娟,任红. 传染病学[M]. 9 版. 北京:人民卫生出版社,2018.

[30] 张学军. 皮肤性病学[M]. 8 版. 北京:人民卫生出版社,2013.

[31] 诸欣平,苏川. 人体寄生虫学[M]. 8 版. 北京:人民卫生出版社,2013.

[32] 王勇. 医学寄生虫学[M]. 2 版. 北京:高等教育出版社,2014.

[33] 杨宝峰. 药理学[M]. 8 版. 北京:人民卫生出版社,2013.

[34] 徐思行,余如心. 病理诊断与技术规范[M]. 杭州:浙江大学出版社,2003.

参考文献

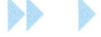

[1] 李甘地.病理学[M].北京：人民卫生出版社,2006.
[2] 李玉林.病理学[M].8 版.北京：人民卫生出版社,2013.
[3] 来茂德.病理学[M].北京：人民卫生出版社,2014.
[4] 陈誉华,陈志南.医学细胞生物学[M].6 版.北京：人民卫生出版社,2018.
[5] 刘彤华.刘彤华诊断病理学[M].4 版.北京：人民卫生出版社,2018.
[6] 黄玉芳,刘春英.病理学[M].10 版.北京：中国中医药出版社,2016.
[7] 王恩华.病理学[M].3 版.北京：高等教育出版社,2015.
[8] Vinay Kumar,Abul Abbas,Jon Aster. Robbins Basic Pathology [M].10th ed. Amsteradam：
    Elsevier,2017.
[9] 陈灏珠,何梅先,魏盟.实用心脏病学[M].5 版.上海：上海科学技术出版社,2016.
[10] 陈杰,周桥.病理学[M].3 版.北京：人民卫生出版社,2015.
[11] 盖晓东,李伟.病理学[M].南京：江苏科学技术出版社,2013.
[12] 来茂德.结直肠息肉腺瘤的分类及其诊断中的问题[J].临床与实验病理学杂志,2008,24(5)：
    515-517.
[13] 万学红,卢雪峰.诊断学[M].8 版.北京：人民卫生出版社,2013.
[14] 孙保存.病理学[M].2 版.北京：北京大学医学出版社,2013.
[15] Jaffe E S,Harris N L,Stein H,et al.造血与淋巴组织肿瘤病理学和遗传学[M].周小鸽,陈辉
    树,译.北京：人民卫生出版社,2006.
[16] Juan Rosai.外科病理学——乳腺与女性生殖系统分册[M].郑杰,译.10 版.北京：北京大学医
    学出版社,2014.
[17] 步宏,李一雷.病理学[M].9 版.北京：人民卫生出版社,2018.
[18] 梁晓俐.病理学基础与实验技术[M].北京：军事医学科学出版社,2004.

本教材在成书过程中,使用了部分图片,由于时间仓促,无法一一找到出处,请著作权人及时与我们联系,我们将在第一时间更正疏漏。